Dr. Anthony Pietropinto, Supervisor im Manhattan Psychiatric Center, Mitglied der Fakultät des New York Medical College, praktiziert als Psychiater in Manhattan. Bekannt wurde er durch eine Studie zur männlichen Sexualität, die er in Zusammenarbeit mit Jacqueline Simenauer schrieb. Eine weitere gemeinsame Veröffentlichung der beiden Autoren ist eine Untersuchung über Ehen. Jacqueline Simenauer ist außerdem Autorin eines Buches über Singles und Verfasserin vieler Artikel über psychologische und psychiatrische Themen.

Dieses Buch wurde auf chlor- und säurefreiem Papier gedruckt.

Vollständige Taschenbuchausgabe Juni 1994
Droemersche Verlagsanstalt Th. Knaur Nachf., München
© 1992 für die deutschsprachige Ausgabe
Ernst Kabel Verlag GmbH, Hamburg
© 1990 Anthony Pietropinto, M. D., und Jacqueline Simenauer
Originalverlag: Doubleday, New York
Titel der Originalausgabe: »Not Tonight, Dear«
Aus dem Amerikanischen von Anni Pott
Umschlaggestaltung: Graupner & Partner, München
Umschlagfoto: Angelika Vogel, Berlin
Druck und Bindung: Elsnerdruck, Berlin
Printed in Germany
ISBN 3-426-84057-X

2 4 5 3 1

Anthony Pietropinto /
Jacqueline Simenauer

Die Last
mit der Lust

Mangelndes sexuelles Verlangen –
Ursachen und Lösungen

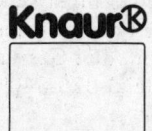

Für meine Frau, Joy Ann,
und unsere Töchter,
Rita Diana und Laura Joy,
die alles sind, was sich ein
Ehemann und Vater wünschen kann.

A. P.

Für meinen Mann, Peter,
der immer für mich da ist.
Für meine Tochter, Tara,
die meine ganze Freude ist.
Für Latchmi Sawh,
für ihre Unterstützung, und
für meine Mutter, Tillie Himelstein,
die in meinem Herzen weiterlebt.

J. S.

Inhaltsverzeichnis

Teil I

›Lustlosigkeit‹ als sexuelle Störung

1. Was ist sexuelles Verlangen?

Lust und Lustlosigkeit

»Nun, haben Sie gestern abend mit Paul beim Essen darüber gesprochen, wie Sie sich fühlen?« fragt der Therapeut. »Darüber, daß Sie anscheinend immer zu müde sind, um noch Interesse an Sex zu haben?«

»Hm, nicht wirklich«, gesteht Marilyn etwas verlegen. Marilyn, fünfundzwanzig Jahre alt und leitende Bankangestellte, ist seit zwei Jahren mit Paul, Makler von Beruf und gleichaltrig, verheiratet. »In dem Restaurant kann man bei der lauten Rock-Musik, die dort fortwährend aus den Lautsprechern dröhnt, sein eigenes Wort nicht verstehen. Akustisch ist das Ganze, wenn alle sich unterhalten, eine einzige lärmende Geräuschkulisse.«

»Vielleicht liegt es an meinem Alter«, meint der Therapeut, »aber warum suchen Sie beide sich nicht, wenn Sie essen gehen wollen, ein kleines, gemütliches Lokal, mit gedämpftem Licht und leiser Musik. Mit dem Ambiente, das man als ›intim‹ versteht?«

»Das wäre eine Katastrophe für uns«, entgegnet Marilyn ironisch. »Ehe die Vorspeise käme, wären wir beide schon eingeschlafen, und ich würde es wahrscheinlich sogar schaffen, mir an den Kerzen meine langen Haare zu verbrennen. Bis wir in einem Restaurant ankommen, ist es mindestens zehn Uhr. Paul kommt manchmal direkt vom Büro aus dorthin, und ich habe fast jeden Abend nach Büroschluß noch meine Fortbildungskurse. Paul bringt jeden Tag noch Arbeit aus dem Büro mit nach Hause, und bei mir ist es nicht viel anders, ich habe jeweils auch noch vorbereitende Arbeiten für den nächsten Tag zu erledigen.

Ein ruhiges kleines Bistro mag ideal sein, wenn man sich entspannen will, aber Paul und ich würden dort einfach nur schlappmachen. Das ist der Grund, warum wir Tollhäuser wie Mighty Nation aufsuchen – bestimmt nicht wegen der Küche. Um die Zeit brauchen wir eine Atmosphäre, die unser Adrenalin in Gang hält – Lärm, ohrenbetäubende Musik, die Wände buchstäblich bespickt mit Maschinenteilen und allen möglichen technischen Spielereien und wo das geboten wird, was – auch kulinarisch – gerade ›in‹ ist, und nicht zuletzt all die

›tollen Leute‹: jung, modern, flott, dabeisein ist alles. Mighty Nation ist . . . , das sind wir!« sagt Marilyn achselzuckend. »Vielleicht hört es sich lächerlich an, aber wenn wir neben Mighty Nation wohnten, hätten wir vielleicht eine Chance, unser Schlafzimmer zu erreichen, ehe unser Adrenalinspiegel wieder auf Null ist. Ich weiß nicht, mag sein, daß diese Müdigkeit ein Vorwand ist, aber ich genieße Sex noch immer, wenn es denn bei den seltenen Gelegenheiten dazu kommt, und ich liebe auch Paul noch immer. Natürlich könnte ich morgens auf meine Besuche im Fitneßcenter verzichten, aber dann bin ich den ganzen Tag über so träge, und außerdem, Paul ist auch kein ausgesprochener Morgenmensch.«

»Was sagt denn Paul zu dem Stand Ihres Sexuallebens?«

»Er ist nicht glücklich darüber, aber auch wiederum nicht so unglücklich, wie Sie vielleicht denken. Er weiß, wenn wir beruflich weiterkommen wollen, haben wir im Moment keine andere Wahl, als daß wir beide hart arbeiten. Und es ist nun mal so, wenn in einem Bereich eine Menge Anforderungen gestellt werden, geht das gewöhnlich zu Lasten irgendwelcher anderer Dinge. Wir leben in einer Welt des Wettbewerbs, und wenn ich weiterkommen will, muß ich bereit sein, einiges an Stunden und Kraft zu investieren. Wenigstens habe ich hier das Gefühl, auf dem richtigen Weg zu sein. Ich wünschte, es bliebe mehr Zeit für andere Dinge, auch für Sex«, fährt Marilyn fort. »Ich meine, ist es soviel anders als während jener Wochen auf dem College, in denen man sich kein Rendezvous leisten konnte, weil man seine Scheine machen und für Prüfungen büffeln mußte?« Sie hält einen Moment inne, ehe sie ihre Frage selbst beantwortet. »Ja, wahrscheinlich schon, im College hatte man nicht die Wahl, frei über den eigenen Terminkalender und Verpflichtungen entscheiden zu können. Jetzt und hier bin ich nun gefordert, selbst die Prioritäten zu setzen. Eine Zeitlang sagte ich mir, solange Paul und ich Sex, wann immer es dazu kommt, genießen, solange gäbe es kein wirkliches Problem. Aber nicht einmal den Wunsch zu haben, daß es dazu kommt, könnte doch ein weitaus größeres Problem sein, als Lust auf Sex zu haben, aber körperlich zu versagen. Zumindest, wenn es stimmt, was ich gehört habe, dann sind doch Impotenz und Frigidität heute leicht zu behandeln. Vielleicht hat auch das Wissen um die Tatsache, daß es zahllosen Frauen da draußen genauso geht wie mir, daß sie genauso empfinden wie ich, sogar verhindert, daß ich früher hierher gekommen bin.«

»Lustlosigkeit ist in der Tat weit verbreitet«, pflichtet der Therapeut bei.

»Vielleicht hat Paul genausoviel schuld wie ich«, fährt sie fort. »Sicher, er ist sehr verständnisvoll und um der Harmonie willen immer kompromißbereit. Aber er ist ein Perfektionist und ein ausgesprochener Karrierist und als Mensch jemand, bei dem es nicht gerade leicht ist, mit ihm zusammenzuleben und ihn zu lieben. Oder liegt es doch nur an mir? Wo packt man ein Lustproblem an? Liegt es an mir? Liegt es an uns? Liegt es an der verrückten Welt um uns herum? Ehrlich, Doktor, ist das ein Problem, das behandelt werden sollte? Wichtiger, *kann* es behandelt werden? Haben wir es hier mit irgendeiner neuen Epidemie zu tun?«

Marilyn hat viele wichtige Fragen aufgeworfen. Lustlosigkeit oder mangelndes sexuelles Verlangen ist ein Problem, das es schon immer gab, aber mit dem Unterschied, daß sexuelles Begehren bis vor wenigen Jahren im allgemeinen nicht als eigenständige Komponente der Sexualität betrachtet wurde. Nach heutigem Stand ist mangelndes Verlangen zwar ein altes, aber unstrittig auch ein wachsendes Problem. Das Problem, mit dem die Sexualtherapeuten heute, nach eigener Aussage, am häufigsten konfrontiert werden. Zweifellos spielen angesichts dieses Verbreitungsgrades unsere geänderten Lebensverhältnisse eine gewisse Rolle. Ein Lust-Verlust hat viele Ursachen und kann mit verschiedenen Ansätzen behandelt werden; aber positiv sei vorweg betont, daß alles, was Sie wirklich benötigen, die Motivation zur Veränderung, ein wenig Zeit und Mühe und Ihre Phantasie ist.

»Heute nicht, Liebling«

Es gibt wohl kaum jemanden, der, verheiratet oder unverheiratet in einer intimen Beziehung lebend, noch nie diesen oder einen ähnlichen Satz hörte oder selbst sagte. Worte, die von vielen ebenso selbstverständlich akzeptiert werden, wie wenn der Partner die ihm angebotene zweite Tasse Kaffee ablehnt. Schließlich bleibt ja immer noch der morgige Abend oder der nächste Samstag – und Liebe ohne Kompromisse gibt es nicht.

Dennoch bedeuten diese drei kurzen Worte eine Zurückweisung, die just dann ausgesprochen wird, wenn bei dem ›Bittsteller‹ das Bedürfnis nach Nähe und Intimität am stärksten ist. Zurückgewiesen zu werden ist schmerzlich. So haben sich denn viele Paare, um die direkte Bitte oder Forderung nach sexueller Intimität und damit das Risiko der Zurückweisung zu vermeiden, entweder auf ein ausgeklügeltes System nonverbaler Signale und Manöver oder alternativ auf eine berechenbare Routine verständigt, derzufolge Sex seinen Platz an bestimmten Abenden hat – eine Lösung, bei der das Erregende der Spontaneität der Sicherheit der Nichtzurückweisung geopfert wird.

Für Singles ist die Frage des sexuellen Verlangens nicht minder problematisch. Ledige, die angesichts sexueller Ambitionen Bedenken anmelden oder zögerlich reagieren, müssen mit Kommentaren rechnen wie: »Du sagst, du magst mich. Du scheinst aber nicht wirklich interessiert zu sein... Ist irgend etwas nicht in Ordnung?«

So werden Romanzen im Keim erstickt, ehe sie sich zu Liebesaffären entwickeln können. Ehen zerbrechen, nicht durch die Unbilden heftiger Stürme, sondern die Flauten im leblosen Ehehafen. Beziehungen, die unbeschadet situative Härten, Zielkonflikte, Disharmonien oder Phasen der Untreue überstanden, können dennoch mitunter zerfallen, wenn ein Partner sich ständig lustlos fühlt.

Um es mit den Worten von Robert Frost zu sagen:

> *Um zu zerstören*
> *erfüllt auch Eis*
> *vollauf seinen Zweck.*

Wenn die Flamme erlischt
Das Problem und die Suche nach Lösungen

Dies ist ein Buch über sexuelles Verlangen beziehungsweise über den Mangel an sexuellem Verlangen. Viele Experten sprechen von einem sprunghaften Anstieg der Zahl der an Lustlosigkeit leidenden Paare. Dr. Patricia Schreiner-Engel vom Mount Sinai Medical Center in New York erklärt: »Der grassierende Mangel an sexuellem Verlangen ist wie ein Fieber. Da ist irgend etwas im Gange.« Zusammen mit Dr. Paul Schiavi arbeitet sie an einem breitangelegten Forschungsprojekt, um über die bereits gewonnenen Erkenntnisse hinaus weitere Einsichten über diese leidvolle Störung zu erhalten.

Manche Therapeuten schreiben die Tatsache, daß heute mehr Fälle behandelt werden, zum einen der allgemein größeren Bereitschaft, einen Therapeuten aufzusuchen, beziehungsweise dem Umstand zu, daß Lustprobleme in der Vergangenheit vielfach unter anderen Vorzeichen – wie physiologische Störungen oder Ehekonflikte – behandelt wurden. Wir werden zwar der Frage nachgehen, ob sexuelle Luststörungen tatsächlich zunehmen oder nicht, aber dennoch sollte diese spezielle Frage uns nicht allzusehr beschäftigen. Entscheidend ist, daß die konzertierten Anstrengungen der Sexualtherapeuten uns zu einem neuen Verständnis dieses Phänomens und zu neuen Methoden, damit umzugehen, verholfen haben. Hilfe ist für alle da, die sie haben möchten, ob das Problem nun ein neues oder nur ein lange vernachlässigtes ist.

Vor knapp zehn Jahren hätte ein Therapeut, mit einem Paar wie Marilyn und Paul konfrontiert, bei Marilyn wohl irgendeine unbewußte Aversion gegenüber Sexualität infolge eines verdrängten emotionalen Traumas oder Konfliktes diagnostiziert, eine Störung also, die nur durch viele individuelle psychoanalytische Sitzungen zu behandeln gewesen wäre. Oder er hätte Marilyns sexuelles Desinteresse als Spiegel einer aus anderen Bereichen der Ehe herrührenden Unzufriedenheit interpretiert und das Paar aufgefordert, die nichtsexuellen Elemente ihrer Beziehung zu erforschen. Oder, wäre der Therapeut mit den damals modernen, von Masters und Johnson entwickelten Methoden vertraut gewesen, hätte er dem Paar vielleicht ein spezifisches Programm sinnlicher Übungen verordnet, in der Hoffnung, die sexuelle Betätigung in einer entspannten und belastungsfreien Atmosphäre werde das Schlafzimmer für Marilyn zu einem lustvolleren Ort werden lassen. Und, vielleicht hätte einer dieser Ansätze sogar funktioniert, dann nämlich, wenn Marilyns Mangel an sexuellem Begehren tatsächlich auf irgendeinen persönlichen oder ehelichen Konflikt zurückzuführen gewesen wäre.

In vielen Fällen ist diese Störung jedoch keine Reaktion auf irgendein anderes wesentliches Problem. Bei Therapeuten hat sich die Erkenntnis durchgesetzt, daß sexuelles Verlangen als eigenständige Einheit betrachtet werden kann und sollte, als ein natürliches menschliches Bedürfnis, das zwar durch eine Vielzahl psychologischer Faktoren beeinflußbar, aber mitnichten absolut von diesen abhängig ist. Therapeuten, die mit dem Problem konfrontiert werden, daß die Lust schwindet oder nie sonderlich ausgeprägt war, konzentrieren sich heutzutage nicht mehr, wie dies früher der Fall war, automatisch auf die physiologischen Bereiche des Geschlechtsaktes wie Erregung oder Orgasmus, noch ignorieren sie vollends den physischen Bereich und beschränken sich auf die Erforschung der Psyche, in der Annahme, mit der Lösung seelischer Konflikte werde sich das Verlangen von selbst wieder einstellen.

Für dieses Buch interviewten wir zweiundzwanzig der führenden Sexualtherapeuten der USA, die mehrheitlich sexualtherapeutische Kliniken leiten oder leiteten. Manche sind Autoren geradezu revolutionärer Bücher über Therapietechniken, die sich vor dem Hintergrund langjähriger Erfahrungen in der Praxis als wirksam erwiesen haben. Dieses Buch entspricht dem aktuellen Forschungsstand im Umgang mit den Problemen mangelnden sexuellen Verlangens und stützt sich sowohl auf das Fachwissen dieser Experten als auch auf die Publikationen anderer Pioniere dieses Gebietes sowie unsere eigenen weitreichenden psychiatrischen, klinischen und wissenschaftlichen Erfahrungen. Mit Hilfe dieser aufgezeigten Techniken können Sie, ohne Therapeuten, in Selbsthilfe sowohl Ihr eigenes sexuelles Verlangen als auch das Ihres Partners steigern.

Wer ist betroffen?
Wie kann dieses Buch helfen?

Personen, die an mangelndem sexuellem Begehren leiden, ist diese Störung oft selbst nicht bewußt – sie müssen darauf hingewiesen werden. Der lustlose Mensch schenkt seinem Libidoverlust in der Regel erst dann Beachtung, wenn der Partner anfängt, sich über die frustrierend sexualitätsarme Beziehung zu beschweren. Singles werden möglicherweise durch ihren offenen Terminkalender und ihre Unfähigkeit, längerfristige Beziehungen zu pflegen, auf einen möglichen Zusammenhang mit einem unterentwickelten Interesse an sexuellen Dingen gestoßen – dann insbesondere, wenn sie von verschiedenen potentiellen Liebhabern mit der Frage »Ist etwas nicht in Ordnung?« konfrontiert werden, die sie zu Überlegungen und dem Schluß zwingt, daß da wirklich etwas nicht in Ordnung *ist*.

Mit dem Stichwort mangelnden sexuellen Verlangens mögen wir traditionell zwar das Bild Müdigkeit oder Kopfschmerzen vorschützender Frauen assoziieren, von diesem Phänomen sind jedoch beide Geschlechter betroffen, und einige der von uns interviewten Therapeuten behandeln mindestens so viele Männer wie Frauen. Möglich, daß viele Frauen der Praxis eines Therapeuten fernbleiben, weil sie sich in die Vorstellung einer selbstlos und unterwürfig zu praktizierenden Sexualität geflüchtet haben. Wie dem auch sei, fest steht, daß die ständig wachsende Zahl der an mangelndem Verlangen Leidenden beide Geschlechter betrifft.

Ein Mangel ist nicht gleichzusetzen mit einem gänzlich fehlenden sexuellen Interesse; mangelndes Verlangen bedeutet vielmehr, daß Sie sich oft – vergeblich – ein größeres Interesse wünschen oder daß die Kluft zwischen Ihrem eigenen Lustniveau und dem Ihres Partners zu groß ist, als daß sie sich mit Kompromissen hinlänglich überbrükken ließe. Wenn Sie glauben, daß bei Ihnen ein Lustdefizit vorliegt, so kann Ihnen dieses Buch helfen. Es kann keinen versierten Therapeuten ersetzen, bietet aber Vorteile, die selbst der beste Therapeut entbehrt. Die Lust wohnt im Kopf, und zwar ausschließlich; sie unterliegt einer Fülle von Einflüssen und ist etwas höchst Persönliches. Aus dem Spektrum möglicher Einflußfaktoren können Sie diejenigen auswählen, von denen Sie sich am meisten betroffen fühlen; hierbei werden Sie viele entdecken, die Ihnen zuvor nie bewußt geworden sind.

Dieses Buch wird Ihnen helfen, mit Ihrem Begehren in Kontakt zu kommen, zu identifizieren, was förderlich oder hinderlich ist, und Ihnen zeigen, wie Sie es innerhalb der Grenzen Ihrer eigenen Psyche und der Abgeschiedenheit Ihres Schlafzimmers verbessern können. Während des Lesens wird Ihr Kopf die Fülle der von herausragenden Therapeuten entwickelten und angewandten Theorien und Techniken absorbieren und verarbeiten, und in der Abgeschiedenheit dieser gedanklichen Erlebniswelt passiert und wird vielleicht mehr erreicht als innerhalb der zeitlich engen Schranken, die in der Praxis eines Therapeuten gesetzt sind. Dank seiner mentalen Natur ist Lesen besonders geeignet, das sexuelle Verlangen zu verbessern. Da *Sie* alleine wissen, wann Sie Lust empfinden und welche Situationen und Umstände in Ihnen Lust wecken, bedarf es nicht der Hilfestellung eines Außenstehenden, um beachtliche Verbesserungen zu erzielen.

Vielleicht gehören Sie auch zu den vielen, die gerne das sexuelle Verlangen des Partners – und nicht so sehr das eigene – verbessern möchten. Die Art und Weise, wie eine Person auf einen Partner mit mangelndem sexuellen Verlangen reagiert, kann das weitere intime Beisammensein entscheidend beeinflussen – eine negative Überreaktion kann genügen, um eine vorübergehend auftretende Gleichgültigkeit in eine dauerhafte Aversion zu verkehren. Das Wissen um alle relevanten lusthemmenden Faktoren wird Ihnen helfen, daß Sie sich seltener zurückgewiesen und frustriert fühlen und sich voll und ganz auf die Verbesserung Ihrer Beziehung konzentrieren können. Selbst bei einem Problem, das zunächst auf das mangelnde Begehren nur eines Partners beschränkt ist, entwickelt sich sehr schnell ein wechselseitiges System der Aktion und Reaktion, welches die Mechanismen des sexuellen Meidens zwangsläufig verstärkt. Gerade wenn Lustverbesserungen bei einem Partner das Ziel sind, wirkt nichts tödlicher als die Worte: »Das ist *dein* Problem, also tu was daran.« Wenn jemand sich demgegenüber um Ihrer willen Mühe gibt, fällt es schwer, außen vor zu bleiben und den Unbeteiligten zu spielen.

Man sagt, daß man Begehren »fühlt«. Diese Einordnung des sexuellen Begehrens in den Bereich der »Gefühle« trägt zweifelsfrei den starken Emotionen Rechnung, die hier im Spiel sind, bedingt aber allzuleicht, daß dabei die Rolle bewußter Gedanken außer acht gelassen wird. »Gefühle« und »Gedanken« werden oft als Gegensätze betrachtet – »Gefühle« Bereichen zugeordnet, die sich logischer und rationaler Kontrolle entziehen. In ebendiese Kategorie wird vielfach auch das sexuelle Verlangen eingestuft. Als etwas, das man, außerhalb des eigenen Kontrollvermögens liegend, entweder erfährt oder nicht, und wenn nicht, dann läßt sich auch nichts daran ändern. So erregend das Gefühl, von einer Flut leidenschaftlicher sexueller Lust förmlich hinweggespült zu werden, sein mag, so entsetzlich muß es sein, sich hilf- und wehrlos den Gegebenheiten ausgesetzt zu fühlen, wenn die sexuelle Lust erlischt.

Tatsache ist, daß unsere Gedanken einen tiefgreifenden sowohl positiven als auch negativen Einfluß auf unser Verlangen haben. So nimmt es nicht wunder, daß viele Experten vornehmlich mit Ansätzen der kognitiven Therapie arbeiten, bei der Vorstellungen und intellektuelle Antworten auf potentielle sexuelle Situationen im Mittelpunkt stehen. Wie sollte es im Umgang mit einem denkenden Wesen auch möglich sein, auf kognitive Elemente zu verzichten? Schon die Frage »Wie fühlst du dich?« genügt, daß der Denkapparat des Befragten mit der Formulierung irgendeiner intelligenten Antwort beginnt.

Man *kann* sexuelles Verlangen *er*denken. Man kann sich nicht direkt in eine Erektion oder einen Orgasmus hineindenken, aber sexuelles Verlangen kann, wenn auch das Ergebnis anfänglich weder unbedingt absehbar noch nachvollziehbar ist, durch mentale Übungen ebenso entwickelt und aufgebaut werden, wie dies mit Hilfe eines Trainingsprogramms im Hinblick auf die Brust- und Bauchmuskulatur möglich ist.

Der erste Schritt auf dem Weg zu einer verbesserten sexuellen Lust ist, wirklich zu verstehen, was Lust ist und welches weite Feld sie abdeckt.

Die Epidemie
Zunahme sexueller Luststörungen

»Gehemmtes sexuelles Verlangen hat sich... als die führende sexuelle Störung und als gewichtiger Ursachenfaktor, wenn nicht gar als die Hauptursache vieler Scheidungen herauskristallisiert«, berichtet Jane E. Brody, Autorin wissenschaftlicher Beiträge, in der *New York Times*. »Das Problem trifft Singles gleichermaßen wie verheiratete Paare und diejenigen, die in längerfristigen Beziehungen leben.«

Dr. Shirley Zussman, vormals Präsidentin der American Association of Sex Educators, Counselors and Sex Therapists, schrieb in der Zeitschrift *Sexual Medicine Today*: »Mangelndes sexuelles Interesse ist das Problem, mit dem Sexualtherapeuten heute am häufigsten konfrontiert werden. Von den Klienten und Klientinnen, die sich an uns wenden, benennen über 50 Prozent mangelnde Lust als ihr Hauptproblem.«

Wie verbreitet ist das Problem sexueller Luststörungen? Wenn Sie oder Ihr Partner davon betroffen sind, spielt es wirklich eine Rolle, wie viele andere noch darunter leiden?

Die Antwort auf die zweite Frage ist ja. Je mehr Menschen davon betroffen sind, um so unwahrscheinlicher ist es, daß wir diese Störung als gravierende Abweichung von der Norm sehen, und desto besser sind die Chancen, damit fertig zu werden. Ein Mensch, der masturbiert und deswegen Schuldgefühle hat, ist besser in der Lage, sein Verhalten zu beurteilen und, wenn überhaupt, zu entscheiden, was er dagegen tun kann, wenn er weiß, daß sein Sexualverhalten keineswegs von der relativen Norm abweicht, als wenn er hierin eine einzigartige, abnormale Neigung vermutet. Sofern sexuelle Verhaltensweisen andere weder ausbeuten noch ihnen schaden, sollten jedwede Änderungen von Vorlieben oder Praktiken niemals aus einem Schuld- oder Schamgefühl heraus erfolgen, sondern einzig aus der Überzeugung, daß eine solche Änderung zu einer befriedigenderen Sexualität führt.

Die sexuellen Wünsche jedes Menschen sind verschieden, das heißt, es gibt keine zwei Personen, bei denen diese deckungsgleich wären. Bitten Sie tausend Personen, die von ihnen jeweils bevorzugte sexuelle Phantasie oder wie sie sich den idealen Geschlechtsakt im Detail vorstellen, zu beschreiben – nicht einmal zwei Antworten wären identisch. Allein die Tatsache, daß unser Sexualleben – und insbesondere die Lust als der hirnzentriertesten Komponente überhaupt – von einer solchen Fülle zurückliegender Lebenserfahrungen – was wir gehört, gelesen und worüber wir phantasiert haben – beeinflußt ist, erklärt, wie hochindividuell die Frage der Sexualität ist. Da Sexualität, abgesehen von autoerotischen Betätigungen, ein partnerschaftliches Bestreben ist, sind Kooperation und Kompromisse unabdingbar. Unsere Möglichkeiten, Sexualität zu genießen, sind normalerweise, was die Optionen im Hinblick auf die Art der Betätigung, den Zeitpunkt und Häufigkeit angeht, so breitgefächert, daß wir ein befriedigendes Sexualleben auch dann haben können, wenn die »ganz große Leidenschaft« einmal ausbleibt.

Wie viele Personen sind nun von solchen sexuellen Luststörungen betroffen, daß deren Tragweite die Möglichkeiten ihrer sexuellen Befriedigung in nennenswertem Maße beeinträchtigt oder zu ernsthaften Beziehungskonflikten führt? Nach Schätzungen der American Psychiatric Association leiden 20 Prozent sowohl der männlichen als auch weiblichen Bevölkerung an mangelnder sexueller Lust oder Lustlosigkeit. Ein Prozentsatz, der nicht ganz an jene geschätzten 30 Prozent der Männer, die an vorzeitigem Samenerguß leiden, sowie jene 30 Prozent der Frauen mit gehemmter Orgasmusfähigkeit heranreicht. Da diese statistischen Werte sich jeweils nur auf die Personen beziehen, die jeweils akut von einem Problem betroffen sind, und diejenigen unberücksichtigt lassen, bei denen sich diese Störung zu einem späteren Zeitpunkt entwickelt, wenn andere wiederum bereits auf dem Wege der Besserung sind, wird offensichtlich, daß es *keineswegs* eine nennenswerte Mehrheit gibt, die ein mühe- und problemloses Sexualleben erfährt.

Die meisten der von uns interviewten Sexualtherapeuten glauben, einen weiteren Anstieg dieser sexuellen Störung feststellen zu können. Zwar meinten einige, Lustprobleme seien auf nur 15 Prozent der von ihnen behandelten Fälle beschränkt, dem entgegen steht jedoch die mehrheitliche Aussage, wonach der Prozentsatz der so Therapierten bei annähernd 50 Prozent oder sogar darüber liegt.

Der Meinung der American Psychiatric Association, wonach mehr Frauen als Männer von mangelndem sexuellen Verlangen betroffen seien, steht die von allen der von uns befragten Therapeuten vertretene Auffassung gegenüber, daß die Zahl der behandlungsuchenden Männer in jedem Fall steigend und in manchen Kliniken bereits höher als die der Frauen sei. Vielleicht ist dieser Anstieg bei den Männern auf die eine oder andere Entwicklung zurückzuführen: (1.) Da ist irgend etwas in den modernen Beziehungen zwischen den Geschlechtern geschehen, das diesen Rückgang an sexuellem Verlangen auf seiten der Männer bewirkt, etwa, weil sie sich unsicher oder bedroht fühlen. (2.) Bei Männern hat sich eine größere Bereitschaft entwickelt, Hilfe in Form von Therapien in Anspruch zu nehmen, und die Statistiken reflektieren ebendiese gestiegene Bereitschaft, nicht eine Zunahme des Problems. (3.) In der Vergangenheit kontrollierten Männer so absolut die Häufigkeit des Geschlechtsverkehrs, daß männliche Lustlosigkeit nie durch eine unbefriedigte Partnerin herausgefordert wurde. Heute sind Frauen geneigter, sich zu beklagen und ihre Partner zur Inanspruchnahme von Therapien zu drängen, wenn die Häufigkeit des Geschlechtsverkehrs auf ein unbefriedigendes Niveau sinkt.

Die Sexuelle Revolution hat es den Menschen ermöglicht, ihre sexuellen Bedürfnisse und Probleme zu erkennen und offen darüber zu sprechen. Sie müssen nicht mehr in aller Heimlichkeit leiden, ein Unglücklichsein, das überdies durch den Trugschluß verschlimmert wurde, jeder andere Mensch erfreue sich eines Sexuallebens, in dem alles glatt nach den Gesetzen der Natur verliefe. Diese neue Freiheit und Offenheit hat möglicherweise nun jene Fälle von Luststörungen ans Tageslicht gebracht, die es vor drei Jahrzehnten genauso gab, aber unerkannt und unbehandelt blieben.

Wenn die eher mechanischen Komponenten des Geschlechtsaktes – Erektion, Lubrikation (Scheidenfeuchtigkeit), Ejakulation, Orgasmus – intakt sind, wird das nicht minder relevante Problem mangelnden Verlangens allzuleicht vertuscht. Nach dem Tenor: »Unser Sexualleben ist in Ordnung. Wir scheinen nur am Ende eines Tages einfach keine Zeit oder Energie für Sex zu haben. Aber wenn es dazu kommt, ist es großartig!« Viele Frauen verfallen in ihren Beziehungen einem Muster à la ›Sex auf Bestellung‹, so daß ein vermeintlich normales Sexualleben stattfindet, dem Problem der Frau allerdings in keinerlei Hinsicht Rechnung getragen wird. Einige Männer maskieren mangelndes Verlangen mit dem Vorwand beruflicher Belastungen; andere treffen recht unbefriedigende Stillhalteabkommen mit ihren Partnerinnen, wobei routinemäßig ein minimales Maß an Sexualität gewahrt bleibt. Während sich also Erektionsprobleme, vorzeitiger Samenerguß und Orgasmusunfähigkeit schwierig leugnen lassen, bieten Luststörungen ein weites Feld für Ausweichmanöver und Ausflüchte.

Ist es übertrieben oder realistisch zu sagen, Amerika erlebe derzeit eine *Epidemie* mangelnder Lust? Wenn die von der American Psychiatric Association geschätzte Zahl von 20 Prozent auch nur annähernd präzise ist, so ist das eine Epidemie. Natürlich ist der Begriff der Epidemie normalerweise Krankheiten vorbehalten, und mangelndes sexuelles Verlangen ist keine Krankheit im medizinischen Sinne. Der unterschiedslos hohe Verbreitungsgrad dieser sexuellen Störung dürfte einen gewissen beruhigenden Effekt haben, hält er uns doch vor Augen, daß sexuelles Begehren keineswegs selbstverständlich und ohne eigene Anstrengungen präsent ist.

Personen mit mangelndem sexuellen Begehren sollten nicht glauben, sie seien in irgendeiner Form abartig oder gar krank. Schließlich ist die Tatsache, daß sich dieser elementare, unbewußte und bei Tieren als solcher nach wie vor umfassend unverfälschte Urtrieb zu einer vielschichtigen, komplizierten, interpersonellen und von einer Vielzahl situativer und zwischenmenschlicher Einflüsse geprägten Anlage entwickelt hat, ein Beweis für die Tiefe und Sensitivität der menschlichen Psyche. Diejenigen, deren Begehren stets intensiv und zu keinem Zeitpunkt von Konflikten und Streß beeinflußt zu sein scheint, zeichnen sich oft durch Egozentrik und emotionale Indifferenz gegenüber ihren Partnern aus. Je sensibler eine Person und je ausgeprägter ihre Selbstbeobachtungsgabe ist, desto unwahrscheinlicher ist eine ständige und ungebrochene sexuelle Bereitschaft und Lust.

Sofern bei Ihnen oder Ihrem Partner ein mangelndes sexuelles Verlangen, ob permanent oder phasenweise, gegeben ist, sollten Sie sich vor Augen halten, daß es sich dabei um ein Problem handelt, das Sie zum einen mit vielen anderen teilen und das zum anderen nicht notwendigerweise ein Anzeichen irgendeines tieferliegenden, ungelösten psychologischen Problems ist. Wichtiger noch: Sie befinden sich in einer Situation, in der Ihnen auch ohne Besuch bei einem Therapeuten geholfen werden kann.

Gehen Sie an die Situation nicht in der Form heran, daß Sie sich fragen, ob in Ihrem Fall nun ein »reales« Problem vorliegt oder nicht, ein Problem, für das es eine Diagnose und eine formale Behandlung gibt. Das wäre vergleichbar mit der Frage, ob Abnehmen, weniger Alkohol trinken oder ein Mehr an körperlicher Bewegung Dinge sind, die Sie tun *müssen* oder sich freiwillig dazu entschließen, weil Sie sich dann besser fühlen und an Lebensqualität gewinnen. Regelmäßige Sexualität ist nicht sehr erfüllend, wenn sie nicht von echtem Verlangen getragen ist. Dieses Verlangen kann ebenso wie die eher physischen Elemente des Geschlechtsverkehrs durch Wissen und Praxis verbessert werden.

Die Verbesserung des sexuellen Verlangens sollte nicht so sehr eine Frage des Was-wir-sollten, sondern des Was-wir-möchten sein. Wir haben in den letzten zehn Jahren viel über das menschliche sexuelle Verlangen gelernt. Der erste Schritt, wie man dieses Wissen erwerben und im Sinne einer erfüllteren Sexualität nutzen kann, ist, daß wir Lust haben möchten.

Ein fehlender Schritt
Das Problem definieren

In den siebziger Jahren drehte sich alles um das »große O«. Steigerung des Orgasmus war während der großen Zeit der Sexuellen Revolution Gegenstand populärer Selbsthilfebücher und Zeitschriften, und jeder war bestrebt, ihn möglichst häufig »zu erreichen«.

In den neunziger Jahren, da der freie Sex »out« und der ›Safer Sex‹ »in« ist, hat eine Themenverlagerung vom großen O zum »kleinen D«, Lust-Defizit, stattgefunden. Seit Masters und Johnson 1966 in ihrem Buch *Die sexuelle Reaktion* ihre Untersuchungen aus Laborerhebungen über Sexualität veröffentlichten, wissen wir praktisch alles, was wissenswert über die Anatomie und Physiologie der Sexualität ist. So wurden Sexualtherapeuten in die Lage versetzt, ihre Klienten durch die vier von Masters und Johnson so sorgfältig dokumentierten Phasen der sexuellen Reaktion zu leiten: Erregung, Plateau, Orgasmus und Rückbildung. Der Mehrzahl der Klienten, die unter vorzeitiger Ejakulation, Erektionsschwäche und gehemmter Orgasmusfähigkeit litten, konnte mit kurzen, einfachen Therapien geholfen werden, die nur ein Minimum an psychologischer Aufarbeitung und Vergangenheitsbewältigung beinhalteten.

Diese übergenaue, objektive Untersuchung des menschlichen Sexualverhaltens drängte geradezu die Frage nach dem sexuellen Verlangen auf, ein entscheidendes Element des Geschlechtsaktes, das aber einfach nicht in das von Masters und Johnson entworfene Modell paßte. Natürlich war diesen herausragenden Wissenschaftlern die Existenz der Lust bewußt, sie gingen aber offensichtlich wie selbstverständlich davon aus, sie könne unter dem Phänomen der Erregung mit einbezogen werden. So griffen in der Folge denn auch viele Therapeuten auf ihren alten psychotherapeutischen Erfahrungsschatz zurück, als die neue Sexualtherapie Klienten mit Lustproblemen nicht helfen konnte. Therapeuten, die demgegenüber versuchten, an den Ausführungen von Masters und Johnson festzuhalten, schnitten ungleich schlechter ab. Nun machten Experten sich daran, die menschliche sexuelle Reaktion lange und intensiv unter die Lupe zu nehmen, und kamen zu dem Ergebnis, sexuelles Verlangen könne *nicht* mit der Erregung in einen Topf geworfen, sondern müsse vielmehr als selbständige Einheit behandelt werden.

Einvernehmen herrscht im allgemeinen darüber, daß unter »Lust« ein Wunsch oder ein irgendwie geartetes Verlangen zu verstehen ist, »sexuelle Lust« aber, abhängig vom individuell definierten Ziel, verschieden interpretiert werden kann. Während manche hierunter den Wunsch zum Geschlechtsverkehr mit einer bestimmten Person verstehen, wird sie von anderen in einem allgemeineren Sinne akzeptiert, als die Bewußtheit eines Dranges, sich mit dem Ziel einer erotischen Stimulation zu betätigen, auch wenn diese Stimulation nicht zum Geschlechtsverkehr oder Orgasmus führt. Aber, wie auch immer die Definition sein mag, sie beinhaltet, daß es sich bei Lust um einen *mentalen* Prozeß handelt: einen Gedanken, einen Wunsch oder eine Phantasie mit sexuellem Gehalt. Sie ist für gewöhnlich die Vorstufe der sexuellen Erregung, die sich in Form der Erektion bei Männern und der vaginalen Lubrikation bei Frauen manifestiert, aber völlig unabhängig von diesen physischen Vorgängen ist. So kann ein impotenter Mann durchaus ein sehr starkes sexuelles Verlangen haben.

Verlangen kulminiert keineswegs immer in einer sexuellen Betätigung, selbst dann nicht, wenn passende Objekte verfügbar sind. Eine alleinstehende Frau kann einen Mann beispielsweise sexuell begehren, es aber dennoch vorziehen, sich so lange nicht auf Intimitäten mit ihm einzulassen, bis die Beziehung von seiner Seite aus festere Formen angenommen hat. Oder ein Mann begehrt seine Frau, weil er aber wütend auf sie ist, entscheidet er, das Schlafzimmer noch eine gewisse Zeit zu boykottieren.

Obwohl einige Experten sexuelles Verlangen strikt als eine zwischenmenschliche, auf eine bestimmte Person gerichtete Reaktion interpretieren, erweitern wir den Begriff und beziehen jeden Drang nach irgendeiner Form der sexuellen Stimulation oder Freisetzung mit ein, der auch ohne die gedankliche Verbindung zu einem bestimmten Partner aufkommen kann. Bei Personen, deren Sexualität sich überwiegend auf Masturbation beschränkt, existieren Partner nur in der Phantasie und können durchaus anonymer Natur sein; manche masturbieren vielleicht sogar, ohne an irgend etwas außerhalb ihres eigenen Körpers zu denken.

Der bloße Gedanke an Sex mag nicht immer genügen, daß auch von *Verlangen* die Rede sein kann. Wir können uns Geschlechtsakte in allen Einzelheiten in Erinnerung rufen oder ausmalen, ohne dabei angenehme erotische Gefühle, Emotionen für einen anderen Menschen oder den Wunsch zu erfahren, eben das jetzt zu erleben. Genau wie man an Sex aus nicht-erotischen Gründen teilhaben kann, kann man sicherlich auch ohne sexuelle Begierde daran denken. Lust ist im Hinblick auf die potentielle sexuelle Betätigung also auch eine »Bauch-Reaktion«, die über die nüchterne Entscheidung hinausgeht.

Lust ist *keine* körperliche Reaktion. Erektion, vaginale Lubrikation und Anschwellen der weiblichen Genitalien, erhöhter Herzschlag und beschleunigtes Atmen sind Manifestationen der Erregung, der nächsten Phase des sexuellen Reaktionszyklus. Die Lust hält während der ganzen Phase der Erregung an und verstärkt die physischen Reaktionen, die Sex möglich und zum Genuß machen. Wichtig ist, daß Lust nicht mit den ersten *körperlichen* Phasen der sexuellen Reaktion verwechselt wird. Denn Frauen interpretieren allzuleicht eine Erektionsschwäche bei ihrem Partner fälschlicherweise als ein Indiz, »daß er mich nicht begehrt«, oder Männer setzen die Unfähigkeit einer Frau, zum Orgasmus zu kommen, mit mangelndem Verlangen nach einer sexuellen Beziehung gleich.

Viele Männer mögen an dieser Stelle protestieren und dem entgegenhalten, daß ihre Erektionsfähigkeit sehr wohl vom Ausmaß des Verlangens abhängt, das sie empfinden, und die Parallelen zwischen beiden Reaktionen unverkennbar seien. Ähnlich weisen vielleicht Frauen darauf hin, daß, unabhängig von der klitoralen Stimulation oder anderen Vorspielen, einzig eine gute Phantasie einen intensiven Orgasmus garantiere. Das widerspricht keineswegs der These, daß Lust als eigenständige Einheit im Hinblick auf Erregung und Orgasmus zu sehen ist, es unterstreicht vielmehr ihre Bedeutung als Phase, die zur Erregung und zum Orgasmus führt. Eine Frau, die mittels ihrer Phantasie ihre Lust in irgendeine herzzerreißende Seifenoper investiert, um so leichter zum Orgasmus zu gelangen, tut, während sie sich in der Erregungsphase des Geschlechtsaktes befindet, in Wirklichkeit nichts anderes, als, zur Steigerung ihrer Erregung und als Hilfestellung, die Höhen der dritten Phase erklimmen zu können, nochmals zur ersten Phase – der Lust – zurückzukehren.

Kann es Erregung ohne Lust geben? Ohne jeden Zweifel, ja. Bei Männern können sich Erektionen als Reflex auf eine Berührung oder während des Schlafens einstellen, auch ohne daß sie einen erotischen Traum hatten. Ebenso wurden bei Frauen in Laboruntersuchungen vaginale Veränderungen registriert, die üblicherweise mit der weiblichen Erregung assoziiert werden, ohne daß, nach Aussagen der Frauen, ein subjektives Verlangen vorlag. Diese beiden Phasen der sexuellen Reaktion sind zumeist aber so eng miteinander verknüpft, daß wir nicht umhinkommen, auch über das Thema ›Erregung‹ zu sprechen. Erektionsschwäche oder Orgasmusunfähigkeit sind nicht in jedem Fall auf Lustprobleme zurückzuführen. Aber gelegentlich. Wichtig ist, hier unterscheiden zu können.

Die Lust ist das, wo alles anfängt. Sie ist mit dem Startmechanismus eines Autos vergleichbar. Funktioniert die Maschine ohne Mukken, klappt die Zündung auf Anhieb, und der Motor springt an. Gibt es Probleme, so sagen wir: »Er springt nicht an.« Manchmal ist mit dem Startmechanismus tatsächlich etwas nicht in Ordnung, vielfach wird die Zündung aber auch von einem anderen Problem innerhalb des Systems behindert. Dieses Buch beschäftigt sich mit der ersten Phase, aber hie und da ist es unerläßlich, das Ganze auch im Gesamtzusammenhang zu sehen.

Ein Problem und die Suche nach einem Namen
Mangelndes sexuelles Verlangen erkennen

Mangelndes sexuelles Verlangen wird heute von Sexualtherapeuten als das am häufigsten von ihnen behandelte Problem genannt. Vor zehn Jahren sprach demgegenüber noch niemand darüber – vordem also ein Phänomen ohne Namen.

Wie ist das möglich? Tauchte diese sexuelle Störung – inzwischen unter dem Terminus ›gehemmtes sexuelles Verlangen‹ erfaßt – urplötzlich, ähnlich der Legionärskrankheit oder der Lyme-Arthritis, wie eine neue Krankheit auf? Nein, das nicht. Vielmehr stellt sich die Frage, wo die Diagnostiker waren, als die Historiker Napoleons sagenumwobenen Spruch, »Heute nicht, Josephine«, niederschrieben, oder als die alten Apotheker auf der Suche nach einem wirksamen Aphrodisiakum für ihre Klientel, die ihnen deswegen die Türen einrannte, mit Austernschalen und dem Horn von Einhörnern herumexperimentierten?

Dr. Domeena C. Renshaw, Direktorin der Klinik für Sexualtherapie an der Loyola University Medical School in Maywood, Illinois, versichert jedenfalls, daß es, als ihre Klinik 1972 eröffnet wurde, viele Fälle von Personen gab, die eindeutig unter mangelnder Lust und nicht unter »funktionalen Störungen« litten. Da eine solche Diagnose in der von Masters und Johnson 1970 veröffentlichten bahnbrechenden Arbeit über sexuelle Störungen, *Human Sexual Inadequacy*, nicht vorgekommen war, griff Dr. Renshaw zur Selbsthilfe und vermerkte »D. D.« als Terminus für »desire disorder« (Luststörung) auf ihren Karteikarten. Dr. Constance Avery-Clark, wissenschaftliche und klinische Mitarbeiterin am Masters and Johnson Institute in St. Louis, bestätigt diese Entwicklung: »Vor zehn Jahren gab es diese Diagnose noch nicht einmal.«

Die Diagnose nicht, das Problem aber sicher. Dr. David M. Schnarch, Direktor der Klinik für Sexual- und Eheberatung der Louisiana State University in New Orleans, half, das Ganze in die richtige Perspektive zu rücken. Während der Zeit seiner Ausbildung als Psychotherapeut sei nämlich bei Klienten mit mangelndem sexuellen Verlangen schlicht eine mangelnde innere Bereitschaft und fehlendes Interesse konstatiert und diese somit als Kandidaten für jedwede Form der Behandlung als ungeeignet betrachtet worden.

Erst als die Existenz des Verlangens als separate Phase des sexuellen Reaktionszyklus erkannt und anerkannt wurde, war es möglich, die damit zusammenhängenden Probleme unabhängig von sexuellen Funktionsstörungen – den Leistungsproblemen – wie Impotenz oder Frigidität zu sehen.

Das Problemfeld kann darüber hinaus in die selteneren Fälle einer Aversion (hier wird Sex als unangenehm, abstoßend oder angstauslösend empfunden) und dem wesentlich häufiger vorkommenden Zustand einer kaum vorhandenen (hypoaktiven) oder völlig fehlenden sexuellen Phantasie und Lust auf Sexualität – wobei Sex insgesamt als etwas Angenehmes oder Neutrales betrachtet wird – untergliedert werden.

Wie aber will man definieren, ab wann der Grad der Lust, gemessen am unteren Ende der Skala dessen, was als »normal« gilt, ein »Problem« ist? Wie relativ diese Trennungslinie ist, verdeutlicht vielleicht am besten eine von dem Psychologen Bernie Zilbergeld, Autor des Buches *Männliche Sexualität*, gerne erzählte Geschichte, die er, wie er sagt, mit minimalen Abwandlungen wiederholt bei Konferenzen von Sexualtherapeuten gehört hatte. Ein Paar geht zu einem Therapeuten, weil der Mann gerne fünfmal in der Woche und am liebsten jeden Abend, die Frau aber nur zweimal in der Woche gerne Sex hätte. Der Therapeut versucht nun, das Problem der Frau, namentlich mangelndes sexuelles Verlangen, zu lösen. Die Behandlung bleibt erfolglos. Am Ende wird das Paar geschieden, und die Frau heiratet wieder. Ihr zweiter Ehemann möchte nur zwei- oder dreimal im Monat Sex haben. Als das Paar Hilfe in der Therapie sucht, wird bei dem Mann mangelnde Lust diagnostiziert, und die Frau gilt als »normal«.

Der Grund, warum viele Paare, wo beide Teile Sexualität genießen, therapeutische Hilfe suchen, ist ebendiese Diskrepanz in der Häufigkeit des Geschlechtsverkehrs, die dann, statt dem weniger willigen Partner mangelnde Lust oder dem anderen ein übertriebenes sexuelles Verlangen zu bescheinigen, von den Sexualtherapeuten folgerichtig als *Lust-Diskrepanz* bezeichnet wird. Auf die Frage: »Wer von Ihnen ist interessierter an Sex?«, würde man wahrscheinlich genauso viele Paare finden, die daraufhin einen Partner benennen, wie solche, die »Wir sind da etwa gleich« antworten würden. Ebenso kann es im Laufe einer Beziehung zu einer Verlagerung des Gleichgewichtes kommen, so daß derjenige, der ursprünglich weniger interessiert war, nunmehr den eher auf Sexualität drängenden Part übernimmt. So kann bei Männern mit zunehmendem Alter der Beruf in den Vordergrund treten, oder bei Frauen gerät die Lust durch die Alltagsmühen mit kleinen Kindern ins Hintertreffen. Ein guter Therapeut wird nicht unbedingt auf eine Steigerung der Lust bei dem weniger interessierten Partner abzielen, sondern statt dessen dem Paar bei der Suche nach Kompromißmöglichkeiten helfen, was durchaus bedeuten kann, dem lustintensiveren Partner zu helfen, aus der Qualität statt der Quantität der Sexualität oder auch aus nichtsexuellen Formen der Intimität mehr Befriedigung zu ziehen.

Schön wäre es, wenn wir die Lust einfach einschalten und ihre Intensität je nach Belieben steigern könnten, aber mit einem solchen Knopf hat die Natur uns leider nicht ausgestattet. Aber fast jeder verfügt über das Potential, seine Lust zu steigern, wobei es irrelevant ist, ob mit einer Verbesserung eine tatsächliche sexuelle Störung behoben oder einfach die Diskrepanz in einer Paarbeziehung überwunden und somit mehr Liebe und Freude in die Beziehung gebracht werden soll.

Wer hätte am Ende *nicht* den Wunsch, ein Mehr an sexueller Lust zu empfinden? Viele Experten werden dem entgegenhalten, daß, wenn ein Paar mit einmal Sex im Monat oder auch überhaupt keinem Sex absolut zufrieden ist, es auch kein Lustproblem gibt. Wir stimmen dem insofern zu, daß hier kein Problem ist, an dem gearbeitet werden *muß*, was aber nicht besagt, daß bei einem oder bei beiden Partnern aller Wahrscheinlichkeit nach doch eine Luststörung vorliegt. Könnte ein Paar keine Kinder bekommen, so gäbe es dennoch, auch wenn es keine Kinder wollte und somit weder ein Wunsch noch ein Grund zur Behandlung bestünden, das Problem der Unfruchtbarkeit oder Zeugungsunfähigkeit.

Ob jemand in einer Beziehung lebt oder nicht, eine Steigerung der sexuellen Lust ist in jedem Fall vorteilhaft. Lust ist es, was uns zu anderen hinzieht, was unser Interesse an ihnen regt und das Besondere an ihnen ausmacht. In einer Ehe oder Liebesbeziehung trägt die Lust nicht nur zur Verbesserung der sexuellen Beziehung, sondern zur Belebung der Kommunikation und Kooperation insgesamt bei, da der Partner mit einem ausgeprägten sexuellen Verlangen sich automatisch einfühlsamer verhalten und die Beziehung mehr schätzen wird. Alleinstehende motiviert die Lust, zu versuchen, mögliche Partner kennenzulernen und die bei neuen Beziehungen übliche natürliche Schüchternheit und Zurückhaltung zu überwinden.

Lust kann auch über den Bereich der Sexualität hinaus gewichtige Einflüsse haben. Personen mit einem ausgeprägten sexuellen Verlangen zeichnen sich durch eine gesteigerte Bewußtheit ihres Mann- oder Frauseins aus. Sie sind sich ihres Körpers bewußter und somit geneigter, für ein adäquates Maß an körperlicher Bewegung zu sorgen und ihr Gewicht zu kontrollieren. Sie legen Wert auf ihr Aussehen, was sich auch in ihrer Kleidung widerspiegelt. Unbewußt möchten sie andere anziehen, und so machen sie sich selbst attraktiver. Ein gesundes sexuelles Verlangen ist für Alleinstehende genauso wichtig wie für diejenigen, die in einer Beziehung leben.

Auch wer, gewollt oder umständehalber, nie eine sexuelle Beziehung eingehen wird, kann von sexuellem Verlangen profitieren. Sich erregenden Phantasien und Tagträumen – ob mit oder ohne begleitender Selbstbefriedigung – hinzugeben, kann eine angenehme Stimulation und für Körper und Geist ein erhöhtes Glücksgefühl bedeuten.

Die Phantasie kann eine reiche Quelle der Befriedigung sein, dennoch sollte weder die Bedeutung der Liebe noch die Macht der Sexualität im Hinblick auf die gegenseitige Anziehungskraft und Bindungsbereitschaft, als Voraussetzung, daß Liebe wachsen und sich entfalten kann, unterschätzt werden. Das, was man an Freude und Gewinn aus liebevollen Beziehungen schöpfen kann, geht weit über die unpersönliche Lust und Befriedigung hinaus – nicht, weil Liebesbeziehungen auf übersinnlichen Wegen den Horizont der Lust überschreiten, sondern weil sie diese mit zusätzlichen Qualitäten wie Fürsorge, Mitgefühl, Hingabe, Wertschätzung und Zuneigung würzen. Liebe, wie sie Freunden, Eltern oder Kindern entgegengebracht wird, kann frei von Sexualität sein; für die sexuelle Liebe ist Lust eine unverzichtbare Zutat, die am Anfang jeder in einem liebevollen Kontext vollzogenen Sexualität steht.

2. Die Tragweite mangelnder Lust

Kategorien sexueller Luststörungen

Alle Fälle von mangelndem sexuellen Verlangen haben einen gemeinsamen Nenner: mangelnde oder gänzlich fehlende sexuelle Phantasie und Lust auf Sexualität. Abgesehen von diesem Kernproblem gibt es allerdings, je nach Dauer, Reich- und Tragweite, große Unterschiede.

Ebendiese Faktoren liefern oft den entscheidenden Hinweis auf den Ursprung mangelnden Verlangens und optimale Lösungsmöglichkeiten. Eine Untergliederungsvariante wurde bereits angesprochen: Fälle mit einer ausgeprägten negativen Einstellung (Aversion) gegenüber Sexualität und diejenigen, die sich durch ein positives oder neutrales Gefühl (hypoaktives Verlangen) auszeichnen.

Hält ein Zustand mangelnden Verlangens unverändert über längere Zeitspannen an, so sprechen wir von einer *dauerhaften* Störung. Von einem *wiederkehrenden* Zustand ist die Rede, wenn sich Phasen mangelnder Lust mit durchschnittlichem Interesse abwechseln. Während wiederkehrende Lustlosigkeit in der Regel eher situativ, etwa durch berufliche Anforderungen oder familiäre Konflikte, bedingt ist, läßt eine dauerhafte Störung auf ein chronisches, sei es ein individuelles oder beziehungsspezifisches Problem schließen, das angegangen werden muß.

War die empfundene Lust *nie* auf einem durchschnittlichen Niveau, oder war das Niveau einmal wesentlich höher und ist nur zu irgendeinem Zeitpunkt stark abgefallen? Als *Primärstörung* wird ein seit jeher bestehender Zustand mangelnder Lust bezeichnet, während eine *Sekundärstörung* anzeigt, daß es nach einem vielversprechenden Start irgendwann im Laufe der Zeit zu einem Einbruch kam.

Welche Folgen hat ein Mangel an sexuellem Interesse? Im Falle *globaler* Störungen besteht keinerlei wie auch immer geartetes Interesse an Sexualität; der Betroffene zeigt nicht nur mangelndes Interesse an Geschlechtsverkehr, es fehlt auch jedes Interesse an sexuellen Phantasien, romantischen Vorstellungen, Masturbation und erotischen körperlichen Kontakten. Hier sind jedwede Ambitionen erloschen. Bei den wesentlich häufiger vorkommenden *selektiven* Störungen hat der Betroffene das Interesse an einem bestimmten Partner oder einer bestimmten Aktivität verloren, wobei seine sexuelle Lust im Hinblick auf andere reale oder potentielle Partner oder Aktivitäten gewahrt bleibt. So mag ein Mann, zum Beispiel, an Sex mit seiner Frau nicht mehr interessiert sein, er masturbiert aber, wird von Aktaufnahmen in Zeitschriften erregt oder verlagert seine sexuellen Wünsche auf Prostituierte.

Diese Untergliederung in vier Kategorienpaare erlaubt es, jeden individuellen Fall zu definieren – entsprechend dem Beginn des Problems (primär oder sekundär), der Reichweite (dauerhaft oder wiederkehrend), der Tragweite (global oder selektiv) und der Gefühlslage (hypoaktiv oder Aversion). So könnten wir das Lustproblem einer Frau, die sich zu Beginn ihrer Ehe durch ein ausgeprägtes sexuelles Verlangen auszeichnete, deren Interesse an Sex mit ihrem Ehemann aber wochenweise schwindet, auch wenn sie ihn nicht als unangenehm empfindet und nach wie vor ihren Phantasien frönt, eine Affäre mit William Hurt zu haben, als sekundär, wiederkehrend, selektiv und hypoaktik einstufen.

Die einzelnen Kategorien dieser sexuellen Störung wollen wir anhand von Fallbeispielen aus der Praxis von Therapeuten, beginnend mit dem Fall einer Primärstörung, verdeutlichen.

Dein (nicht mein) Wille geschehe
Primärstörung der Lust

Cathy ist dreiundzwanzig. Sie hat eine Ehe und eine Scheidung hinter sich und lebt seit über einem Jahr mit David zusammen, der seit zwölf Jahren ihr Vorgesetzter ist. Sie war also keineswegs unerfahren. Trotz beider Berufstätigkeit sind ihre Finanzen knapp, weil David 1000 Dollar pro Monat an seine geschiedene Frau als Unterhalt für seinen sechsjährigen Sohn zu zahlen hat. Dennoch, so hatte David entschieden, mußte das Geld für Cathys Therapie dasein, wenn sie jemals, wie geplant, heiraten sollten. Cathy war ausgemachterweise in der Beziehung diejenige, die therapiebedürftig war.

»Sex ist ein wichtiger Teil des Problems«, erklärte Cathy. »Vielleicht der wichtigste. Wir *haben* Sex, normalerweise so oft wie Dave möchte, was in der Regel mindestens dreimal wöchentlich, gelegentlich wesentlich häufiger bedeutet. Ich sage nie nein, allenfalls einmal, wenn ich wegen irgend etwas wirklich einmal die Schnauze voll habe.

Aber Dave ist lange genug mit mir zusammen, um zu wissen, daß ich nie lange von der Rolle bin, so daß er inzwischen von sich aus auf Annäherungsversuche verzichtet, bis ich mich wieder gefangen habe. Aber Dave meint, daß ich nicht wirklich darauf stehe, daß ich Sex nur hinnehme, um ihn glücklich zu machen, und daß der Wunsch auch von mir ausgehen sollte. Ich habe versucht, diesbezüglich Fortschritte zu machen, so daß er nicht immer derjenige war, von dem die Initiative ausging. Aber das ist nicht die Lösung, weil er fragt, ›Möchtest du *wirklich*, oder versuchst du nur, mich glücklich zu machen?‹ Um ehrlich zu sein, ich mache mir weder so noch so etwas daraus. Er nimmt das persönlich, als ob in meinen Augen mit ihm etwas nicht in Ordnung sei, aber es war bei mir *nie* anders. Dave sagt, es sei meine katholische Erziehung, die Nonnen und Priester hätten mich durch Einflößen von Schuldgefühlen zugrunde gerichtet. Verdammt, ich denke nicht, daß es so ist. Die Nonnen haben nie überhaupt auch nur über Sex gesprochen. Sie mögen dagegen gewesen sein, so wie sie gegen Raub und Mord waren, aber genau, wie uns nie ein Vortrag darüber gehalten wurde, daß man andere nicht umbringt, wurde uns auch nie ein Vortrag über Sex gehalten. Was mein Elternhaus angeht, so waren meine Eltern sicher nicht polygam, offensichtlich aber auch nicht verklemmt und gegen Sex, immerhin kamen in elf Ehejahren sieben Kinder zur Welt. Nach der Geburt des letzten Babys nahm meine Mutter schließlich die Pille, sie starb sechs Monate später infolge einer Lungenembolie. David, der Amateurpsychiater, meint, das sei vielleicht das Problem. Ich hätte Angst, Gott würde mich, wie meine Mutter, mit dem Tod bestrafen, wenn Sex dem Genuß vorbehalten sei. Ich glaube einfach nicht, daß er damit recht hat. Der Grund, warum meine Mutter zur Pille griff, war, daß sie nicht noch mehr Kinder, und nicht, daß sie Sex oder keinen Sex haben wollte. Sie war nicht einmal dreiunddreißig und hatte schon sieben. Es ging zu wie in einem Irrenhaus! Und natürlich blieb an mir, da ich die Älteste war, das ganze Windelwechseln und Füttern hängen, insbesondere nach Mamas Tod. Mein Vater heiratete schließlich wieder, und seine zweite Frau bekam noch ein weiteres Kind. Sie lebte aber in einer anderen Wohnung. Meinem Vater hatte sie gesagt, sie habe nichts gegen uns, aber das Chaos bei uns sei ihr zuviel. Es erklärt vielleicht, warum ich in meiner Jugend kaum einen Gedanken an Sex hatte. Ich hatte nie eine Privatsphäre und hatte nie Zeit. Ich dachte wohl ans Heiraten und träumte vor allem von einem eigenen Heim. Und in diesen Träumen kamen ganz bestimmt keine

Kinder vor, mit denen ich es zu teilen hätte. Als dann Eric, mein erster Ehemann, anfing, mich zu beachten, war ich einfach glücklich. Ich war siebzehn, als wir zum erstenmal zusammen ausgingen. Wir gingen nie bis zum Letzten, bis wir zwei Jahre später heirateten, aber wie weit wir es kommen ließen, das war schon ganz schön. Eric kümmerte es scheinbar nie, was ich wollte, solange ich ihn nur ließ oder das machte, was er wollte. Auch nachdem wir verheiratet waren, beschwerte sich nie jemand von uns über Sex. Was mich veranlaßte, mich von ihm zu trennen, war, daß mir die Beziehung, abgesehen von einem bißchen Privatsphäre, *nichts* gab. Er hatte mir nichts zu sagen, es gab keine Gemeinsamkeiten. Es war nicht nur der Sex, der mich langweilte, alles langweilte mich. Mag sein, daß er einfach zu jung war. Hin und wieder telefoniere ich noch mit ihm, und er scheint heute wesentlich ernsthafter und interessanter zu sein. Wir waren beide einfach zu jung. Nachdem ich mich von Eric getrennt hatte, war ich mit ein paar Männern zusammen. Wenn ich mich mit einem einige Male getroffen hatte, war ich in der Regel bereit, mit ihm ins Bett zu gehen. Nie sagte einer, ›Aber möchtest du es auch *wirklich*?‹ Glauben Sie, das hätte sie interessiert? Nicht, daß ich mich so verhalten hätte, als ob ich ihnen einen Gefallen täte oder es nicht selbst wollte... ich meine halt, dieser Punkt schien nie ein Problem zu sein. David war völlig anders. Er verbrachte im Büro viel Zeit mit mir und brachte mir eine Menge über das Geschäft bei. Als er die Firma wechselte und eine leitende Position erhielt, arrangierte er es, daß ich ebenfalls dort angestellt wurde, so daß wir weiterhin zusammenarbeiten konnten. Nie zuvor hatte jemand seine Zeit mit mir verbracht, vielmehr schien auch nie jemand welche zu haben. Darum liebe ich ihn so sehr, auch wenn er älter ist und in den ganzen Schwierigkeiten mit seiner Ex-Frau und dem Kind steckt, das er jedes zweite Wochenende bis zum Verrücktwerden verwöhnt. Und dann spricht er davon, daß *ich* Schuldgefühle hätte! Ich weiß, daß Sex wichtig für ihn ist, und darum habe ich mich bemüht, ihn auf jede nur denkbare Art und Weise glücklich zu machen. Aber er hat da diesen Komplex, daß ich mir Sex genauso wie er wünschen müßte. ›Gefällt es dir nicht?‹ fragt er. Also reibe ich mein Ohrläppchen und sage, ›Ja, und auch dies hier tut gut, aber ich komme nie auf den Gedanken, mein Ohrläppchen zu reiben und zu sagen, ›Ohh, ich kann es nicht mehr abwarten, bis ich es wieder tue‹. Ich mag chinesisches Essen, aber wenn ich ein Jahr darauf verzichten müßte, wäre das kein Elend für mich. Er behauptet, ich sei gehemmt und wisse es nicht, und ich sei

therapiebedürftig. Wenn er wütend wird, beschimpft er mich als ver-
klemmtes, frigides Weibsstück und bezeichnet mich als krank.«

Was Cathy hat, ist eine primäre Störung des sexuellen Verlangens. Diese Einordnung ergibt sich aus der Tatsache, daß sie zeit ihres
Lebens noch nie sexuelle Lust empfunden hat. Bei ihr liegt keine
sexuelle Aversion vor, weil sie nicht versucht, Sex zu meiden, wenn
ihr Partner die Initiative ergreift; zudem empfindet sie Sex nicht als
unangenehm. David bezichtigt sie gelegentlich, »frigide« zu sein, ein
Fingerzeig für den Therapeuten, herauszufinden, ob sie jemals bei
sexuellen Betätigungen mit einem Partner oder durch Masturbation
zum Orgasmus gekommen ist. Aber selbst, wenn Cathy Schwierigkeiten hat, einen Orgasmus zu erreichen, so ist ihre mangelnde sexuelle Lust dennoch ein völlig anderes, davon unabhängiges Problem.

Auf der positiven Seite, was therapeutische Möglichkeiten zur
Verbesserung der Lust angeht, ist Cathy keineswegs abgeneigt, sich
auf sexuelle Betätigungen einzulassen, die sie überdies bis zu einem
gewissen Grad genießt. Die Gefühle, die sie David entgegenbringt,
sind sehr liebevoller und zärtlicher Natur. Ihr früheres Leben war
traumatisch, und vielleicht erlebte sie in ihrer Jugend eine tiefgrei-
fendere Depression, als ihr bewußt ist. David, »der Amateur-Psych-
iater«, mag mit der vermuteten Verbindung zwischen dem Tod ihrer
Mutter und Cathys Desinteresse an Sex durchaus recht haben, obgleich Existenz und Einfluß einer solchen Verbindung sich nur mit
wesentlich weitreichenderen Erforschungen verifizieren lassen. Ihre
Erfahrungen mit Partnern, die sich mit ihrer Gefügigkeit zufrieden-
gaben, verhinderten, daß Cathy ihre eigene Einstellung und ihre
emotionalen Bedürfnisse hinterfragte.

Welche Faktoren spielen bei primären Störungen der sexuellen
Lust eine Rolle? Ein angeborenes mangelndes Verlangen, frühe
Kindheits- und Jugenderfahrungen, mangelnde positive Beziehungen mit dem anderen Geschlecht, chronische Depression sowie Tabus, die von autoritativen Figuren errichtet wurden – alle diese Faktoren können bei der Manifestation und Aufrechterhaltung einer
Primärstörung eine Schlüsselrolle spielen, aber alle können therapeutisch behandelt werden.

Wer rastet, der rostet
Sekundärstörung der Lust

Alex sieht mit seinem dicken Bauch und seiner fortschreitenden Glatze älter aus, als er mit neunundfünfzig tatsächlich ist. Seine Stimme klingt streng, fast autoritär, und dennoch macht er den Eindruck eines geschlagenen Mannes. Monica ist achtunddreißig, attraktiv, geschmackvoll, aber konservativ gekleidet. Mit ihren verkniffenen, vorgeschobenen Lippen und den über der Brust verschränkten Armen ist sie ein Spiegelbild von Alex' finsterer und trotziger Mimik und Haltung. Monica würde gut und gerne als seine Tochter durchgehen. Sie ist aber seine Frau.

»Können Sie sich vorstellen, er hatte mich tatsächlich eingesperrt?« klagt Monica. »Seine eigene Frau!«

»Sie hatte einen *Leichenwagen* gestohlen«, erklärt Alex mit unverhohlener Empörung.

»Welche Wahl hat man denn, wenn man mit dem Chef eines Bestattungsunternehmens verheiratet ist?« braust Monica auf. »Mein Wagen war kaputt. Ich brauchte dringend einen und hatte nicht einen Pfennig, weil wir wieder einmal mitten in einer unserer Trennungen standen, wo er mich dann damit bestraft, daß er mir kein Geld mehr gibt.«

»Geld ist wohl offensichtlich das, was sie derzeit aus der Ehe beziehen möchte«, sagt Alex niedergeschlagen.

»Und was möchtest *du*?« kontert Monica. »Du scheinst überhaupt *nichts* zu wollen. Darum sind wir doch hier, oder nicht?«

Alex zuckt zusammen, wieder ein Schlag. »Sex ist das Ende einer Beziehung, nicht der Anfang. In meiner Generation gingen ein Mann und eine Frau nur dann zusammen ins Bett, wenn ansonsten alles in Ordnung war. Ich glaube, das gilt auch weiterhin. Wenn Dinge nicht in Ordnung sind, dann geht man nicht geradewegs zusammen ins Bett, und man möchte ja nicht einmal den Versuch unternehmen. Nicht, daß die Dinge auf diesem Gebiet jemals super für uns gewesen wären. Monica war bis einundzwanzig Jungfrau, dann ließ sie sich mit einem Typen ein, der versprochen hatte, sie zu heiraten, sie aber nur drei Jahre lang hinhielt. Ihr nächster Freund sorgte dafür, daß sie schwanger wurde, dann suchte er das Weite. Ich habe mit meiner ersten Ehe eine Schlappe erlitten; drei Kinder und zwanzig Jahre, dann fing sie an, mich zu betrügen bis zum bitteren Ende. Ich möchte die alte Monica wiederhaben. Sie war fröhlich und glücklich, trotz all der Dinge, die sie durchgemacht hatte. Als ich sie vor Jahren kennenlernte, hatte sie ihr Collegestudium wiederaufgenommen. Sie war wirklich etwas Besonderes und gab auch mir das Gefühl, etwas Besonderes zu sein. Wir hatten unsere sexuellen Probleme und waren einige Male in Therapie. Mein Problem sind vorzeitige Ejakulationen, und sie braucht sehr lange, um auf Touren zu kommen und bis sie schließlich kommt. Manchmal dauerte ein Vorspiel anderthalb Stunden, um sie auch nur irgendwo in die Nähe eines Höhepunktes zu bringen. Und dabei mußte ich natürlich aufpassen, nicht körperlich erregt zu werden, so daß ich beim eigentlichen Verkehr wenigstens fünf Minuten durchhalten konnte. Das letzte Mal, als wir Sex hatten, war es wohl wie immer – nichts Traumatisches, nichts Grandioses. Früher gab es viele traumatische Erfahrungen, als unsere sexuellen Begegnungen uns mehr frustrierten als befriedigten, und dahin will ich, verdammt noch mal, ganz bestimmt nicht zurück. Ein älterer Mann mit einer jungen Frau, das hat durchaus etwas Inspirierendes. Aber ich hatte nie das Gefühl, daß sie wirklich mir gehörte. Ich war eifersüchtig, ich gebe es zu. Monica war selbst unsicher, und ich denke, ich habe ihr in dieser Hinsicht überhaupt nicht geholfen. So schloß sie sich Frauen-Selbsterfahrungsgruppen an, sie war in der Gruppe die einzige verheiratete Frau, und ich fühlte mich bedroht. Sie besuchte das College, wo sie eher gleichaltrige Männer traf. Wir gingen zu Therapiesitzungen, und sie fand sich zu dem Therapeuten hingezogen. Einmal ging ich dann bewußt einige Sitzungen lang zu einer Therapeutin des Eheberatungsinstituts, mit dem Ergebnis, daß Monica ausflippte. Sie behauptet, mir immer treu gewesen zu sein, und vielleicht stimmt das ja auch; dennoch, sie bewundert unverhohlen andere Männer, und ich habe noch nie gehört, daß sie sich für einen begeistern konnte, der nicht schlank und schön war. Nun, ich bin unsicher, und manchmal trinke ich, und gelegentlich habe ich sie herumgeschubst, wenn ich betrunken war. Was sie dazu verleitet, sich Gruppen für geschlagene Frauen anzuschließen und vorübergehend auszuziehen. Ich hasse es, allein zu sein! Ich habe Therapien versucht, alleine und mit ihr zusammen, und hier sitzen wir jetzt wieder. Ich bin weder groß noch blond noch schlank, kein Mann, wie er Monicas Ideal entspricht. Ich bin kein griechischer Gott. Wenn sie wütend auf mich ist, schimpft sie mich einen ›fetten, alten, lettischen Opa‹. Ihr Therapeut meint, sie müsse ihre Wut herauslassen, und das tut sie beileibe! Was soll ein fetter, alter, lettischer Opa im Bett mit einer vor Feindseligkeit strotzenden jungen Frau anfangen? Ich habe wohl nicht einmal den Wunsch, es herausfinden zu wollen.«

Aufgebracht unterbricht Monica seinen Monolog. »Wenn ich doch so schrecklich bin, wie du mich beschreibst, warum um alles in der Welt solltest du dann mit mir ins Bett gehen *wollen*?«

Während Monica mit ihrer kurzen Frage die Ursache von Alex' Lustverlust im Kern erfaßt zu haben schien, ließ sein eher kühler Gesichtsausdruck nicht einmal im Ansatz erkennen, daß auch ihm das Problem bewußt war. Da muß therapeutisch noch einiges geleistet werden.

Im Falle von Alex haben wir es mit einer sekundären Störung der Lust zu tun, weil sich seine Lusthemmung erst später, nach einer Phase eines durchschnittlich ausgeprägten sexuellen Verlangens einstellte. Eine sekundäre Luststörung kann zwar mitunter so plötzlich und unabhängig von Lebenserfahrungen wie beispielsweise Haarausfall auftreten, im Falle von Alex scheinen jedoch eine Fülle psychologischer Konflikte im Spiel zu sein, die sowohl mit seiner eigenen Unsicherheit und seinem mangelnden Selbstbewußtsein als auch mit der Feindseligkeit zu tun haben, die sich zwischen ihm und seiner Frau entwickelt hat. Alex' Mangel an sexuellem Verlangen kann nicht nur dem Älterwerden angelastet werden; bleibt das Problem aber unbehandelt, so wird es zunehmend schwieriger für ihn, seine Lust in dem zuvor vorhandenen Niveau zurückzugewinnen, selbst dann, wenn er sich von Monica scheiden läßt und eine neue Partnerin findet.

Sexuelle Abstinenz ist ein weiterer Faktor, der zu einer sekundären Luststörung beitragen kann. So ist denn auch die Feststellung »Wer rastet, der rostet« ein Lieblingsspruch vieler Therapeuten.

Viele Menschen, insbesondere Frauen, können, zumal wenn kein passender Partner verfügbar ist, lange Strecken mit einem minimal aufflackernden oder gar fehlenden sexuellen Begehren überdauern, und dennoch ist es, wenn der oder die Richtige kommt, wieder ungehindert und in voller Intensität da. Für viele andere gilt jedoch, je länger die Lust aus der Psyche ausgeklammert wird, desto schwieriger gestaltet sich die Wiederbelebung. Selbst wenn der Grad der Lust zuvor dem Durchschnitt entsprach oder sogar überdurchschnittlich war, stellen sich diese Probleme. Wie bei vielen, bei denen eine primäre Störung gegeben ist, können auch Personen mit Sekundärerscheinungen, trotz ihres früheren Interesses, einer Reaktivierung ihrer Sexualität völlig apathisch oder sogar negativ gegenüberstehen.

Bei Personen mit Sekundärstörungen, die sich nach einer Phase der Enthaltsamkeit entwickelten, hat die Unfähigkeit, ihre Lust wiederzubeleben, oftmals tiefgreifende psychologische Ursachen. Hier können tiefsitzende Verletzungen durch Zurückweisungen oder auch subjektive Gefühle, ein schlechter oder unattraktiver Liebhaber zu sein, eine Rolle spielen. Oder die Trauer über den Verlust des letzten Partners ist noch nicht abgeschlossen. Derartige Konflikte müssen gelöst werden, ehe die Lust zurückkehren kann. Gelingt es demgegenüber, trotz eines umständehalber bedingten fehlenden aktiven Sexuallebens, die Lust mittels Phantasie, Selbstbeobachtung und Eigenstimulation auf einem adäquaten Niveau zu halten, so braucht sich die enthaltsam lebende Person keine Sorgen über eine Gefährdung zukünftiger Beziehungen durch sekundäre Lusthemmungen zu machen.

»Die schlafende Schönheit«
Globale Störung der Lust

»Ich meine, ist es möglich, daß man einfach *herauswächst*?« stöhnt Glenda mit verzweifelt entrüstetem Unterton. Sie streckt ihre langen Beine aus und kreuzt sie in Knöchelhöhe übereinander, so daß ihr Körper, soweit dies im Sitzen überhaupt möglich ist, fast in der Horizontalen liegt. Sie legt ihr langes blondes Haar über die Rückenlehne und starrt an die Decke, buchstäblich als ob sie sich auf der Couch eines Psychoanalytikers befände.

»Ich weiß nicht, wie ich es anders erklären soll. Ich bin weder verärgert über Victor noch ist irgend etwas an ihm, das ich abstoßend oder gar unattraktiv fände. Ich habe nichts gegen Sex. Ich hasse Männer nicht. Ich bin absolut gesund, ich habe ein großes Kind und Spaß an meinem Beruf. *Was* ist also passiert? Irgendwann und irgendwo habe ich einfach das Interesse verloren.«

Glenda löst ihre übereinandergekreuzten Beine, setzt sich senkrecht hin und blickt nun mit ihren großen blauen Augen in das fragende Gesicht des Therapeuten. »Es ist fast, wie es mit meinem Puppenhaus war. Ich weiß nicht genau, wann ich das Interesse daran verlor; es gab keinen Schnitt, so als ob ich plötzlich festgestellt hätte, ich sei zu alt, oder ein Interesse an Jungen oder anderen Aktivitäten geweckt worden wäre. Ich kann mich nicht einmal erinnern, wann ich das letzte Mal damit spielte.« Sie lächelt etwas verhalten. »Aber ich weiß, daß man gemeinhin nicht aus der Lust auf Sexualität *herauswachsen* sollte – zumindest nicht mit zweiunddreißig. Wenn ich es mir selbst nicht einmal erklären kann, wie soll ich es dann einem siebenjährigen Kind erklären, das wissen möchte, warum seine Mutter und sein Vater getrennt leben und von Scheidung sprechen, wenn es andererseits nie Auseinandersetzungen, nicht einmal Unstimmigkeiten erlebte. Und ich *mag* Vic. Wäre er nicht so verdammt sensibel, so hätte er doch akzeptieren können, daß ich mit ihm schlafe, ohne selbst daran interessiert zu sein. Aber so etwas ist bei ihm undenkbar! Immer wieder, mit zig Varianten, versuchte er, mich zu animieren und zu erregen, er gab sich selbst die Schuld, und das machte natürlich alles nur noch schlimmer. Stundenlang lasen wir alles, von Henry Miller bis zu Kahlil Gibran, und zwischendurch einige schäbige anonymen Geschichten in Zeitschriften, die *Penthouse* auf das Niveau eines *Muppet Magazine* rutschen lassen. Nichts ließ er unversucht, von den schärfsten Videos bis dahin, daß er eigene Liebesgedichte schrieb. Das ist der Stand der Dinge. Vielleicht können Sie nun herausfinden, wo meine Lust abgeblieben ist. Ich habe überall danach gesucht!«

»Wenn man sich auf vertrautem Terrain bewegt«, antwortet der Therapeut, »übersieht man gerne einen Winkel, der einer außenstehenden Person nicht so leicht entgeht. Wahrscheinlich ist jedoch, daß Sie nach etwas suchen, das nach wie vor existiert, nur in einer anderen Form. Glenda, haben Sie vielleicht noch andere Videokassetten zu Hause als die, die Ihr Mann mitbrachte, um Sie in Stimmung zu bringen?«

Sie nickt verdutzt. »Sicher. Jane Fondas Film *Casablanca*, der Folgefilm Jane Fondas...«

»Walt Disneys *Schneewittchen*?« unterbricht er sie.

»Sie können Gedanken lesen!« ruft sie aus, sichtlich beeindruckt. »Beherrschen Sie auch Kartentricks?«

»Reine Spekulation«, gesteht der Therapeut. »Sie haben eine siebenjährige Tochter, und *Schneewittchen* ist ein Hit.«

»Schade!« schmollt sie. »Ich hatte gehofft, hier sei Magie im Spiel. Und jetzt werden Sie mir sagen, ich sei Schneewittchen, das nur geweckt werden müsse...«

»Nein«, entgegnet er. »Aber erinnern Sie sich an die Szene, wo die Diener der bösen Fee erzählen, wie sie die vermißte Prinzessin siebzehn Jahre lang überall und in jedem Winkel gesucht haben.«

Glenda lächelt wehmütig und nickt. »O ja. Die Arme! Selbst in jener Zeit war es schwer, gute Hilfe zu finden.« Sie überlegt. »Hm, ich denke, ich irre noch irgendwo im Wald herum. Wollen Sie mir sagen, daß die Lust noch da ist, nur anders? Wenn ich doch aber überhaupt nicht an *irgend etwas* Sexuellem interessiert bin – nicht an meinem Mann, nicht an anderen Männern, nicht einmal an Phantasien in Zusammenhang mit irgendwelchen Sextypen im Fernsehen oder...«

»*Gibt* es irgendwelche andere Männer, die Sie kennen, die Sie anziehend finden könnten?«

»Nun, ich habe ständig mit Kunden zu tun«, antwortet Glenda. »Sie sehen gut aus, sind erfolgreich und durchaus attraktiv, ich bin aber noch nie in die Versuchung gekommen, mit einem eine Affäre anzufangen. Und das hat nichts mit Vic zu tun oder damit, daß man Geschäftliches und Privates nicht miteinander vermischen soll – es fehlt ganz einfach die Lust! Sie ist *weg*.«

»Sie hat sich verändert, sicher, sie ist aber nicht weg«, widerspricht ihr der Therapeut. »Sie können die physikalischen Gesetze nicht außer Kraft setzen. Glenda, konnten Sie mit neun oder dreizehn Jahren besser laufen?«

»Mit neun. Mit dreizehn war ich ein ausgesprochener Klotz.«

»Aber mit sechzehn, da hatte sich Ihr Körper dann zu einer mageren, zumindest mittelmäßigen Laufmaschine entwickelt. Richtig?«

Verunsichert senkt Glenda ihren Blick. »Nun, kommen Sie schon, Doktor, ich habe meine Nikes abgelegt, ehe ich zu Ihnen kam.«

»Jede Frau, die sich Fonda I *und* II kauft, braucht ihre Beine doch wohl für etwas mehr, als sie in teuere Hosen zu hüllen. Der neue Körper, den Sie mit dreizehn hatten, war eine Belastung, bis Sie ihn besser kennen- und koordinieren lernten. Dann war er um vieles besser als derjenige, mit dem Sie auf dem Schulhof Fangen spielten. Nun, Ihre Psyche ist in die Fänge eines späten Wachstumsschubs geraten. Sie erzählten mir, Sie hätten im Büro neue Verantwortlichkeiten übernommen, als Angestellte, die mit Routinearbeiten befaßt war, haben Sie den Sprung in eine wirklich kreative Position in der Produktwerbung geschafft. Und vielleicht wichtiger noch, Sie haben sehr viel über Frauenprobleme gelesen und sich intensiv mit der Entwicklung Ihrer eigenen Philosophie beschäftigt. Warum sollte sich Ihr sexuelles Verlangen nicht parallel zu Ihrer übrigen Psyche verändern, auch wenn das bedeutet, daß es eine Zeitlang in einen Kokon schlüpft, so lange, bis die Metamorphose vollendet ist. Es kann nicht einfach verschwinden. Man tötet sexuelles Verlangen nicht vorsätzlich ab, und es ist zu widerstandsfähig, um beiläufig abzusterben. Es schläft, es ist verborgen, aber es ist da. «

Bei Glenda liegt eine *globale* Störung der Lust vor. Das Problem, das sie zu einer Therapie bewegte, ist ihr mangelndes Interesse an ehelichen Intimitäten, aber ihr Desinteresse erstreckt sich auf *jedwede* sexuellen Betätigungen. Ihre Lusthemmung ist sekundärer Natur, da sie früher sowohl was die eheliche Sexualität als auch das Hingezogensein zu Männern im allgemeinen anging, aktiv an Sexualität interessiert war.

Während eine selektive Störung etwa vergleichbar damit ist, daß man einen bestimmten Fernsehkanal nicht empfangen kann, ist die Situation im Falle einer globalen Störung etwa so, als hätte jemand den Stecker herausgezogen. In einer mit Glenda vergleichbaren Situation wird ein erfahrener Therapeut realisieren, daß das Problem möglicherweise in einem Bereich, etwa der Ehe, wurzelt und sich von dort aus, sekundär, auf andere Bereiche ausgedehnt hat, obwohl es auf Anhieb so aussehen mag, als wäre alles gleichzeitig zusammengebrochen. War Glenda so sehr mit ihrer neuen Karriere und ihren intellektuellen Interessen beschäftigt, daß für Sex einfach keine Zeit blieb, nicht einmal auf der Ebene der Phantasie? Sah sie sich durch Vics zwanghafte Bemühungen, ihre Lust neu zu entfachen, gezwungen, sich als Schutz gegen das, was sie als ungerechtfertigte Erwartungen empfand, sogar noch weiter von sexuellen Interessen zurückzuziehen? Hatte sie, vielleicht unbewußt, das Gefühl, ihr Mann brächte den zeitlichen Anforderungen ihrer neuen Interessen zuwenig Verständnis entgegen, so daß sie innerlich wütender auf ihn war, als ihr bewußt wurde? Und da sie im Hinblick auf Vic abgeschaltet hatte, fühlte sie sich so schuldig hinsichtlich jener Aspekte des sexuellen Verlangens, die sich – und sei es auf der Ebene der Phantasie – auf potentielle außereheliche Partner beziehen, daß sie sich genötigt sah, *jegliches* Verlangen zu unterdrücken?

Bei Personen, die puritanisch erzogen wurden, in einem Elternhaus, wo Sexualität als Tabu oder Sünde galt, oder solchen, die frühen sexuellen Traumata unterworfen waren, sind primäre Globalstörungen der Lust keine Seltenheit. Im Zuge der sexuellen Liberalisierung unserer Gesellschaft hat die Häufigkeit dieser primären Globalstörungen abgenommen – typischerweise: die jungfräuliche, unverheiratete Tante, die Gouvernante oder Mamas behüteter

Junge. Globale Störungen sind, weil sie auch die Negierung lustvoller Gedanken einbeziehen, derart tiefgreifend und folgenschwer, daß man annehmen sollte, nur eine kleine Minderheit derjenigen, die einmal ein normales sexuelles Verlangen hatten, könne davon betroffen sein. Nicht zu übersehen ist jedoch, daß emotionale Belastungen und Depressionen binnen kurzer Zeit zu einem völligen Verlust der Lust führen können.

Da Sexualität, obgleich Voraussetzung für die Erhaltung der Spezies, für das Überleben des einzelnen nicht notwendig ist, hilft die Natur sich oft, indem sie in streßintensiven Phasen in Sachen Sexualität »die Sicherung herausspringen« läßt und so physische und psychische Energie für die anderweitige Verwendung konserviert. Sind dann die streßauslösenden Situationen überwunden, kehrt auch das sexuelle Verlangen zurück.

In anderen Fällen kann der weitreichende Interessenverlust auf eheliche Konflikte oder Schuldgefühle über eine außereheliche Affäre zurückzuführen, der Einschnitt aber so tiefgreifend sein, daß hierdurch das sexuelle Verlangen insgesamt in Mitleidenschaft gezogen und gelähmt wird.

Der Unterschied zwischen einem globalen und einem selektiven Verlust läßt sich vielleicht am Beispiel einer Weihnachtsbaumbeleuchtung verdeutlichen. Es gibt Systeme, wo andere Kerzen weiterbrennen, wenn eine ausgeht. Bei anderen fällt mit einer Kerze gleich die ganze Beleuchtung aus. Ähnliche Unterschiede gelten für den Menschen.

Verlorene Wunschträume
Selektive Störung der Lust

»Ich liebe Frauen. Ich glaube es wenigstens. Vielleicht hasse ich sie auch«, sagt Mario. »Ich setze Maßstäbe, die hier und in der heutigen Zeit unrealistisch sind: Frauen sollten tugendhaft, jungfräulich und treu sein. Die einzige Frau, auf die all das zutraf beziehungsweise zutrifft, ist meine Frau Tina. Und ausgerechnet an ihr habe ich absolut keinerlei sexuelles Interesse mehr.«

Mario ist vierzig, Rechtsanwalt und hat drei Kinder. Er ist seit fünfzehn Jahren verheiratet und hatte, laut Aussage seiner Frau, zwei Affären während dieser Zeit. Sie zählt nur diejenigen, die sie nicht leugnen kann, weil Mario beide Male für mehrere Monate ausgezogen war. Die jüngste Affäre war die mit Betty, mit der er fünf Monate zusammenlebte, bis seine Frau ihm schließlich sagte, sie würde »zum Anwalt gehen«. Also kam er nach Hause zurück, im Schlepptau mehrere Koffer schmutziger Wäsche, die Tina waschen durfte.

»Betty hat langes, seidiges, blondes Haar«, schwelgt Mario in Erinnerungen. »Sie sieht aus wie dreizehn, obwohl sie schon siebenundzwanzig ist. Ich habe nie Affären, die nur ein oder zwei Nächte dauern. Ich baue mir in meiner Phantasie immer eine Märchenwelt, aber ich bin enttäuscht. Nie bekomme ich eine Jungfrau. Ich wünsche mir Exklusivität, wenngleich ich sie im Gegenzug nicht zu bieten habe. Sexuelle Kontakte hatte ich erst mit achtzehn, mein Interesse war aber schon mit neun Jahren geweckt. Ein Freund hatte mir davon erzählt und auch von diesem Mädchen in dem anderen Haus, das gerne herumfummelte. Also ließ ich mich auf einige heiße Pettinggeschichten mit ihr ein, und dann mit ihrer Cousine. Anscheinend war ich seit jeher an Sex interessiert. Schon mit sieben oder acht hatte ich Phantasien, kleine Mädchen so anzuziehen, wie es mir gefiel.«

»Sagten Sie ›auszuziehen‹?« unterbricht ihn der Therapeut.

»Nein – anziehen. Selbst heute noch kaufe ich Kleider für meine Freundinnen. Ich mag es, wenn sie sexy, aber konservativ aussehen.«

»Wie viele Freundinnen hatten Sie?«, fragt der Therapeut.

Mario zuckt die Schultern. »Etwa sechs ernsthafte Beziehungen, aber auch jede Menge andere. Es ist wie eine endlose Kette. Ich möchte nie ohne eine sein. Es gab Zeiten, die glichen einem Jongleurakt. Morgens war ich mit Sylvia im Bett, mittags mit Betty, nachmittags mit Vicki und abends mit meiner Frau Tina. Alles an einem Tag. Es war wie ein mieser *Job*. Ich fühlte mich wie ein Klempner.«

»Wie können Sie die Zeit dafür erübrigen?« wundert sich der Therapeut.

»Ich bin Anwalt und kann frei über meine Stunden verfügen«, antwortet er. »Mit einigen meiner Freundinnen bin ich bis nach Mexiko oder Europa gereist. Ich laufe gerne Ski, meine Frau aber nicht, so habe ich ihr erzählt, ich führe zum Skilaufen nach Europa. Das nötige Bargeld konnte ich mir von Geschäftskonten abheben. Wissen Sie, als Kind sah ich diesen Film, *The Captain's Paradise*, über einen Typen, der zwei Frauen und diese an unterschiedlichen Orten hatte. Das hat mich wahnsinnig beeindruckt, schon damals. Für mich war das seit jeher die ideale Situation.«

»Wo paßt Tina da heute hinein?«

»Ich möchte sie nicht verlieren«, erwidert Mario. »Ich weiß, daß ich mich im Utopia meiner Phantasie bewege. Es sind verrückte Risiken, die ich eingehe, etwa, wenn ich Betty zur Weihnachtsfeier ins Büro einlade und weiß, daß gleichzeitig auch meine Frau dort sein wird, oder mit diesen jungen Mädchen an Orten herumstolziere, wo ich Gefahr laufe, auf Freunde zu treffen. Die Höhen sind toll, die Tiefs zermürbend. Tina ist mein Anker zur Wirklichkeit. Diesen Anker möchte ich nicht verlieren, und das sage ich ihr.«

»Und was sagt sie?«

»Daß sie kein viertes Kind braucht«, sagt Mario, leicht geknickt.

»Und früher haben Sie Tina immer begehrt?«

»Um ehrlich zu sein, unterhalb ihrer Gürtellinie finde ich an ihr nichts attraktiv. Sie hat ein fettes Hinterteil und dicke Beine. Nun, sie ist jetzt sechsunddreißig, und ein Mädchen, das die Dreißig überschritten hat, interessiert mich nie, es sei denn, sie sieht ausgesprochen jung aus. Aber früher hatte ich bei Tina nie ein Potenzproblem, selbst dann nicht, wenn ich den ganzen Tag als ›Klempner‹ gearbeitet hatte. Seit ich mich von Betty getrennt habe, empfinde ich für Tina überhaupt nichts mehr. Nicht etwa, daß ich negative Gefühle ihr gegenüber hegte. Sie ist eine wundervolle Frau, besser als ich sie verdiene, und sie hatte absolut recht, als sie sich weigerte, sich mit meinem Zusammenleben mit Betty abzufinden. Aber ich habe diese Woche Betty getroffen, ich konnte sie abfangen, als sie ihren Wagen einparkte, und wir sprachen etwa eine halbe Stunde miteinander. Sie weigerte sich natürlich, mich wieder aufzunehmen, aber wenn sie mich gefragt hätte, ich wäre auf der Stelle wieder zu ihr zurückgezogen. Mein Sexualtrieb. Ich war längere Zeit mit zwei Nutten zusammen. Ich sage das ungern, aber sie sind zwei junge, hochklassige Weiber. Ich weiß nicht, wie ich es jemals bewerkstelligen könnte, mich nur auf eine Frau zu beschränken. Als ich elf war, lebte ich in einem großen Apartmentkomplex, wo jede Menge junge Frauen wohnten. In meiner Phantasie stellte ich mir vor, daß ich mit all diesen Frauen an irgendeinem abgelegenen Ort, vielleicht auf einer Insel, zusammenlebte, und ich wäre dort der einzige Mann ...«

Niemand wollte behaupten, daß Mario sein Interesse an Sex verloren habe, aber in seiner Ehe, an der er gerne festhalten möchte, gibt es definitiv ein Problem mit dem sexuellen Verlangen. Der Mangel an Lust ist *selektiv*, weil er einzig auf seine Frau beschränkt ist. Fast alle Fälle selektiver Luststörungen beinhalten einen Interessenverlust am

Ehe- oder Lebenspartner. Theoretisch könnte man auch von einer selektiven Luststörung sprechen, wenn das sexuelle Begehren ausschließlich auf den Partner zentriert und nicht auf andere Personen übertragbar ist – aber wer wollte da klagen?

Ebenso ist derjenige als selektiv gehemmt einzuordnen, der keine Lust auf Sexualität mit einem Partner hat, aber regelmäßig masturbiert. Das gleiche gilt für jemanden, der oralen Sex genießt, aber keine Lust auf den Geschlechtsakt hat. Was ist mit demjenigen, dem der Geschlechtsakt gefällt, sich aber von anderen Varianten der Sexualität oder von Masturbation abgestoßen fühlt? Die Wurzeln einer derartigen Begrenztheit der lustbezogenen sexuellen Betätigung wären aller Wahrscheinlichkeit nach in Schuldgefühlen in Zusammenhang mit Praktiken zu suchen, die als »abnormal« betrachtet wurden. Probleme können sich aber dann ergeben, wenn ein Partner abenteuerlustiger ist als der andere.

Marios sexuelles Verlangen hatte sich zunehmend auf junge Frauen konzentriert. Wenn ein fünfundzwanzigjähriger Mann eine Partnerin von über dreißig als völlig indiskutabel betrachtet, würde niemand seinen Geschmack in Frage stellen. Aber bei einem Fünfundfünfzigjährigen, der jede Frau ab Dreißig sexuell unattraktiv findet und jegliche sexuellen Kontakte mit dieser Frau mittleren Alters von sich weist, muß eine solche selektive Luststörung als therapiebedürftig eingestuft werden.

Nur ausgesprochen wenige Menschen betrachten *jedes* Mitglied des anderen Geschlechts, unabhängig vom Erscheinungsbild oder Verhalten, als sexuell begehrenswert. In diesem Falle würde man von einem exzessiven sexuellen Verlangen sprechen. Wir alle haben, was mögliche Sexualpartner angeht, spezifische Vorbehalte oder Präferenzen, Dinge, die uns abstoßen oder die wir anziehend finden. Oft geht jedoch das Verlangen nach einer Person, die wir einmal attraktiv fanden, verloren; sofern unser Verlangen aber weiterhin auf andere gerichtet bleibt, sehen wir uns mit einer selektiven Luststörung konfrontiert.

Spielt es im Falle eines gehemmten sexuellen Verlangens eine Rolle, ob die Störung globaler oder selektiver Natur ist? Für den Betreffenden und eine Beziehung können zwar beide Typen leidvolle Auswirkungen haben, um jedoch den Ursachen auf den Grund zu gehen, ist diese analytische Unterscheidung sehr aufschlußreich. Bei selektiven Störungen sind körperlich bedingte Auslöser wie eine Unterfunktion der Schilddrüse oder ein Mangel an Testosteron absolut ausgeschlossen. Globale Störungen sind im allgemeinen eher auf psychologische Depressionen zurückzuführen. Es sind in der Regel also zwischenmenschliche Konflikte, die für eine partnerspezifische Hemmung der Lust verantwortlich sind.

Günstiger sind die Aussichten bei selektiven Störungen, da die betreffende Person nach wie vor über eine *gewisse* Lust verfügt. Wie innerhalb eines geschlossenen Stromkreislaufs, ist es einfacher, den Strom von einer aktiven Leitung in eine inaktive abzuzweigen, als einen völlig zusammengebrochenen Kreislauf wiederaufzubauen. So mag es vergleichsweise einfacher sein, die aus irgendwelchen Phantasieobjekten gewonnene Lust umzuleiten und auf einen bestimmten Partner zu projizieren, als, von Null ausgehend, die Lust wiederzubeleben.

Jede Form der Luststörung – ob hypoaktiv oder mit Aversionen verbunden, primär oder sekundär, global oder selektiv – kann behoben werden. Zwar mag der Weg zur Verbesserung der Lust bei einmal dagewesenem Verlangen (sekundäre Störung) oder einer partner- bzw. aktivitätsspezifischen Hemmung (selektive Störung) unproblematischer sein, aber auch Personen, die noch nie sexuelle Lust empfunden oder diese vollends verloren haben, können ein befriedigendes Maß an sexuellem Begehren erlangen.

Der wichtigste Faktor, um ein positives Resultat zu erreichen, ist die Motivation: die *Lust auf die Lust*. Es wäre falsch, Lust als etwas zu betrachten, das absolut spontan erwächst und nicht über bewußte Anstrengungen erreichbar wäre. Manchen Menschen ist es durchaus gegeben, spontan, ohne auch nur einen Gedanken daran zu verschwenden, ihre Lust ungehemmt und in voller Intensität zu erfahren – wenngleich dies möglicherweise nur in einem bestimmten Alter und unter bestimmten Umständen möglich ist. Aber im allgemeinen, was für die Liebe gilt, um blühen und gedeihen zu können, gilt auch für die Lust: Ein gewisses Maß an Mühe und Aufmerksamkeit ist unentbehrlich.

Die Tendenz, sexuelles Verlangen als natürlichen, spontanen und sich unserer Kontrolle entziehenden Trieb zu betrachten, erklärt sich vielleicht aus dem Umstand heraus, daß die meisten von uns erstmalig und völlig unvorbereitet in ihrer Jugend mit dem Faktor Lust konfrontiert werden. Ähnlich erleben wir unseren ersten Liebestaumel: ohne uns allzuviel Gedanken über die Zukunft zu machen. Aber schon bald lernen wir, daß die mit einer jungen Liebe verbundenen überwältigenden Gefühle in der Form nicht von Dauer sind und daß Liebe, auch wenn sie Bestand hat und wächst im Laufe der Zeit, der ständigen Aufmerksamkeit und Mühe bedarf oder andernfalls Gefahr läuft, sehr schnell in Gleichgültigkeit unterzugehen oder sich gar in Feindseligkeit zu verkehren.

Wenn doch aber selbst die größten und unbelehrbaren Romantiker einräumen, daß nicht einmal die große Liebe immer glatt verläuft, warum geht man dann im Falle der sexuellen Lust davon aus, daß diese stets präsent ist und niemals Schwankungen unterliegt? Vielleicht, weil Liebe als eine »höhere« Emotion, Lust aber als »fleischlicher« Trieb eingestuft wird, als etwas, das eher in die Kategorie des Körpers als des Geistes fällt, sich somit quasi selbst versorgt und automatisch, ohne Einschaltung des Bewußtseins, funktioniert, ähnlich dem Herzen, der Lunge und dem Verdauungssystem. Und wenn wir denn der Lust eine geistige Komponente zugestehen, so aber nur insoweit, als daß wir sie den primitiven, instinktmäßigen Bereichen zugehörig, niemals aber als integralen Bestandteil des nüchternen, rationalen Verstandes sehen.

Da das *menschliche* Verlangen jedoch auf eine andere Person ausgerichtet ist, ist der Prozeß zwangsläufig komplizierter, als daß es mit einer einfachen Reflexreaktion getan wäre – es bedarf der Koordination verschiedener Hirnregionen, der Emotion und des Verstandes, des Körpers und des Geistes. Sofern die Mechanismen der Lust reibungslos funktionieren, erscheint der Prozeß so unkompliziert wie das Einschalten eines Fernsehers. Treten aber Störungen auf, so ist die Reaktion oft Sprachlosigkeit und Hilflosigkeit, da es uns nie in den Sinn kam, daß etwas so Beständiges und Selbstverständliches jemals ausfallen könnte.

Die vielfältigen Einflüsse, die sexuelles Verlangen aktivieren oder hemmen können, verstehen, heißt, daß wir an der Quelle des Problems ansetzen und negativen Faktoren entgegenwirken können. Genau wie eine Autoreparatur erfordert, daß wir alle getrieberelevanten Teile und ihre Normalfunktion, in die sie in der Kettenreaktion integriert sind, kennen müssen, liegt der Schlüssel zur Wiedererlangung des sexuellen Verlangens in der Identifikation der potentiellen Problemquellen. Ziel ist es, zu begreifen, was Lust ist, und diesen Weg versperren wir uns, wenn wir sie als irgendeine Kraft mystifizieren, welche spontan und abgekoppelt von äußeren oder psychologischen Einflüssen zutage tritt oder sich auch überhaupt nicht zeigt.

Auf den nachfolgenden Seiten werden ebendiese Einflußfaktoren behandelt. Darüber hinaus zeigen wir die neuesten, von prominenten Therapeuten angewandten Behandlungsformen, die wir jeweils mit entsprechenden Vorschlägen unsererseits ergänzen. Es ist sicherlich einfacher, am eigenen Problem als an dem einer anderen Person zu arbeiten, wenn Sie aber erkennen, welche Faktoren die sexuelle Lust Ihres Partners hemmen, so können Sie helfen, wenn ihm die entsprechenden Einsichten fehlen.

Einer Verbesserung des sexuellen Verlangens steht praktisch nichts mehr im Wege, sobald Sie die Hauptvoraussetzung erfüllen: die Lust auf Lust haben.

Teil II

Warum sexuelles Verlangen schwindet

3. Was hast du erwartet?

Der Effekt falscher Erwartungshaltungen

»Es ist einfach eine andere Welt«, sagt Dr. Julia R. Heiman, Direktorin der University of Washington Medical School's Interpersonal Psychotherapy Clinic. »In unserer Gsellschaft dreht sich alles darum, immer noch etwas Besseres finden zu müssen, und im Bereich der Sexualität ist ein Mangel an Befriedigung zu beklagen. An den Menschen, die sexuell unbefriedigt sind, wird Geld verdient. In der Werbung, in kommerziellen Filmen, einfach in fast allen wirtschaftlichen Bereichen wird der ewig-bessere Sexpartner verkauft. Die westliche Kultur ist von der Philosophie beherrscht, daß es immer noch etwas Besseres gibt und daß man dieses Bessere finden kann. Das heißt, wenn Menschen sich nun mit einem Sexualleben konfrontiert sehen, das nicht ganz so aufregend und eher zur Routine geworden ist, glauben sie, es sei *nicht in Ordnung*. Die Häufigkeit sexueller Intimitäten läßt bei *jedem* nach, und das sollte nicht automatisch als schlecht betrachtet werden.«

Die rapide Zunahme der Fälle mangelnden sexuellen Verlangens läßt sich Dr. Heiman zufolge nicht in einem Satz erklären. Aber mit den zuvor genannten Punkten hat sie sicherlich bereits einige mögliche Antworten angerissen. Ob die negativen Einflüsse in erster Linie umweltbedingt, das Ergebnis von Beziehungskonflikten oder rein persönlicher Natur sind, wie Ängste oder zurückliegende Traumata, nur in den seltensten Fällen stellen sich die Betroffenen die Frage nach dem Warum, weil die Suche nach Ursachen so intellektuell und die Frage des sexuellen Verlangens demgegenüber so emotional und weit entfernt jeder Logik erscheint.

Ungeachtet der Ursache eines Lustverlustes, man *kann* dagegen ankämpfen, wichtig ist nur, daß man weiß, wo der Widerstand liegt.

In diesem Kapitel sollen die Ursachen des Lustverlustes behandelt werden. Die Informationen über mögliche Problemquellen werden Ihnen helfen, jene Faktoren zu identifizieren, die Ihr eigenes Verlangen oder das Ihres Partners beeinträchtigen. Es sind Faktoren, die das Potential haben, die Lust eines jeden Menschen vorübergehend oder dauerhaft zu hemmen. Auch wenn kein aktuelles Problem vorliegt, dieses Wissen läßt Sie für die Zukunft gewappnet sein – und *gewappnet* zu sein ist das beste Rüstzeug, möglichen Problemen vorzubeugen. Zeitliche Faktoren, Streß und individuelle Umstände können wir nicht immer kontrollieren, wohl aber eine Überreaktion der sich daraus ableitenden Folgen für das sexuelle Verlangen. Und nicht zuletzt: Derjenige, der seine Lust als etwas Beständiges und Selbstverständliches nimmt, läuft eher Gefahr, sie zu verlieren als jemand, der sie keineswegs als garantiert betrachtet.

»Ist es natürlich, frage ich Sie, daß ein Mann an seiner Frau sexuell weniger interessiert ist, nur weil sie seit vier Jahren verheiratet sind?« fragt Maureen. Maureen ist fünfundzwanzig, Hausfrau und hat rote Haare. »Sollte man auf ein geringeres sexuelles Interesse gefaßt sein, nur weil ein paar Kinder im Haus sind?« Je mehr sie sich ereifert, desto stärker färbt sich ihre blasse Haut mit roten Flecken. Ihr Mann, Stewart, neunundzwanzig und auffallend groß, kauert mit seinen 1,90 m in seinem Sessel, als ob er sich vollends in den Polstern verkriechen wollte. »Ist es denkbar, daß ein normaler Mann *wochenlang* keinen Annäherungsversuch bei seiner Frau macht? Kann ein Mann an Fußballspielen im Fernsehen mehr interessiert sein als an Sex?«

»Ja«, wirft der Therapeut ruhig ein.

Maureen schnappt nach Luft, als ob ihr jemand in den Magen geboxt hätte. »Haben Sie *ja* gesagt?« kreischt sie. Stewart duckt sich, obwohl jetzt der Therapeut aufs Korn genommen wird. Der Therapeut nickt unbeeindruckt. »Es waren rein rhetorische Fragen«, protestiert Maureen. »Ich habe nicht einmal eine Antwort erwartet, am wenigsten die Antwort ›ja‹. Ich habe nicht erwartet, daß Sie *das* sagen.«

»›Erwartet‹ ist ein gutes Stichwort, das wir näher untersuchen sollten«, erwidert der Therapeut. »Sagen Sie, Maureen, was haben Sie denn erwartet, was ich sagen könnte, wenn ich etwas sagen würde?«

»Nun, etwas in der Form, wie man es allgemein hört«, antwortet Maureen, etwas ruhiger werdend. »Daß Sex ein vitaler und von Liebe zeugender Bestandteil jeder Ehe ist und daß, wenn das Paar wirklich aneinander hängt, es sich dann ebenso körperlich wie emotional nahe sein möchte. Nicht zuletzt ist Sex etwas Natürliches und Schönes. Wenn ein Mann oder eine Frau sich nichts daraus machen, ist das ein Zeichen, daß mit der Beziehung definitiv etwas nicht in Ordnung ist!«

»Sie glauben also, daß Sie Eheprobleme haben?« fragt der Therapeut.

Maureen zögert lange, als fürchtete sie eine Falle. »Ich weiß nicht exakt, was das Problem ist. Aber genau deshalb sind wir ja schließlich hier, um es herauszufinden. Vielleicht hat Stewart die Ehe einfach satt, vielleicht hat er berufliche Probleme, von denen er mir nichts erzählt, vielleicht hat er eine Frau gefunden, die attraktiver ist als ich.« Stewart stöhnt, aber Maureen läßt sich nicht beirren. »Was es auch sei, ich möchte dem auf den Grund gehen, und ich hoffe, daß *Sie*, Doktor, nicht sagen werden, ›Sie sind ein absolut normales Ehepaar, gehen Sie nach Hause und schauen Sie sich gemeinsam das Fernsehprogramm an‹.«

»Stewart, haben Sie irgend etwas dazu zu sagen?« fragt der Therapeut.

»Es ist nicht mehr, wie es eingangs unserer Ehe war«, räumt Stewart ein, »aber nicht, weil da irgend etwas Weltbewegendes im Gange ist, wie Maureen annimmt. In gewisser Weise wäre ich sogar froh, wenn es irgendein tieferes Problem gäbe, mit dem ich bisher nicht herausgerückt bin; damit könnten wir uns dann auseinandersetzen, und alles wäre wieder so wie früher. Es ist im wesentlichen mein Fehler, denn ich war derjenige, der für gewöhnlich die Initiative ergriff, was nicht heißen soll, daß Maureen es nicht genauso wollte. Aber ich habe normalerweise halt immer den ersten Schritt getan. In letzter Zeit ist Sex etwas geworden, das ich immer wieder aufschiebe, wie das Bezahlen einer Rechnung, etwas Lästiges halt, wie Rasenmähen. Wenn ich genau überlege, geht das jetzt schon eine ganze Weile so, da ich es jedoch zur Regel gemacht hatte, wenigstens einmal am Wochenende und normalerweise noch einmal während der Woche Sexualität zu haben, merkte Maureen den Unterschied wohl nicht.«

»Ich habe ihn sehr wohl bemerkt!« murrt Maureen.

»Aber der Sex *war* gut«, eifert sich Stewart. »Deshalb habe ich dem, was sich da entwickelte, auch nicht allzuviel Beachtung geschenkt. Es ist vergleichbar mit der Routine der Mahlzeiten. Um halb sieben abends setzt man sich an den gedeckten Tisch, und das Essen schmeckt gut. Und weil man seinen Teller leert, muß man wohl hungrig sein. Aber wie oft kommt einem schon der Gedanke, ›Mann, bin ich hungrig! Ich muß *unbedingt* etwas essen!‹?«

»Sicher, aber wenn kein Essen auf dich wartete, würdest du schon sehr bald daran denken, daß du hungrig bist, oder?« fällt Maureen ihm ins Wort.

»Genau«, pflichtet Stewart ihr bei. »Vielleicht ist das Problem, daß wir annehmen, daß es mit unserem Appetit auf Sex genauso ist: Wenn wir jetzt keinen Hunger haben, dann wird er sich später einstellen. Und so funktioniert es eben nicht.«

»Sprich lieber für dich«, erregt sich Maureen. »Ich hatte den Punkt erreicht, wo ich dachte, ich hielte es nicht mehr aus, so sehr *hungerte* ich nach körperlicher Nähe. Ich denke, ich habe einen durchaus *normalen* sexuellen Appetit.«

»Und warum hast *du* nichts unternommen?« fragt Stewart. »Bin ich der einzige, der die Initiative ergreifen kann?«

»Das *habe* ich, erinnerst du dich?« widerspricht Maureen. »Aber ich wußte, daß du einfach keine Lust hattest, und das tötete auch meine ab.«

»Okay, das ist genau mein Punkt«, erwidert Stewart. »Am Abendbrottisch verlierst du deinen Appetit eben nicht einfach, weil derjenige, mit dem du zusammen ißt, keinen Hunger hat. Das ist meines Erachtens der Punkt, an dem wir uns beide geirrt haben, indem wir ihn als garantiert annahmen. Ich erwartete, daß meine Lust spontan zurückkäme und nur eine Frage der Zeit sei. Und du hast dich zu sehr gesorgt, daß irgend etwas Furchtbares passiert sei, weil du davon ausgingst, alles werde sich auf ›natürliche‹ Weise lösen. Während du überreagiert hast, habe ich mir zuwenig Gedanken gemacht; für uns beide gilt, daß wir zuviel erwartet haben, nämlich, daß unsere Lust auch ohne unser Zutun ständig auf einem angemessenen Niveau bleibt, sofern es insgesamt keine gravierenden Einschnitte gibt.«

»Glaubst du wirklich, daß es so einfach ist?« fragt Maureen. Eine ehrlich gemeinte Frage, keine Provokation. »Daß der routinemäßige Ablauf dich langweilt, daß du anderweitig unter Druck stehst, daß die Kinder dir zwischen den Füßen herumlaufen?«

»Ich weiß nicht, ob ich das einfach nennen würde«, antwortet Stewart. »Aber ich denke, daß diese Erkenntnis schon reicht. Ich bin überzeugt, es gibt eine Menge Ehepaare, die wie wir nicht wirklich damit rechnen, daß dieses intensive sexuelle Verlangen jemals nachlassen könnte, und dann, wenn es passiert, sich derart bedroht fühlen, daß sie den Rückzug wählen.«

»Ich glaube nicht, daß das der Lauf der Dinge sein muß«, wirft Maureen ein. »Zumindest nicht, wenn ich das nehme, was ich gelesen habe.«

Stewart zuckt mit den Schultern. »Hör mal, alles, was ich seit meiner Kindheit gelesen habe, endete mit dem Satz, ›und sie lebten auf immer glücklich bis an ihr Ende‹. Niemand schreibt über Langeweile oder Frustrationen. Und das ist der Grund, warum wir alles andere als *das* erwarten.«

»Wir müssen uns doch nicht damit abfinden, oder?« fragt Maureen schüchtern.

»Ganz bestimmt nicht!« Stewart grinst verschmitzt. »Aber es ist einfacher, mit einem Problem fertig zu werden, wenn du weißt, was dich erwartet.«

Entwickeln sich Dinge anders, als von uns erwartet, so neigen wir zu der Schlußfolgerung, daß etwas schiefgegangen ist. Nur selten stellen wir uns die Frage, ob es nicht vielleicht unsere Erwartungen und nicht so sehr die Zeitläufte sind, die sich als falsch erweisen. Es gibt niemanden, der Ehepaare warnend auf ein Nachlassen der Lust vorbereitet. Im Gegenteil, die Publikationen der meisten Experten bezeugen, daß sexuelle Befriedigung und sexuelles Interesse in einer guten Ehe eher zu- als abnehmen. Übersehen wird dabei allein schon der Umstand, daß, wenn es auf der Suche nach nichtexistenter Wut oder Untreue zu einem gegenseitigen Abtasten oder Nachspionieren in einer Beziehung kommt, eine Feindseligkeit entsteht, die als weiterer Faktor der sexuellen Lust Abbruch tut. Ein gemindertes Verlangen mag eine Ehe zwar unglücklich machen, gleichwohl ist es nicht unbedingt ein Zeichen, daß die Ehe insgesamt unglücklich ist.

Eine 1976 von Dr. Alan Booth und Dr. John N. Edwards durchgeführte Untersuchung über das Sexualverhalten von 365 Ehemännern und Ehefrauen erbrachte, daß ein Drittel der Befragten nur noch selten, in großen zeitlichen Intervallen von durchschnittlich rund acht Wochen, Geschlechtsverkehr hatte. Die Mehrzahl der so enthaltsam Lebenden war zwischen zwanzig und neunundzwanzig Jahre alt. Als Grund wurden am häufigsten Disharmonien (40 Prozent) genannt. An zweiter Stelle rangierten physische Krankheiten mit 20 Prozent, und 12 Prozent machten ein nachlassendes sexuelles Interesse dafür verantwortlich. Verwundbar durch die Folgen ehelicher Unzufriedenheit waren vornehmlich Frauen, deren sexuelles Verlangen insbesondere dann schwand, wenn der Ehemann als herrisch oder lieblos empfunden wurde oder gedroht hatte, auszuziehen.

1981 veröffentlichte Dr. Ellen Frank von der University of Pittsburgh School of Medicine in *Medical Aspects of Human Sexuality* die Ergebnisse ihrer wissenschaftlichen Untersuchungen über mangelndes sexuelles Verlangen in amerikanischen Ehen. Forschungsziel war es, einerseits die Häufigkeit fehlender Lust und andererseits das unterschiedliche Spektrum sowohl des sexuellen Interesses als auch der sexuellen Befriedigung bei verheirateten Paaren zu ermitteln. Von 100 befragten Paaren beklagten 35 Prozent der Frauen und 16 Prozent der Männer einen Mangel an sexuellem Interesse. Was viele erstaunte, war, daß die betreffenden Paare »glücklich verheiratet« waren; mit anderen Worten, sie waren weder wegen ehelicher noch wegen sexueller Probleme in Behandlung. Höher war, wie nicht anders zu erwarten, der entsprechende Prozentsatz bei den Paaren, die mit Eheproblemen zu kämpfen hatten: 46 Prozent der Frauen und 34 Prozent der Männer gaben an, unter einem Lustdefizit zu leiden.

Da ein Mangel an Lust zumeist erst dann relevant wird, wenn ein Partner daran Anstoß nimmt, gibt es, jenseits der auf diese Weise erkannten Fälle, eine stattliche Zahl von Paaren, die nicht das Gefühl haben, ein Problem zu haben. Vor allem bei Paaren, die länger als fünf Jahre verheiratet sind, scheint sich mangelndes sexuelles Verlangen sowohl unter den Männern (in der Hälfte der Fälle) als auch unter den Frauen (in fast allen Fällen) zu ergeben, gleich ob in »glücklichen« oder in »unglücklichen« Ehen.

»Es ist seit langem bekannt, daß mangelndes sexuelles Verlangen oft in schwierigen Ehen auftritt«, schrieb Dr. Frank. »Unsere Untersuchungen zeigen aber auch, daß mangelndes sexuelles Interesse oder Begehren ebenso bei glücklich verheirateten Paaren auftreten.«

Unentwegt werden uns Statistiken über die Sexualpraktiken eines Durchschnittspaares präsentiert, aber nur selten wird darin einmal das Paar erwähnt, das *keine* Sexualität hat. Man spricht halt eher über das, was man tut, statt darüber, was man nicht tut. Auch wenn es kaum ein Grund zum Jubeln sein mag, Paaren, die wochenlang keine sexuellen Kontakte haben, mag es ein Trost sein, zu wissen, daß sie mit ihrer Situation bei weitem nicht alleine stehen und daß ihr sexloser Zustand keineswegs unbedingt ein Zeichen eines tiefgreifenden und irreparablen Eheproblems ist.

Maureen glaubt, kein »normaler« Ehemann könne wochenlang ohne den Wunsch nach Sexualität mit seiner Frau auskommen oder an Fußball mehr interessiert sein als an Sex. Dieser Fall kann aber in der Tat im Laufe einer ganz »normalen« Ehe eintreten. Es können wohl Schritte zur Intensivierung des sexuellen Verlangens unternommen werden, aufräumen sollten wir aber mit der falschen Erwartungshaltung, derzufolge das Begehren in einer »guten« Beziehung immer ungebrochen stark sei, was dann in der Konsequenz zu dem

Trugschluß verleitet, unsere Beziehungen seien nicht gut, wann immer sexuelles Verlangen nachläßt.

Dr. Sheila Jackman, Leiterin der Abteilung Menschliche Sexualität am Albert Einstein Medical Center, erinnert daran: »Wenn man sich an etwas gewöhnt hat, hört man auf, ihm besondere Beachtung zu schenken. Ein neues Auto, zum Beispiel – in der ersten Woche wird unentwegt daran herumpoliert, in der zweiten Woche läßt das Waschen schon merklich nach. Es ist nichts Besonderes mehr, man gewöhnt sich daran, und mit der Gewöhnung geht der Reiz verloren und setzt die Vernachlässigung ein.«

Dr. Jackman weiß von vielen Fällen zu berichten, wo die Unfähigkeit, nachlassendes Verlangen als durchaus normal zu akzeptieren, Paare dazu verleitete, sich für ebendiese Entwicklung gegenseitig die Schuld zuzuschieben – mit folgenschweren Belastungen für die Beziehungen. Statt zu erkennen, daß die Gewöhnung ihre Bremsspuren hinterlassen hat, und sich auf eine gemeinsame Kraftanstrengung zur Wiederbelebung der Lust zu verständigen, greifen Wortgefechte gegenseitiger Schuldzuweisungen um sich, die Vorwürfe über sein mangelndes Durchhaltevermögen beim Geschlechtsverkehr ebenso einbeziehen können wie ihre sexuelle Teilnahmslosigkeit. Zuletzt können die Paare ihr mangelndes sexuelles Interesse der Wut anlasten, obgleich diese ursprünglich gar nicht da war und erst in der Kettenreaktion wechselseitiger Vorhaltungen erzeugt wurde.

Dr. Jackman bezeichnet diese Kette von Beschuldigungen und Gegenbeschuldigungen als »Anhänger«. Bar jeden Zusammenhangs werden Probleme dem Komplex geminderten sexuellen Verlangens angehängt, eines nach dem anderen, bis aus einem relativ leichten Problem durch die Last der – realen oder imaginären – Vorwürfe eine absolut festgefahrene Misere geworden ist.

Die ›Koks‹-Generation
Übertriebene ›High‹-Erwartungen

Dr. Thomas D. Stewart, ein Harvard-Psychiater und Leiter des Beth Israel Men's Program in Boston, meint, in unserer sexgesättigten Gesellschaft gelte es gemeinhin als erstrebenswert, sich dauerhaft stimuliert zu fühlen. »Ein Vergleich mit der Kokain-Sucht ist durchaus treffend. Denn was vorherrscht, ist der Glaube, man müsse sich immerzu gut fühlen. Würden Sie und ich jetzt Koks schnupfen, keine

Frage, daß wir uns die nächsten dreißig Minuten großartig fühlten. Dann käme der ›Absturz‹ und das Loch in unserer Nase und anderes. Die Meinung, wir sollten uns, trotz unserer Verantwortlichkeiten, in einem Dauerzustand kosmischer, orgastischer Glückseligkeit oder zumindest etwas Ähnlichem wiegen, ist Traumtänzerei. Das hat mit dem wirklichen Leben nichts zu tun!«

Dr. Stewart zieht die Parallele zu gemindertem sexuellem Verlangen und vertritt die Auffassung, daß auch hier unrealistische Erwartungshaltungen oft die Ursache von Problemen in Paarbeziehungen sind. »Allgemein wird übersehen, daß nicht einmal Tiere, jedesmal, wenn es ihnen möglich wäre, sich auf Sex versteigen. So entbehrt denn auch die Vorstellung, daß das ›Animalische‹ in uns bei jeder nur denkbaren Gelegenheit auf Sex drängt, jeder Grundlage.«

Dr. Peter Hoon, Zweiter Direktor der Klinik für Sexualstörungen an der University of Tennessee College of Medicine, teilt diese Ansicht und sagt, daß Alleinstehende wie Verheiratete gleichermaßen höchst unrealistische Erwartungen hinsichtlich der sexuellen Lust haben. »Vielleicht kann diese aufregende, gefühlsintensive, romantische, körperbetonte und lustgeprägte Phase einer Beziehung nur das sein: eine Phase. Diese Erfahrungen macht man vielleicht, wenn man sich verliebt und der Sex großartig ist, aber diese Intensität und extremen erotischen Lustgefühle sind normalerweise nur sechs bis zwölf Monate Teil einer Beziehung.« Ergänzend meint er: »Das heißt nicht, daß Sex nicht sehr erregend sein kann, aber die Art und Weise, wie er von dem Paar emotional erlebt wird, verändert sich.«

So ist eine Beziehung anfänglich in der Regel von einem Lustniveau geprägt, das oberhalb der üblichen Norm beider Partner liegt, ausgenommen diejenigen möglicherweise, die kaum über sexuelle Erfahrungen verfügen. Genau wie es temperamentvolle und ausgeglichene, dynamische und ruhige Menschen gibt, so gibt es auch Menschen mit einem intensiven oder geringen sexuellen Verlangen, einschließlich aller graduellen Abstufungen. Dieses Spektrum außer acht lassend, neigen viele zu der unrealistischen Erwartungshaltung, bei jedem Menschen steige oder falle die sexuelle Lust analog der Anziehungskraft, die ein bestimmter Partner auf ihn ausübe.

Es gibt keine libidinöse Thermostatregelung, mit der wir auf eine absolute Fixtemperatur eingestellt wären; aber genau wie der Thermostat an der Heizung verhindert, daß Ihre Wohnung auf 38 °C aufgeheizt wird, so sind auch uns Grenzen gesetzt. So kann eine Frau mit einem hohen, aber erziehungsbedingt gehemmten Lustpotential in ihren Dreißigern oder Anfang Vierzigern, nach Jahren zölibatärer Lebensführung, wie ein spätblühender Kaktus eine neue Seite sichtbar werden lassen. Umgekehrt kann eine abhängige Frau, die sich auf der Suche nach einem männlichen Ernährer in ein Muster multipler Sexualpartner zwängte, nach der Eheschließung in sexuelle Gleichgültigkeit verfallen. In beiden Fällen war das wahre Lustniveau durch ein umständehalber bedingtes Verhalten maskiert. Ebenso können Männer sich unter der Maßgabe gesellschaftlicher Normen zu einem ihren natürlichen Neigungen widersprechenden Sexualverhalten verleiten lassen.

Ein Grund, der die Vielzahl der Fälle von Luststörungen bei »glücklich verheirateten« Paaren erklärt, ist, daß hier Männer und Frauen mit gehemmtem sexuellen Verlangen, auf der Ebene der Gleichgesinnten, diese Paarbeziehungen gesucht haben. Zwar mögen Partner mit einem schwach ausgeprägten Sexualtrieb weniger Konflikte als ein in dieser Hinsicht unterschiedliches Paar haben, Probleme entstehen aber dennoch. Selbst bei Paaren mit einem durchschnittlichen Lustniveau werden *beide* Partner höchst selten gleichzeitig ein gleiches Maß an Lust erfahren. In solchen Fällen wird dann eher Willfährigkeit statt wahrer Lust das Minimum an sexuellen Kontakten gewährleisten, auf das man sich verständigt hat; die daraus erwachsende Befriedigung dürfte allerdings kaum nennenswert sein.

Komplikationen sind vorprogrammiert, wenn Willfährigkeit und Lust verwechselt werden, weil dies einen Partner mit einem hohen Maß an sexuellem Verlangen zu einer Beziehung mit einer lustarmen Partnerin verleiten kann, welche die häufigen sexuellen Ansprüche als Gegenleistung für Liebe und Sicherheit, nicht aber aus einem eigenen sexuellen Bedürfnis heraus erfüllt. Später dann werden Enttäuschungen über die dargebotenen Entgelte oder erhöhter Druck aus nicht-sexuellen Bereichen der Anlaß sein, die bisherige Fügsamkeit aufzukündigen, so daß Sexualität den höchst seltenen Fällen vorbehalten bleibt, wo auch die eigene Lust mit im Spiel ist.

Eine Überbewertung der Jungfräulichkeit kann für einen Mann mit hohen sexuellen Bedürfnissen ein wichtiges Moment sein, eine unerfahrene Frau zu heiraten – beruhend auf der Vorstellung, daß, wenn er sie in die Welt der sexuellen Lüste einführe, sie unweigerlich ein hohes Maß an sexuellem Verlangen entwickeln werde. Eine noch so fachkundige männliche Führung, hingegen, ist kein Patentrezept gegen eine angeborene Lustlosigkeit, und so manche jungfräuliche

Braut entwickelt niemals ein Interesse an häufigen sexuellen Kontakten. Umgekehrt kann es einem lustgehemmten Mann passieren, daß er mit Entsetzen feststellen muß, daß seine bis dahin sexuell unterdrückte Braut unter ihrem Brautschleier ein hohes Maß an sexuellem Verlangen verborgen hielt und daß seine eigene Libido mit ihren späteren Erwartungen nicht Schritt halten kann.

Kleine, aber gewichtige Probleme
Kinder und Lust

Als gewichtige Lusthemmnisse können sich im Grunde kleinere Probleme – namentlich minderjährige Haushaltsmitglieder – erweisen.

»Konkret, fast bei *jedem* läßt die Häufigkeit nach, wenn erst einmal Kinder da sind«, sagt Dr. Sandra Leiblum, Zweite Direktorin der Sexualberatungsstelle an der Rutgers Medical School in New Jersey.

Dr. Jackman pflichtet ihr bei: »Ich kenne so viele Eltern, die über mangelnde Lust klagen. Bei Frauen dreht sich das Problem weitestgehend darum: ›Es gibt so viel zu tun, und ich bin einfach erschöpft!‹ oder: ›Mit einem Ohr höre ich immer nach den Kindern, ob sie hereinkommen, oder in meinem Kopf hämmert immerzu die Frage, ›Ist mit den Kindern alles in Ordnung?‹.

Sie schenken den Kindern so viel Aufmerksamkeit, daß ein Mann mitunter mit dem Zaunpfahl winken und fragen muß, ›Und was ist mit mir?‹«

Die für die weibliche Lust aus den Anforderungen der Mutterschaft erwachsenden Hemmnisse sind, Dr. Jackman zufolge, gravierend, nicht übersehen werden dürfe aber, daß auch Männer häufig infolge ihrer Vaterschaft einen Lustverlust erfahren. Auslöser seiner Reaktion kann in einigen Fällen sein subjektives Empfinden sein, daß seine Frau, für die nunmehr die Kinder im Mittelpunkt stehen, das Interesse an ihm verloren habe. Seine Reaktion kann Wut sein, die er nicht wahrhaben will, weil auch ihm, natürlich, die Kinder wichtig sind und er alles andere als mit ihnen um die Liebe seiner Frau konkurrieren möchte. Vielleicht fühlt er sich zurückgesetzt, wie ein Objekt, das seinen Zweck erfüllt hat und nicht länger gebraucht wird. Sich weniger begehrt zu fühlen bedeutet in der Regel, weniger Begehren zu fühlen.

Auf einer komplexeren Ebene kann das sexuelle Verlangen des Mannes auch infolge des Umstandes verlorengehen, daß er seine

Frau nun mehr als Mutter denn als Geliebte sieht, der Konflikt also durch den Madonnen-Prostituierten-Komplex verschlimmert wird. Ein Mann, der nach wie vor der Vorstellung verhaftet ist, daß Sex schmutzig und ein Mutterbild damit nicht vereinbar ist, wird eine Menge Ballast abwerfen und Schuldgefühle überwinden müssen, ehe er seiner Frau wieder sexuelle Reize zugestehen kann.

In einem kürzlich in *Medical Aspects of Human Sexuality* veröffentlichten Artikel berichtet Dr. Bennett Gurian, außerordentlicher Professor der Psychiatrie an der Harvard Medical School, erstmalig über ein Phänomen: die bei Männern nach der Geburt ihrer Kinder für mehrere Monate eintretende Lustlosigkeit. Die bei Frauen nach der Geburt eines Kindes eintretende Lustlosigkeit und sexuelle Gleichgültigkeit ist hinlänglich bekannt, vernachlässigt wurden bisher jedoch die diesbezüglichen Effekte auf den Vater.

Dr. Gurian fragt sich, ob nicht eine mögliche Erklärung für die Zunahme der Fälle eines geminderten männlichen Verlangens in der Tatsache zu suchen ist, daß Väter heute in zunehmendem Maße in die Versorgung des Kindes einbezogen und im Kreißsaal zugegen sind. Während diese Erfahrung für manche Väter ein unvergleichlich schönes Erlebnis ist, weckt das Miterleben der stundenlangen Schmerzen, denen ihre Frauen ausgesetzt sind, bei anderen Qualen und Schuldgefühle. Nicht zu vergessen der Mann, der Schwierigkeiten mit dem Anblick von Blut und möglichen operativen Maßnahmen hat. Möglicherweise fühlt er sich als unerwünschter Eindringling, und seine Unsicherheit verstärkt sich, wenn die Geburtshilfe zudem von einem Mann übernommen wird, da seine eigene Hilflosigkeit derart kraß im Gegensatz zu der unterstützenden, intimen Beziehung zwischen Arzt und Frau steht.

In ihrem Kommentar zu Dr. Gurians Artikel erwähnt Dr. Domeena C. Renshaw von der Loyola University of Chicago den Fall eines Mannes, der nach drei Jahren nicht-vollzogener Ehe zusammen mit seiner Frau zur Sexualtherapie kommt. Als Teil der Therapie war er gehalten, sich eine gynäkologische Untersuchung, die an seiner Frau vorgenommen wurde, anzuschauen. Der Vorgang jagte ihm eine solche Angst ein, daß er den Raum verlassen mußte. Was diese Angst bei ihm auslöste, war ihm klar. Im Alter von zwölf Jahren hatte er sich im Rahmen der Sexualerziehung, in der ersten Reihe sitzend, einen Aufklärungsfilm über die Geburt eines Kindes anschauen müssen. Er konnte das Blut und die Schreie nicht ertragen, fluchtartig verließ er den Raum und erbrach sich. Noch immer erinnerte er sich daran, was er damals gedacht hatte: »Wäre ich eine Frau, nie würde ich einen Mann näher als fünf Meter an mich heranlassen.«

In Fällen eines weniger gravierenden Libidoverlustes, der sich nach einer Geburt einstellt, empfiehlt Dr. Renshaw »frühzeitig eine kurze Paartherapie, um unnötige und weitreichendere Komplikationen gerade in einer Zeit zu vermeiden, wo körperliche Nähe für das Wohlbefinden der neuen Familie so wichtig ist«.

Den Anstoß, seinen Artikel über den Verlust der väterlichen Libido nach der Geburt eines Kindes zu schreiben, erhielt Dr. Gurian, nachdem ihm drei Kollegen, die gerade Vater geworden waren, ihre diesbezüglichen Probleme anvertraut hatten. So bleiben viele lustbezogene Probleme unerkannt. Schuld sind unsere falschen Erwartungshaltungen, denen zufolge sexuelles Verlangen, als Urtrieb des Menschen, gegenüber den Wechselfällen des täglichen Lebens relativ immun sei. Nichts könnte weiter von der Wahrheit entfernt sein. Wenn wir uns jedoch vor Augen halten, daß unsere Lust Schwankungen unterliegt und störungsanfällig ist, sind wir eher gerüstet, mit Mangelerscheinungen umzugehen, und zwar ohne Amoklauf und irreparable Schäden anzurichten.

Eingetrübte Erwartungen
Psychologische Effekte des Älterwerdens

»Ich habe einfach keine Lust mehr«, sagt Ben. »Sie ist in den letzten Monaten einfach erloschen, und ich habe keine Ahnung, warum.« Ben ist Fotograf, akurat gekleidet, von stämmiger Statur. Sein Gesicht, von einem kurzgeschnittenen grauhaarigen Schnurrbart geziert, ist faltenlos und läßt ihn etwas jünger aussehen, als er tatsächlich ist, sein silbergraues Haar macht allerdings auf der Haben-Seite einige Jahre wett, so daß unter dem Strich etwa einundfünfzig herauskommt, was dem in seiner Geburtsurkunde ausgewiesenen Jahrgang entspricht.

»Sandra ist fünf Jahre jünger als ich, und sie hält sich in Topform. Ich glaube nicht, daß sie in den letzten zwanzig Jahren auch nur ein Pfund zugenommen hat«, erklärt Ben. »Ich liebe sie wie eh und je. Beruflich gibt's keine Probleme. Körperlich habe ich mich gründlich untersuchen lassen. Ich weiß einfach nicht, woran es liegt.«

»Ben, was genau meinen Sie, wenn Sie sagen, daß Sie keine Lust haben?« fragt der Therapeut. »Daß Sie keine Sexualität haben möchten? Daß Sie nicht daran denken? Daß irgend etwas an Ihrer Frau Sie abstößt?«

»Nein, das nicht«, antwortet Ben. »Ich *möchte* Sex haben, und sei es nur, um Sandy einen Gefallen zu tun, aber da ist einfach keine Reaktion. Hier.« Ben zeigt auf den Reißverschluß an seiner Hose.

»Sagen Sie damit, daß Sie keine Erektion bekommen?« fragt der Therapeut, denn eine Erektionsschwäche ist in Wirklichkeit ein Problem der sexuellen Erregung, nicht der Lust.

»Ja und nein«, versucht Ben zu erklären. »Gelegentlich gab es mal ein Erektionsproblem – welcher Mann, wenn er ehrlich ist, hat es nicht? Man trinkt zuviel, hat einen furchtbaren Bammel vor der neuen Frau, mit der man sich gerade eingelassen hat (das war natürlich vor meiner Ehe), oder man versucht etwas zu früh, ihn nochmals kurz herauszuziehen. Aber dennoch war da immer das Prickeln im Penis, die Spannung, auch wenn man ihn nur auf Halbmast bringen und so steif halten konnte, daß es gerade noch reichte. Jetzt prickelt da *nichts* mehr. Sandy fängt an, sich auszuziehen, ich schaue ihr dabei zu, aber die alte Reaktion ist einfach weg. Noch nicht einmal ein Jahr ist es her, da brauchte sie mit ihrer Hand nur den ersten Knopf an ihrem Kleid zu berühren, und ich hatte eine volle Erektion.«

»Sie sprechen immer noch von *Erektionen*«, beharrt der Therapeut.

»Doktor, ich wünschte, es *wäre* ein Erektionsproblem«, protestiert Ben, sichtlich gequält mit den Fingern durch sein Haar streichend. »Der Geist wäre willig, auch wenn das Fleisch schwach ist.«

»Aber Sie *wünschen* sich ein intimes Beisammensein?« bohrt der Therapeut.

»Nur auf einer intellektuellen Ebene. Ich *fühle* es nicht in meinem Kopf.«

»Einwand«, sagt der Therapeut. »Sie fühlen es nicht in Ihrem Penis. Ihr Kopf wartet auf die altvertraute Rückkopplung, und wenn diese ausbleibt, schlußfolgern Sie, daß da auch keine sexuelle Lust, sondern nur ein zerebrales Wunschdenken ist. Ben, haben Sie es mit Masturbation versucht? Bekommen Sie dann Erektionen?«

Ben zögert, antwortet aber, wie jeder ehrliche Mann es tun würde. »Ja, das habe ich. Und ich *bekomme* dann Erektionen. Das beweist doch wohl, Doktor, daß es nicht um Impotenz geht.«

»Gut. Aber *wie* kommt es zu der Erektion?«

Ben wird leicht nervös. »Verdammt, wie üblich... Sie wissen schon! Man schnappt ihn und manipuliert daran herum.«

»Exakt! Ihre Erektion kommt nicht einfach dadurch zustande, daß Sie ein Bild anstarren oder irgendeiner Phantasie nachhängen, richtig?« bekräftigt der Therapeut.

»Nun, das spielt sich aber doch irgendwie simultan ab, oder nicht?« meint Ben.

»Es ist die *Berührung*, die heute die Erektion hervorruft«, betont der Therapeut.

»Was meinen Sie mit *heute*?« fragt Ben.

»Was ich meine, ist, ich weiß nicht, wie es im letzten Jahr war, aber heute und in Zukunft müssen Sie Ihren Tastsinn in Ihre sexuellen Kontakte miteinbeziehen, jenseits der übrigen vier Sinne, welche davon Sie auch immer einbeziehen möchten.«

»Sie wollen sagen, daß es mit dem Alter zusammenhängt? Ich brauche einen Moment, Doktor. Ich bin erst einundfünfzig. Ich bin noch nicht bereit, mich bei den Senioren anzumelden.«

»Und wenn Sie es sind, dann können Sie den lieben langen Tag lang lieben, genau wie die anderen Senioren«, versichert der Therapeut ihm. »Es ist nur, daß jene automatischen Spontanerektionen, auf die Sie seit jeher fixiert waren, fortan manuell zustande kommen müssen. Warum ist es so unangenehm, wenn Sandy Sie berührt?«

Bens Blick läßt darauf schließen, daß es unangenehm sein *würde*. »Ich weiß nicht«, murrt er. »So haben wir es zwanzig Jahre lang nicht gemacht.«

»Berühren Sie sie nicht?«

»Natürlich!« entrüstet sich Ben. »Sie hätte nie einen Orgasmus, wenn ich nicht sehr viel Zeit darauf verwenden würde, ihre... erogenen Zonen zu berühren.«

»Warum also kann sie nicht das gleiche für Sie tun?«

Ben seufzt und senkt den Kopf. »Ich habe Angst, daß sie glaubt, sie errege mich nicht mehr und daß die Erektion einfach ein mechanischer Reflex sei, den jeder auslösen könne. Bisher wollte ich nicht, daß sie mich dort berührt, aus Angst vor einer vorzeitigen Ejakulation, wissen Sie?«

»Geben Sie Sandy eine Chance, oder, Ben?«

Ben nickt bedächtig. Dann richtet er sich auf, und sein nochmaliges Nicken drückt Entschlossenheit aus. »Ja, das will ich. Ich denke, sie wird so erleichtert sein wie ich, zu wissen, daß die Situation

nicht hoffnungslos ist. Und daß bei mir kein Lustproblem vorlag...
obwohl ich mir *damit* immer noch nicht so sicher bin.«

»In gewisser Hinsicht war es ein Lustproblem«, räumt der Therapeut ein. »Sehr viele Männer sind zeit ihres Lebens so sehr mit ihrem
Penis beschäftigt, daß für sie sexuelles Verlangen ohne diese Erektion
oder zumindest ohne das damit verbundene anfängliche Prickeln undenkbar ist. Automatisch warten sie auf dieses genitale Signal, und
wenn sich die Erwartungen nicht erfüllen, meinen sie, damit sei nun
auch die Lust versiegt. Und wenn sie sich dann nur lange genug wegen ihres Lustverlustes grämen, dann wird ihnen die Zeit schon sehr
bald recht geben.«

Das U-Bahn-Syndrom
Der Abschied von Spontanerektionen

Dr. Thomas Stewart von Harvard bezeichnet die Bestürzung, mit der
Männer mittleren Alters auf den Verlust spontaner und durch minimale Reize hervorgerufenen Erektionen reagieren, als das U-Bahn-
Syndrom, eine Metapher, die jeder New Yorker leicht versteht, der
Schwanz an Schwanz in das Massentransportmittel dieser rollenden
Sardinenbüchse gepackt war. »Sie sind konsterniert, weil ihre Erinnerungen da stehengeblieben sind, als sie achtzehn waren und mit
der U-Bahn fuhren«, erläutert er. »Im Gedränge berührte ein Mädchen im Vorbeigehen ihre Jacke, und schon hatten sie eine Erektion.
Heute können sie genausogut in der *New York Times* lesen, statt
einem Mädchen nachzuschauen, und das verwirrt sie.«

Warum ziehen diese Männer sich an der *Times* statt gedanklich an
den Mädchen hoch? Fürs bloße Hinsehen braucht man bestimmt
keine Erektion. Aber die subjektiven Gefühle der Unzulänglichkeit
veranlassen den inzwischen in die Jahre gekommenen Mann, an seiner sexuellen Lust zu zweifeln, und er glaubt, aus dem Rennen ausgeschieden zu sein, auch wenn es sich dabei um einen so herausforderungslosen Zuschauersport wie Mädchen-Anschauen handelt.

Dr. Herbert H. Laube von der University of Minnesota hat sogar
schon bei jungen Männern, die erst Ende Zwanzig waren, erlebt, daß
diese ängstlich und betroffen reagierten, wenn die Häufigkeit spontaner Erektionen nachließ. »Sie glauben, der bloße Gedanke an Sex
müsse spontan die Erektion auslösen«, stellt er fest. »Ist nun der
Gedanke, die Erektion aber nicht da, so tritt Verwirrung ein. Man

versteht die Welt nicht mehr. Statt zu versuchen, den Gedanken mit irgendeiner physischen Stimulation zu kombinieren, wird das Ganze als Mangel an Lust interpretiert.«

Dr. Laube hatte Klienten, die, mit einem zuvor ausgesprochen aktiven Sexualleben, am Boden zerstört waren, als sie mit dem Verlust ihrer Spontanerektionen konfrontiert wurden. »Sie waren das A und O in ihrem Leben, um das sich alles drehte, und ohne waren sie völlig durcheinander«, erklärt er.

Wenn nicht einmal *Männer* verstehen, was da vor sich geht, um wie vieles schwieriger mag es dann erst für ihre Partnerinnen sein, nachzuvollziehen, inwieweit die Unberechenbarkeit und Kraft der Teenager-Erektion einen für Imponiergehabe empfänglichen jungen Kopf beeinflussen kann. Erregung und Lust verschmelzen in jungen Jahren bei einem Mann praktisch untrennbar miteinander. Minimale Reize genügen, daß der Penis erigiert und in seinem Kopf, fast simultan, erotische Wünsche und Phantasien entstehen. Schon mit Erreichen des Collegealters hat seine körperliche Reaktion sich so weit abgeschwächt, daß er nicht mehr beschämt seine Hose hinter einem Buch verstecken muß, weil sein Penis überraschend reagiert. Da sich der Rückgang der Libido jedoch so allmählich, fast unmerklich vollzieht und der junge Mann noch über mehr als genug für seine lustvolle sexuelle Erfüllung verfügt, merkt er kaum, inwieweit sein Penis bereits gemäßigter reagiert.

Ist von den Folgen des Älterwerdens auf die männliche Sexualität die Rede, so kommen automatisch Assoziationen an Rentner oder zumindest Männer ab sechzig auf. Wollte man einem Fünfunddreißig- oder Vierzigjährigen seine rückläufige Erregungsfähigkeit als natürliche Folge des Alterungsprozesses erklären, so würde dies ihn möglicherweise weniger beruhigen als vielmehr seine Ängste bestätigen, daß seine Lust sich plötzlich in Luft aufgelöst hat.

Für die Aufrechterhaltung einer erfüllenden sexuellen Beziehung ist es wichtig, daß die Frau nicht den gleichen Fehler begeht und den Verlust von Spontanerektionen als verlorengegangenes Interesse an ihrer Person interpretiert. Unglücklicherweise fällt das Schwinden der beim Mann sichtbaren Erregung im allgemeinen zeitlich genau mit der Phase zusammen, wenn seine Partnerin fürchtet, ihre Jugend und damit auch ihre Attraktivität zu verlieren. Das Problem kompliziert sich, weil er überdies glaubt, er habe seine Lust genau zu dem Zeitpunkt verloren, wo sie sich als nicht begehrenswert empfindet.

Wenn beide akzeptieren können, daß die Lust nach wie vor da, nur der Weg zur Erregung ein anderer, etwas zeitaufwendigerer, aber angenehmer ist, können sie auch jenem Teufelskreis vorbeugen, der viele aus einer Mischung von Panik und Versagerängsten zu einem Meiden der Sexualität treibt, eine Kettenreaktion, an deren Ende leicht eine manifeste aversionsbedingte Sexualstörung stehen kann. Bei vielen Männern, insbesondere wenn sie älter werden, ist irgendeine Penisstimulation, manuell oder oral, erforderlich, um eine Erektion zu erzielen. Da jüngere Männer, um eine vorzeitige Ejakulation zu vermeiden, Berührungen der Genitalien während des Vorspiels oft auf ein Minimum beschränken, können sich Paare in späteren Jahren mit der Notwendigkeit konfrontiert sehen, mit vertrauten Abläufen ihres Liebeslebens brechen zu müssen.

Wird diese Umstellung als gemeinsame Entdeckungsreise auf der Suche nach neuen und abenteuerlichen Wegen verstanden, so kann dies durch das ausgedehntere Liebesspiel und ein höheres Maß an Intimität vor dem Geschlechtsakt in der Tat eine Bereicherung für die sexuellen Erfahrungen des Paares sein.

Alles beim alten
Sexuelle Lust und ältere Menschen

Dr. Evalyn S. Gendel, Ärztin und Leiterin des Sexualforschungsprogramms an der San Francisco School of Medicine, entdeckte durch den Umgang mit chronischen Krankheiten ihr Interesse für die Sexualität älterer Menschen. Ihrer Ansicht nach ist sexuelles Verlangen nicht so sehr eine Frage des Alters als vielmehr von einer Vielzahl von Faktoren wie körperliches Wohlbefinden, ökonomischer Status und Selbstwertgefühl abhängig. »Ich glaube, daß viele Menschen über ein starkes sexuelles Verlangen verfügen, und zwar dauerhaft verfügen, es sei denn, es wird ihnen aufgrund eines gesellschaftlichen Mythos, dem sie verhaftet sind, ausgetrieben. Nicht bei jedem Mann fällt mit dem Älterwerden der Testosteronspiegel. Das sind alles sehr individuelle Dinge.«

Bei jenem »gesellschaftlichen Mythos«, von dem Dr. Gendel spricht, handelt es sich um das weitverbreitete Vorurteil, demzufolge Sex etwas ist, womit ältere Menschen nichts zu tun haben oder zu tun haben sollten. In der Kindheit bewirkt der Ödipuskomplex, daß wir auf die Mutter das Bild der widerstrebenden Jungfrau und auf den Vater das des starken, herzlosen Lustmolches projizieren. Als Erwachsene sehen wir die Mutter immer noch in ihrer spirituell-asexuell fürsorglichen Rolle; der Vater hat aus Sicht der Söhne seine Größe jedoch eingebüßt – er ist inzwischen auf ihr Niveau oder sogar noch ein paar Nummern kleiner geschrumpft. So ist denn auch die humoristische Schatztruhe schier unerschöpflich, wenn es um frustrierte lüsterne alte Männer geht, deren sexuelle Lust zum Scheitern verurteilt ist. Mitunter bleiben auch ältere Frauen, als männerhungrige Omas verspottet, nicht verschont, die nun ihren gerechten Lohn für ihre frühere sexuelle Askese erhalten.

Die tragikomische Ironie solcher Vorstellungen von asexuellen oder sexuell frustrierten älteren Menschen ist, daß sie am Ende eine Beeinträchtigung des sexuellen Verlangens bewirkt, dann nämlich, wenn die einst Jungen mit fortgeschrittenen Jahren merken, daß sie nun selbst die Älteren werden, über die sie sich vormals mokierten. Der Witz wird als Glaubenssatz übernommen, mit dem Ergebnis, daß die Angst vor dem Älterwerden sie dazu bringt, ihre sexuelle Funktionsfähigkeit preis- und damit aufzugeben und schließlich auch ihre Lust zu unterdrücken.

Nicht jeder ältere Mitbürger ist jedoch bereit, seinen Lebensabend in einem Schaukelstuhl zu verbringen. Manche haben den Mut, das Risiko einzugehen und ohne Netz und doppelten Boden in Betten zu steigen. Es gibt viele Beispiele reicher und erfolgreicher älterer Männer, die sich mit ihren jungen Frauen oder Freundinnen fotografieren lassen, oder älterer Schauspielerinnen, die stolz von jüngeren Männern begleitet werden. Und nichts spricht dafür, anzunehmen, daß diese jugendlichen Partner und Partnerinnen reine Dekoration wären. Sex, darauf werden wir im nächsten Abschnitt noch näher eingehen, ist etwas für Sieger, und Erfolg ist ein potentes Aphrodisiakum.

Man braucht jedoch nicht reich und berühmt zu sein, um weiterhin am »Spiel der Liebe« teilzuhaben. Einige hochinteressante Daten über sexuelles Verlangen lieferte die seit fünfundzwanzig Jahren laufende Untersuchung der Duke University über Männer, die seinerzeit mit einer Auswahl von Fünfundvierzigjährigen in Angriff genommen worden war. Die betreffenden Versuchspersonen sind inzwischen siebzig, und der Teil der Untersuchungsreihe, der sich auf die Sexualität konzentrierte, offenbarte bei einem Drittel der Männer geminderte sexuelle Interessen und Betätigungen, bei einem weiteren Drittel waren keinerlei nennenswerte Veränderungen festzustellen, und im Falle des letzten vollen Drittels konnte eine Steigerung der sexuellen Bewußtheit und Interaktion ermittelt werden.

Der endgültige Verlust
Die Rolle falscher Erwartungen und des Selbstwertgefühls

»Dem Sieger gebührt der Triumph«, lautete die Regel in der Antike, »*vae victis!*« (»Wehe den Besiegten!«) das ältere Pendant. Eroberung wurde mit Sexualität assoziiert, wie auch die Sabinerinnen leidvoll erfahren mußten. Obgleich wir ausschweifende Fleischeslust inmitten eines blutigen Gemetzels verurteilen, so mag doch ein Testosteronschub bei den Siegreichen durchaus für beide Arten der Barbarei verantwortlich gewesen sein. Die Triumphe, die wir heute im Büro oder auf dem Handballfeld feiern, sind weniger blutig, einer gesteigerten Libido oft aber nicht minder förderlich. So kann das Ende eines befriedigenden Tages für viele der Vorbote von Erotischerem als »Tutti Frutti« sein.

Für die Verlierer bleibt nur die Niedergeschlagenheit und die Unterdrückung der Lust. Aber wer zählt die Punkte? Normalerweise urteilen nur wir selbst über Erfolg oder Mißerfolg, und die Maßstäbe, die darüber entscheiden, werden auf der Grundlage unserer Erwartungen gesetzt. Sind diese überzogen, so ist ein Scheitern unausweichlich.

Einige Beispiele solcher weitverbreiteter Vorstellungen, die sich niemals erfüllen können, weil sie den Rahmen aller denkbaren Möglichkeiten sprengen, mögen das Problem verdeutlichen:

Ein Mann glaubt, seine Partnerin jedesmal zum Orgasmus bringen zu müssen, und fühlt sich als Versager, wenn dem nicht so ist. Nur etwa 50 Prozent der Frauen erreichen regelmäßig (d. h. fast immer) während des Geschlechtsverkehrs einen Orgasmus. Sofern dieser Mann es nicht auf monogamer Ebene mit jemandem aus der oberen Hälfte der orgasmusfähigen Bevölkerung zu tun hat, ist er nach seinen Maßstäben zum Scheitern verurteilt.

Eine Frau erwartet, daß ihr Orgasmuserlebnis mit den Beschreibungen in Selbsthilfebüchern, die sie gelesen hat, identisch ist. So wird der Orgasmus in einem Buch, zum Beispiel, als der hohe Gipfel beschrieben, auf dem ein Paar sich als ein ganzes Orchester erlebt, das ein Fortissimo einer wundervollen Symphonie spielt. Stellt man dem gegenüber, daß der durchschnittliche Orgasmus 3,5 Sekunden dauert, so drängt sich die Frage auf, ob die Betreffende nicht zwangsläufig das Gefühl haben wird, es fehlten ein paar Noten?

Ein Paar hofft, in dem Bemühen, den Zauber des Liebestaumels ihrer jungen Liebe zurückzugewinnen, daß ihre gegenseitige Liebe durch zunehmend häufigeren Geschlechtsverkehr wächst. Dieser Zauber romantischer Gefühle ist aber eher Jugendlichen und Älteren vorbehalten, eben den sexuell am *wenigsten* aktiven Menschen, wohingegen sexuell aktive Paare von Ende Zwanzig und in den Dreißigern vorrangig sexuell fixiert und kaum romantisch orientiert sind. Marie, Komteß der Champagne und Tochter von Eleanor von Aquitanien, entschied in ihrer Eigenschaft als Vorsitzende eines »Liebesgerichts«, in dessen Zuständigkeit komplexe Fragen der höfischen Liebe debattiert und gelöst wurden, daß zwischen Ehemann und Ehefrau eine romantische Liebe nicht existieren könne. Vielleicht sollten wir eine Revision dieses Gerichtsentscheids beantragen, wenn aber ein Großteil jenes Zaubers einfach nur die sexuelle Spannung vor dem Geschlechtsverkehr *ist*, so haben wir es, mathematisch gesehen, mit einem Kehrwert zu tun, und bei unserem Paar stimmt die Gleichung nicht.

Ein Mann geht davon aus, daß seine Frau weiß, was ihm im Bett gefällt. Er würde nicht erwarten, daß sie seine Lieblingsbiersorte oder den von ihm favorisierten Fußballclub kennt, wohl aber, ungefragt, seine sexuellen Vorlieben. Vielleicht weil es sich über Bier und Fußball soviel einfacher spricht.

Großartige Erwartungen Nr. I: Glauben Sie, daß Gedankenlesen auch Verheirateten schwerfällt? Wie ist es dann erst um die alleinstehende Person bestellt, die davon ausgeht, die erste sexuelle Erfahrung mit einem neuen Partner lasse auf den weiteren Verlauf der Beziehung schließen? Wenn denn dieser Partner instinktiv das Glück hat zu wissen, wie er sie in ekstatische Höhen katapultiert, über die Sie alles in den neuesten Büchern und Zeitschriften gelesen haben, so besteht er den Test. Hat man mit Vier-minus noch bestanden? Woher um alles in der Welt kommen diese großartigen Erwartungen? Als Fangfrage, an der man scheitert, erfüllt diese todsicher ihren Zweck!

Großartige Erwartungen Nr. II: Wer sagte, beim zweitenmal sei's schöner? Die erste Begegnung steht ganz und gar unter der Aura der Magie, ein Vorgang, der das Ausschalten von Ratio und ein selektives Wahrnehmungsvermögen erforderlich macht. In dem Zuge, wie dann jedoch der Partner realer wahrgenommen wird, schwindet die Magie – es sei denn, man war von vornherein bereit einzuräumen, daß nichts frei schwebt, am wenigsten die großen Leidenschaften, und es an alles und allem einen Haken gibt.

Eine Frau erhofft, in ihrer Ehe eine Ebene der psychologischen Intimität zu erreichen, auf der jederzeit eine uneingeschränkte und vorbehaltlose Kommunikation mit ihrem Mann möglich ist. In einem kürzlich geführten Interview sagten Masters und Johnson, daß nur eine von 100 Ehen in Amerika heute eine emotionale Nähe erreiche, die als ein »kameradschaftliches Intimitätsniveau« bezeichnet werden könne, und nur eine von 100 000 Ehen eine »wahre intime Bindung« aufweise. Kein lohnenswertes Ziel, wenn auf einen Sieger 99 999 Verlierer kommen.

Und wenn Sie wirklich zu den Verlierern zählen möchten, dann lassen Sie sich mit einem ein. Eine der sich als Rohrkrepierer erweisenden Lieblingsbeschäftigungen ambitionierter Frauen, die nach dem Motto verfahren: »Ich habe mich zu sehr meinem Beruf verschrieben, als daß ich mich jetzt auf eine ernsthafte Beziehung einlassen könnte... aber als reife, moderne Frau brauche ich natürlich Sex... also suche ich mir nur jemanden für den Sex, jemanden, der für etwas Ernsteres unter Umständen nicht einmal in Betracht käme... jemanden, bei dem ich nicht einmal *in Versuchung* käme, mich auf etwas Ernsteres einzulassen... vielleicht ein verheirateter Mann, einen, der hoffnungslos unreif ist oder ein Alkoholproblem hat...« Der letzte Teil dieses Katastrophenplans bleibt in der Regel im Verborgenen des Unterbewußtseins. Sie mag es nicht ernst meinen, das sich daraus ergebende Fiasko wird es aber mit Sicherheit sein.

»Aber der Mensch sollte nach Höherem streben...«, schrieb Robert Browning.

An Brownings Meinung mag durchaus etwas dran sein, im Zusammenhang mit der sexuellen Lust und unseren permanent überzogenen Erwartungen jedoch könnte das die nackte Hölle bedeuten.

4. »Rollenspiele«

Neue Identitäten in einer neuen Welt

»Wären doch nur die guten alten Zeiten wieder da, als Männer noch Männer und Frauen noch Frauen waren . . .«

Ein Lamento, das seit Jahrhunderten nicht versiegen will. Dennoch: Wohl kaum jemals zuvor hat eine Zeit derart radikale Umbrüche des Rollenverständnisses wie unsere jetzige Generation erlebt. So hat die Zeit die unbegrenzte Interaktion zwischen den Geschlechtern zu einer zwar weniger elementaren, aber problematischeren Frage werden lassen. Die physischen Aspekte der Sexualität haben sich nicht verändert, wohl aber die psychische Komponente – und die kann vernichtende Auswirkungen auf das sexuelle Verlangen haben.

»Haben Sie jemals Scharade gespielt, Doktor?« fragt Roger mit einem schalkhaften Lächeln. »Ich hatte es jahrelang nicht gespielt, dann waren wir mit einigen Paaren zusammen, und irgend jemand schlug Scharade vor. Ich erwähne das, weil ich unter anderem den Satz ›Kein Mensch ist eine Insel‹ pantomimisch darstellen sollte. Wie würden Sie das Wort ›Mensch‹ darstellen?«

Der Therapeut betrachtet nachdenklich den achtunddreißigjährigen Werbemanager, der da mit vorzeitig ergrauenden Haaren, aber einem ausgesprochen jungenhaften Grinsen vor ihm sitzt. Der Therapeut zuckt schließlich die Schultern und tippt sich einfach mit einem Finger auf die Brust.

»Das heißt doch wohl ›ich‹ oder ›mich‹«, bemerkt Roger. »Sehen Sie, ohne auch nur darüber nachzudenken, genau das habe *ich* gemacht.« Roger steht auf, bläht seinen Brustkorb auf, läßt zuerst den einen und dann den anderen Bizeps spielen und zeigt schließlich auf sich selbst, wie der Therapeut es getan hatte, aber erst nachdem er wie ein Gorilla mit der Faust auf seiner Brust herumgetrommelt hatte. »Mann! Einer der Jungs hatte es sofort. Aber meine Frau gab's mir dann wirklich! Laraine sagte, ›*Das* ist also deine Vorstellung, was ein Mensch ist, was? Auf der Brust herumtrommeln und die Muskeln spielen lassen und blasiertes Gehabe. Junge, bekenn dich doch zu deinen chauvinistischen Stereotypen! Ihr Typen seid wirklich hoff-

71

nungslos.‹ Jeder lachte, auch Laraine, ich wußte aber genau, was sie gemeint hatte. ›Okay‹, schoß ich zurück, ›wollen wir doch mal sehen, wie du eine ‚Frau' darstellst.‹ Laraine senkte den Kopf und rührte sich nicht mehr. Schließlich meldete sich eine der anderen Frauen und malte mit beiden Händen etwas Kurviges in die Luft. Das war genau so sexistisch wie das, was ich getan hatte. Dennoch, was zum Teufel hätte man sonst tun sollen? Vielleicht hat sich die Welt verändert, und die Rollen haben sich verändert, aber wenn, dann haben, so glaube ich, unsere grundlegenden Vorstellungen darüber, was ein Mann oder eine Frau ist, damit nicht Schritt gehalten. Ich glaube nicht, daß die sexuellen Probleme zwischen Laraine und mir irgend etwas mit uns als Individuen zu tun haben. Sie ist noch immer der Mensch, den ich vor vierzehn Jahren heiratete, und ich liebe sie noch immer. Ich glaube nicht, daß ich mich allzusehr verändert habe. Was sich im Laufe der Jahre veränderte, sind die Rollen, die wir spielen. Fast hätte ich gesagt, ›im Schlafzimmer spielen‹. Aber es ist nicht unbedingt im Schlafzimmer so, wenngleich es sich natürlich auch dorthin überträgt. Ehe Laraine vor fünf Jahren anfing zu arbeiten, funktionierte unsere Ehe wie ein Uhrwerk. Es gab kleine Probleme. Sicher, manchmal mußte ich Überstunden machen und kam spät nach Hause, manchmal gab es Schwierigkeiten, nur mit einem Gehalt über die Runden zu kommen, manchmal hing ihr die Haushaltsroutine zum Halse heraus. Es war nicht der Himmel auf Erden, aber auch nicht schlecht. Unser Sexualleben war ebenfalls nicht schlecht. Ich hatte das Gefühl, daß, wenn wir miteinander schliefen, dies mehr oder weniger in gegenseitigem Einvernehmen geschah. Allerdings hat Laraine mir zwischenzeitlich verdeutlicht, daß ich derjenige war, der das kontrollierte. Wenn ich, zum Beispiel, spät vom Büro nach Hause kam oder mir noch Arbeit mitgebracht hatte, dann hatten wir nie Sex. Kam ich jedoch um halb sieben nach Hause und lächelte viel, dann stand Laraine mit Parfum und Negligé bereit. Damals interpretierte ich das als ›Toll, sie möchte mit mir schlafen‹, und mein Verlangen stieg, bis es soweit war. Ich merkte nicht, daß sie sich nur nach mir richtete und sich fügte. Laraine hatte damals nicht so regelmäßig einen Orgasmus wie heute, aber sie schien sich darüber nie sonderlich Gedanken zu machen, und ich hatte nie das Gefühl, daß sie mit unserem Sexualleben unglücklich war. Als die Kinder dann beide Ganztagsschulen besuchten und Laraine meinte, sie wolle wieder arbeiten gehen, da war ich uneingeschränkt dafür. Sie ist ein intelligentes Mädchen; ich habe sie nicht nur geheiratet wegen...«, und Roger machte eine Pause, um die Kurven aus dem Scharadespiel nachzuahmen. »Ich meine, sie war vor unserer Ehe schon berufstätig und bis die Kinder kamen. So ging ich davon aus, sie würde einen einfachen Routinejob, von neun bis fünf, übernehmen, etwas Geld nach Hause bringen, und ansonsten würde alles beim alten bleiben. Aber, wie gesagt, sie ist ein intelligentes Mädchen. Sie hob einfach ab. Sie brachte Arbeit aus dem Büro mit nach Hause, blieb manchmal länger und arbeitete gelegentlich auch samstags. Es veränderte sich so vieles. Es stellte sich heraus, daß der Babysitter, den wir ursprünglich engagiert hatten, nur um einige Stunden nach Schulschluß mit den Kindern zu überbrücken, nicht reichte. Da unserer beider Arbeitszeiten so unberechenbar waren, brauchten wir eine Haushaltshilfe, die auch bei uns wohnte. Und das bedeutete eine größere Wohnung. Laraines Gehalt machte den Mehraufwand mehr als wett, aber die Kinder und ich, wir mußten uns einigen gravierenden Veränderungen anpassen. Unser Sexualleben wurde sowohl besser als auch schlechter. Wir schliefen seltener zusammen, weil wir jetzt beide möglicherweise zu müde oder zu erschöpft nach Hause kamen, um noch Lust auf Sex zu haben. Andererseits erreichte Laraine jetzt häufiger einen Orgasmus, weil sie jetzt offener darüber sprach, was ihr gefiel und was nicht, statt einfach alles mir zu überlassen. Manchmal ergaben sich dabei durchaus Probleme, daß ich selbst den Einstieg oder Anschluß wiederfand, so daß ich einmal, als sie mittendrin irgendeinen Vorschlag machte, ›Ja, Boß‹ sagte. Ich versuchte dann, den Ausrutscher wieder wettzumachen, indem ich darüber lachte, als ob es sich dabei um einen kleinen Scherz gehandelt habe. Aber ich glaube, daß es uns beiden in dem Augenblick bewußt wurde, daß es mir nicht ganz so leichtfiel zu erfahren, daß ich es jahrelang falsch gemacht hatte. Ich weiß, es gibt auch andere Dinge, mit denen ich mich innerlich schwertue, die nicht unmittelbar etwas mit Laraine zu tun haben. In der ganzen Werbebranche hat sich während der letzten zwanzig Jahre ein ziemlicher Wandel vollzogen. So sind in meiner Agentur heute tatsächlich mehr Frauen als Männer angestellt. Anfangs hatte ich nichts dagegen und fand es sogar ganz nett, all diese netten, hübschen jungen Frauen um mich herum zu haben. Heute – und ich weiß, daß es unfair ist – ertappe ich mich oft dabei, daß ich denke: ›Warum, um alles in der Welt, heiraten sie nicht und bleiben zu Hause oder werden Lehrerinnen oder Krankenschwestern? Warum dringen sie in meine Welt ein? Was ist nur aus dem Heim und der Mutter geworden?‹ Frauen wird gesagt, sie könnten ›alles haben‹; Laraine konnte es sich aber nur leisten, indem sie ihre Verantwortlichkeiten als Mutter an die Haushaltshilfe delegierte – oder an mich, wenn diese Urlaub hatte oder krank war. Ein krankes Kind von der Schule abholen, ein anderes zu einem Zahnarzttermin bringen, an einem Elternabend teilnehmen, all das kostet Zeit, die der eigenen Karriere verlorengeht, und wir versuchen, uns dabei abzuwechseln, um den Zeitverlust in etwa gerecht zu teilen. Wäre demgegenüber nur einer berufstätig, so gäbe es kein Problem. Einmal kam Laraine sogar nach Hause und erzählte von Arbeitsangeboten mit Aufstiegsmöglichkeiten in einer neuen Niederlassung in Houston, die Kollegen wahrgenommen hatten. Mir blieb fast das Herz stehen. Laraine hakte nicht nach. Gott sei Dank. Denn ich hätte nichts zu gewinnen, nur durch einen Umzug alles, was ich mir ein Leben lang beruflich aufgebaut hatte, zu verlieren gehabt. Es ist einfach undenkbar, daß zwei Menschen verheiratet sein und dennoch beide sich jede nur bietende berufliche Chance nutzen können.«

Roger sackt auf seinem Stuhl sichtlich in sich zusammen und gesteht: »Es war wirklich viel schöner, als ich nach Hause kommen konnte und wußte, Laraine würde mit dem Essen auf dem Herd und Parfum an ihrem Ohrläppchen auf mich warten. Bereits gegen vier merkte ich, daß die Lust in mir aufstieg, stärker wurde, wenn ich zur Tür hereinkam, und auf Hochtouren lief, wenn wir ins Bett gingen. Heute weiß ich nicht, was mich erwartet, wenn ich nach Hause komme – ob Laraine überhaupt schon da oder ob sie müde sein wird. Ich weiß nicht, ob ich von einem sexy Weibchen oder einer ausgepumpten Managerin begrüßt werde. Es gibt kein Drehbuch; alles ist dem Zufall überlassen, und ich gestehe, ich bin nicht gut im Improvisieren. Ich *möchte* eine Rolle spielen, in der ich mich wohl fühle, auch wenn sie kalkulierbar und zweitklassig wird. Verdammt!« Roger schlägt sich an die Brust, läßt dann die Hände in den Schoß fallen und schüttelt traurig den Kopf. »Oh, Mann!«

In einer streßfreien Atmosphäre kann sexuelle Lust sich am besten entfalten. Sex hat dann den Freiraum, daß wir uns ihm zuwenden, wenn keine anderweitigen drängenden Fragen im Vordergrund stehen. Niemand würde in Krisenzeiten an Sex denken.

Glücklicherweise besteht das Leben nicht aus einer endlosen Serie von Krisen, aber auch das Alltagsleben kann durch ein hohes oder niedriges Streßniveau geprägt sein. Wohl denjenigen, die mit einer entspannten häuslichen Atmosphäre gesegnet sind, ihr sexuelles Verlangen läuft am wenigsten Gefahr, beeinträchtigt zu werden.

Ehepartner oder Liebende, die sich in Gegenwart des jeweils anderen wohl fühlen, haben in der Regel ein erfüllenderes Sexualleben als diejenigen, die in konfliktreichen Beziehungen leben, selbst dann, wenn die in gleichförmigeren Beziehungen lebenden Paare oft über Langeweile und Eintönigkeit klagen.

Rollen haben etwas Beruhigendes und fördern unser Wohlbefinden, selbst wenn sie mitunter unserem Potential persönlichen Wachstums und der Befriedigung Grenzen setzen. Ein Mann und eine Frau, die genau wissen, was von ihnen erwartet wird, können mit einem Minimum an Angst und Unsicherheit miteinander umgehen. Die Abkehr – oder zumindest der Versuch der Abkehr – vom traditionellen Rollenverständnis, die diese Generation erlebt, hat nicht unerheblich zur Zunahme sexueller Luststörungen beigetragen.

»Meines Erachtens ist die Lust des Mannes erheblich verwundbarer und empfindlicher als die der Frau«, meint Dr. Jerry M. Friedman, Lehrbeauftragter an der Psychiatrischen Fakultät der State University of New York in Stony Brook, »und der einzige Grund, warum Männer so gut überleben konnten, ist, weil die Frauen in ihrem Leben einen festen Platz hatten.«

Und wenn viele Männer nicht so gut überleben, ist es, weil die Frauen, die einst in ihrem Leben einen festen Platz hatten, diesen wechselten. Hinzu kommt, daß die neue Angst vor sexuell übertragbaren Krankheiten Männer nicht mehr allzugerne ihre sexuelle Befriedigung außerhalb ihrer festen Beziehungen suchen läßt. Waren ihre Frauenbilder zuvor auf die der sexuell aufreizenden Bettgefährtin und der fürsorglichen Mutter fixiert, so müssen sie sich heute mit einer völlig neuen Generation von Frauen zurechtfinden – Frauen, die sowohl auf dem Arbeitsmarkt mit ihnen konkurrieren als auch im Schlafzimmer ein Teil der Kontrolle mitübernehmen. Auch wenn sie ihre Frauen oder Freundinnen nicht als Rivalen betrachten, können sie die am Arbeitsplatz empfundene Feindseligkeit auf ihre Partnerinnen übertragen und ihre Wut unbewußt auf subtile Art und Weise, in Form von Schmollen, Streiten oder sexuellem Entzug, freisetzen.

Dr. Shirley Zussman bringt es auf den Punkt: »Man weiß, welchen Erwartungen man am Arbeitsplatz, aber nicht mehr, welchen man zu Hause oder im Schlafzimmer gerecht werden muß. Das gilt aber nicht nur für das Schlafzimmer, sondern für die Gesamtheit der zwischenmenschlichen Beziehung. Man ist unsicher, wie man als

Mann oder als Frau in einer Beziehung zu funktionieren hat, wieviel man gibt, wieviel man für andere Dinge zurückhält. Früher war das alles sehr klar definiert. Die Welt der Frau drehte sich um die Beziehung, und das war es, was der Mann erwartete und womit sich die Frau zufriedengab. Heute ist alles anders, und zwar so anders, daß man sich leichter am Arbeitsplatz zurechtfindet.«

Die früher geltende Rollenverteilung zwischen Mann und Frau scheint überholt, was aber offensichtlich fehlt, ist ein Regisseur für die neue Bühne. Rollen mögen, oberflächlich betrachtet, als eine recht brüchige Basis von Beziehungen erscheinen. Schließlich bedeutet die Erwartung, daß man sich fortwährend mehr oder weniger uniform und konform verhält, gleichzeitig eine Einschränkung der individuellen Optionen und der Selbstverwirklichung. Zudem können Aufgaben ungerecht verteilt sein und Talente ungenutzt bleiben, denn im Leben wie im Theater sind glänzende Hauptrollen wie auch die weniger augenfälligen Nebenrollen zu besetzen.

Dennoch, Rollen können sowohl auf als auch jenseits der Bühne vieles erleichtern, dann nämlich, wenn dabei nicht so sehr die gleichbleibenden Worte einer Figur, sondern die Gesamtheit der mit ihr verbundenen Einstellungen und Verhaltensweisen im Vordergrund steht: der Held, der Bösewicht, der Herrscher oder der Verrückte. Im praktischen Leben zeigt sich dieses grundlegende Rollenverständnis etwa, wenn ein Mann bei einer Singles-Tanzveranstaltung Annäherungsversuche macht; hier wird die Frau ihn nicht wegen unangemessenen Vertraulichkeiten zurechtweisen, wie dies bei gleichen Verhaltensweisen auf der Straße sehr wohl der Fall sein könnte. Es herrscht Einvernehmen, daß das Paar enger als üblich zusammensteht, sich länger in die Augen schaut und subtil einschlägige Bemerkungen fallen (obgleich sie Fremde sind, die sich vielleicht nie wiedersehen), weil es in den traditionellen Rollen, der von Mann und Frau, miteinander verkehrt. Beiden ist, dank jahrzehntelangem Vorgelebtwerden, geläufig, was sie bei dieser ersten Begegnung tun können und was nicht. So gibt es nicht wenige Paare, die, nicht einmal der Sprache des anderen mächtig, sich auf der Verständigungsgrundlage der Telegrammstilkommunikation und den Techniken des Rollenspiels zwischen Mann und Frau, die problemlos alle kulturellen und ethnischen Barrieren überqueren, gefunden und geheiratet haben.

In zunehmendem Maße entscheiden sich Paare für eine in jeder Hinsicht gleichberechtigte statt traditionelle Aufgabenteilung innerhalb ihrer Beziehung. Diese neue Regelung mag sich langfristig, verglichen mit den alten restriktiven Mustern, als fortschrittlich im Sinne der Evolution erweisen, kurzfristig gilt jedoch, daß uns die alten, über Bord geworfenen Rollen und nicht die neuen Flexibilitäten vertraut sind. All das hat Auswirkungen auf das sexuelle Verlangen, weil ein starkes Verlangen nach einem anderen Menschen uns ihm gegenüber verwundbar macht – sind wir doch darauf angewiesen, daß er unser Begehren erwidert. Intensive Schmerzen der Zurückweisung und Eifersucht sind die Folgen, wenn seine Reaktion nicht absehbar war.

Ungewißheit schürt Ängste, und Ängste ersticken die Lust. Diese Ängste können sowohl im Schlafzimmer infolge des verlorenen alten Rollenverständnisses, demzufolge der Mann die Initiative ergreift und die Frau sich fügt, entstehen als auch im Alltag aufgrund von Rollenkonflikten vorhanden sein, die nicht in einem unmittelbaren Zusammenhang mit Fragen der Sexualität stehen.

Vom Brotemachen zum Brot-Verdienen
Karrierefrauen und Lust

Zu den größten Errungenschaften der Sexuellen Revolution gehörte die Öffnung des Arbeitsmarktes für eine wachsende Zahl erfolgreicher beruflicher Laufbahnen für Frauen – Beschäftigungsmöglichkeiten, die, hochdotiert, ein hohes Maß an Qualifikation und Engagement verlangen und nicht nur, gegen ein bescheidenes Einkommen, reiz- und anspruchslose Arbeiten bieten. Einige der neuesten, vom Masters and Johnson Institute veröffentlichten wissenschaftlichen Untersuchungen beschäftigen sich mit der sexuellen Lust berufstätiger Frauen. Als relevant kristallisierte sich die Unterscheidung zwischen denjenigen heraus, die ihren Beruf inhaltlich wichtig nehmen, und jenen, die ihm in erster Linie den Stellenwert des Geldverdienens beimessen.

Festgestellt wurde, daß der Beruf zwar das Selbstwertgefühl von karriereorientierten Frauen erhöht, im Hinblick auf das sexuelle Verlangen aber seinen Tribut fordert. Im Rahmen der vom Masters and Johnson Institute betriebenen Forschungsreihe stellte Dr. Constance Avery-Clark bei verheirateten Karrierefrauen ein doppelt so hohes Vorkommen von sexuellen Luststörungen im Vergleich zu solchen Frauen fest, die entweder nicht berufstätig oder in Beschäftigungsverhältnissen waren, die geringe Anforderungen oder Aufstiegschancen boten. Bei der Analyse der Aufzeichnungen von 218 verheirateten Paaren, die am Institut behandelt wurden, ermittelte sie, daß 22 Prozent der Karrierefrauen, aber nur 11 Prozent der übrigen Frauen über mangelnde Lust klagten.

Andererseits hatten Karrierefrauen, wenn sie sich denn erst einmal auf Sexualität eingelassen hatten, weniger Probleme, einen Orgasmus zu erreichen. Diesbezügliche Schwierigkeiten ergaben sich nur bei 17 Prozent. Aber 25 Prozent der Hausfrauen und 29 Prozent der Frauen mit weniger anspruchsvollen Berufen hatten Schwierigkeiten, zum Orgasmus zu gelangen.

Dr. Avery-Clark mutmaßt, daß die paarspezifische Dynamik durchaus eine Rolle spielen kann, denn Frauen mit karriereorientiertem Denken neigen eher als nicht berufstätige oder beruflich nicht engagierte Frauen dazu, sich in einer Konkurrenzsituation zu ihrem Ehemann zu sehen. Nicht zu übersehen ist auch die Anfälligkeit der Karrierefrau, ein Opfer des »Überlastungsdilemmas« zu werden – in der Summe all jener Belastungen, die sich aus der Bewältigung multipler Verantwortlichkeiten als berufstätige Frau, Ehefrau und Mutter innerhalb einer begrenzt verfügbaren Stundenzahl ergeben. Typisch auch, daß sie die Anforderungen, die sie im Berufsleben an sich stellt, ebenso auf sexuelle Situationen überträgt. So glaubt sie auch hier, sich voll engagieren und gute Leistungen bringen zu müssen, ist aber in der Regel zu erschöpft, um überhaupt in die Verlegenheit zu kommen, ihre Maßstäbe auf den Prüfstand zu bringen. Bedingt durch mangelnde Lust stoppt sie alles bereits im Vorfeld. Haben sich jedoch sexuelle Situationen ergeben, dann fährt sie zu Höchstleistungen auf – das größere Problem ist da eher das Zustandekommen der sexuellen Begegnung.

Bei Frauen mit Orgasmusschwäche ist das Problem ein anderes. Dr. Avery-Clark zufolge überwiegt hier die Auffassung, daß die Sexualität in erster Linie der Befriedigung des Mannes dient und daß Männer mehr über sexuelle Techniken wissen. Sie sehen ihre Rolle darin, den Mann zu befriedigen und fragen nicht allzusehr danach, was für sie dabei abfällt. Charakteristisch für Frauen, die orgasmusunfähig sind, ist ein geringes Selbstwertgefühl und daß sie nicht glauben, das Recht zu haben, ihre Partner über ihre spezifischen sexuellen Wünsche und Abneigungen zu informieren.

Die beruflich engagierte Frau findet in der Sexualität nicht nur deshalb eine größere Erfüllung, weil sie das Selbstvertrauen hat, dem

Partner ihre sexuellen Präferenzen mitzuteilen, sondern auch, weil sie Geschicklichkeiten entwickelt hat, dafür zu sorgen, daß sie selbst auf ihre Kosten kommt und entsprechend ihre Bedürfnisse und Wünsche zu übermitteln. Dr. Avery-Clark sieht in der Frage der Gleichberechtigung im Schlafzimmer keine allzugroßen Schwierigkeiten. Voraussetzung sei allerdings, daß sich eine gute verbale und nonverbale Kommunikation entwickele. Ohne – werde die Situation derart frustrierende Ausmaße annehmen, daß die Lust, sexuelle Kontakte knüpfen zu wollen, verlorenginge.

Die Arbeit als Trip
Wenn die Arbeit mehr Spaß macht als Sex

»Lauernd starrt Mike mich fortwährend an und schnurrt alle fünfzehn Minuten: ›Charlene, Süße, möchtest du nicht ins Bett gehen? Es ist schon Viertel nach elf.‹ Derweil wühle ich mich durch Stapel von Papier, mache Kalkulationen, und Bett ist so ziemlich das letzte, woran ich interessiert bin, zumal Mike mich ›Süße‹ nennt, was er nur tut, wenn er Sex haben möchte. Er spricht schon eine eindeutige Sprache, mein Mike! ›Mike, Liebling‹, sage ich, ›ich bin wirklich noch zu aufgekratzt, um zu schlafen oder auch nur daran zu denken, ins Bett zu gehen, und ich muß das hier wirklich zu Ende bringen‹«, erzählt Charlene.

Charlene ist eine zierliche Brünette, knapp 1,60 m groß, mit Kulleraugen und einem ansteckenden Lächeln. Selbst während sie mit dem Therapeuten spricht, kann sie, aufgedreht wie sie ist, nicht ruhig in ihrem Sessel sitzen, ein Aufgedrehtsein, das wohl nur ein Bruchteil dessen ist, das sie in besagter Nacht so munter hielt. Sie ist zweiundvierzig und seit fünf Jahren, nach zehnjähriger, kinderlos gebliebener Ehe, geschieden. Mit Mike lebt sie seit drei Jahren zusammen.

»Alles fügte sich auf einmal so glücklich zusammen«, versucht Charlene zu erklären. »Ich hatte mich zunächst mit einer Softwarevertretung selbständig gemacht. Mein Freund, der die bundesweite Vertretung hatte, half mir, mit den ganzen Bauunternehmern hier in der Stadt ins Geschäft zu kommen. Und dann lernte ich Wyndanch kennen, dem ein Dutzend der lukrativsten Bauunternehmen gehören, und er war gerade dabei, sein gesamtes Computersystem umzustellen.« Ihre Muskeln spannen sich, sie schließt die Augen, und für einen Moment öffnen sich ihre Lippen. Einen Augenblick sieht es so aus, als stünde sie kurz vor einem Orgasmus. »Ich hatte das Bedürfnis, eine Flasche Champagner zu öffnen, traute mich aber nicht, weil noch kein Büroschluß war; aber es war ein Gefühl, als ob man auf der Zielgeraden mit zwölf Längen Vorsprung kommt und weiß, daß einen nichts mehr halten kann. Das war der hektischste und schönste Tag meines Lebens. Später habe ich an all meine vorhergehenden ›schönsten Tage‹ zurückgedacht – der High-School-Ball, der College-Abschluß, mein Hochzeitstag –, sie alle waren nichts im Vergleich hierzu, trotz der Anspannung und Angst, in letzter Minute könnte noch irgend etwas schiefgehen und alles vereiteln. Aber da war Mike, der wie ein vereinsamtes Hündchen schmollte, seit ich aufgeregt zur Tür hereingestürmt war. Er stellte mir das Abendessen hin, und ich schlang es herunter, während ich telefonierte. Er fragte, ob er mir irgendwie helfen könne, und ich winkte ab. Nach einer weiteren Einladung, mit ins Bett zu gehen, brauste ich schließlich auf: ›Wenn du müde bist, dann geh schon mal ohne mich.‹ Woraufhin er meinte: ›Ich wollte nicht zu Bett gehen, um zu schlafen. Ich hatte an etwas anderes gedacht.‹ Und ich erwiderte an diesem Punkt: ›Dann mach das schon mal ohne mich.‹ Er warf ein Sofakissen gegen die Wand. Nun, ich wirbele noch immer, auch wenn alles inzwischen ein wenig ruhiger und weniger euphorisch geworden ist und ich mich mit Mike kurz hingesetzt habe, um darüber zu sprechen. Das Problem ist, daß er analysieren möchte, was in unserer Beziehung nicht in Ordnung ist, und er mir nicht glaubt, wenn ich ihm versichere, daß da nichts im argen liegt. Er meint, ich sei vielleicht wegen irgend etwas, das ihm nicht bewußt ist, wütend auf ihn oder es gäbe vielleicht irgend etwas, das er tun könne, um mich mehr zu befriedigen, sexuell. Oder er fragt, ob ich einen interessanteren Mann kennengelernt hätte, das Ganze aber nur nicht weiterverfolge, weil ich mich ihm zu sehr verpflichtet fühle. Und er versteht es einfach nicht, wenn ich ihm sage, ich habe schlicht zuviel zu tun, um an Sex zu denken – als ob *niemand* so viel zu tun haben könnte. Er sagte: ›Was du an den Tag legst, ist blindwütige Arbeitssucht.‹ Dann warf Mike mir einen seltsamen Blick zu. ›Nein, Charlene‹, sagte er, ›ein Workaholic lebt für seine Arbeit; wie ein stockblinder, besessener kleiner Maulwurf vergräbt er sich; da macht kein Zusammensein Spaß. Du scheinst in irgendeiner Form auf einem Trip, in einem wirklichen High zu sein. Du kommst strahlend, erregt und aufgelöst nach Hause. Das ist unnatürlich!‹ Ich fragte Mike, ob er seine Arbeit jemals als aufregend empfunden habe, und er meinte, nicht wirklich, nicht so aufregend und erregend, wie Sex für ihn sei. Und dann stellte er mir die Frage aller Fragen, ob ich über meine Arbeit ein besseres High erreiche als beim Sex. ›Du lieber Himmel, ja‹, sagte ich ehrlich. ›Nicht regelmäßig natürlich. Aber wenn sich die Dinge wirklich zu einem Höhepunkt hin aufbauen oder wenn du einen super Abschluß machst und merkst, daß alles, wofür du monatelang gekämpft hast, sich auszahlt – dann ist das einfach ein unvergleichliches, durch nichts aufzuwiegendes Gefühl!‹ Ich glaube, das verletzte ihn wirklich. ›Vielleicht sind Frauen anders‹, sagte er. ›Vielleicht hast du nur die falsche Arbeit‹, entgegnete ich ihm. Ich meine, Doktor, Sex ist okay, aber es gibt doch Grenzen. Ich glaube auch nicht, daß er immer für Männer das denkbar größte High ist. Frauen sind doch gerade erst dabei, überhaupt eine Vorstellung davon zu bekommen, wie aufregend und inspirierend ein wirklicher Beruf, der auch Macht und Geld bedeutet, sein kann. Ich glaube, ich wußte immer, auch ehe ich mich von meinem Mann trennte, nach welchem Trip ich suchte, dem, mehr Freiheit zu haben, meinen eigenen Interessen nachzugehen und mich zu engagieren. Sie erinnern sich, als vor Jahren all diese Geschichten über jenen Spitzenmanager und die junge Blondine, deren Mentor er war, kursierten und es einen solchen Stunk gab, daß er sich bei der Aktionärsversammlung veranlaßt sah, aufzustehen und eine Erklärung abzugeben, daß ihre Beziehung *nicht* in irgendeiner Form sexueller Natur war. Jeder schien überzeugt, daß es da ein Techtelmechtel geben *mußte*, so daß sie und auch er schließlich den Konzern verließ. Ich dachte nur immer wieder: ›Was ist nur los mit allen? Diese beiden brillanten, dynamischen Menschen sind ständig, kreuz und quer im Land, zusammen mit dem Flugzeug unterwegs, wickeln fortwährend Geschäfte und Fusionen im Werte von Milliarden von Dollar ab, der Reichtum einer ganzen Nation liegt praktisch in ihren Händen. Wie könnte Sex auch nur im mindesten einem Vergleich mit der Art der Erregung standhalten? Einfach absurd!‹ Wenn ich mich recht erinnere, haben sie geheiratet und bekamen ein Baby, und das war das letzte, was ich über sie gelesen habe«, sagt Charlene, mit etwas trauriger Stimme. »Ich hoffe wirklich, daß sie Glück und Erfolg gefunden haben; ich weiß, daß sie nie Hunger leiden werden, was ich aber meine, ist *wirkliches* Glück.« Auf ihrem Gesicht macht sich ein spitzbübisches Grinsen breit. »Warum, um alles in der Welt, sollte ein Paar sich darauf versteifen, einzig miteinander eine Nummer zu schieben, wenn es doch die Nummern der halben Konzernwelt dieser Nation schieben könnte?«

Dr. Shirley Zussman zitiert Pablo Picasso, der gesagt haben soll, die Arbeit sei das beste Aphrodisiakum, und sie ist der Ansicht, daß das Hauptinteresse vieler Frauen heutzutage ihrem Beruf als dem erregendsten, erfüllendsten und ihrem Selbstwertgefühl förderlichsten Teil ihres Lebens gilt.

Einigen ihrer Klientinnen bietet ihr berufliches Engagement aber weder die Möglichkeit, daß sie glücklich darin aufgehen, noch daß sie sexuelle Erregung daraus beziehen. Die Folgewirkungen sind eher im Bereich von Ängsten zu suchen. Ängste, die mit langwährenden psychologischen Konflikten zusammenhängen, oft aber auch einfach das Ergebnis von Überforderung sein können, die sich aus dem Anspruch, Kindern, Mann und Beruf gleichermaßen gerecht zu werden, ergeben. Sache des Therapeuten ist es dann, der Frau zu helfen, wie sie entweder einen Teil der an sich gestellten Anforderungen abbauen oder der an ihre Selbstverwirklichung geknüpften Erwartungen zurückschrauben kann. Der Leidtragende ist in solchen Fällen die sexuelle Beziehung; denn Sex kommt bei der überquellenden Agenda solcher Frauen an letzter Stelle.

Nicht etwa, daß die Frau nicht hoffte, zum Sex zu kommen, wenngleich es ihr in Wirklichkeit nie gelingt. Sie hofft, alles zu schaffen; sie *muß* alles schaffen. Schließlich, so glaubt sie, sind alle anderen Frauen in der neuen Rolle der »Superfrau« auch in der Lage, alles zu bewältigen. Und gelingt ihr das nicht, so beginnt sie, an ihren Fähigkeiten und Kompetenzen zu zweifeln.

Folglich kann der Verlust des sexuellen Verlangens bei Karrierefrauen sowohl das Ergebnis einer exzessiven Euphorie als auch einer Beeinträchtigung der allgemeinen Stimmungslage sein. Seit Jahren lesen wir Berichte über den »arbeitssüchtigen« Mann mit mangelndem Sexualtrieb, der als besessenes, freudloses Individuum, jedwede Emotionen unterdrückend, nur für seine Arbeit lebt. Die moderne Karrierefrau mag gelegentlich in dieses Schema fallen, häufiger aber, mit einer ungeteilten Begeisterung und emotional voll in ihrer Arbeit engagiert, das wahre »Hoch« erfahren, das sich aus dem Zusammenspiel von Macht, Geld und Erfolg ergeben kann. Sie ist auf dem höchsten Trip, hinter dem Sex auf einem unattraktiven und weitabgeschlagenen zweiten Platz landet. Da bei Frauen, anders als bei Männern, die physiologische Notwendigkeit der periodischen körperlichen Erleichterung – selbst inmitten der Euphorie eines anstehenden Vertragsabschlusses – fehlt, vergessen sie, angesichts der Turbulenzen eines solchen Machttrips, daß sie jemals einen Sexualtrieb hatten.

Eine Frau, die sich beruflich so engagiert, daß sie ständig an den Grenzen ihres Energiehaushaltes operiert, läuft Gefahr, ein Opfer von Erschöpfungszuständen, Nervosität und Depressionen zu werden – psychische Voraussetzungen, die der sexuellen Lust noch um ein Vielfaches abträglicher als eine übereifrige Beschäftigung mit einer insgesamt erregenden Arbeit sind. Wie Odysseus zwischen Skylla und Charybdis hindurchnavigierte, so muß die Karrierefrau einen emotionalen Kurs durch die Klippen eines exzessiven Rauscheffektes der typischen Karriereleiter auf der einen und dem Strudel der Depression auf der anderen Seite steuern, der sich dann bildet, wenn die eigenen Erwartungen und Anstrengungen jedes vernünftige Maß übersteigen.

Der frigide Mann
Männer in Kontakt mit ihren Gefühlen bringen

Der »frigide Mann« ist ein Begriff, den Dr. Herbert H. Laube, Lehrbeauftragter an der University of Minnesota Medical School in Fragen der Familien- und Gesundheitsberatung, für den typisch männlichen Klienten prägte. Anders als die seit Urzeiten bekannte »frigide Frau«, die orgasmusunfähig ist, ist Laubes Klient außerstande, seine Gefühle auszudrücken oder Zuneigung zu zeigen.

»Frigide Männer«, so Dr. Laube, stützen sich, ihre eigenen Gefühle wie auch die ihrer Mitmenschen leugnend, die sie im übrigen psychologisch mißbrauchen, ausschließlich auf ihre Ratio als Mittel der Bewältigung. Ihnen fehlt Mitgefühl und ein Gefühl der Verantwortung. Nicht selten ist ihr Lebensstil technikorientiert, so daß sexuell der Geschlechtsverkehr und nicht so sehr die Intimität das vorrangige Ziel ist. Tatsache ist aber auch, daß sie sexuelle Annäherungsversuche oft dann machen, wenn sie in Wirklichkeit, unbewußt, emotionale Nähe suchen.

Andere, »Workaholic«-Persönlichkeiten, zeichnen sich durch ein ausgeprägtes Erfolgs-, Macht- und Kontrollstreben aus. Sie haben Schwierigkeiten, sich zu entspannen und sich spielerischen Dingen hinzugeben, so daß selbst Sex als eine zu erfüllende Aufgabe oder ein zu erreichendes Ziel betrachtet wird.

Aus dem Hang, ihr Umfeld aus einem konkurrierenden Blickwinkel zu sehen, ergibt sich die Notwendigkeit, zur Abschottung der eigenen Person, wirksame Abwehrmechanismen zu errichten, um so vermeintlichen oder realen Bedrohungen entgegenwirken zu können. So wird jedwede Form von Gefühl ausgeklammert, aus Angst, Gefühle könnten verwundbar machen. Sich von den größeren Ansprüchen und Erwartungen der modernen Frauen bedroht fühlend, ziehen sie sich emotional von ihnen zurück.

Ziel der Therapie ist es, dem frigiden Mann zu helfen, seine Gefühle identifizieren und ausdrücken zu lernen. Erst wenn er in der Lage ist, diese zu erkennen und die Beweggründe für sein Verhalten zu untersuchen, kann er beginnen, auf eine Veränderung seiner Handlungsweise hinzuwirken. Teil der Therapie ist dabei ebenfalls, selbstzerstörerische Muster zu erforschen und die Art und Weise, wie er seinen eigenen Bedürfnissen Rechnung trägt, zu analysieren. Die Annahme des eigenen Körpers und der eigenen Psyche sind der erste Schritt, der Voraussetzung für die Fähigkeit zu einem gefühlvolleren mitmenschlichen Umgang ist.

So betont Dr. Sheila Jackman vom Albert Einstein Medical Center, daß die Abneigung eines Mannes, sich wegen eines sexuellen Lustproblems auf eine Therapie einzulassen, nicht in jedem Fall auf eine falsche Scham, über sexuelle Unzulänglichkeiten zu sprechen, zurückzuführen, sondern auf einer elementareren Ebene zu suchen ist, nämlich, daß er nur widerwillig eingestehen möchte, daß er in irgendeiner Form der Hilfe bedarf und lieber auf »männliche« Art und Weise, allein mit allem fertig werdend, die Situation bewältigen möchte.

Wenn aber Lustprobleme gewisse Frustrationsschwellen in Beziehungen überschritten haben, akzeptieren Männer Hilfe, selbst solche, die in Kulturen leben, welche dem Männlichkeitswahn noch wesentlich stärker – als unsere es ist – verhaftet sind. Dr. Jackman erwähnte in diesem Zusammenhang das Fallbeispiel eines Klienten aus dem Iran. »Ich erläuterte ihm den Ablauf der Therapie«, erklärte sie, »und er bat mich, ihm in Anwesenheit seiner Frau niemals irgendwelche Anweisungen zu geben. Darum *bat* er mich. Oder zumindest sollte ich eine Form wählen, die nicht erkennen ließ, daß ich ihnen sagte, was sie zu tun hatten. Ich richtete mich während der ersten Sitzung danach, aber der Konflikt war so groß, daß ihm dieses Problem bereits bei der ersten Sitzung völlig egal war. ›Sagen Sie mir, was ich tun soll!‹ platzte es aus ihm heraus. Sich herablassen – das war im Prinzip das ganze Problem. Ein für Männer *sehr* schwieriges Unterfangen.«

Aus dem Zweiten Weltkrieg gibt es die Geschichte, derzufolge ein

US-Soldat in Nordafrika sich wunderte, als er beobachtete, wie eine Araberin, etliche Schritte vor ihrem Mann hergehend, ein sandiges Gelände überquerte. Er kannte die alten Stammestraditionen, die verlangten, daß die Frau stets hinter ihrem Herrn und Gebieter ging. So fragte sich der Soldat, welche modernen Einflüsse diesen revolutionären Rollentausch wohl bewirkt haben könnten.

Der Soldat eilte ihnen nach, um den Mann zu fragen – »Landminen«, war dessen simple Erklärung.

Das Verhalten ändert sich mitunter schnell, der Anpassungsprozeß von langbestehenden Einstellungen kann da schon wesentlich länger dauern.

Egozentrik
Die Ära des Narzißmus

»Doktor, ich mache Rückschritte statt Fortschritte«, sagt Rod. »Mein Ziel war es, die richtige Frau zu finden, zu heiraten und Kinder zu haben. Nach jahrelangem Suchen bin ich nicht einmal mehr an einer einfachen sexuellen Beziehung interessiert, und ohne *die*, das ist todsicher, werde ich auch keine Kinder haben. Und allmählich läuft die Zeit ab. Ich bin fast vierzig, auch wenn man mir das nicht ansieht.«

Man sieht es ihm an. Rod geht regelmäßig zur Sonnenbank, sorgt für seine körperliche Fitneß im Fitneßcenter und kauft in exquisiten Läden ein. Die sorgfältig plazierten Haarsträhnen können zwar einen Großteil der beginnenden Glatze, nicht aber sein Alter verdecken.

»Sie haben ein Kind«, erinnert der Therapeut ihn.

»Rachel? Sicher, aber sie lebt bei ihrer Mutter in Boston, ich sehe sie nie. Sie könnte genausogut das Kind von jemand anderem sein«, entgegnet er.

»Als ich mir das letzte Mal eine Karte anschaute, lag Boston noch auf diesem Kontinent«, meint der Therapeut. »Sie könnten sie zu einem Besuch einladen.«

»Was soll denn eine Zwölfjährige tun, wenn sie den ganzen Tag in meiner Kunstgalerie herumhängt?« spottet Rod.

»Vielleicht könnten Sie sich ein paar Tage freinehmen?« schlägt der Therapeut vor.

»Kommen Sie, Doktor«, protestiert Rod, »die Galerie ist mein *Leben*. Meine Freunde kommen dorthin. Dort treffe ich meine Frauen. Stellen Sie sich vor, irgendein wirklich tolles Mädchen käme herein.

Wie könnte ich sie ausfragen, mit einem Kind am Hals? Abgesehen davon, ist Rachel mir inzwischen fremd. Ich schicke Schecks für den Unterhalt, aber ich habe seit Jahren nicht mit ihr gesprochen oder ihr geschrieben. Sie gehört genauso der Vergangenheit an wie meine Ex-Frau.«

»Sie wünschen sich eine Frau und ein Kind. Sie *hatten* eine Frau und ein Kind«, stellt der Therapeut fest. »Warum haben Sie sich von Sally scheiden lassen?«

»Weil sie mich hemmte«, erklärte er. »Ich war unfähig, irgend etwas zu leisten. Ich hätte ein großer Künstler sein können. Im College gewann ich einen Preis. Dann heiratete ich und vergeudete meine Zeit mit Blödsinn: Rachel zum Ballettunterricht fahren, Wäsche aus der Reinigung abholen, die Samstage im Zoo verbringen. Ich wußte, ich war unzufrieden, aber als ich in die Gruppentherapie ging, wurden mir die Augen erst wirklich geöffnet. Der Gruppenleiter war ein ausgesprochen charismatischer Typ, der dich dazu brachte, an dich selbst zu glauben. Er sagte, daß wir alle über ein *unerschöpfliches* Potential verfügten, und daß wir alles, was immer wir wollten, sein konnten, es aber an uns wäre, das zu verwirklichen. Die Hauptaufgabe war, danach zu streben, ›du selbst zu sein‹ und nicht zuzulassen, daß man von irgend jemandem durch oktroyierte Schuldgefühle davon abgebracht oder daran gehindert wird. Niemand kann dich glücklich machen, nur du selbst. Ebensowenig kannst du jemand anderen glücklich machen, also müssen die anderen selbst sehen, wie sie zurechtkommen. Ich wußte, ich brauchte meine Freiheit, um mich selbstverwirklichen und mein wahres Potential ausleben zu können.«

»Und, wie kommen Sie nun mit Ihrer künstlerischen Arbeit voran?« warf der Therapeut beiläufig ein.

Rod schien sichtlich verwirrt. »Oh, ja, hier und da tue ich was, aber die Galerie nimmt viel Zeit in Anspruch. Aber mein künstlerisches Talent ist natürlich auch der große Bonus, auf den ich mich beim Ankauf der Arbeiten, einem möglichst vorteilhaften Arrangement der Ausstellung und im Umgang mit der Kundschaft stützen kann.«

Nachdem er sich wieder etwas gefangen hat, fährt er fort: »Und dann ist da mein Apartment. Das ist *buchstäblich* ein Kunstwerk für sich. Sie müssen es sich irgendwann einmal anschauen! Ein Gedicht: das luxuriöse kreisförmige Bett, eine herrliche reichverzierte Bar, einfach umwerfende Teppiche und Gardinen und atemberaubende erotische Plastiken – absolut geschmackvoll, natürlich. Wenn ich

Frauen mit in die Wohnung nehme, lassen sie sich sofort auf das Bett fallen!«

»Haben Sie in letzter Zeit welche mitgenommen?«

Rod schüttelt den Kopf. »Wie ich schon sagte, Doktor, mein Interesse schwindet seit geraumer Zeit zusehends. Im Grunde ist meine Galerie die ideale Mädchenfalle – für solche von der besten Sorte. Alle Frauen, die da hereinkommen, sind vermögend, gut gekleidet, intelligent und schön. Ich fühle mich heute wie ein Vegetarier im Metzgerladen.«

»Aber was wünschen *Sie sich*, daß eine Frau es auf sich vereinigt?« forscht der Therapeut.

»Ein hübsches Gesicht, eine tolle Figur, ein glänzender Intellekt, eine rundherum ansprechende Persönlichkeit«, zählt Rod auf. »Ist das zuviel verlangt?«

»Was ist mit Anita?« fragt der Therapeut. »Sie hätten sie fast geheiratet ... mehrmals sogar.«

Rod runzelt die Stirn. »Sie ist passé. Den Schlußstrich zog ich, als sie etwas machte, das sie nicht nötig hatte: sich ihre Brüste künstlich mit Silikon vergrößern lassen. Sie waren danach so hart, daß ich das Gefühl hatte, die Venus von Milo zu bumsen.«

Im stillen fragt sich der Therapeut, ob Anita zu dieser chiroplastischen Maßnahme vielleicht durch Rods oft vernehmbare Lobgesänge auf Frauen mit großen Brüsten und perfekten Figuren veranlaßt worden sein könnte. Rod hat einen ausgesprochenen Hang zu Superlativen, ob es dabei um die Beschreibung irgendwelcher Waren oder um Rendezvous-Partnerinnen geht.

»Zu Ihrem Lustproblem«, sagt der Therapeut, »ich weiß, es ist inzwischen akut geworden, aber angebahnt und angedeutet hat es sich doch schon seit geraumer Zeit? Was Ihren Umgang mit Frauen angeht, gibt es ein Muster. Sie kommen her und erzählen mir sehr aufgeregt von der schönen Frau, die Sie kennengelernt haben; beim nächsten Mal beschreiben sie das grandiose Liebeserlebnis, das Sie mit ihr im Bett hatten, und eine Woche später hört es sich an, als sprächen Sie von einer völlig anderen Frau. Begehren Sie eine Frau einfach nicht mehr, wenn Sie ein paarmal im Bett mit ihr zusammen waren?«

Rod wirkt bestürzt. »Nein«, antwortet er sanft.

»Dann verstehe ich es einfach nicht«, hakt der Therapeut nach. »Irgend etwas stimmt doch nicht. Sie steigen in eine Art sexuelles Karussell ein, drehen drei Runden in unterschiedlichen Höhen,

ohne daß Ihnen das irgend etwas bringt, und dann, was nicht überrascht, möchten Sie aussteigen. Wenn Sie diese Frauen, mit denen
Sie sich trafen, wirklich so begehrenswert fanden und der Sex tatsächlich so großartig war, warum haben Sie dann jedesmal nach ein
paar Verabredungen einen Schlußpunkt gesetzt?«

»Verstehen Sie das nicht, Doktor?« sagt Rod, in flehentlichem
Ton, fast den Tränen nahe. »Ich zeige ihnen die Galerie, ich zeige
ihnen die Wohnung, ich besuche mit ihnen meine Lieblingsrestau-
rants und Museen – und dann hat sich's! Das ist die ganze Show! Ich
bin galant und zuvorkommend, ich bin entspannt bis zu diesem
Punkt, aber ich weiß nicht, was ich als *nächstes* tun soll. Dann müßte
ich ihnen mein wirkliches Ich zeigen, und ich bin nicht einmal annähernd so toll!«

Mit der Verschmelzung von Sexueller Revolution und Frauenbewegung war die Ära des Narzißmus geboren. Die wahre Urheberschaft
mag umstritten sein, dennoch, die als solche gemeinhin bezeichnete
»Ich-Generation« offenbarte unmißverständlich jene Charakteristika, die ebendiesen männlich-orientierten und frauenemanzipato-
rischen Bewegungen zugeschrieben werden.

Direkt oder indirekt relativierte die Sexuelle Revolution die Bedeutung zwischenmenschlicher Beziehungen in der Sexualität. Mit den
Sexcenters und Pornostars wurde das »Sexualobjekt« legitimiert, die
Person, deren Identität und Sinngebung einzig auf den Geschlechtsakt, und sei es auf einen einzelnen Geschlechtsakt, beschränkt ist. Ein
Objekt braucht, um ein Objekt zu sein, ein Subjekt. Statt der Sicht,
derzufolge der Geschlechtsakt die gemeinsame Verantwortlichkeit
zweier Menschen war, ohne die etwas Substantielles schier undenkbar
war, galt nunmehr, daß hier eine Person einer anderen, wechselseitig
oder gleichzeitig, etwas zukommen ließ.

Keine Frage, daß die Frauenbewegung dieses Konzept, Frauen als
Sexualobjekte zu sehen, ablehnte. Mit den vielzitierten Forderungen
wie »Männer geben keinen Orgasmus, Frauen erleben einen Orgasmus« und »Du bist für deinen eigenen Orgasmus verantwortlich«
hatte aber die Frauenbewegung selbst, wie die Feministin Midge
Decter bitter bemerkte, eben das Frauenbild entworfen, das aus
Sexualobjekten nunmehr Sexualsubjekte machte. Selbst Masters und
Johnson trafen derartige Feststellungen wie »Bei der Masturbation
konzentrieren Frauen sich auf ihre eigenen sexuellen Bedürfnisse,
ohne dabei von einem Partner abgelenkt zu werden«, eine Aussage,

die den »Liebhaber« von einst zu einem potentiellen Störfaktor der sexuellen Befriedigung abqualifiziert.

In der Ära des Narzißmus ging es nicht nur um Sex. In den heißen Bädern von Esalen warf man nicht nur sexuelle, sondern jedwede Form von Hemmungen über Bord, die mit dem Begehren des Nächsten Weib oder Hab und Gut oder des tatsächlichen Erwerbs all dessen zusammenhingen. Die Prediger aus dem Osten lehrten: »Du bist verantwortlich für alles, was dir widerfährt«, und Bestseller mit einschlägigen Titeln überschwemmten den Markt, so daß jeder wußte, wo und wie er sein Heil zu suchen hatte.

Es hieß, niemand sei eine Insel, in Wirklichkeit war aber Amerika durch diese Bewegung zu einem »Ich-Land« geworden – überspült von der größten Welle an Egozentrik, seit den Zeiten, als Narziß die Liebesumarmung in den Wellen suchte. Plötzlich war die Beschäftigung mit sich selbst gesellschaftsfähig, und wenn die neue Ära mit der Heuchelei auf seiten jener aufräumte, die stets nach narzißtischem Codex gelebt hatten, so verwirrte sie diejenigen, die sich bis dato der Moral des brüderlichen Teilens und nicht der Maxime ›Wer etwas findet, der darf es behalten‹ verpflichtet fühlten.

Der Geist des Narzißmus mag zwar manchem zum Erfolg auf beruflich-geschäftlichen Ebenen verholfen haben, im Bereich der Sexualität hat mitnichten jemand davon profitiert. Sex ist ein Zweiparteien-Unterfangen. Versucht eine Partei einen Alleingang, ohne sich allzusehr um den Partner zu kümmern, so endet sie im allgemeinen in einer Sackgasse. Bestenfalls wird Sex etwas Oberflächliches, schlimmstenfalls etwas Konfliktträchtiges – beide Fälle haben gemein, daß an ihrem Ende unweigerlich das Verlangen nach Sexualität verlorengeht.

Catch-44
Wenn Sexualität aus der Zuschauerrolle erlebt wird

»Was *wollen* Frauen eigentlich?« fragt Charles aufgebracht. »Ich dachte, ich ginge auf sie ein. Ich dachte, ich sei ein einfühlsamer Liebhaber. Ich fragte Alice, ob sie es genieße. Als Antwort erhielt ich ein kleines ›Mmmm‹. Also sagte ich: ›Ich meine, ob du es *wirklich* genießt? Na, ob du den Höhepunkt erreicht hast?‹ Und statt mir dankbar zu sein, daß ich auf sie bedacht bin, legt sie diese Haltung an den Tag, nach dem Motto, *muß* ich für dich zum Orgasmus kommen?

›Nein, nicht für mich, für *dich*‹, sage ich. ›Verdammt noch mal‹, entgegnet sie, ›du möchtest über meinen Orgasmus doch nur deine Männlichkeit bestätigt sehen!‹ Können Sie das glauben? Als ich noch mit Laura zusammen war, beschwerte sie sich stets darüber, daß ich nur auf meine Erektionen und meinen eigenen Orgasmus bedacht sei und sie völlig ignoriere. Und jetzt bin ich mit Alice zusammen, und wenn ich mich auf sie konzentriere, höre ich immer noch nichts als Vorwürfe, daß es bei allem nur um mich ginge. Das ist doch nur eine Steigerung des ersten, und wer hat schon Lust, sich das anzuhören? Erinnern Sie sich an *Catch-22*? Bei Catch-22 ging es darum, daß man von Flugeinsätzen nur befreit werden konnte, wenn man verrückt war; um befreit zu werden, mußte man aber darum bitten, und jemand, der um die Befreiung bat, war offensichtlich nicht verrückt. Eine also ausweglose Situation. Worin ich jetzt gefangen bin, ist doppelt so ausweglos – das ist ›Catch-44‹!«

»Es scheint, als hätten wir es hier mit einem Paradoxon zu tun, oder?« stellt der Therapeut fest. »Im Grunde behaupteten beide Frauen, daß Sie narzißtisch und daran, was mit ihnen ist, nicht interessiert sind, auch wenn Sie versuchten, Alice ganz anders zu behandeln. Die Situation mit Laura scheint die einfachere zu sein, um sie nachvollziehen zu können. Obgleich Ihnen Lauras Befriedigung durchaus wichtig war, so zog doch das, was *Sie* machten, Sie offensichtlich so in den Bann, daß der Draht zu ihr unterbrochen wurde. Vielleicht versuchten Sie sogar, um Ihre Erregung etwas zu drosseln und Ihren Orgasmus hinauszuzögern, sich irgendwie, zum Beispiel, mit Kopfrechnen, indem Sie Zahlen multiplizierten, abzulenken.«

»Ich habe das Alphabet rückwärts aufgesagt«, gesteht Charles.

»Und für Laura war es vielleicht unerheblicher, daß Sie Ihre Ejakulation hinauszögerten, als vielmehr, daß sie Ihnen möglichst nahe und wirklich mit Ihnen vereinigt sein wollte«, merkte der Therapeut an.

»Ich bezweifle das nicht«, pflichtet Charles bei. »Ich habe meine Lektion mit Laura gelernt, wenn auch zu spät, um die Beziehung noch zu retten. Und ich war fest entschlossen, bei Alice nicht den gleichen Fehler zu machen. Also habe ich es bewußt andersherum versucht, aber wieder lande ich bei diesem guten alten Griechen. Gehen Sie mir doch weg! Ich begreife, wenn man sich völlig, und wenn es mit den besten Absichten geschieht, auf den eigenen Körper konzentriert, daß das narzißtisch sein kann. Sie wollen mir doch aber nicht erzählen, es sei ebenfalls narzißtisch, wenn mir das, was ich jemand anderem gebe, nicht gleichgültig ist.«

»Ich glaube, Sie haben da gerade einen wunden Punkt getroffen«, erwidert der Therapeut. »Der Wesensgehalt des Narzißmus ist die ausschließliche Konzentration auf das Selbst, richtig? Ich möchte, ich glaube, ich tue. Was fehlt, ist ein Gefühl der Nähe zu anderen, ein wirkliches Teilen. Die Person steht im Mittelpunkt einer einsamen kleinen Welt, in der andere nur Objekte sind. Jetzt, bei Alice war Ihr einziger Gedanke, ›Ich möchte, daß sie einen Orgasmus hat‹ und dachten womöglich noch, das sei altruistisch. Mehr als alles andere stand für Sie im Vordergrund, daß *Sie* wollten, daß sie zum Orgasmus kommt. Und statt sich ihr sehr nahe zu fühlen und mit ihr zu verschmelzen, sind Sie offenbar innerlich auf Distanz gegangen, um ihre Reaktion genau beobachten und auf diese Weise sicherstellen zu können, daß Sie Ihr Ziel erreichten. Bei Laura konzentrierten Sie sich ausschließlich auf sich selbst und bei Alice ausschließlich auf ihre Person. In beiden Fällen war das Szenario gleich, Sie fingen es nur jeweils aus der entgegengesetzten Richtung mit der Kamera ein.«

Ein kurzes Pfeifen verdeutlicht sein Aha-Erlebnis. »Klar! Kein Wunder, daß ich nicht gewinnen konnte. Und aus welcher Perspektive setze ich jetzt die Kamera ein?«

»Werfen Sie die Kamera weg«, rät ihm der Therapeut. »Solange Sie sich hinter einer Linse installieren, werden Sie nie wirklich selbst ins Bild kommen. Beginnen Sie demgegenüber, das Ganze innerhalb des ›Wir-Rahmens‹ zu erfahren, dann vergessen Sie all das, was sich bisher nur um Ihre eigene Person drehte. Wenn ›wir‹ verantwortlich sind für das, was im Bett passiert, entfällt die Option, daß nur einer schuld hat, der Druck läßt nach und die Lust steigt.«

»Sex sollte etwas sein«, fährt er fort, »worin man sich selbst *verliert* und nicht als Vehikel zur Selbstbestätigung dienen. Die Sexualität ist wohl der einzige, überhaupt denkbare Bereich, wo man dem Selbst und all seinen Anforderungen fliehen kann. Es wäre mehr als schade, wollte man diese Chance vertun.«

Welche Kriterien lassen erkennen, ob man in einer sexuellen Beziehung ein eher gesundes oder narzißtisches Verhalten an den Tag legt? Das Kennwort ist das Wörtchen »achten« oder »beob-achten«. Eine wirklich enge Beziehung, ein Eingebundensein setzt voraus, daß man Beteiligter, nicht Zuschauer ist. Jemand, der in einer Parade mitmarschiert, schaut der Parade nicht zu, ebensowenig wie ein Spieler dem Spiel zuschaut.

(Beob)Achten Sie (auf) Ihre Erektion, Ihre Erregung, Ihren Orgasmus? Ein (Beob)Achten auf die (der) Erektion, die (der) Erregung, den (des) Orgasmus des Partners ist nicht minder schlecht. Gelegentlich bewirkt diese Art des objektiven Beobachtens verbesserte Leistungen, diese aber fordern unweigerlich den horrenden Preis einer geminderten Intimität.

Zuschauen, auch wenn es ein Massenvergnügen ist, ist eine isolierte, einsame Beschäftigung, die auf ein passives, am Geschehen unbeteiligtes Verhalten reduziert ist. Sex ist eine partnerschaftliche Aktivität, wobei die Betonung auf »aktiv« liegt.

Narzißten zeichnen sich durch ihre einsame Zuschauerrolle aus, Partner durch gemeinschaftliches Handeln. Beides zusammen ist unvereinbar.

Der kleine Unterschied
Männliche und weibliche Lust

»Ich schäme mich deswegen *wirklich*«, sagt Leslie und greift in ihre riesige Handtasche. Sie ist siebenunddreißig, geschieden, Direktorin eines Werbeunternehmens und zeichnet sich durch einen scharfen Blick und Selbstsicherheit aus. Der Therapeut wartet geduldig, was da als Quelle von Leslies Beschämung zutage gefördert wird.

Nachdem sie einen Augenblick in ihrer Tasche gewühlt hat, zieht sie ein abgegriffenes Taschenbuch, nicht mehr als 200 Seiten dick, heraus. Die Titelseite zeigt einen jungen Mann, der, mit bloßem Oberkörper, einem bunten Tuch auf dem Kopf und einem goldenen Ohrring geschmückt, eine junge Frau mit flammendrotem Haar und einer Bluse, die vierzig Prozent ihres Busens dem Blick freigibt, gepackt hält. Den Rücken katzenartig gewölbt, starrt die Schöne den Mann aus langbewimperten Augen wie aus einer drogenbetäubten Starre an. Sein Mienenspiel scheint eine unvereinbare Mischung aus überwältigender Lust und unerschütterlicher Selbstkontrolle zu reflektieren. Der Titel des Buches, in leuchtendroter Schrift, ist *Bride of the Marauder* (Die Braut des Piraten).

»Nach zwanzig Jahren macht mich dieser Mist immer noch an!« bricht es wütend aus ihr heraus. »Was aber schlimmer ist, es ist das *einzige*, was mich überhaupt noch anmacht. Mich, die Frau, die auf dem Campus eine Frauengruppe organisierte, die sich im Frauenzentrum engagierte und die sich aktiv an den Kampagnen zur Verwirklichung der Gleichberechtigung beteiligte. Ich ließ mich von einem

Mann scheiden, weil er nach meinem Empfinden zu sehr den stereotypen Rollenmustern von Mann und Frau verhaftet war. Und jetzt habe ich Conrad. Seit acht Monaten lebe ich mit ihm zusammen. Auf dem Nachhauseweg von seiner Arbeit besorgt er die Lebensmitteleinkäufe. Die meisten Abende kocht er. Er erledigt die Wäsche samstags. Er ist nett und rücksichtsvoll im Bett. Der *ideale* Mann für eine emanzipierte Frau, aber ich begehre ihn nicht mehr. Vor einigen Wochen gingen Conrad und ich zusammen mit meiner Freundin Margie und diesem neuen Typen, den sie gerade kennengelernt hatte, zum Essen aus. Der Mann war ein absolutes Schwein. Ständig grabschte er an ihr herum, einmal fummelte er sogar unten an ihr herum und machte fortwährend diese faulen Witze über die Überlegenheit des Mannes. Und Margie kicherte einfach wie ein Schulmädchen. Er stichelte, sie müsse gezähmt werden, und sie, sich in seinen Armen windend und mit unverkennbar ermunterndem Unterton, warnte ihn, das versuchen zu wollen. Intellektuell fand ich dieses Schauspiel abscheulich, aber, ich konnte nicht anders, auf einer anderen Ebene *beneidete* ich sie. Margie ist nicht leicht zu haben, und ich stellte mir in meiner Phantasie vor, wie die beiden miteinander kämpfen, richtig körperlich miteinander ringen, er sie schließlich überwältigt und die beiden sich übergangslos aus diesem Handgemenge heraus lieben und einfach eine herrliche Zeit miteinander verbringen. Danach verhielt ich mich Conrad gegenüber wie ein absolutes Miststück. Ich gab mich eingeschnappt. Ich kritisierte ihn und verweigerte mich ihm sexuell. Schließlich explodierte er kurzerhand, das einzige Mal, daß ich erlebte, seit ich ihn kenne, daß er die Kontrolle über sein Temperament verlor. Und zu meinem Entsetzen ertappte ich mich dabei, daß ich dachte, ›Zumindest verhält er sich jetzt wie ein *Mann*‹. Aber Conrad drehte sich um und verließ das Zimmer, wobei er noch nicht einmal die Tür hinter sich zuschlug. Er kam mit Blumen in der Hand und Tränen in den Augen zurück und entschuldigte sich für sein Verhalten. Und ich verzieh ihm und lobte ihn, daß er so einfühlsam und verständnisvoll war. Aber diese blöde Stimme in meinem Innern ließ nicht locker und meldete sich immer wieder zu Wort: ›Du lieber Himmel, was für ein Waschlappen!‹ Doktor, hier vor Ihnen sitzt ein krankes Mädchen... ich meine *Frau*. Mein Sexualtrieb und mein Kopf sind auf entgegengesetztem Kurs. Ich habe kein Problem, wenn ich gelegentlich auf eine Phantasie abfahre, von einem Rohling aufs Kreuz gelegt zu werden; wenn ich aber *einzig* und *aus-*

schließlich sexuelles Verlangen in solchen masochistischen Tagträumen empfinde, dann habe ich ein Problem.«

»Betrachteten Sie sich auch als ein krankes Mädchen, das ein Problem hatte, als Sie sich entschlossen, sich von Ihrem Mann scheiden zu lassen?« fragt der Therapeut.

Leslie schaut ihn skeptisch an. »Nein! Das war wahrscheinlich das Gesündeste, was ich je getan habe. Wir stritten ständig über seine Macho-Allüren, und er machte mir das Leben verdammt schwer.«

»Und warum können Sie das, was Sie an Conrad auszusetzen haben, nicht akzeptieren, ohne sich selbst als ›masochistisch‹ zu beschimpfen?«

»Weil Conrad sich genau so verhält, wie Männer sich verhalten *sollten*«, erklärt Leslie geduldig.

Der Therapeut schüttelt den Kopf. »Nicht immer. Wenn er ungerechtfertigt provoziert wird, sollte ein Mann, ebenso wie eine Frau, wütend werden. Sie haben das doch getestet, oder? Ein Mann sollte genügend Unabhängigkeit zeigen, um seine Wünsche wenigstens kundzutun, und genügend Stärke, um seiner Partnerin in einer Krise, je nach dem, Paroli bieten oder ihr eine Stütze sein zu können. So viel erwarten Sie mit Sicherheit von einer Freundin, warum also nicht von Ihrem Mann? Ihr Ex-Mann war zu herrisch, und das war nicht gut, aber Conrad verfällt zu sehr in das andere Extrem.«

Leslie tippt mit dem Zeigefinger auf die Abbildung des Taschenbuch-Piraten. »Und wo ist dieser Typ, mein Phantasieliebhaber, auf Ihrer Skala anzusiedeln? Der stellt meinen ›Ex‹ doch weit in den Schatten.«

»Der Piratenkapitän?« fragt der Therapeut. »Er gehört zu der eher sensiblen Sorte, oder? Er ist verwundbar, leidenschaftlich und *hoffnungslos* in seine Heldin verliebt.«

»Haben Sie es gelesen?« fragt Leslie ungläubig.

»Nein, nicht diesen Roman. Aber ich kenne diese Kategorie von Romanen, die alle nach dem gleichen Schema aufgebaut sind: Die Helden sind markig, zäh und stark, aber nie wirklich brutal, und sie sind wundervolle Liebhaber. Ist es falsch für eine Frau, sich einen tatkräftigen Mann zu wünschen?«

»Frauen sollten sich Männer wünschen, die gleich sind«, kontert Leslie.

»Gleichberechtigt vielleicht, aber die Vorstellung, Männer und Frauen könnten auch ansonsten gleich, im Sinne von identisch sein, ist absurd«, hält der Therapeut entgegen. »Der Schlüssel der Heterosexualität ist *heteros*, das Andere, Fremde, der Unterschied. Oder nicht?«

»Daraus folgert, daß Frauen passiv sein sollten, während Männer aggressiv sind?«

»Sie können *rezeptiv* sein, ohne passiv zu sein«, verdeutlicht der Therapeut. »Frauen obliegt jede Entscheidungsgewalt, darüber zu befinden, wann sie welchen Mann als Liebhaber akzeptieren. Oder würden Sie es vorziehen, draußen möglichst vielen Partnern nachzulaufen?«

»Nein!« entrüstet sich Leslie. »Das wäre doch nichts anderes, als ein Nachäffen dieses hirnlosen Machogehabes, das wir bei Männern immer kritisiert haben. Dennoch habe ich nicht das Bedürfnis, nach einer starken Vaterfigur Ausschau zu halten, die mich beschützt.«

»Und Männer wünschen sich nie Mütter, die sich um sie kümmern?« hakt der Therapeut nach.

Sie bricht plötzlich in Lachen aus. »Immer! Ganz egal, wie stark sie sich geben oder welche Macht sie beruflich ausüben, bei der kleinsten Erkältung oder Lädierung ihres Ego möchten sie gehätschelt und getätschelt werden.«

»Liebe ist nicht nur Geben, sondern auch Nehmen. Es ist natürlich, daß man nicht vierundzwanzig Stunden am Tag die Tigerin sein möchte, aber man muß jemanden lieben und ihm vertrauen, um zulassen zu können, daß man sich ihm eine Zeitlang in der Rolle des Jungen überläßt. Ein Partner, ob männlich oder weiblich, sollte über eine gewisse Kraft und Stärke verfügen, ansonsten könnten Sie sich auch alleine durchs Leben schlagen. Ziel der Frauenbewegung war es nicht, die alten männlichen und weiblichen Rollenmuster, nur unter umgekehrten Vorzeichen, aufrechtzuerhalten. Emanzipation bedeutet die Freiheit zu wünschen – sich das zu wünschen, was immer Sie anzieht, was immer Sie anmacht, nicht das, was jemand anderes Ihnen sagt, daß Sie es sich wünschen sollten«, sagt der Therapeut.

»Und, was mache ich nun mit Conrad?« fragt Leslie.

»Stärken Sie sein Selbstbewußtsein«, antwortet der Therapeut. »Manchmal müssen Männer ermutigt werden, um sich selbstbewußt zu zeigen und sich zu behaupten, genau wie ihnen beigebracht werden muß, daß sie das zu berücksichtigen haben, was Frauen wünschen.«

»Männer wünschen sich, daß Frauen durch die gleichen Dinge wie sie und genausooft wie sie erregt werden; mit Blick auf das männliche

Verlangen scheint es aber einen physiologischen Unterschied zu geben, die ›physische Stimmung‹«, beobachtete Dr. Sheila Jackman. »Bei Männern scheint ein größeres Verlangen nach Sexualität vorzuliegen. Ihr Körper, nicht nur ihr Kopf sagt ihnen, daß sie Sex haben möchten; das Interesse ist nicht nur psychologisch bedingt. Bei Frauen scheint demgegenüber die Haltung vorherrschend, ›Wenn mein Kopf sich darauf eingestellt hat, dann zieht auch mein Körper nach. Wenn ich keine gefühlsmäßigen Probleme mit dir habe, so steht aus meiner Sicht dem Sex nichts im Wege.‹ Immer wieder höre ich von Frauen: ›Wenn es erst einmal dazu gekommen ist, dann ist es schön, aber bis es erst einmal dazu kommt, gibt es nichts, das mich weniger interessieren könnte.‹ Das Motto ist also: ›Mach mich an, und ich bin empfänglich, werde ich aber nicht angemacht, würde ich nicht im leisesten daran denken.‹«

Von den zweiundzwanzig für dieses Buch interviewten Sexualtherapeuten waren elf Frauen. Während Masters und Johnson in ihren Untersuchungen über die Erregungs- und Orgasmusphasen der sexuellen Reaktion die Parallelen zwischen den männlichen und weiblichen physiologischen Reaktionen hervorhoben, zeigten sich die Therapeuten und Therapeutinnen, mit denen wir über sexuelles Verlangen sprachen, eher von dem *Unterschied* zwischen den Geschlechtern beeindruckt.

Sexuelle Lust ist zwar mentaler Natur, die mit der Erregung verbundenen physischen Veränderungen (Erektion und Scheidenfeuchtigkeit) können jedoch so schnell folgen, daß ein Simultanablauf mit der mentalen Wahrnehmung der Lust gegeben scheint. Diese unmittelbare Abfolge mag, wie Dr. Jackman es ausdrückt, bei Männern den Umstand erklären, daß »der Körper ihnen sagt, daß sie danach verlangen«.

Männer zeichnen sich gemeinhin durch eine hohe Empfindlichkeit gegenüber körperlichen Empfindungen im Genitalbereich aus, welche mit dem sexuellen Reaktionszyklus, dessen erste Phase die Lust ist, nichts zu tun haben. Anders als Frauen, bei denen pro Monat nur ein einziges Ei heranreift, werden in den Hoden des Mannes unaufhörlich Spermien produziert. Diese Samenzellen werden in knäuelförmig gewundenen Hodenkanälchen gespeichert, die zusammengenommen eine Länge von mehreren hundert Metern haben. Die bei Männern in regelmäßigen Abständen von mehreren Tagen (die Häufigkeit ist unter anderem altersbedingt) auftretende »Geilheit« ist auf den durch die stetige Neubildung der Spermien und die auf diese

Weise zunehmende Dichte in den Hodenkanälchen entstehenden Druck zurückzuführen. Durch diesen Automatismus fällt es den meisten Männern äußerst schwer, selbst wenn keine geeignete Partnerin verfügbar ist, sexuelles Verlangen abzuwenden, es sei denn, sie sind depressiv oder äußerst streßintensiven Umständen ausgesetzt. (Depressionen und Streß reduzieren die Ausschüttung des männlichen Sexualhormons Testosteron, welches die Spermienproduktion reguliert.) Fehlt die Partnerin, so helfen sich die meisten in der Regel im Abstand weniger Tage mit Masturbation, es sei denn, es bestehen moralische oder ästhetische Vorbehalte, in diesem Falle verschafft sich der Körper Linderung über den spontanen nächtlichen Samenerguß (die sogenannten »Feuchten Träume«).

Frauen, deren einzige Lust-Woge möglicherweise auf einen einmaligen Anstieg pro Monat während der prämenstruellen Phase beschränkt ist, unterscheiden sich, wie Dr. Jackman beobachtete, »in starkem Maße von Männern, die sagen, ›Wenn ich es nicht alle drei Tage habe, dann gehe ich die Wände hoch‹.«

Dr. Sandra Leiblum, Co-Direktorin der Sexualberatungsstelle an der Rutgers Medical School in New Jersey, stellte in Gesprächen mit Frauen, die *nicht* wegen irgendwelcher sexuellen Probleme in Behandlung waren, fest, daß Frauen ganz gut ohne Sexualität zurechtkommen, wenn kein Sexualpartner verfügbar und zwangsweise eine Phase der Abstinenz angezeigt ist. Manche dieser Frauen wenden sich der Masturbation zu, andere nicht. Finden sich wiederum mit einem neuen Liebhaber Gelegenheiten zur Sexualität, so ist in der Regel eine drastische Steigerung des sexuellen Verlangens erkennbar. »Diese Frauen verfügten«, so erklärt sie, »über eine adäquate Lust, hatten dann einfach keine Gelegenheit mehr zur Sexualität und kamen dann ein Jahr, zwei Jahre, fünf Jahre nur mangels Möglichkeiten problemlos ohne irgendeinen Sexualpartner zurecht. Dann treffen sie plötzlich jemand neues und merken, daß ihr sexuelles Begehren extrem stark ist.«

Der Idealmann – etwas softer
Duale Wunschbilder moderner Frauen

Yin und Yang, die zwei elementaren Zeichen der chinesischen Philosophie, teilen die ganze Welt in zwei Hälften auf. Yang steht für die positive, geistige, aktive, lichte, bewegliche Urkraft – und das männliche Prinzip. Yin verkörpert die negative, erdige, passive, dunkle, tote Urkraft – und das weibliche Prinzip. Vor dem Hintergrund dieser Philosophie dürfte denn wohl auch spätestens klarwerden, warum die Frauen in China so wenig zu sagen hatten.

Der berühmte Psychoanalytiker C. G. Jung hielt zwar an der Vorstellung von männlichen und weiblichen Prinzipien fest, vertrat aber die Auffassung, jeder Mensch trage gegengeschlechtliche Züge und Tendenzen in sich, der Mann Elemente der weiblichen Persönlichkeit (die *Anima*), die Frau Elemente der männlichen Persönlichkeit (*Animus*). Feministinnen lehnen die These, derzufolge spezifische Charakterzüge als weiblich oder männlich bezeichnet werden könnten, generell ab, insbesondere weil die sogenannten männlichen Züge wie selbstbewußt, stark und aktiv allemal erstrebenswerter als die typisch weiblichen Charakteristika wie sensibel, passiv und weich erscheinen. So wurde einer Bewegung hin zu einer Zwitterbildung Vorschub geleistet, einer Assimilation, die jeweils die besten Charakterzüge beider Geschlechter in sich vereinigt.

Weniger kontrovers wäre es wahrscheinlich gewesen, hätte man die zwei Gruppen komplementärer Züge unter anderen Überschriften als »männlich« und »weiblich« erfaßt. So hätte Jung leicht sein *Logos*-Prinzip (die rationale, organisationsorientierte Kraft) und das *Eros*-Prinzip (die intuitive, liebende, emotionale Kraft) zur Unterscheidung der beiden komplementären Gruppen heranziehen können, statt *Logos* mit dem Männlichen und *Eros* mit dem Weiblichen gleichzusetzen. Fest steht, daß jeder von uns, unabhängig von der Geschlechtszugehörigkeit, über das Gesamtpaket dieser Prinzipien im Umgang mit unserer introspektiven inneren Welt und unserer intellektuell herausfordernden komplexen Umwelt verfügen muß. Bedenkt man jedoch, daß die wichtigsten europäischen Sprachen (Englisch ausgenommen) ebenso bei allen Objekten und Eigenschaften geschlechtsspezifische Unterscheidungen zwischen männlich und weiblich vornehmen, so wird das Vermächtnis von Yin und Yang wohl offenkundig. Nicht zuletzt sprechen auch viele von uns weiterhin von maskulinen und femininen Zügen, ohne dabei auch nur einen Anflug von Schuldgefühlen zu empfinden.

Dr. Constance Avery-Clark, Therapeutin am Masters and Johnson Institute in St. Louis, glaubt, daß berufstätige Frauen, eher als Hausfrauen, Ansätze beider Lebenskonzeptionen entwickeln. Diese Dualität ist zwar gesund, gleichzeitig aber mit Problemen verbunden. »Sie haben für beides einen Bezugsrahmen und müssen beides zum

Ausdruck bringen«, erklärt Dr. Avery-Clark. »Und die einzige Zeit, in der sie den eher femininen, weniger aufgabenorientierten Ansatz zum Ausdruck bringen können, ist, wenn sie nach Hause kommen. So besteht die Gefahr, daß sie von einem Extrem ins andere verfallen.«

Diese Frauen haben sich die Haltungen beider Gruppen zu eigen gemacht, sie haben aber Schwierigkeiten, diese zu integrieren, mit dem Ergebnis, daß sie, wenn sie mit ihrer »maskulinen« Seite in Kontakt sind, die »feminine« ausschalten – und umgekehrt. Zu Hause obsiegt dann der Wunsch, die harte, dynamische Persönlichkeit abzulegen und in ihre passivere, sensiblere Identität zu schlüpfen. Kennt nun ein Mann seine Partnerin ursprünglich aus ihrer beruflichen Rolle, kann er verständlicherweise perplex auf ihre offenkundige Abhängigkeit reagieren. Und aus ihrer Sicht mag es unverständlich bleiben, warum er sich so außerordentlich schwertut, ihren Bedürfnissen gerecht zu werden.

»Oft höre ich Frauen, die – stark, dynamisch und intelligent sind – sagen, sie wünschen sich einen Mann, der androgynere Anlagen, mehr männliche und weibliche Merkmale auf sich vereinigend, aufweist – einen berufstätigen Mann, der imstande ist, einfühlsam auf ihre Gefühlslage einzugehen. Einen Mann, der gerne auch im Austausch von Zärtlichkeiten – Streicheln, Kuscheln, Im-Arm-Halten –, ohne daß an deren Ende notwendigerweise der Geschlechtsverkehr steht, seine Zeit mit ihr verbringt«, erklärt Dr. Avery-Clark.

»Und dennoch, realisiert der Mann das tatsächlich und ist einfühlsamer und gefühlsbetonter ihr gegenüber, so hat sie Probleme, ihn als Mann zu sehen. Viele Frauen berichten, daß sie das Interesse an einem Mann verlieren, sobald er, um mehr Zeit mit ihr und den Kindern zu Hause verbringen zu können, seinen hochdynamischen Job an den Nagel gehängt hat. Jetzt fällt es ihr schwer, ihn noch als ›wirklichen Mann‹ bezeichnen und in seiner Gegenwart Erregung verspüren zu können.«

Wie erklärt sich dieses offenkundige Paradox zwischen dem von vielen modernen Frauen auf der einen Seite bekundeten Wunsch nach einem sensiblen und rücksichtsvollen Mann und ihrem sexuellen Hingezogensein zu dem starken, dominierenden Mann auf der anderen Seite, der all jene traditionellen »virilen« Charakterzüge verkörpert? Das Paradoxon verschwindet, wenn wir die beiden Bilder kombinieren, so daß ein Mann entsteht, der jene väterliche Macht und Dominanz behält, sie aber in einer Weise ausübt, daß sich die Frau, die er liebt, zugleich beschützt und verstanden fühlt.

Ein solcher Mann erlaubt einer Frau, sich am Ende eines harten Berufstages in die Geborgenheit der Abhängigkeit zurückzuziehen, eine Abhängigkeit, die während *ihrer* Kindheit und Jugend für sie weitaus weniger stigmatisiert als für ihre Brüder war, die Indoktrinationen mit Wertvorstellungen männlicher Unabhängigkeit ausgesetzt waren. Leider aber ist eine solche Verschmelzung der typisch harten und weichen Charakterzüge, die es einem Mann ermöglichten, den komplexen Ansprüchen beider auf der Grundlage einer einfühlsamen Liebe und Fürsorge einerseits und Wahrung höchster Standards in puncto Machtgewinn durch eine klare Überlegenheit gegenüber Konkurrenten andererseits gerecht zu werden, sowohl für den Mann schwierig zu erreichen als auch für die Frau schwierig zu verstehen. Allzuoft führt die Entscheidung des Mannes, bei seinen steilen Karriereambitionen kürzerzutreten und im Gegenzug sich zeitlich intensiver an der Hausarbeit und Kindererziehung zu beteiligen, zu einer Minderung seines Selbstwertgefühls und, schlimmer noch, auf seiten seiner Partnerin zu der Sicht, daß er ihren Vorstellungen als Ehemann nun weniger entspricht.

Frauen, die den einfühlsamen, nicht-konkurrenzorientierten Mann hochschätzen, sexuell aber nur auf den aggressiveren, dominierenden Typus anspringen, unterscheiden sich nicht allzusehr von jenen Männern, welche die mütterliche und reife Frau lieben und achten, sexuell erregt aber nur von einem in Reizwäsche gekleideten Vamp werden können. Wenn uns die Bilder, die uns in unserer Phantasie erregen, als unreife Wahlobjekte erscheinen, so sei der Hinweis erlaubt, daß wir unreif *waren*, als uns die Lust erstmals als Heranwachsende begegnete. Erst mit dem Älterwerden entwickeln wir eine mentale Wertschätzung jener Züge beim anderen Geschlecht, die ausschließlich Attribute der Reife sind: Einfühlungsvermögen, Intellekt, Treue, Leistung. Die Figuren, die unsere Lust entfachen, können jedoch oft mit unseren intellektuellen Idealen nicht Schritt halten. Warum? Weil jene alten Phantasien uns immer noch erregen, und warum sollte man etwas ändern, was nach wie vor funktioniert? So entsteht bei vielen die Kluft zwischen den Menschen, die wir achten, und denjenigen, die wir begehren.

Um diese Kluft zu überwinden, ist es notwendig, bewußt den reiferen, bewundernswerteren Typus in unsere Phantasien einzubeziehen. Anfänglich wird sich Widerstand regen, das Gefühl, daß dieser Jemand nicht in diese primitive Sphäre der Lust gehört – schließlich ist sie, und daran sind wir so sehr gewöhnt, schon seit den Zeiten unserer Jugend reichlich anderweitig besetzt. Wenn wir aber im wirklichen Leben den Fußballstar gegen den Professor austauschen, so müssen wir auch den anderen, der unsere Phantasie besetzt hält, austauschen. Der Geschlechtsakt ist Teil des realen Lebens, aber die sexuelle Lust residiert in unserer Phantasie, und unsere Liebhaber müssen Zugang zu beiden Orten haben.

5. Unselige Verstrickungen

Beziehungsprobleme

Nach traditionellem Sprachgebrauch geben Frauen Sex im Tausch gegen Liebe, und Männer geben Liebe im Tausch gegen Sex. In Wirklichkeit brauchen Männer wie Frauen beides, Sexualität und Liebe. Mitunter führt Liebe zu Sex, und ein andermal führt Sex zu Liebe. Oft jedoch, auf der langen Wegstrecke zwischen Sex und Liebe, fährt ein Paar sich fest und bleibt irgendwo stecken, wo weder von dem einen noch dem anderen viel vorhanden zu sein scheint.

Gibt es einen gesunden Menschen, der sich *nicht* Sex und Liebe wünscht? Inzwischen wissen wir, daß mangelndes sexuelles Verlangen ein weitverbreitetes Phänomen ist – ein gesellschaftliches Bild, das sich durch die Tatsache verschärft, daß das gänzliche Meiden von Intimitäten fast wie eine grassierende Krankheit um sich greift. Versperren emotionale, mit Wut oder einem Kontrollbedürfnis verbundene Probleme den Weg zur sexuellen Erfüllung, so ist das Ziel erst dann erreichbar, wenn diese Konflikte gelöst sind. Mitunter geraten Paare auf eine derart unwegsame Strecke, daß ein Weiterkommen ausweglos erscheint.

»Ich glaube, ich bin hinter Jennifers Problem gekommen. Es ist, daß ihre Lust an einem so ungewöhnlichen Punkt sitzt«, sagt Mark. Mark ist einunddreißig, Apotheker, ein stämmiger Mann mit Vollbart, der sich durch einen netten, leicht zynischen Sinn für Humor auszeichnet. Seit etwa zehn Monaten lebt er mit Jennifer zusammen. »Sie ist in ihrem Finger. Die meisten Menschen würden sexuelles Verlangen wohl irgendwo im Kopf ansiedeln. Ausgesprochen sinnliche Menschen würden vielleicht behaupten, daß es sich als erstes im Bereich des Beckens bemerkbar macht, und einige sehr romantisch Veranlagte, daß es aus dem Herzen kommt. Aber nicht bei Jennifer. O nein, sie ist ein äußerst seltener, äußerst komplizierter Fall. *Ihre* Lust ist genau hier konzentriert.« Mark hält seine linke Hand hoch, spreizt die Finger und zeigt mit dem Zeigefinger seiner rechten Hand auf den vierten Finger der ausgestreckten Hand. »Ich glaube, es ist der Ring hier. Er muß zu eng sein. Als ich ihr den Verlobungsring auf den

Finger steckte, erstickte das sexuelle Verlangen, das normalerweise, von dort ausgehend, durch den ganzen Körper zirkuliert. Mit diesem Ring wurde die Lust vollends abgestellt, so wie die Wasserzufuhr unterbrochen wird, wenn ich den Hahn zudrehe.«

Jennifer ist dreißig, blond, leicht übergewichtig und arbeitet als Arzthelferin. Verlegen reibt und knetet sie ihre linke, zur Faust geballte Hand, an der unauffällig ein kleiner Diamant funkelt. »Möchtest du ihn zurück haben?« fragt sie Mark. »Glaubst du wirklich, daß es so einfach ist, an- und abstellen wie einen Wasserhahn? Ich denke, das Problem ist schon etwas komplizierter.«

»Ich nicht!« beharrt Mark. »Ich meine natürlich nicht, daß Jennifer sofort von sexueller Lust überwältigt würde, wenn wir die Verlobung lösten, aber diese Verbindlichkeit der Bindung ist der Kern des Problems, nichts anderes. Es ist die Angst vor Intimitäten.«

»Das ist psychologisches Geschwafel«, protestiert Jennifer. »Was, zum Teufel, soll das heißen? Seit über einem Jahr war ich mit niemand anderem mehr zusammen. Selbst ehe du bei mir eingezogen bist und deine eigene Wohnung aufgegeben hast, hast du doch mehr Nächte in meiner als in deiner Wohnung verbracht. Hat sich denn irgend etwas wirklich verändert, seit wir verlobt sind? Habe ich irgend etwas über dich, oder hast du irgend etwas über mich erfahren, das wir nicht bereits wußten? Machen wir heute irgend etwas anders?«

»Nichtsdestotrotz weiß ich, daß ich recht habe«, sagt Mark barsch. Ich glaube nicht, daß du den Wunsch hast zu heiraten, und ich bin mir nicht sicher, ob es für mich irgendeine Möglichkeit gibt, das zu ändern, auch wenn ich es gerne möchte. Komm schon, Jennifer, möchtest du wirklich heiraten? Ja oder nein?«

»Ich bin mir nicht sicher«, gesteht sie ehrlich. »Gibt es *überhaupt jemanden*, der sich in dieser Hinsicht jemals sicher ist? Vielleicht glückliche Idioten in Filmen, die pathetisch säuseln, ›O ja, Liebling, ja!‹ Oder derjenige, bei dem der Wunsch als erster aufkommt. Denk doch einmal nach, ist es mit dem Heiraten nicht immer so, daß einer es als erstes möchte und den anderen dann dazu bewegt zuzustimmen? Wir haben sehr oft und lange über sexuelle Lust gesprochen, darüber, wie einer im Prinzip die Initiative zu Sex ergreift und wie selten beide im gleichen Augenblick Lust verspüren. Einer möchte es zuerst, und der andere wird angeturnt oder läßt sich zumindest darauf ein. Nun, ich glaube, mit dem Heiraten ist es genauso. Meistens heißt es, der Mann würde es vorschlagen, von Freunden und Verwandten weiß ich aber, daß es für gewöhnlich die Frau ist, die sagt, ›Hör mal, wie soll das mit unserer Beziehung weitergehen? Meinst du es wirklich ernst?‹ Über Sex wird mehr als hundertmal im Jahr verhandelt und übers Heiraten vielleicht nur einmal im Leben. Aber es ist das gleiche. Einer möchte es, und der andere stimmt zu – das ist auch dann so, wenn *beide* es im Grunde möchten.«

»Und du hast ja gesagt, bist dir aber nicht sicher, ob du es tatsächlich möchtest«, entgegnet Mark.

»Mark, wie kannst *du* dir sicher sein?« seufzt Jennifer. »Eine Frau hat so viel mehr zu verlieren, wenn es schiefgeht. Sie kann am Ende mit Kindern dastehen, wie meine Mutter, als mein Vater sie verließ. Wenn man Kinder hat, muß der Beruf erst einmal eine Zeitlang auf Eis gelegt werden. Nicht, daß ich irgendeine großartige Karriere vor mir hätte, aber ich liebe meinen Beruf. Ich arbeite jetzt schon seit Jahren dort, und wenn ich die Stelle aufgäbe, wüßte ich nicht, ob ich später wieder zurückgehen könnte. Und selbst abgesehen von Kindern, in sechs oder zehn Jahren wäre es für mich wesentlich schwieriger, einen passablen Mann zu finden als für dich, jemand anderen zu finden.«

Marks verbissene Miene löst sich, und er grinst. »Klar, ein Apotheker ist allseits begehrt«, lacht er. »Hypochonder, die Mädchen aus dem Methadon-Programm, die Damen, die auf dem Strich arbeiten und wegen Flagyl und Ampicillin vorbeikommen. Wo sollte ich eine andere *gesunde* Frau kennenlernen? Gib's zu, du vertraust mir nicht?«

»Es hat nichts mit dir zu tun, Mark, es wäre bei keinem anders«, widerspricht Jennifer. Ich gebe zu, bis ich mein Einverständnis zum Heiraten gegeben hatte, hatte ich das Gefühl, die Tür sei offen und ich könnte, wann immer ich wollte, aus der Beziehung aussteigen. Es gab darüber hinaus keine weiteren Fäden, die mich festhielten. Manchmal war ich etwas verunsichert und fragte mich, ob die Liebe, die wir füreinander empfinden, auch wirklich dauerhaft sein würde und ob wir immer füreinander da sein würden. Aber ich konnte leichter damit leben. Es *mußte* nicht klappen. Jetzt muß es, und das belastet mich. Ist es das, was du ›Angst vor Intimitäten‹ nennst?«

»Sicher«, pflichtet Mark bereitwillig bei. Dann, weniger sicher, fügt er hinzu: »Vielleicht ist es die Angst vor fehlender Intimität, daß du die Intimität nicht aufrechterhalten kannst, von der du weißt, daß du sie brauchst.« Er blickt den Therapeuten an. »Nicht um abzuschweifen, Doktor, aber ich sehe hier eine Parallele zwischen sexueller Lust und Leistung. Wenn Sie in einen Massagesalon gehen oder betrunken in ein einmaliges sexuelles Abenteuer hineinschlittern, scheren Sie sich einen Dreck darum, wie gut Sie sind, Sie genießen es einfach selbst. Wollen Sie jedoch, daß es einer Partnerin wirklich gefällt, dann wird es erheblich schwieriger, fast schon so etwas wie eine wichtige Aufgabe, und in solchen Fällen ist die Lust nicht so ohne weiteres da.«

»In einer Beziehung, da sagt man am Anfang, ›Das ist toll, und ich hoffe sehr, daß es so bleiben wird.‹ Es *muß* aber nicht so bleiben. Erst die Verbindlichkeit, die man eingeht, macht aus der Bindung ein ›Muß‹, und das ist das Belastende.«

»Es ist schwierig, Lust in einer belasteten Situation zu empfinden«, stellt der Therapeut fest.

Mark wendet sich Jennifer zu. »Ja, aber es war nicht so, daß in der Minute, in der du dir den Ring aufstecktest, auch die Tür zufiel. Zunächst einmal hättest du nicht einfach durch diese Tür verschwinden können – es ist *deine* Wohnung. Ich hätte ausziehen müssen, und das hätte durchaus eine gewisse Zeit in Anspruch genommen, wenn schon nicht für meine Person, so aber doch, bis ich alle meine Sachen draußen gehabt hätte. Und was ist mit den Sachen, die wir zusammen für die Wohnung angeschafft haben, seit wir zusammenleben? Wir hätten Dinge klären und uns einigen müssen. Keine Fäden, die zu kappen gewesen wären? Mensch, bei uns gibt es mehr Fäden als an jeder Marionette! Ein Knoten macht aus einem Faden einen Bindfaden. Das Aneinanderfügen einzelner Glieder ergibt irgendwann eine Kette. Ebenso entsteht mit dem Einsetzen eines letzten Gitterstabes ein Käfig. Dennoch, es wird kein Käfig ohne Tür oder kein Schloß ohne Schlüsselloch gebaut. Wovor hast du also Angst, Jennifer? Daß ich fliehe oder daß du nicht fliehen könntest?«

»Vielleicht... vielleicht ist die größte Angst die, daß wir irgendwann unglücklich sind und uns trennen *sollten*, es aber irgendwie nicht schaffen, obwohl es faktisch nichts gibt, das uns davon abhält. Ist das zu weit gegriffen, Doktor?«

Der Therapeut schüttelt den Kopf. »Ich habe einmal ein Theaterstück gelesen, in dem es genau um diesen Punkt ging. Ein Mann und zwei Frauen waren in einen mit protzigen Möbeln vollgestopften Raum eingeschlossen und begannen, sich gegenseitig zu quälen. Aus psychologischen Gründen gerieten sie in eine ausweglose wechselseitige Abhängigkeit; ihre jeweilige Identität hing von ebenjener Konstellation ab; ihr Scheitern war natürlich programmiert. Als die verschlossene Tür sich dann plötzlich öffnete, war keiner von ihnen imstande hinauszugehen. Draußen gab es niemanden, der auf sie wartete; sie gehörten zusammen, waren unfähig sich zu lösen, so hoffnungslos die Situation auch war. Bei dem Stück handelte es sich um *Die Eingeschlossenen* von Jean-Paul Sartre. Und der so bequem eingerichtete Raum war die Hölle.«

Angst vor Intimität ist ein Begriff, der auf den ersten Blick paradox erscheint. Wohl kaum jemand würde widersprechen, daß Intimität etwas uneingeschränkt Schönes und Positives ist, warum also sich davor fürchten? Intimität bedeutet die Fähigkeit, alles offen miteinander zu teilen, die verborgensten Gedanken, Gefühle und Geheimnisse des jeweils anderen zu kennen. Intimität bedingt Vertrauen, Achtung und sogar Liebe.

Gibt es auch andere positive Dinge, die Angst auslösen? Gibt es Menschen, die Erfolg, Reichtum oder Gesundheit fürchten? Manchmal ja. Die meisten Ärzte hatten schon mit Patienten zu tun, die Angst hatten, von ihren Magengeschwüren oder Herzattacken zu genesen, weil ihnen die Krankheit als allseits respektierte Entschuldigung diente, allen anstrengenden oder lästigen Verpflichtungen aus dem Weg gehen zu können. Auch Erfolgsängste gibt es, sie finden sich insbesondere bei Frauen, die sich vor einem entsprechend einsetzenden Verlust an Liebe und Fürsorge oder davor fürchten, nicht mehr so begehrenswert zu sein; Erfolg bedeutet zwangsläufig ein Mehr an Verantwortung, das gleiche gilt für Reichtum.

Wer kennt nicht aus Theaterstücken den klassischen Dialog, der da etwa heißt: »Nie würde ich ein schönes Mädchen heiraten. Ein schönes Mädchen könnte weglaufen.« Erwiderung: »Ein Heimchen könnte ebenso weglaufen.« Entgegnung: »Aber wen würde es kümmern?« Ein Dialog, der den Kern des Problems der Intimität, des aufrichtigen Interesses an einem anderen Menschen, sehr präzise widerzuspiegeln scheint.

Je befriedigender etwas ist, um so qualvoller und unerträglicher wäre der Schmerz des Verlustes. Findet man sich demgegenüber mit etwas ab, in das man emotional kaum etwas investiert hat, gibt es keinen Grund, den Verlust zu fürchten.

Das Absurde dieses Argumentes trotz seiner Popularität ist, daß es in der Konsequenz besagt, der Idealzustand sei die Gefühllosigkeit und das höchste Ziel das Koma oder der Tod. Einige asketisch orientierte Sekten mögen zwar nach einem Zustand spiritueller Betäubung und Starre streben, aber die meisten von uns wünschen sich ein Leben, in dem ein wenig Platz für Gusto und somit unter Umständen auch das Risiko verbunden ist, ein paar Schläge und Schmerzen wegstecken zu müssen.

Der Angst vor Intimität liegen eher Versagerängste als Ängste vor dem Verlust eines geliebten Menschen zugrunde. Eine gesteigerte Intimität ist, zugegebenermaßen, mit einem Verlust an Autonomie und Unabhängigkeit verbunden. Intimität bedeutet zwangsläufig auch Rücksichtnahme auf die Gefühle des Partners; diese ignorieren und nur seinen eigenen Weg gehen zu wollen wäre gefühllos und in jeder intensiveren Beziehung undenkbar. So wie Professor Henry Higgins der gerade frischemanzipierten Eliza Doolittle heftig widersprach: »Unabhängigkeit? Das ist Mittelstandsblasphemie. Wir sind alle abhängig voneinander. Jede Menschenseele auf Erden.« Unabhängigkeit ist eine Illusion, denn niemand kann bis in die letzte Konsequenz tun und sagen, was ihm gefällt, ohne Gefahr zu laufen, im Gefängnis oder einer psychiatrischen Klinik zu landen.

Intimitätsängste wurzeln in der Regel in der der Intimität immanenten Verwundbarkeit. Wenn Sie einem anderen Ihre Geheimnisse anvertrauen, wird er sie verraten? Wie wissen Sie, ob derjenige, in dessen Hände Sie gerade Ihr Glück gelegt haben, Sie nicht verläßt? Und mitunter ist ja auch die Frage berechtigt, können Sie sich *selbst* trauen, daß Sie nicht abspringen, den geliebten Menschen nicht betrügen? Der größere Anlaß zur Sorge ist oftmals, ob *Sie* sich an die so wichtige Verpflichtung halten können.

Die Angst vor Intimität und die Angst verlassen zu werden mögen polar gegensätzlich und unvereinbar erscheinen; Tatsache ist jedoch, daß diejenigen, die Intimität fürchten, im allgemeinen auch am verwundbarsten gegenüber Ängsten des Verlassenwerdens sind, wenn sie sich denn einmal auf eine emotionale Nähe zu einem anderen Menschen eingelassen haben. Das Erkennen der Abhängigkeit löst automatisch die Angst vor dem Verlust des Partners aus.

Wo Diskrepanzen im Hinblick auf das sexuelle Verlangen bestehen, verstärkt die Angst vor Intimität / dem Verlassenwerden vielfach das Problem der Interaktion. So verweigert ein Partner Sexualität, weil sie die Intimität erhöht, was von dem anderen als Verlassenwerden interpretiert wird. In der Folge drängt der abgewiesene Partner auf sexuelle Kontakte, um so die Rückversicherung zu gewinnen, daß keine Gefahr im Verzug ist und er nicht verlassen wird. Der Teufelskreis schließt sich: Der auf diese Weise ausgeübte Druck veranlaßt den sich vor

Intimität fürchtenden Partner, sich noch weiter zurückzuziehen, mit dem Ergebnis, daß der nach Bestätigung heischende Initiator sich noch bedrohter fühlt und noch zwanghafter auf Sexualität drängt. Ist dieser Punkt erreicht, so kann weder bei dem einen noch dem anderen von sexueller Lust als Motiv die Rede sein. Hier wurde Lust mit Abstand auf den zweiten Platz verwiesen, und der sexuelle Kontakt oder fehlende sexuelle Kontakt ist einzig das Ergebnis des Versuchs, Bestätigung für die Liebe des anderen zu erlangen beziehungsweise einer vermeintlichen Falle zu entkommen.

»Für mich bedeutet die Ehe Abfall vom Glauben, Entweihung des Heiligtums meiner Seele, Verletzung meiner Männlichkeit, Verkauf meines Erstgeburtsrechtes, schmachvolles Ergeben, schmähliche Kapitulation, Annehmen der Niederlage«, protestiert Shaws John Tanner, ehe er zustimmt, Anne Whitefield zu heiraten. Das Humoristische liegt in der Vehemenz, mit der die Einwände vorgetragen werden, und mitnichten darin, daß diese irrelevant wären. Denn Intimität bedingt, einen anderen Menschen in die innersten Schlupfwinkel der Seele vorzulassen. Als Jugendlicher hatte Tanner eine aufkeimende Liebesbeziehung mit Anne abgebrochen, weil er glaubte, daß ihm etwas zufiel, das Anne ihm »nie gegönnt« hätte – seine Seele. Als verantwortungsbewußter Erwachsener konnte er nicht länger vor der Intimität weglaufen; Ehe und Elternschaft fordern die Preisgabe der Abgeschiedenheit und Intimsphäre und die Aufnahme des Risikos der Verwundbarkeit.

Therapeuten sind häufig mit Männern oder Frauen konfrontiert, die seit Jahren Liebesbeziehungen mit einem verheirateten Partner unterhalten. Der unverheiratete Geliebte scheint zu einer geradezu unmenschlichen selbstlosen Liebe und Hingabe zu dem verheirateten Partner fähig – bereitwillig die begrenzten Augenblicke akzeptierend, ständig auf Abruf bereit und geduldig auf das nächste Zeichen oder den Anruf wartend. Oft aber schreckt ebendieser Partner, wenn der Verheiratete schließlich, sei es durch Scheidung oder Witwenschaft, freikommt, vor der Ehe zurück oder Desillusionierung und Ernüchterung gewinnen schon bald nach der Eheschließung mit dem langjährigen Geliebten die Oberhand, und die einst leidenschaftliche sexuelle Hingabe verkehrt sich in Lustlosigkeit. Das drastischste, wenn auch keineswegs ungewöhnliche Beispiel ist die Geliebte, die einem im Gefängnis sitzenden Mann jahrelang treu bleibt, dann aber, sobald er frei und zu einer Wiederaufnahme der Intimität in der Lage ist, die Beziehung flieht.

Personen, die Intimität fürchten, empfinden sexuelle Lust nur in solchen Situationen, in denen eine Intimität sich entweder noch nicht entwickelt hat oder aufgrund der eingeschränkten Verfügbarkeit des Partners von vornherein begrenzt ist. Sexuelles Verlangen erlischt in einer angsterfüllenden Atmosphäre – und für jemanden, der unter Intimitätsängsten leidet, birgt eine wahrhaft enge Beziehung mehr Horrormomente als ein Schrank für einen Klaustrophobiker.

Intimität aber ist von entscheidender Bedeutung für die sexuelle Lust, insbesondere in den späteren Phasen einer Beziehung. Denn, unliebsam und unromantisch, aber Tatsache ist, daß das sexuelle Verlangen zwischen Partnern natürlicherweise in dem Zuge abnimmt, wie die gegenseitige Gewöhnung und anderweitige Anforderungen und Belastungen zunehmen. Die Qualität einer Beziehung kommt dann auf den Prüfstand, wenn es zu beweisen gilt, ob das Paar in der Lage ist, in den zweiten Gang zu schalten und die Vorzüge der Intimität als Antidot gegen sexuelle Gleichgültigkeit zu nutzen, von der so viele langjährige Beziehungen geplagt werden. Die Intimität ist deshalb so wichtig, weil sie den Partnern das Vertrauen gibt, frei und ungehemmt über ihre sexuellen Vorlieben und Abneigungen sprechen zu können, und den Mut, mit Variationen und Neuerungen zu experimentieren, welche die Erregung ihres Liebesaktes steigern können.

Mit dem sich hoffentlich vollziehenden Wandel und der Ablösung der »Ich-Generation« durch die »Wir-Generation« wäre es in jedem Fall erstrebenswert, von jener Ethik der Selbstbeschäftigung (Egozentrik) neuerlich abzurücken, die unweigerlich partnerschaftlichen Fragen wie Kompromiß- und Bindungsbereitschaft eine Absage erteilt.

Sexualität ist eine Form der unmittelbaren Intimität. Selbst wenn diese Intimität rein physischer Natur und emotional nur schwach untermauert ist, die Nähe ist in jedem Fall gegeben. Inwieweit das Meidenwollen von Intimität rasch zu einem Meiden von Sexualität und in der Folge zu einem Mangel an sexuellem Verlangen gerät, dürfte inzwischen deutlich geworden sein. So ist denn auch ein einfühlsamer Partner, der wahre emotionale Intimität zu geben vermag, leider nicht die Ideallösung, wenn auf der anderen Seite Intimität genau das ist, was gemieden wird.

Die Lösung ist, bei »eins«, bei der eigenen Person anzufangen.

So nah und doch so fern
Männliche und weibliche Vorstellungen über Nähe

»Bei Personen, die keinen Sex haben möchten, ist der Sex, den sie haben, bei genauerer Betrachtung, es nicht wert, ihn zu haben«, sagt Dr. David M. Schnarch von der Louisiana State University. »Wenn man etwas Gutes hat, dann muß man es nicht werbewirksam anpreisen – ansonsten läuft man Gefahr, daß andere einem allzusehr auf die Pelle rücken, weil auch für sie etwas davon abfallen soll.«

Was ist guter Sex? Eine Frage, die zweifellos einer sehr subjektiven Beurteilung unterliegt, und raffinierte Techniken, die den beiderseitigen Orgasmus garantieren, bieten nicht unbedingt auch eine qualitative Gewähr. Als Lustdiskrepanz werden die unterschiedlichen Vorstellungen zweier Partner hinsichtlich der jeweils bevorzugten Häufigkeit der sexuellen Betätigung bezeichnet. Darüber hinaus kann auch eine Diskrepanz zwischen der *Art* der jeweils gewünschten sexuellen Interaktion mit Blick auf das Maß der im Schlafzimmer eingebrachten psychologischen Intimität bestehen.

Ein vieldiskutiertes Thema ist die Frage, inwieweit das neue sexuelle Selbstbewußtsein der Frauen insofern eine Lustminderung auf seiten der Männer bewirkte, als diese sich von den nunmehr vermeintlich an sie gestellten Anforderungen überfordert und bedroht fühlen. Ängste, die in der Regel aus der Unfähigkeit des Mannes erwachsen, den Ansprüchen einer Partnerin mit einer ausgeprägteren Libido hinsichtlich der Häufigkeit der sexuellen Beziehungen gerecht zu werden. Übersehen wird dabei die Frage der *Qualität* des Sexes, den Frauen haben möchten. Frauen haben gelernt, nicht nur Sex zu verlangen, sondern ihn auch zu ihren Bedingungen zu verlangen, Bedingungen, die ein sowohl emotionales als auch körperliches Engagement beinhalten. Dies dürfte für Männer bedrohlicher sein als die Forderung, häufiger Sexualität zu haben. Während Sex bar jeder emotionalen Intimität manchem als fade und unbefriedigend erscheinen mag, bedeutet eine Überbetonung der persönlichen Beziehung beim Sex für andere eine Beeinträchtigung des erotischen Appeals und folglich der sexuellen Lust.

Paare, die in der Lage sind, ihr Bedürfnis nach emotionaler Nähe mit ihrer sexuellen Lust zu integrieren, engagieren sich in der Regel häufiger sexuell. In dem Bemühen, ihren Drang nach körperlicher Nähe, auch wenn dieser nicht mit dem Wunsch auf Geschlechtsverkehr verbunden ist, zu befriedigen, wird eine so intensive Nähe erreicht, die oft unweigerlich zu einem Verlangen erotischerer Natur führt.

Trotz aller Anstrengungen der Frauenbewegung, uns weismachen zu wollen, Männer und Frauen seien mehr oder weniger gleich, gibt es Experten, die grundlegende und gravierende Unterschiede zwischen den emotionalen Bedürfnissen von Männern und Frauen sehen, Unterschiede, die durchaus negative Auswirkungen auf das sexuelle Verlangen haben können.

Dr. Daniel Goldberg, Psychologe am Center for Sexual Health in Cherry Hill, New Jersey, sieht auf seiten der Männer eine Überbetonung der Selbständigkeit und auf seiten der Frauen eine unbotmäßige Gewichtung der Intimität. »Frauen reagieren allergisch auf Distanz, und Männer reagieren allergisch auf eine allzugroße Nähe«, bemerkt er. »Während Männer sich mit Intimität schwertun, haben Frauen mit Unabhängigkeit, mit Abgrenzungen und Fragen des Getrenntseins zu kämpfen. Frauen ist der Platz, den man braucht, um atmen zu können, unerträglich.«

Wenn Männer in einer festen Beziehung eine Klaustrophobie entwickelten, so sei bei Frauen analog eine Agoraphobie, eine Angst vor Platz im Zusammensein, festzustellen, meint Dr. Goldberg. Das stete Vorrücken der Frauen und Zurückweichen der Männer ist seines Erachtens »die Bewegung, welche das Kernproblem von mangelndem sexuellen Verlangen ist«.

Das Problem ist seiner Auffassung nach nicht, daß Männer unfähig seien, Intimität zu erfahren, der Schwachpunkt sei vielmehr ihre Unfähigkeit, diese Erfahrung verbal auszudrücken. Er sieht eine Parallele zu der Phase des Sprechenlernens bei Kindern; auch hier sei die erste Entwicklungsstufe auf eine rezeptive (verständnismäßige) Form der Sprache beschränkt, ehe sie imstande wären, sich mit Worten selbst auszudrücken.

Ähnlich glaubt Dr. Peter Kilmann, Direktor des Human Sexuality Project an der University of South Carolina, einen grundlegenden Unterschied zwischen Männern und Frauen im Hinblick auf die Bedeutung, die sie dem Sex innerhalb einer Beziehung beimessen, zu erkennen. So seien Frauen vorrangig auf emotionale Nähe fixiert und versuchten über den Sex die Bestätigung zu erlangen, daß sie geliebt werden. Bei Männern schiene demgegenüber die Bestätigung ihrer Männlichkeit, daß sie als Männer wichtig seien, im Vordergrund zu stehen. Dr. Kilmann zufolge erhöht die vom Mann erstrebte Selbstbestätigung unter anderem seine Unabhängigkeit. Im

Vergleich dazu suchten Frauen ihre Bestätigung im Kontext der Liebesbeziehung mit einer ihnen wichtigen Person.

Ist dieser offenkundige Unterschied im Hinblick auf die emotionalen Einstellungen, die Männer und Frauen in eine sexuelle Beziehung einbringen, auf irgendwelche angeborenen physischen Unterschiede zurückzuführen? Oder ist er das Produkt jahrhundertewährender diskriminierender Haltungen, die sodann in der unterschiedlichen Erziehung von Jungen und Mädchen ihren Niederschlag fanden? Oder handelt es sich dabei um ein unsinniges sexistisches Stereotyp? Interessant ist, daß Männer und Frauen sich nicht nur hinsichtlich der Sexualorgane, sondern auch der Struktur des Skeletts und sogar mit Blick auf die Gehirnfunktionen unterscheiden. In der linken Gehirnhemisphäre werden verbale und logische Prozesse gespeichert, während die rechte Hemisphäre vorrangig auf die Verarbeitung visueller oder räumlicher Eindrücke spezialisiert ist. Frauen scheinen in stärkerem Maße als Männer von der linken Hemisphäre beeinflußt zu sein, welche sich in ihrem Handeln eher von der rechten Hemisphäre leiten lassen.

Die spezifischen physischen Merkmale eines Partners üben auf Männer eine weitaus größere Anziehungskraft aus; das gilt sowohl für heterosexuelle als auch homosexuelle Beziehungen. Und Fetischismus, eine an bestimmte Objekte gebundene sexuelle Erregbarkeit, scheint eine ausschließlich bei Männern vorkommende Deviation zu sein. Frauen, bei denen offensichtlich die linke Gehirnhemisphäre dominiert, zeigen sich demgegenüber von physischen Attributen weniger und eher davon beeindruckt, was ein Partner gesagt oder getan hat oder was er für die Zukunft verspricht. Von Männern wäre somit zu erwarten, daß sie emotional losgelöster von ihren Sexualpartnerinnen sind, während für Frauen die sexuelle Anziehungskraft eines Mannes mit den gegebenen oder perspektivischen Realitäten einer Beziehung zusammenhängt.

Dieser neuroanatomische Unterschied hilft, einige der geschlechtsspezifischen Merkmale und Feinheiten der sexuellen Lust zu erklären. Eine Klientin erzählte von ihrem Mann: »Es reicht schon, wenn ich anfange, mir vor seinen Augen die Strümpfe anzuziehen. Das erregt ihn sofort, so daß er nicht möchte, daß ich mich weiter anziehe und wir uns lieben können.« Viele Männer, welche immun gegenüber Kerzenlicht, sanfter Musik und Liebesgeflüster erscheinen, reagieren jedoch sofort beim Anblick nackter Brüste, Pobacken oder schwarzer Strapse. Im Vergleich dazu mögen Frauen den schönen Körper eines Mannes schätzen, aber selten unmittelbare Lust beim Anblick eines erigierten Penis, einer behaarten Brust oder einem schwarzen Seidenpyjama empfinden. Bei ihnen stellen sich erotische Gefühle, nach eigenen Aussagen, im Laufe eines gemütlichen Abends mit intimen Gesprächen und nichtsexuellen Zärtlichkeiten ein.

Sofern es tatsächlich gehirnspezifische Unterschiede (dem Organ der sexuellen Lust) zwischen Männern und Frauen gibt, die in etwa vergleichbar mit den Unterschieden im Bereich der Genitalien (den Organen der Erregung und des Orgasmus) sind, so können diese bei der Behandlung der sexuellen Luststörung nicht in der Hoffnung ignoriert werden, damit einer ideologisch glaubwürdigen, aber unnatürlichen Gleichheit der Lust zwischen den Geschlechtern das Wort zu reden. Das soll aber keineswegs bedeuten, daß der sicherste Weg zu einem beständigen sexuellen Verlangen der wäre, daß Männer und Frauen passiv ihren biologischen Neigungen folgen. Wenn nämlich Männer kontinuierlich ihre Lust von Intimität isolieren und Frauen ein zu hohes Maß an Intimität als Bestätigung, daß sie begehrenswert sind, verlangen, wird die Beziehung schon bald von Unzufriedenheit und Feindseligkeit geprägt sein, und nichts ist dem sexuellen Verlangen abträglicher als eine unglückliche Beziehung. Sofern Lustlosigkeit das Ergebnis mangelnder Intimität ist – sei es, daß diese trotz Bemühens nicht erreicht werden konnte oder vorsätzlich aus Angst vor dem Verlust der Selbständigkeit gemieden wurde –, so muß die Behandlung bei der zwischenmenschlichen Beziehung ansetzen.

Hermaphroditos
Das Problem allzugroßer Nähe

Von den alten Griechen ist die Sage von Hermaphroditos und Salmakis überliefert, deren beider Körper durch leidenschaftliche Liebe für immer miteinander verschmolzen. So entstand eine Zwittergestalt, ein Geschöpf mit zwei Köpfen, vier Beinen und vier Armen. Das Idealbild. Denn erst die Trennung in eigenständige männliche und weibliche Wesen, der Verlust der anderen Hälfte des Körpers wurde als leidvoll und Ursprung des unaufhörlichen Verlangens und Bemühens um eben eine solche Verschmelzung der Körper empfunden – die Erklärung für die gewaltige Macht der sexuellen Anziehungskraft und des sexuellen Verlangens.

Die in dieser Sage bekundete Verschmelzung machte sexuelle Lust überflüssig, war doch die Trennung der beiden Geschlechter aufgehoben und alles innerhalb der Grenzen eines Selbst enthalten.

Paare, die sich durch ein Übermaß an emotionaler Intimität auszeichnen, können seltsamerweise in ebenso starkem Maße unter Luststörungen leiden wie solche, bei denen keinerlei emotionale Intimität gegeben ist. Ein »Übermaß« sehen wir bei solchen Paaren, die sich nie voneinander zu trennen scheinen. Beispielsweise die College-Studentin und der College-Student, die das gleiche Bett teilen, sämtliche Mahlzeiten zusammen einnehmen, so viele Vorlesungen und Kurse wie möglich zusammen besuchen, die gleichen Freunde haben und den gleichen Hobbys in ihrer Freizeit nachgehen. Der eine ist dem jeweils anderen der beste Freund, und sie erreichen das Stadium, wo sie praktisch per Gedankenlesen miteinander kommunizieren können. Merkwürdigerweise schwindet jedoch die sexuelle Lust, sie löst sich in Luft auf, obwohl die beiden sich aufrichtig lieben. Ein Sexualtherapeut schrieb, daß eine junge Frau, die in einer solchen Beziehung lebte, gesagt hatte: »Wenn ich ihn küsse, ist es, als küßte ich einen Spiegel.«

Sexuelle Lust setzt ein gewisses Maß an Spannung voraus. Gelegentlich mag es wohl die Erfahrung einer überwältigenden »Lust auf den ersten Blick« geben, die Regel ist jedoch, daß sich dieses Gefühl mit der Zeit entwickelt, sei es, daß der Faktor Zeit am Maßstab der Spanne zwischen dem ersten Kennenlernen und dem ersten Geschlechtsverkehr oder der Zeitspanne zwischen dem ersten Prickeln der Lust an einem bestimmten Tag bis zu ihrer Erfüllung mit dem Partner gemessen wird.

Ebenso setzt emotionale Intimität ein gewisses Maß an Spannung voraus. Die Vorfreude auf das Zusammensein mit einem bestimmten Menschen, ihm von den Dingen, die man seit dem letzten Zusammensein getan hat, zu erzählen, seine Eindrücke und Erlebnisse zu hören und Gefühle zu erfahren, die mit niemand anderem geteilt werden, ist mit einer Flut warmherziger und Auftrieb gebender Empfindungen verbunden, die schlicht undenkbar sind, wenn man bereits alles, was der andere denkt, tut und läßt, kennt.

Das erklärt auch das mutmaßliche Paradoxon zwischen Intimität und Unabhängigkeit. Dr. Peter Fagan, stellvertretender Direktor der Sexual Behavior Consultation Unit am Johns Hopkins Medical Center, zufolge ist Intimität die Fähigkeit, fließende Grenzen miteinander zu teilen. Diese Möglichkeit ist bei einer allzuscharfen und rigiden Grenzziehung ebenso versperrt wie in dem Fall, wo keine wirklichen Grenzen mehr bestehen, weil sie der Abhängigkeit zum Opfer fielen. Bei Männern überwiegt, daß ihnen im allgemeinen die Wahrung von Distanz angelastet werden kann, während Frauen ihre Männer »bedrängen«. Aber zweifelsohne gibt es auch viele Frauen, die sich gegen Nähe wehren, und Männer, die Abhängigkeit in einer Beziehung suchen.

Kahlil Gibran gibt Jungvermählten in *Der Prophet* den Rat, »doch lasset Raum zwischen eurem Beieinandersein«, denn »Eichbaum und Zypresse wachsen nicht im gegenseit'gem Schatten.« Wenn es um einen gesunden Ratschlag geht, wie eine Ehe lebendig bleiben und gedeihen kann, ist der Prophet nie um Worte verlegen.

Der kontrollierende Partner
Sexdrang auf der einen und -verweigerung auf der anderen Seite

Garry ähnelt einem dicken verschreckten Kaninchen. »Schau«, appelliert er an Ruth, seine Frau, »ich bemühe mich redlich, daß es besser wird. Es ist aber aussichtslos, wenn ich geschlaucht von der Arbeit nach Hause komme und, ohne jede Chance, mich ein wenig zu entspannen, du bereits sexuelle Annäherungsversuche mit diesem grünen Negligé machst.«

Ruth rümpft verächtlich ihre winzige sommersprossige Nase. »*Ich* arbeite schließlich auch, und ich glaube nicht, daß ein bißchen Nähe ein so schlechter Weg ist, sich zu entspannen. Abgesehen davon, was ist eigentlich an einem lockersitzenden langen Kleid so sexy?«

»Sie weiß genau, was ich meine«, versichert Garry dem Therapeuten. »Komm schon, Ruth, du weißt, daß dieses grüne Gewand ein Signal ist: ›Du hast grünes Licht! Los, Junge, los!‹«

»Sie haben offenbar das Gefühl, daß Ruth Sie unter Druck setzt«, stellt der Therapeut fest.

Garry nickt. »Inzwischen sind wir soweit, daß sie mindestens viermal in der Woche Annäherungsversuche macht. Wenn es nicht das grüne Negligé ist, dann eine Flasche Wein oder ein ›Laß uns früh ins Bett gehen, Schatz‹.«

»Und du möchtest, daß ich mich mit einem ›samstäglichen Nachtleben‹ zufrieden gebe und der Rest der Woche gestorben ist?« fragt Ruth.

»Das habe ich nicht gesagt«, stöhnt Garry. »Aber ich gebe ja zu, daß es meine Schuld ist. Wir haben früher nur ein- oder zweimal im Monat miteinander geschlafen, und dabei mußtest du normalerweise noch die Initiative ergreifen. Es ist aber besser geworden – langsam, das gebe ich zu, aber besser. Meinst du nicht, daß da, wo wir jetzt sind, zweimal in der Woche ein fairer Kompromiß wäre?«

»Mehr als fair«, pflichtet sie geduldig bei. »Aber wenn ich zweimal bitte, heißt das nicht, daß ich es auch zweimal bekomme. Du mußt erst zwei- oder dreimal nein gesagt haben, ehe du dich schuldig genug fühlst, um dich darauf einzulassen. Angesichts solcher Erfolgsquoten muß ich praktisch *jeden* Abend versuchen, dich zu animieren, wenn ich zweimal erfolgreich sein will.«

Garry denkt einen Augenblick darüber nach. »Was du sagst, ist schon irgendwie richtig. Dennoch, wenn ich recht überlege, dann fiel es mir in Wirklichkeit leichter, wenn du mich nicht so hart bedrängtest. Verdammt, Ruth, glaubst du wirklich, es macht mir Spaß, immer wieder ›später vielleicht‹ zu sagen, wenn ich weiß, daß ich absolut nichts außer einer leichten Übelkeit verspüre?«

»Du weißt aber auch, wenn wir erst einmal im Schlafzimmer sind, dann kannst du dich entspannen und anturnen lassen«, antwortet sie. »Das klappte früher und kann auch wieder klappen.«

Garry seufzt. »Ja, aber du gehst mit einem solchen Blitzstart ins Rennen, daß ich praktisch nie eine Chance habe, dich einzuholen.« Ruth scheint irritiert, so erklärt Garry weiter: »Du hast bereits seit einer Stunde oder noch länger Lust, so daß deine Erregung in Null Komma nichts da ist. Wenn ich erst einmal Lust und erste Anzeichen von Erregung empfinde, dann bist du schon so heiß, daß ich weiß, du möchtest, daß ich in dich eindringe. Ich wünschte, ich hätte ein wenig mehr Zeit, um *zu kommen*, ehe ich *hineinkomme* und Angst habe, ob ich in der Phase durchhalte. Du hast deinen Höhepunkt, und meistens bin ich froh, wenn ich mich einfach wieder zurückziehen kann.«

»Der Blitzstart sollte wohl demjenigen, der gehandikapt ist, überlassen werden«, meint Ruth. »Aber kann ich mich darauf verlassen, daß du immer mal wieder den Start übernimmst, wenn ich es nicht tue?«

»Ich denke schon«, sagt Garry, »ich glaube nicht, daß ich so sehr in sexuellen Dingen abgeschaltet hatte, ehe wir auf dieses Gleis gerieten; vielleicht war ich nur ein wenig beruflich unter Druck. Je mehr ich jedoch anfing, vor deinen Avancen wegzulaufen, um so bedrohlicher wurde der Sex. Glaubst du, ich mag es als Mann, daß du die Kontrolle über unser Sexualleben hast?«

»Empfinden Sie es so, Garry?« fragt der Therapeut.

»Sicher«, bestätigt er. »Jede Initiative geht von Ruth aus. Sie hat das Sagen.«

»Wie oft hätten Sie Sexualität, wenn es nur nach Ruth ginge?«

Die Frage verwirrt ihn, und er spürt, daß er sich im Kreis dreht. »Nun, wenn es nach ihr ginge, wohl viermal in der Woche, vielleicht auch jeden Abend.«

»Und wenn Sie das Sagen hätten?«

»Jetzt, im Moment, hätten wir wohl einmal in der Woche, mal etwas mehr, mal etwas weniger, Sexualität.«

»Und wie oft *haben* Sie miteinander geschlafen?« fragt der Therapeut.

Garry nickt bedächtig. »Ich sehe Ihren Punkt. Ruth hat in Wirklichkeit mitnichten die Kontrolle, oder?«

»Ich hätte sie, wenn ich könnte«, seufzt Ruth wehmütig.

»Möchten Sie sie nicht eine Weile an die Kandare nehmen?« schlägt der Therapeut vor. »Sie entscheiden, wann Ihre Lust möglicherweise ausreicht, um das Risiko auf sich zu nehmen, und sie entscheidet, ob sie Sie zufrieden läßt oder nicht.«

»Vielleicht sollte ich mir grüne Pyjamas kaufen, um mir meine neue Rolle leichter zu machen«, sagt Garry.

Garry und Ruth sind ein anschauliches Beispiel für ein Paar, das im Grunde gut miteinander zurechtkommt, aber im Umgang mit der Lustdiskrepanz einem Verhaltensmuster verfiel, welches die Situation verschlimmerte, statt sie zu bessern.

Garry verstrickte sich weiter in seine Probleme, indem er einem weitverbreiteten Trugschluß folgte, der sowohl das Selbstwertgefühl mindert als auch dem sexuellen Verlangen um ein übriges Abbruch tut. Auf die Frage, wer in einer Beziehung die Häufigkeit der Sexualität bestimmt, derjenige mit dem geringeren oder derjenige mit dem höheren Maß an sexuellem Verlangen, werden die meisten automatisch antworten: »Derjenige mit der größeren Lust.« Andere mögen argumentieren, wenn der lustarme Partner stets nachgebe, dann bestimme derjenige mit der ausgeprägteren Lust die Häufigkeit der Sexualität. Dem ist entgegenzuhalten, daß es die Gefügigkeit und nicht so sehr die Initiative ist, die letztlich den Standard setzt. Ein Paar wird nie häufiger Sexualität haben, als beide Partner es wünschen, sie werden aber fast immer weniger Sexualität haben, als es den Idealvorstellungen des lustvolleren Partners entspräche.

Es ist also der lustärmere Partner, der *stets* die Häufigkeit des Geschlechtsverkehrs kontrolliert. Sobald das verstanden und eingestanden wurde, kann der nächste Schritt unternommen werden, der darauf abzielt, das Lustniveau des lustärmeren Partners zu steigern oder das, was an Verlangen vorhanden ist, möglichst optimal zu nutzen.

Garry verdeutlichte die Aussichtslosigkeit der Anstrengungen seiner Frau, durch zunehmende Avancen, die Häufigkeit der sexuellen Betätigungen steigern zu wollen. Das einzige, was erreicht wurde, war, daß Garry sich noch weiter zurückzog. Was als einfache Diskrepanz zwischen Garrys und Ruths Idealvorstellungen hinsichtlich der Häufigkeit ihrer Sexualität begonnen hatte, eskalierte durch Ruths Drängen zu einem schwerwiegenderen Problem, in der Form nämlich, daß bei Garry eine sexuelle Aversionsreaktion erzeugt wurde.

Darüber hinaus verstrickte das Paar sich in zwei weitere, keineswegs ungewöhnliche Dilemmata, die da sind: »Hol mich ein« und »Fang mich«. Das »Hol mich ein«-Paradox ergibt sich aus dem Lust-Vorsprung des Initiators, der mit seinem Blitzstart zwangsläufig eher die Phase der Erregung erreicht. Der lustärmere Partner, eh konstitutionell benachteiligt, kann diese Lücke unmöglich schließen. Schlimmer noch stellt sich das Problem, wenn der Mann den Vorsprung hat, weil er dann zu einem Zeitpunkt bereits auf die Penetration drängen und dem Höhepunkt des Orgasmus zusteuern wird, ehe die Frau überhaupt ausreichend erregt und folglich am Ende frustriert ist, mit dem Ergebnis, daß sie mit dieser Erfahrung nur noch weniger Lust auf eine Wiederholung des Ganzen verspürt.

»Fang mich« ist ein typisches Verfolgungsspiel. Der lustvollere Partner ist der Verfolger und der lustärmere derjenige, der wegläuft. Wenn Sie jemals zwei Kindern bei diesem Spiel zugeschaut und beobachtet haben, wie das offensichtlich schnellere Kind sich immer wieder belustigt und spottet, wenn es dem anderen entwischte, dann wissen Sie, was am Ende passiert: Des Ganzen überdrüssig bricht der Verfolger das Spiel ab, ein Punkt, an dem der Hinterherlaufende allmählich aufschließt. Sofern der lustärmere Partner nicht absolut lustlos ist oder unter einer Aversionsstörung leidet, ist das der Punkt, an dem sich das Blatt wenden und ein Rollentausch erfolgen kann – vorausgesetzt, derjenige mit dem höheren Lustniveau hat ein Einsehen und unterbricht das Rollenmuster und Verfolgungsspiel.

Die Zeiten ändern sich, die Menschen nicht
Ebenen der sexuellen Lust

»Man kriegt, was man sieht!« Diese Bemerkung des Komikers Flip Wilson hatte vor etlichen Jahren wohl den richtigen Nerv getroffen, jedenfalls fand sie soviel Widerhall, daß sie als geflügeltes Wort in den allgemeinen Sprachgebrauch einging. Zur allgemeinen Belustigung brachte Wilson diesen Umkehrsatz normalerweise, wenn er in »Frauenkleidern« als schicke und forsche Dame, als Geraldine, kostümiert war; jeder, der erwartete, diese »kurvenreiche« Frau zu kriegen, war dann schockiert, Geraldines Kehr-Seite zu sehen.

Ein Paar wie Garry und Ruth, bei dem eine Lustdiskrepanz besteht, kann auf ein beiderseits befriedigenderes Sexualleben hinarbeiten, indem dem lustärmeren Partner geholfen wird, sein sexuelles Verlangen zu maximieren. Es wäre jedoch unrealistisch zu erwarten, daß jemand wie Garry sein angeborenes Lustniveau auf eine so libidobetonte Ebene, wie sie bei Ruth gegeben ist, anheben kann. Wenn Sie Peter betrachten, dann ist das, was Sie sehen, das, was Sie kriegen, wenngleich das, was man *tut*, mit dem, was man kriegt, die Situation natürlich verbessern kann.

Nicht selten sehen Paare sich auch mit sexuellen Problemen konfrontiert, weil das Lustniveau, das sie in der Phase des Kennenlernens und Werbens zu Beginn ihrer Beziehung beim anderen sahen, *nicht* dem entsprach, was sie kriegten, nachdem sie zusammenwohnten und eingefahrenere Bahnen erreicht hatten.

Dr. May-Britt Rosenbaum, Leiterin des Human Sexuality Center of Long Island Jewish Medical Center in New Hyde Park, New York, bemerkt in diesem Zusammenhang: »Das Sprichwort ›Man kriegt, was man sieht‹ entspricht der Wahrheit. Aber manchmal sieht man *mehr*, als man tatsächlich kriegt, weil die Phase des gegenseitigen Werbens von dem realen Wunsch nach Bindung und Vereinigung, von dem Suchen nach Nähe geprägt sein kann.« Dieser inbrünstige Wunsch, Nähe zu finden, kann, maskiert, nicht nur dem Adressaten, sondern auch dem Bindungssuchenden als sexuelle Lust erscheinen. Ist dann das Stadium der festen Bindung erreicht, fällt die Maske und mit ihr das Verlangen. Aber auch ohne den Hintergrund weitreichender Motivationen kann sexuelles Verlangen in den Frühphasen einer Beziehung durch das Neue, das Aufregende, die Ungewißheit ausgeprägter sein. Vertrautheit ist nicht der Nährboden von Verachtung, sondern von Gleichgültigkeit.

Dr. Rebecca Liswood, vormals Leitende Direktorin des Marriage Counseling Service of Greater New York und eine der ersten aus dem Kreis medizinischer Experten, die in Radio und Fernsehen zu sexuellen Problemen Stellung bezogen, pflegte zu sagen, daß jede Ehe in Wirklichkeit sechs Personen umfaßt: zwei reale und vier imaginäre. Da ist zum einen der Mann, so wie er ist, dann als der Typ von Ehemann, der er gerne sein möchte, und schließlich der Typ von Ehemann, wie seine Frau ihn sich wünschte. Ebenso die Frau – einmal in realiter und mit ihren zwei imaginären Pendants. Die realen Personen sind meistenteils diejenigen, die sich behaupten und durchsetzen, so daß das Gelingen einer sexuellen Beziehung im allgemeinen vom Bemühen beider abhängt, mit dem realen, nicht dem Möchtegern-Partner Regelungen zu finden und auszukommen.

Oft gibt es Probleme mit dem Ehevertrag. Wenn Sie verheiratet sind oder es waren, nehmen Sie Ihre Ausfertigung des Vertrages zur Hand, und lesen Sie ihn nochmals durch. Sie haben keinen? Natürlich nicht, es sei denn, Sie haben vor Ihrer Eheschließung eine Vereinbarung unterzeichnet, und diese beschäftigt sich naturgemäß nur mit Eigentumsfragen, nicht mit persönlichen Beziehungen. Es ist der Vertrag, den wir in unserer Phantasie mit uns herumtragen, der das enthält, was wir versprachen, in die Ehe einzubringen, und was wir von unserem Partner erwarteten herauszubekommen. Darin enthalten ist wahrscheinlich auch eine versteckte und nicht durchsetzbare Klausel, die besagt, daß der Mensch, den wir heiraten, sich nach der Heirat ändern wird.

Die Menschen ändern sich aber nicht, oder wenn, dann nur sehr langsam. Menschen mit einem starken sexuellen Verlangen lassen sich oft von unrealistischen Erwartungen leiten, ihr Partner oder ihre Partnerin werde im Laufe der Zeit schon die gleiche Begeisterung für häufige sexuelle Betätigungen entwickeln, wie sie ihnen so selbstverständlich ist. Bei den meisten mit einem schwach ausgeprägten Verlangen (mit Ausnahme derjenigen, die unter einer Aversionsstörung leiden) steht einem uneingeschränkten Genuß der Sexualität nichts im Wege, wenn es denn erst einmal dazu gekommen ist. So gibt es Menschen, die wirklich gerne ins Kino oder in Chinesische Restaurants gehen, aber niemals, ohne Anstoß von außen, von sich aus gingen. Das heißt, ein Partner mit einer Vorliebe für Oscar-prämierte Filme und Frühlingsrollen braucht nichts weiter zu tun, als sicherzustellen, daß er den anderen einlädt, und sich keine Gedanken darüber zu machen, wessen Idee es war.

Abgesehen von solchen Fällen, wo eine psychologische – lösbare – Blockierung die Ursache der Hemmung eines eigentlich hohen Lustniveaus war, sind der Anhebung des angeborenen Lustspiegels ab einem gewissen Grad Grenzen gesetzt. So würde kein Mann eine Frau heiraten, die er nach seiner ›1 bis 10‹-Schönheitsskala mit 3 bewertet, und erwarten, daß sie nach der Eheschließung eine 10 erreicht. Mit Haare färben und ein paar Pfunden weniger könnte sie es gut und gerne auf eine 5, aber nie und nimmer auch nur annähernd auf eine 10 bringen. Nichtsdestoweniger wird mit der Heirat immer wieder die Hoffnung auf jenen wundersamen sprunghaften Anstieg der Lust verbunden, und das, obwohl es hier nichts gibt, das man in der Drogerie kaufen oder über den Versandhauskatalog bestellen könnte, um notfalls Abhilfe zu schaffen.

Denjenigen, denen eine absolut akzeptable Verbesserung hinsichtlich der Häufigkeit sexueller Aktivitäten als unbefriedigend erscheint, weil sie darüber hinaus gerne möchten, daß ihr Partner »spontan« auch die Initiative ergreift und sein sexuelles Interesse ihr Niveau erreicht, sei gesagt, daß Resultate wichtiger sind als der Faktor Begeisterung, das gilt für Schlafzimmer wie für den Arbeitsplatz. Es gibt begeisterte Arbeiter, die nie etwas Bedeutendes bewerkstelligen, und ruhige, eher verhaltene Arbeiter, die fortwährend Spitzenleistungen erbringen. Ein cleverer Unternehmer entscheidet sich für die letzteren. Lust ist eine Absichtserklärung, der Sex das Ergebnis. Ergebnisse sollten unser Ziel sein; schließlich wissen wir bereits, wohin manche Dinge, in guter Absicht, führen können.

›Allzweck‹-Lust
Lust als Ersatz für andere emotionale Bedürfnisse

»Ich weiß nicht, ob es irgendeinen Sinn macht, daß ich zu Ihnen gekommen bin, wenn derjenige, der das Problem hat, mein starrköpfiger Mann ist – dabei wäre es ganz schön, wenn es auch ansonsten Dinge an ihm gäbe, die etwas von dieser Starre hätten!« sagt Anne-Marie und nimmt einen langen Zug an ihrer Zigarette. Sie ist drall, einundvierzig Jahre alt, arbeitet als Serviererin und hat ihr dickes schwarzes Haar zu einer Hochfrisur von der Art hochtoupiert, daß automatisch wüste Vorurteile ausgelöst werden.

»Ich sehnte mich wirklich auch nach Sex«, klagt sie. »Es war an dem Abend, als mein Chef, Larry, mir gesagt hatte, Vera würde den

Job als Wirtin in der Scungilli Shell übernehmen. Larry wußte, wie sehr ich an dieser Stelle hing, nachdem Rosie sie aus Altersgründen aufgegeben hatte; und es gab sogar viele Gäste, die ein gutes Wort für mich eingelegt hatten. Aber er erzählte mir diesen Blödsinn über Vera, daß sie länger dort gearbeitet habe und wisse, wie sie mit den Gästen umgehen müsse.« Anne-Marie zerdrückt ihre erst halb gerauchte Zigarette und stößt mit verhaltener Stimme einen Fluch aus.

»Es klingt, als ob Sie an jenem Abend wirklich enttäuscht und sehr traurig gewesen wären«, meint der Therapeut. »Wahrscheinlich auch wütend.«

»Wer wäre das nicht gewesen? Ich ging auf die Damentoilette und weinte, nachdem er mir das gesagt hatte«, gesteht Anne-Marie. »Vera schert sich einen Dreck um das Lokal. Sie meldet sich die ganze Zeit krank, wird den Gästen gegenüber rotzfrech und vermasselt fortwährend Bestellungen. Es ist einfach nicht gerecht! Und als ich an dem Abend versuche, etwas Nähe zu bekommen, sagt mein Mann: ›Wir hatten vor zwei Tagen erst Sex‹ und dreht sich auf die andere Seite.«

»Gab es in dieser Woche andere Abende, an denen Sie in Stimmung waren und er nicht?«

Anne-Marie denkt eine Minute nach. »Klar, Mittwoch. Da ruft meine blöde Schwägerin gegen halb zehn Uhr abends an, um mir zu sagen, daß sie wegen des bevorstehenden Geburtstages unserer Nichte am nächsten Morgen nach Jersey zu Toy Mountains fährt und ob sie für mich irgend etwas mitbringen solle. Gerne, sage ich, ich wollte dem Kind ein sprechendes Wonka-Wombat kaufen; hier in der Stadt kosten sie über hundert, und bei Toy Mountains bekommt man sie für achtundsechzig Dollar. Aber ich trinke gerade mit meiner Nachbarin einen Kaffee, die sowieso dabei ist aufzubrechen. Also bitte ich Carol, ob ich sie in fünfzehn Minuten zurückrufen kann, um ihr genauer zu erklären, was ich haben möchte. Nun, sagt sie, sie sei dabei, zu Bett zu gehen, weil sie früh aufstehen müsse, aber ich solle doch gleich in der Frühe nochmals anrufen. Als ich dann fünfzehn Minuten später wieder bei ihr anrufe, meldet sie sich nicht; das Telefon klingelt und klingelt, was mir zeigt, daß sie einfach den gottverdammten Stecker rausgezogen hat. Wahrscheinlich vögelte sie gerade mit ihrem Mann, denn wer, um alles in der Welt, geht um zehn Uhr schlafen! Gut, also stelle ich mir den Wecker für 6 Uhr und wähle immer wieder im Abstand von wenigen Minuten. Vergeblich. Sie vergaß schlicht und ergreifend, das Telefon wieder einzustöpseln.

So kauft sie natürlich nie das Wonka-Wombat, weil sie überhaupt nicht genau wußte, was ich wollte. Ich habe ihre Möse sonstwo hin gewünscht, das war es, was ich wollte!«

»Und Sie wollten Sex an jenem Abend?« fragt der Therapeut.

»Ich kochte! Ich dampfte! Es hätte mir wirklich geholfen«, sagt Anne-Marie. »Aber Lou kommt spät aus seinem Club nach Hause, und er ist ›zu müde‹.«

»Anne-Marie, haben Sie Lou erzählt, wie wütend Sie auf seine Schwester waren? Der Abend, an dem Sie die Stelle nicht bekamen, haben Sie sich da an Lous Schultern ausgeweint?«

»Ich sagte zu ihm, Vera habe den Job bekommen, und er meinte: ›Buh, das ist hart, Baby‹, aber damit hatte es sich für ihn. Warum sollte ich noch seine Schwester kritisieren? Er hält immer zu seiner Familie und versucht stets, ihr Verhalten zu rechtfertigen.«

»Zumindest hätte er gewußt, daß Sie wütend waren, vielleicht hätte es Ihnen geholfen, etwas Druck abzulassen, selbst wenn dabei herausgekommen wäre, daß dieser sich teilweise gegen ihn gerichtet hätte«, erklärt der Therapeut. »Sex ist natürlich manchmal hilfreich, um Druck abzulassen und Spannungen zu lösen, wenn man traurig oder wütend ist; Sex ist aber nicht die einzige Möglichkeit und manchmal nicht einmal die beste. Sie müssen sich fragen, was möchte ich in Wirklichkeit heute abend teilen? Sex kann als Lösung die zweite Option sein, aber vielleicht sind Sie auch in der Lage, ihre erste Option zu finden.«

Anne-Marie denkt über seine Worte nach. »Wissen Sie, Doktor, ich habe Gäste, die schon seit Jahren kommen und immer wieder das gleiche bestellen. Nach einer gewissen Zeit ist es so, daß ich einfach nur lächele und sage: ›Das Übliche?‹ Vielleicht habe ich damit verhindert, daß sie einmal etwas anderes probieren. Ich werde ab jetzt hingehen und ihnen einmal etwas anderes aus der Speisekarte vorschlagen. Möglich, daß sie weiterhin das gleiche bestellen, aber sie werden zumindest darüber nachdenken – so wie ich anfangen werde, darüber nachzudenken. In der Scungilli Shell haben wir verdammt mehr anzubieten, als nur Scungilli, und ich denke, auch in einem Schlafzimmer kann man mehr finden als nur ein Bett.«

In seinen Ausführungen über Therapieansätze bei sexuellen Lustproblemen geht Dr. Bernie Zilbergeld auf Gail, eine Figur aus Peter Benchleys *Das Riff*: ein. »Für Gail war die Sexualität ein Mittel, alles mögliche auszudrücken – Freude, Zorn, Hunger, Liebe, Frustration,

Ärger, sogar Scham oder Schmach. Wie ein Alkoholiker überall eine Entschuldigung zum Trinken findet, konnte Gail in allem – vom ersten Laub, das im Herbst fiel, bis zum Jubiläum des Nixon-Rücktritts – einen Grund zum Beischlaf sehen.«

Dr. Zilbergeld dachte spontan an Gail, als wir ihn nach Schlüsselsignalen oder -momenten fragten, also jenen Situationen, die typischerweise bei einem Menschen Lust wecken. »Die beste Antwort gibt Peter Benchleys Buch«, erwiderte er. »Man liebt sich, wenn man glücklich ist; man liebt sich, wenn man wütend ist; man liebt sich, wenn man traurig ist. Das sind natürlich Extreme, aber ich glaube, er hat das treffend formuliert und den wahren Kern erfaßt.«

Bei Menschen wie Gail und Anne-Marie ist fast alles eine Anregung zu Sex und zu nichts anderem. Im allgemeinen sind es nur sehr wenige Schlüsselsignale, die bei anderen den mentalen Rahmen für Sexualität schaffen. Bei manchen ist die Lustreaktion auf ein als »schmutzig« erachtetes Stimulans wie pornographisches Material oder auf Prostituierte fixiert. Andere denken erst an Sex, wenn die Situation sehr konkret da ist, etwa wenn sie Samstag abends im Bett sind.

In einer Beziehung kann ein Partner auch deswegen als »lustbetont« gelten, weil er dazu neigt, auf zu viele Situationen mit sexueller Lust zu reagieren, und der andere als »lustarm«, weil nur sehr wenige Situationen sein Begehren auslösen.

Während Therapeuten derartige Diskrepanzen früher fast routinemäßig in der Form zu lösen suchten, daß der lustärmere Partner ermutigt und angehalten wurde, sich dem Fordernden anzupassen, ist man heute dazu übergegangen, auch da anzusetzen, daß das Paar hinterfragt, ob es ihnen um Sex um der Sexualität willen geht oder ob Sex für etwas anderes herhalten muß, das ebenso befriedigend oder noch befriedigender sein könnte, etwa verbale Kommunikation, nichtsexuelle Zärtlichkeiten, ein offenes Ohr oder das Gefühl von Kameradschaft.

Gibt es in Zusammenhang mit sexuellem Verlangen auch so etwas wie ein Zuviel des Guten? Betroffene, deren Obsession mit Sex ihre Ehe, Gesundheit und finanzielle Lage ruinierte, haben sich in einer Selbsthilfeorganisation, den Sexaholics Anonymous, zusammengeschlossen. Personen, die ständig einer sexuellen Befriedigung hinterherjagen, diese aber nie erlangen, versuchen in Wirklichkeit fast immer, Sex als Ersatzbefriedigung für andere emotionale Bedürfnisse heranzuziehen. Wäre Sex tatsächlich das, wonach sie verlangen, so bedürfte es nicht der zwanghaften Wiederholung des Aktes, um Befriedigung zu erlangen. Man ißt auch nicht eine Mahlzeit nach der anderen, um physischen Hunger zu stillen – denn Eßsüchtige versuchen in Wirklichkeit einen psychischen Hunger zu stillen.

So kann auch bei einem Partner der fortwährende Drang nach Sexualität Ausdruck einer unzulänglichen Ersatzbefriedigung für irgendein anderes emotionales Bedürfnis sein. Manchmal kann es dem Betreffenden durchaus bewußt sein, wonach er sich in Wirklichkeit sehnt – aber das Problem ist, daß er einen Partner hat, der unfähig ist, wesentlich mehr als Sex zu geben. Folglich ist es wichtig, sich zu fragen: Was ist es dieses Mal tatsächlich, was ich möchte? Was kann mein Partner mir geben? Gibt es Verbesserungen, die ich hinsichtlich spezifischer Reaktionen auf spezifische Wünsche realisieren kann?

Wütend auf dich – und viele andere Dinge

Effekte von Wut auf das sexuelle Verlangen

»Letzte Woche hatten wir dreimal Sexualität«, berichtet Barbara mit zynischer Begeisterung. Sie ist achtundzwanzig Jahre alt und Krankenschwester. Als Zeichen des Sieges hebt sie ihre rechte Hand zur Faust geballt hoch: »Damit nähern wir uns dem nationalen Durchschnitt, Doktor!«

Ihr Mann, Eddie, ein muskulöser ehemaliger Marinesoldat, ist zehn Jahre älter als sie und derzeit im Innendienst als Verkäufer eines Kopiergerätevertriebs beschäftigt. Mürrisch läßt er vernehmen: »Ich möchte das letzte Mal nicht einmal zählen. Wir wurden nicht fertig.«

»Die Lust ist das, was wir zählen«, ergänzt Barbara provozierend, »Lust darauf haben. Was dann daraus wird oder wie sie vertrieben wird, ist völlig egal.«

»Das ich nicht lache, aber du hattest gestern abend doch nicht wirklich Lust!« hält Eddie ihr entgegen.

»Können wir mit dieser Zählerei aufhören«, unterbricht sie der Therapeut, »und uns mit Worten unterhalten? Noch mal von vorne. Was passierte in der letzten Woche?«

»Montag abend gingen wir zu Eddies Mutter zum Abendessen – weil er darauf beharrte«, beginnt Barbara, als die redseligere der beiden. »Eddie macht mir das Leben zur Hölle, wenn er mich nicht mindestens alle zwei Wochen dort hinschleppen kann. Bei diesen Gelegenheiten wartet meine Schwiegermutter dann mit ihrem üblichen

Festdiner mit sieben Gängen auf, und Eddie stopft sich wie ein Truthahn voll, als ob er gerade eine wochenlange Fastenkur hinter sich hätte. Und meine liebe, gute Schwiegermutter strahlt ihn ganz stolz an: »So ein gutes Essen bekommst du sonst nirgendwo, oder?«

»Das war doch nicht gegen dich gerichtet«, versucht Eddie sie zu beschwichtigen.

»Nein?« protestiert Barbara. »Sie meinte wohl, daß keines von den Tausenden Restaurants in dieser Stadt mit ihren Kochkünsten mithalten kann. Du weißt verdammt gut, daß das ein Hieb gegen mich, gegen dieses dumme kleine Ding aus Kansas ist, das nichts als Hamburger auf den Tisch bringt.«

»So wurde Barbara wütend«, erzählt Eddie dem Therapeuten, »und war an dem Abend natürlich nicht an Sex interessiert.«

»Ich war *krank*«, stellt Barbara klar. »Mein Magen fühlte sich an, als würde er brennen. Und Eddie war so gefühllos. Er meinte, ich hätte seine Mutter beleidigt, weil ich nicht genug von diesem Gift gegessen hätte.«

»Ich *sagte*, daß es mir leid täte«, versucht Eddie sich zu wehren. »Am nächsten Abend habe ich dir sogar den Keramikpanda gekauft.«

Barbara lächelt dankbar. »Ich sammele Pandas. Es war ein wirklich schöner, den Eddie mir mitbrachte. Er muß über fünfzig Dollar dafür ausgegeben haben.«

»Und an diesem Abend haben Sie miteinander geschlafen«, mutmaßt der Therapeut. Sie nicken.

»Mittwoch abend habe ich Eddie erzählt, daß ich gerne einen Computerkurs machen möchte«, fährt Barbara mit dem Erzählen fort. »Ich hatte das Ganze kaum angedeutet, da antwortete er schon mit einem kategorischen Nein.«

»Wozu brauchst du einen Computerkursus?« fragt Eddie. »Du bist Krankenschwester, keine Astrophysikerin!«

»Weil im Krankenhaus alles computerisiert wird«, erklärt Barbara. »Die Aufnahmen, Entlassungen, Behandlungsanweisungen, Medikationen. Ich könnte eine bessere Krankenschwester sein und weiterkommen, wenn ich besser verstünde, was ich tue. Du glaubst immer noch, daß ich nur Spritzen gebe und Bettpfannen leere.«

»Kein Sex an jenem Abend?« spekuliert der Therapeut. Sie nicken.

»Nun, ich habe nachgegeben und gesagt, du könntest den Kursus machen«, fügt Eddie hinzu.

»Ja, am nächsten Abend«, pflichtet Barbara bei.

»Sex an dem Abend?« fragt der Therapeut. Sie nicken.

»Barbara kochte sogar«, ergänzt Eddie. »Mittwoch war sie sogar dazu zu müde.«

»Damit wären wir bei Freitag, der Abend, an dem Melanie rüberkam«, bemerkt Barbara frostig.

»Rüberkam!« schnaubt Eddie. »Sie war nicht einmal zehn Minuten in unserer Wohnung. Sie ist unsere Nachbarin, und sie wollte etwas Vanilleextrakt borgen. Zehn Minuten, und die da führt sich auf, als hätte ich eine Affäre mit ihr! Außerdem kam sie, um die Vanille von dir zu borgen, nicht von mir.«

»Sie hätten dieses Flittchen sehen müssen, Doktor«, erläutert Barbara. »Sie kommt rüber in Shorts, die mal gerade bis zu ihren Inguinalfalten gehen, um es medizinisch auszudrücken. Es ist März, um alles in der Welt! Wer, zum Teufel, trägt im März Minishorts? Und dieser Affe kann nicht einmal seine Augen von ihren Beinen lassen, folgt uns in die Küche und wieder zurück und fragt auch noch, ob sie noch irgend etwas anderes borgen wolle. Ein Wort, und er hätte ihr noch den Kühlschrank geliehen.«

»Barbara hatte Kopfschmerzen an diesem Abend«, stellt Eddie fest. »Samstag hatten wir dann das letzte Mal Sex – oder *fast*, wenn nur der vollendete Akt zählt. Barbara verbrachte den ganzen Tag mit einem Einkaufsbummel – ich beschwerte mich nicht. Dann, als wir zu Bett gehen, sagt sie, sie sei müde.«

»Ich *war* müde«, kommt Barbaras Retourkutsche.

»Von was?« fragt Eddie vorwurfsvoll. »Vom Kleider-Einkaufen für dich, vom Ansummen hoher Rechnungen über Kreditkarten?«

»Müde ist müde, egal wovon«, konstatiert Barbara. »Du hast den ganzen Tag vor dem Fernseher verbracht, so warst du nicht müde.«

»Aber wenn ich dich schon gehen und Geld ausgeben lasse, warum soll ich dann deswegen auch noch leiden?« kontert Eddie.

»Darum sagte ich okay«, hält Barbara dagegen. »Ich stellte mir vor, um des lieben Friedens willen, auch wenn ich nicht wirklich Lust dazu habe, haben wir Sex. In wenigen Minuten ist es vorbei, Eddie ist glücklich, und ich komme zu meinem Schlaf. Aber an diesem Abend hatte Eddie sich vorgenommen, seine persönliche Bestleistung zu erreichen, seinen eigenen Ausdauerrekord zu brechen. Er machte weiter und weiter.«

Eddie wendet sich dem Therapeuten zu. »Doktor, ich merkte, daß sie noch nicht richtig erregt war. Ich wollte mir Zeit nehmen, um ihr eine Chance zu geben, mehr hineinzukommen. So hielt ich meinen eigenen Orgasmus zurück.«

»Mister Rücksichtsvoll!« schnaubt Barbara.

»Und mittendrin«, sagt Eddie mit vor Erregung lauter werdender Stimme, »sagt sie, ›Mach fertig, um alles in der Welt!‹ Ich hörte abrupt auf, als ob sie mir eine runtergehauen hätte. Ich sagte, ›Liebling, ich möchte, daß auch du etwas davon hast‹. Und sie sagte – ich kann das immer noch nicht glauben – ›Ich *möchte* nichts davon haben!‹ Ich frage Sie, Doktor, wie sollen wir mit einer solchen Haltung zu was kommen? Wie kann man Sex verlangen, wenn man nichts davon haben möchte? Wozu soll Sex gut sein, wenn nicht zum Genießen?«

Sex kann, wie Eddie gerade feststellte, vielen anderen Zwecken als dem des Genusses dienen. So ist Sex im Falle von Animositäten etwa als schlagkräftige Waffe einsetzbar.

Die sexuelle Verweigerung mit dem Ziel, dem Partner Zugeständnisse abzugewinnen oder ihn zu strafen, ist mitnichten eine Erfindung aus dem modernen Waffenarsenal. Schon die alten Griechen kannten diese Strategie. So schrieb Aristophanes – der Neil Simon unserer Tage – ein Stück, wonach Lysistrate und die anderen griechischen Frauen ihre Männer zwangen, vom Kriegführen abzulassen, indem sie sich ihnen verweigerten und ihren Schwur der Enthaltsamkeit bekräftigten: »Und wenn er mit Gewalt mich zwingen will, verderb ich ihm den Spaß und rühr mich nicht.«

Homer erzählt in der *Ilias*, wie Zeus freundlich Aphrodite wegen ihrer unschicklichen Einmischung ins Kriegsgeschehen zurechtwies: »Töchterchen, dein Geschäft sind nicht die Werke des Krieges. Ordne du lieber hinfort anmutige Werke der Hochzeit. Diese besorgt schon Ares, der stürmende, und Athenaia.« Zeus' weiser Rat blieb, ähnlich denen vieler Väter, auch während der folgenden Jahrhunderte unbeachtet.

Als besonders gefährlich können sich diese Schlafzimmerwaffen dann erweisen, wenn die betroffenen Parteien sie mehr oder weniger unbewußt einsetzen. Wie oft denkt einer der Partner: »Ich bin wütend, und ich werde verdammt noch mal alles andere tun, als ihn (oder sie) jetzt noch mit Sex glücklich zu machen.« Ein wütender Partner wird kaum sexuelle Lust empfinden, wenn doch, dann wird aber auf ihre Befriedigung zugunsten der Kriegführung verzichtet. In vielen Fällen sind die Partner jedoch nicht einmal in der Lage, sich ihre Wut einzugestehen und führen ihre sexuelle Verweigerung auf ein allgemeines Desinteresse, einen Mangel an Verlangen zurück.

Warum sollte jemand Schwierigkeiten haben, seine Wut zu erkennen? Nehmen wir als Beispiel die Situation von Barbara und Eddie. Wenn Barbara ihre Schwiegermutter besucht, bricht Wut auf, weil sie das Gefühl hat, ihre Schwiegermutter konkurriere mit ihr und verletze sie bewußt. Wahrscheinlich hat sie recht. Dennoch weiß sie um die Irrationalität ihres Handelns, ihre Wut gegen Eddie zu richten. Sicher, er könnte ein bißchen weniger beherzt zulangen oder sich bewußt bemühen, Barbara in Gegenwart seiner Mutter zu loben (obgleich dies möglicherweise nur zur Eskalation der Rivalität beitragen würde). Im Grunde ist Eddie jedenfalls nicht der Angreifer. So reagiert Barbara mit einer Magenverstimmung (die angesichts der gegebenen Situation im Zusammenwirken von emotionalen Aufwallungen und Ausschüttungen von Magensäure durchaus real ist), die ihr einen rationaleren Grund für den Verlust des sexuellen Verlangens liefert.

Was den Computerkurs angeht, hätte Barbara sich die Zeit nehmen und Eddie erklären können, inwieweit diese neuen Kenntnisse ihr beruflich nützlich sind, oder sogar sagen können: »Sieh mal, ich möchte zwar deine Zustimmung haben, verdiene aber mein eigenes Geld, und wenn ich glaube, daß dieser Kursus mir nützlich ist, dann mache ich ihn, auch wenn du diesen Nutzen nicht sehen kannst.« Leider hat Barbara gelernt, daß der Verlust an sexuellem Interesse ein weniger anstrengender und zugleich wirksamer Weg ist, Eddies Zustimmung zu gewinnen – ein Weg, der jedoch weder ihm hilft, ihre Arbeit und ihre Bedürfnisse zu verstehen, noch verhilft er ihr zu der Einsicht, daß sie nicht für alles, was sie tut, seine Zustimmung braucht. Am Ende steht Barbaras Frustration, weil sie merkt, daß ihr die Selbstbestätigung durch Eddie vorenthalten geblieben ist und mit dem sexuellen »Kurzschluß« der Weg zu einer fruchtbareren Kommunikation versperrt wurde.

Und wenn wir schon beim Thema »Kurzschluß« sind, so war Barbaras Reaktion auf die kurzen Höschen ihrer Nachbarin Melanie Ausdruck einer Wut, die sich auf einer bewußteren Ebene abspielte, per Saldo aber, was die geminderte Lust auf seiten von Barbara und die sexuelle Frustration für Eddie angeht, die gleichen Folgen hatte wie die weniger bewußte Wut. Statt sich von Melanie bedroht zu fühlen, hätte sie auch einfach, dem Umstand Rechnung tragend, daß der Durchschnittsmann andere Frauen gelegentlich anziehend findet, sagen können: »Sie kann den Motor warmlaufen lassen, ich habe aber den Führerschein und die Wagenpapiere.«

Und schließlich: der Samstagabendmarathon – Sex ohne Ende und ohne Höhepunkt. Obwohl sie müde war, beteiligte sich Barbara, und zwar eindeutig aus einem Pflichtgefühl heraus. In der Kombination mit Schuldgefühlen kann Wut noch peinigender sein, und Barbara *war* wütend, wie beiden unverblümt vor Augen gehalten wurde, als sie Eddie gegenüber explodierte. Eddie hätte akzeptieren können, daß sie müde war, auch wenn diese Müdigkeit auf einen vergnüglichen Einkaufsbummel zurückzuführen war. Das heißt, er hätte entweder auf Sex verzichten oder bereit sein können, weniger Engagement und Begeisterung von seiten Barbaras zu akzeptieren. Statt dessen manövrierte er sie in eine Ecke, indem er Schuldgefühle wegen des Einkaufens provozierte, für die sie mit Sex Abbitte leisten konnte – was wiederum bei ihm Schuldgefühle erzeugte mit dem Ergebnis, daß er den zum Scheitern verurteilten Versuch startete, den Geschlechtsakt auch für sie zu einer erfreulichen Erfahrung zu machen. Die so entstehende Beharrlichkeit geriet für Barbara zwangsweise zu einem feindseligen Akt, der aus ihrer Sicht ein eindeutiger Bruch des unausgesprochenen Paktes war, daß sie es so und nicht anders hinter sich bringe. Als das Ganze dann unterbrochen wurde, hatte Eddie nur noch genausowenig Lust wie Barbara.

Wenn sexuelle Betätigungen von Wut statt von Lust beherrscht werden, wird Lust bedeutungslos und zweitrangig. Bei dem Versuch, ein Objekt einer neuen Zweckbestimmung anzupassen, verliert es oft seinen alten Zweck. Wird Sex zur Waffe, zum Werkzeug, zum Druckmittel, zum Zwang, so verliert er seine ursprüngliche Bedeutung als Mittel und Weg, um Freude zu erfahren, Intimität zu erreichen oder Liebe auszudrücken.

Ein weiteres Problem, das sich dann ergibt, wenn Sex, und sei es nur sporadisch, als Mittel der Belohnung oder Bestrafung des Partners eingesetzt wird, ist, daß einige wenige unangenehme Erfahrungen dieser Art genügen, daß ein Partner oder beide die Sexualität vermeiden. Was haften bleibt, ist nicht: »Ich wurde das letzte Mal abgewiesen, aber das war wegen des Streites, den wir hatten«, sondern, »Ich wurde das letzte Mal abgewiesen«. Die Angst vor Wiederholung einer negativen Erfahrung überlagert den Wunsch, eine positive Erfahrung zu machen.

Eine Stimme aus der Tiefe

Passiv-aggressive Abwehrmechanismen gegen Wut

»Er sprach mit seinem Phallus«, erzählt Dr. Thomas D. Stewart vom Harvard Medical Center von einem Klienten. »Er war wütend auf sie und wollte ihr nichts geben.« Der an Impotenz leidende Klient suchte therapeutische Hilfe wegen eines Problems, das er als Lust- und Erregungsstörung empfand. Während des Gespräches mit Dr. Stewart zählte der Mann all seine Beschwerden über die Art und Weise, wie seine Frau ihn behandelte, auf. Obwohl er eine Fülle berechtigter Gründe, um wütend zu sein, anführte, war er seltsamerweise in Wirklichkeit nicht in Kontakt mit der Wut, die er empfand. Sein schlaffer Penis schien da seine Wut allemal besser zu vermitteln als sein Kopf.

Der Gedanke an Wut läßt automatisch Assoziationen von Gewalt, lauten Worten, Drohungen und Kontrollverlust aufkommen. Dennoch flüchten wir in den meisten Fällen, wenn jemand uns angegriffen hat, zu subtileren Reaktionen – wir gehen dem Betreffenden aus dem Weg, sprechen weniger mit ihm, tun weniger für ihn oder meiden es zu lächeln. Im Vertrauen, daß die Botschaft auf diese Weise ankommt, halten wir uns dennoch für alle Fälle die Hintertür offen, notfalls ein feindseliges und vergeltungheischendes Handeln abstreiten zu können.

Psychologen bezeichnen dies als »passiv-aggressives« Verhalten. Passiv, weil es kein explosives, offen feindseliges Handeln beinhaltet, und aggressiv, weil diese Vorgehensweise dennoch gezielt die Zufriedenheit der betreffenden Person beeinträchtigt. Würden wir alle unserer Wut oder unseren Frustrationen freien Lauf lassen und sie ungehemmt in Form von Beleidigungen oder mit anderen Mitteln zum Ausdruck bringen, die Zivilisation würde sich selbst zerstören. Eine kalte Schulter kann genausoviel erreichen wie eine scharfe Zunge.

Diese galanteren Abwehrmechanismen verlieren dann jedoch an Wert, wenn sie unbewußt und unkontrolliert eingesetzt werden. Der Sexualpartner, der sagt: »Heute abend nicht, Liebling, ich habe Kopfschmerzen« und gleichzeitig weiß, »Und ich werde auch morgen abend welche haben, wenn du das, was du mir angetan hast, nicht wieder gutmachst«, setzt den Partner hinsichtlich der Lösung eines Problems unter Druck. Derjenige aber, der lustlos und sich der dafür verantwortlichen Wut nicht bewußt ist, ist unfähig, den anderen auf diesen Konflikt hinzuweisen oder die Beziehung dahingehend zu beobachten, ob sich an der Situation etwas bessert.

Personen mit kaum zum Ausdruck gebrachter und kaum wahrgenommener Wut, die zu einem gehemmten sexuellen Verlangen führt, verfahren nach folgendem Muster:

1. **Hinauszögern.** Sie sagen nicht, »Ich möchte keinen Sex, bis es mir wieder besser geht«, sondern, »Ich möchte jetzt keinen Sex, aber ganz bestimmt morgen.« Ganz wie »hinter den Spiegeln«, wohin die Weiße Königin Alice eingeladen hatte – »denn die Regel heißt: gestern Marmelade und morgen Marmelade – aber niemals heute Marmelade.«

2. **Eingeschnapptsein.** Ohne sichtbaren Grund sind sie stets schlechter Laune, besonders um die Zubettgehzeit. Alles reizt, und selbst Banalitäten geben Anlaß zum Streit, so daß der Partner sexuelle Avancen erst gar nicht wagt.

3. **Zeit vertrödeln.** Wenn es Zeit ist, zu Bett zu gehen, vertiefen sie sich plötzlich in irgendwelche Reparaturarbeiten im Haushalt, lesen gebannt einen Zeitungsartikel oder können sich, fasziniert von einer Talkshow, nicht von der Mattscheibe lösen. Was bleibt, ist der sich nie bewahrheitende Kommentar, daß sie »in einer Minute« ins Bett kämen.

4. **Jammern.** Ihr ständiges Jammern und Klagen, sie seien überarbeitet, würden nicht geschätzt und unfair behandelt, schafft eine solch belastete Atmosphäre, in der denn auch absolut kein Platz für ein Minimum an sexuellem Verlangen ist.

5. **Vergessen.** Wenn sie an irgendeinem Punkt eingestehen, daß ihr Sexualleben revitalisierungsbedürftig ist, und dem Partner versprechen, sich dieserhalb zu bemühen, so vergessen sie, unversehens, die vereinbarte Beaufsichtigung der Kinder zu arrangieren oder an besagtem Abend zeitig nach Hause zu kommen.

6. **Schuld zuweisen.** Statt sich der Tatsache ihres geringen Verlangens zu stellen, kommt der Hinweis, daß das Ausmaß der ihnen noch verfügbaren Lust, angesichts der Haltungen und Fehler des Partners, doch noch geradezu erstaunlich sei.

7. **Loben.** Dieses Lob ist natürlich auf die eigene Person beschränkt. Statt die Existenz eines – möglicherweise lösbaren – Problems einzugestehen, werden die herausragenden täglichen Leistungen in den Vordergrund gestellt, neben denen die sexuelle Lust nur verblassen kann wie der Mond im strahlenden Licht der Sonne.

Es mag unangenehm und schwierig sein, mit direkter Wut umzugehen und fertig zu werden – eine Lösungsmöglichkeit ist aber nicht versperrt, sondern begünstigt durch den Umstand, daß diese so unverhohlen offenbar wird. Ein auf unterdrückte Wut zurückzuführendes passiv-aggressives Manövrieren mag zwar zahmer erscheinen, die Nuß ist aber ungleich schwieriger zu knacken, da der Konflikt erst noch an die Oberfläche befördert werden muß. So ist es leichter, einen Wolf zu jagen als eine Maus, weil er nicht zuerst noch ausgegraben werden muß.

Essen um 8, Streit um 10, Nachrichten um 11
Die Regeln von Ehekämpfen

»Okay, Iggy, bis dann! Ich treffe dich um zehn nach drei hinter dem Schulhof. Nur du und ich, Faust gegen Faust.«

Anders als bei Mädchen, ist es für Jungen gang und gäbe, sich zu Kämpfen zu verabreden. Bei Mädchen mag es in begrenztem Rahmen zu Rangeleien oder »Katzen-Gefechten« mit Haareziehen kommen; typisch für solche Ereignisse ist, daß sie sich spontan entwickeln und niemals nach Verabredung ausgetragen werden.

So ist es leider auch für die meisten Paare undenkbar, daß sie ernsthaft erwägten, die Austragung eines fairen Kampfes zu verabreden, was ein höchst effektiver Weg zum Umgang mit wutbedingten sexuellen oder nichtsexuellen Differenzen wäre.

Dr. Peter Kilmann von der University of South Carolina hält es bei Paaren für wichtig, einen bestimmten Zeitpunkt für eine Diskussion zu vereinbaren, genau wie sie sich zu einem gemeinsamen Kinobesuch verabredeten. Besonders relevant sei diese Form der Planung bei Paaren, deren Zeit, kinder- oder arbeitsbedingt, eng begrenzt ist. Die »Verabredung« gibt die Sicherheit, daß einem zugehört wird und somit auch sensible Themen angesprochen werden können; sie verhindert, daß der Partner in einem unpassenden Moment überrumpelt wird.

Dr. Kilmann arbeitet mit den Methoden des »Fairen Streitens«, die von dem Psychologen Dr. George R. Bach, Autor von *Kreative Aggression* und *Der intime Feind*, entwickelt wurden. Diese umfassen eine zeitliche Festlegung für die Auseinandersetzung, Beschränkung des Streites auf eine bestimmte Frage, konkrete und klare Formulierung der eigenen Forderung sowie die eindeutige Beantwortung aller Fragen des Partners. Spezifische Vorschläge, die der Partner annehmen, ablehnen oder modifizieren kann, sind wesentlich konstruktiver als ein konzeptloses Aufzählen von Beschwerden.

Zwar sind emotionale Probleme schwieriger als andere lösbar, auf konsequent logischer Basis lassen sich aber auch hier, wie bei allen Problemen, Lösungen finden. Wenn Sie den Keller renovieren möchten, bleiben Sie in Ihrer Diskussion auch nicht bei all den Dingen stehen, die nicht in Ordnung sind, sondern erweitern Ihre Überlegungen folgerichtig auf die zu ergreifenden Maßnahmen. Ebensowenig würden Sie, wenn es um den Keller geht, mit den Problemen des im ersten Stock gelegenen Badezimmers oder der Küche beginnen. Im Gegensatz dazu aber verläuft der übliche unstrukturierte Streit so, daß das Paar sich alle möglichen irrelevanten Beschuldigungen an den Kopf wirft, die zwar Hitze, nicht aber Licht in das ursprüngliche Diskussionsthema bringen. Reagiert eine Frau auf die Kritik ihres Mannes über schlechte Mahlzeiten, die sie auf den Tisch bringt, in der Form, daß sie sein sexuelles Leistungsvermögen mit ins Spiel bringt, werden beide die mit der Essensdiskussion hervorgerufenen negativen Gefühle auf sexuelle Aktivitäten übertragen, mit dem Ergebnis, daß das sexuelle Verlangen auf der Strecke bleibt.

Dr. Bachs Methoden des »Fairen Streitens« haben für Ehestreitigkeiten das getan, was das Boxen dem Marquis of Queensbury zu verdanken hat. Beide erreichten, daß der Kampf in einem überschaubaren Rahmen ausgetragen wird und die Raufereien der Kombattanten nicht uferlos ausarten. Sie schlossen unfaire Schläge unterhalb der Gürtellinie aus und begrenzten so die Bereiche, die angegriffen werden durften. Sie sorgten dafür, daß für jeden Kampf eine Startzeit und ungefähre Dauer festgelegt wurden. Sie minderten bei den Beteiligten das Gefühl der Verwundbarkeit und machten die Begegnung zu einem beiderseits freiwilligen Unterfangen, bei dem die Einhaltung der Regeln den Rahmen für eine kooperative Atmosphäre schufen. In Kapitel 15 werden wir auf weitere Punkte eingehen, wie Paare miteinander streiten können, ohne daß ihre Lust und ihr Sexualleben Schaden nehmen.

Zwischen dem Boxring und dem Ehebett gibt es viele Parallelen; das eine wie das andere kann ein quadratisches Kampffeld sein, gerade groß genug für zwei Gegner, von denen jeder bemüht ist, den anderen in die Horizontale zu bringen. Allerdings gibt es einen gewaltigen Unterschied: Beim Boxen gibt es einen Sieger und einen Verlierer – im Schlafzimmer entweder zwei Sieger oder zwei Verlierer.

6. Persönliche Probleme

Individuelle Konflikte und Lustverlust

Lust ist eine höchst persönliche Angelegenheit. Bei manchen ist der Verlust des sexuellen Verlangens das Ergebnis von Beziehungskonflikten, eine Situation, die sich durch Analysieren und Lösen des Problems verbessern läßt. In anderen Fällen ist das Lustdefizit durch belastende häusliche oder berufliche Umstände bedingt, und das Verlangen kehrt zurück, sobald die Situation entspannt und bereinigt ist.

Die größten Herausforderungen sind solche Probleme, wo Luststörungen auf persönliche Ängste, zurückliegende Traumata oder andere psychologische Schwierigkeiten zurückzuführen sind. In jedem Fall ist ein Gefühl des Vertrauens und der Sicherheit Voraussetzung für die Fähigkeit zu einem partnerschaftlichen Verhalten. Oft ist der Therapeut gezwungen, sexuelle Fragen erst einmal zurück- und tieferliegendere Probleme der eigenen Identität und des Selbstwertgefühls in den Mittelpunkt zu stellen. Durch das Austreiben negativer Gefühle kann der Platz für den Zustrom höchstpositiver Gefühle, der sexuellen Lust, geschaffen werden.

»Da gab mir Ray, der mit mir zusammen in der Rechnungsabteilung arbeitet, das da«, sagt Barry und stellt eine Figur aus billigem Chinaporzellan, die einen Arzt mit jungenhaftem Gesicht, der ein Stethoskop in der Hand hält und einen Stirnspiegel trägt, darstellt, auf den Schreibtisch des Therapeuten. »›Du arbeitest schließlich in einem Krankenhaus, dürftest also wissen, wie einer aussieht‹, sagte Ray zu mir. ›Da du es also weißt, geh und such dir einen, denn, Mann, du *brauchst* einen!‹«

Barry ist siebenundzwanzig, groß und schlaksig, Brillenträger und hat ein paar Pickel im Gesicht. Zwar ist sein Äußeres nicht abstoßend, nicht einmal sonderlich negativ, aber seine Mimik ist ausdruckslos, und er ist nachlässig gekleidet. »Ich hätte wohl schon vor langer Zeit zu Ihnen kommen sollen. Es ist vier Jahre her, daß ich das letzte Mal Sexualität hatte, und drei Jahre seit dem letzten Rendezvous. Und inzwischen bin ich soweit, daß ich nicht einmal mehr an Sex denke. Sie werden es nicht glauben, aber ich war tatsächlich einmal *sehr beliebt.* Es ist lange her, zu High-School-Zeiten. Nicht, daß ich damals besser ausgesehen hätte, aber ich konnte die Leute immer zum Lachen bringen, und sie fühlten sich locker und gelöst, wenn sie mit mir zusammen waren. Mann, wenn ich jetzt daran denke, ich habe mich tatsächlich beklagt, daß ich zur Schule gehen mußte! Wenn du Lust hattest, dich mit 'ner Biene zu treffen, du brauchtest nur den Kopf nach rechts oder links zu drehen. Einige hatten feste Freunde, aber es gab immer welche, die solo waren, und die ›leichten Mädchen‹ gaben dir unmißverständlich zu verstehen, wer sie waren – eben darum waren sie ja leicht. Auch ehe ich die Schule abbrach, hatte ich immer einen Job, normalerweise als Tankwart. Mit ein paar Dollar in der Tasche und einem alten Wagen, den du dein eigen nennen konntest, warst du ein King. Du teiltest 'ne Pizza und 'nen Sechserpack Dosenbier mit einer, und die Sache war klar, keine Diskussionen. Das war alles, was ich jemals vom Leben erhoffte. Ich ging von der Schule ab, weil ich mehr Knete haben wollte. Vielleicht hätte ich in den Mathematikstunden besser aufpassen sollen. Die Ausgaben summieren sich wesentlich schneller, wenn man die Miete und das eigene Essen selbst bezahlen muß, anders als wo ich noch bei meinen Eltern lebte. Ich kündigte bei der Tankstelle, aber nirgends fand ich eine Anstellung, bei der wesentlich mehr als ein Mindestlohn heraussprang; ich versuchte es als Lagerarbeiter, Parkwächter, übernahm Botengänge und arbeitete in Schnellimbißlokalen. So suchte ich mein Glück in der Großstadt. Das große Geschäft – die Bezahlung etwas besser und die Miete wesentlich schlechter! Aber es waren nicht nur die Jobs, die mich an der Großstadt reizten. Es gab einfach keine Mädchen mehr, mit denen ich mich verabreden konnte. Mit denen ich zur Schule gegangen war, die hatten entweder geheiratet oder suchten jemanden, der ihnen eine Zukunft, nicht nur etwas zum Lachen bieten konnte. In der City, so stellte ich mir vor, gäbe es wesentlich mehr Mädchen, die solo wären. Tja, die gibt's hier schon, aber gemessen an dem, was ich davon hab, könnten sie genausogut in Alaska sein. Die erste Frage ist immer: ›Was machst du beruflich?‹ Ich versuche dann, ein wenig vage zu bleiben, und sage, ›Ich arbeite in einem Krankenhaus‹, aber entweder wollen sie dann Genaueres wissen, oder sie werden gleich abgeschreckt. Eine blöde Ziege nervte mich mit der Frage, ›Fest angestellt?‹ Ich hatte es schließlich satt, wo immer ich hinkam – Bars, Tanzlokale, allgemeine Treffs –, ständig auszuweichen. Im Krankenhaus habe ich kaum einmal die Chance, jemanden kennenzulernen, und die Frauen, die es da gibt, halten nach etwas Höherem als einem kleinen Angestellten in der Buchhaltung Ausschau. Mein Sexualleben war auf die Phantasie reduziert, aber seit einiger Zeit ist selbst das vorbei. Ich denke, das ist wohl unter anderem auch darauf zurückzuführen, daß ich auch hier am Ende ausgewichen bin. Ist das lächerlich, oder was? Aber es ist die Wahrheit. Ich habe diese blöden Briefe und Geschichten in Zeitschriften gelesen, in denen die Kerle all diese Bienen auf sich drauf haben, danach lechzen, sich über sie herzumachen, und ich fühlte mich elend, hoffnungslos. Ich sah mir ein Pornovideo an und diese coolen Typen mit ihren Riesenwerkzeugen, und ich sagte mir, ›Scheiße, das bin ich bestimmt nicht.‹ Selbst der Weg in die Welt meiner Phantasie war mir versperrt. Dann, eines Tages, hatte ich einfach keine Lust mehr. Ich scherte mich einen Dreck um Sex, nicht mal mehr ums Masturbieren. Von der Arbeit gehe ich in mein Ein-Zimmer-Apartment und starre den ganzen Abend in die Glotze.«

»Barry«, fragt der Therapeut, »arbeitet Ihr Freund Ray im gleichen Büro wie Sie? Macht er die gleiche Arbeit?«

Barry nickt. Der Therapeut fragt weiter: »Wie erklären Sie es sich, daß er offensichtlich diese Art von Problemen mit dem sexuellen Verlangen nicht hat?«

Barry schüttelt den Kopf und grinst. »Vielleicht ist er zu blöde und weiß gar nicht, was für ein Verlierer er ist. Jedenfalls benimmt er sich wie der gute Nikolaus, der alle Frauen auf Erden beglückt, und er braucht ein ganzes Jahr, um die Runde zu machen. Vielleicht macht er mir was vor und schneidet auf, aber ich glaube ihm seine Geschichten. Er scheint die Mädchen zu haben, die das, was er sagt, für bare Münze nehmen.«

»Zumindest scheint er sehr zufrieden mit sich selbst zu sein«, kommentiert der Therapeut. »Wie erklären Sie sich das, wo er doch den gleichen Job hat wie Sie?«

»Er sieht diesen Job nur als etwas Vorübergehendes«, erklärt Barry. »Nun, der Ehrlichkeit halber muß ihm noch zugute gehalten werden, daß er einige Abendkurse besucht, Sport treibt und zwischendurch sich auch noch in einem Jugendzentrum engagiert.«

»Glauben Sie, daß Sie sich besser fühlten, wenn Sie auch ähnliche Dinge machten?« fragt der Therapeut.

»Könnte durchaus sein«, gesteht Berry. »Schließlich könnte ich mich kaum schlechter fühlen als heute. Aber das würde doch meinem Sexualtrieb nicht helfen, oder? Ich kann nicht sehen, welcher Zusammenhang zwischen Kursen und Aktivitäten und Sexualität bestehen sollte.«

»Wie würden Sie über Sex mit einem Verlierer denken?«

»Ich denke in Zusammenhang mit niemandem an Sex. Wenn ich jedoch an meine besseren Tage zurückdenke, muß ich sagen, daß ich vermutlich nicht sonderlich scharf darauf gewesen wäre, einen Verlierer als Partnerin zu haben.«

»Stellen Sie sich vor, *Sie* wären dieser Verlierer.«

Barry denkt darüber nach. »Ich wollte sagen, ›Wen interessiert das? Was zählt, ist, was die Frau ist‹, aber ich weiß nicht so recht, ob ich wirklich Freude daran haben könnte, wenn ich wüßte, ich wäre einer.«

»Aber ist es nicht genau so, wie Sie sich fühlen?«

»Ist das der Eindruck, den ich vermittele?« überlegt Barry. »Ja, warum versuchen, es zu verbergen? Auch Ray war das bewußt, deshalb hat er mich hierher geschickt.«

»Das schlechteste Team in der Geschichte des Baseball waren die New York Mets 1962, die immerhin noch ein Viertel ihrer Spiele gewannen«, sagt der Therapeut. »Der einzige garantierte Weg, ein Verlierer zu sein, ist, erst gar nicht auf dem Spielfeld zu erscheinen, die Vorwegnahme der Niederlage. Ehe man Punkte machen kann, muß man ins Spiel einsteigen, und Voraussetzung dafür ist erst einmal der Wunsch, sich aufs Spielfeld zu begeben.«

»Das Rennen gewinnt nicht der Schnelle, ebensowenig wie der Starke den Kampf«. Und dennoch werden nach diesem Muster die Wetten abgeschlossen.

Wir leben in einer konkurrenzorientierten Gesellschaft. Das Konkurrieren ist nicht nur auf berufliche Karrieremöglichkeiten beschränkt, konkurriert wird auch um Aussehen und Besitz. Ein indirekter Wettbewerb, bei dem man sich nicht einmal gegenseitig kennt. Ein Fotomodell mit tadelloser Figur und güldenen Locken erscheint auf der Mattscheibe, und Zuschauerinnen überfällt das Gefühl, sie müßten mit ihrem Äußeren gleichziehen. Allenthalben wird für Produkte geworben, die in jedem Haushalt gang und gäbe scheinen, nur im eigenen nicht. Oft können wir uns das in der Werbung Angepriesene nicht leisten, können nicht an die Schönheiten, die sich auf dem Bildschirm tummeln, heranreichen – und so fühlen wir uns unzulänglich.

Was Sex-Appeal ist, scheint ultimativ von einer Aura der Selbstsicherheit bestimmt zu werden. Das Gefühl, sexuell attraktiv zu sein, wird denjenigen, die in Reichweite dieser Aura sind, übermittelt, mit dem Ergebnis, daß man tatsächlich begehrenswert ist. Menschen, die sich sexy fühlen, *sind* sexy.

Jede Aktion bedingt eine Reaktion. Wenngleich es Sir Isaac Newton mitnichten um das sexuelle Verlangen ging, so ist doch das von ihm entdeckte Gravitationsgesetz, die gegenseitige Anziehungskraft zweier Körper, für die menschliche Bewegung von Relevanz. Wenn ein positives Selbstkonzept den Sex-Appeal, die Begehrlichkeit und die Lust steigert, führt ein negatives Selbstkonzept ebenso sicher zu Ablehnung und Lustverlust. Ein positiv eingestellter Mensch wird spielend mit Ablehnung fertig, weil sie für ihn nicht gleichbedeutend mit dem Beweis für seine persönliche Unzulänglichkeit ist. Demgegenüber rechnet ein Mensch mit mangelndem Selbstwertgefühl von vornherein mit Ablehnung und sieht diese als Bestätigung seiner Wertlosigkeit.

Erlischt sexuelles Verlangen infolge mangelnden Selbstwertgefühls, so ist eine Mobilisierung oftmals erst nach einer Besserung des Selbstwertigkeitsproblems möglich. Könnte eine Lösung nicht ein Partner sein, der den sich als solchen empfindenen »Verlierer« attraktiv und interessant findet und so dessen Selbstvertrauen wiederaufbaut? Nur manchmal, denn der Betroffene kann darüber hinaus auch ein Opfer der »Groucho Club«-Mentalität geworden sein.

Groucho Marx ist dafür bekannt, daß, als er die Mitgliedschaft in einem höchst renommierten Hollywood-Club aufgab, er an dessen Präsidenten schrieb: »Bitte, nehmen Sie meinen Austritt an. Mir liegt nichts daran, einem Club anzugehören, der mich als Mitglied hat.« Groucho scherzte, aber viele Menschen verrennen sich in eine ausweglose Situation, indem sie sich ebendieses Prinzip zu eigen machen, nämlich, daß jemand, der meint, in ihnen irgendeinen Wert zu sehen, schon sehr dumm oder geistig verwirrt sein muß, um auf solche abwegigen Gedanken zu kommen, ein also noch größerer Verlierer, wenn er sich auf jemanden so wertloses einläßt. Oder bestenfalls jemand, der sie mangels Zeit noch nicht wirklich kennenlernte und sie ablehnen wird, sobald das nachgeholt ist. Der »Verlierer« setzt auf Zeitersparnis und geht auf Nummer Sicher, indem er Beziehungen ablehnt, um einer Ablehnung vorzugreifen.

Die Erinnerung an vergangene Dinge
Liebesentzug und Kindheitstrauma

»Wie kommen Sie dazu, mich immer Stephanie zu nennen, während ich Sie mit Doktor anrede?« fragt sie. »Ich habe einen Dr. phil., also bin ich auch ein Doktor.«

»Möchten Sie, daß ich Sie mit Doktor anrede?« fragt der Therapeut. Stephanie runzelt die Stirn und verneint. »Möchten Sie mich denn gerne mit meinem Vornamen anreden?« erkundigt sich der Therapeut. »Ich habe nichts dagegen einzuwenden.«

Stephanie antwortet nicht. Für den Rest der Sitzung verzichtet sie auf die direkte Anrede mit Name oder Titel. Welche Wahl sie auch getroffen hätte, sie wäre ihrem Argument abträglich gewesen, daß Frauen von Männern immer diskriminiert werden. So bringt sie ein neues Argument vor – neu in dieser Sitzung, aber alt in dem Sinne, wie sie es gebraucht. »Ende des Jahres werde ich wahrscheinlich meinen Job verlieren«, murrt sie. »Nach dem Motto, ›veröffentliche oder stirb‹, und da ich natürlich nichts veröffentlicht haben werde, haben sie den perfekten Vorwand, mich zu feuern.«

»Haben Sie angefangen, irgend etwas zu schreiben?« fragt der Therapeut, obwohl er die Antwort bereits kennt.

»Natürlich nicht!« braust sie auf. »Was sollte das? Sie akzeptieren nie etwas, das eine Frau geschrieben hat. Warum sollte ich also meine Zeit vergeuden? Diese ganze Statthalterei, die Begünstigungen, das Rennen zu männlichen Fakultätsmitgliedern. Ich spiele gegen gezinkte Karten.«

Stephanie kam auf Überweisung ihres Internisten, bei dem sie wegen Colitis in Behandlung ist, zur Therapie. Sie hat Durchfallbeschwerden, obgleich ihre Symptome noch nie so schwerwiegend waren, daß sie deswegen beruflich fehlte oder aus einem Kurs hätte herausgehen oder einen Film unterbrechen müssen. Ihrem Internisten war bewußt, daß ihr Magen-Darm-Trakt das geringste ihrer Probleme war, es aber eine Fülle anderer Fragen gab, die therapeutisch aufgearbeitet werden mußten. Stephanie hatte noch nie einen Freund, und ihr gesellschaftliches Leben mit Männern ist auf ein gelegentliches Mittag- oder Abendessen mit einem Kollegen des Colleges beschränkt, an dem sie als Professorin für Geschichte tätig ist. Sexuelles Verlangen ist bei ihr nicht erkennbar.

»Mag sein, daß Sie gegen gezinkte Karten spielen, solange Sie jedoch im Spiel sind, könnten Sie Ihre Karten genausogut ausspielen«, bemerkt der Therapeut. »Niemand kann etwas veröffentlichen, das nie geschrieben wurde.«

»Sie würden es doch nicht veröffentlichen«, beharrt sie. »Die Männer haben die ungeteilte Macht, und sie werden nichts davon hergeben.«

»Sehen Sie das als typisch für sämtliche Beziehungen zwischen Männern und Frauen, oder betrifft es nur diejenigen, wo Sie arbeiten?«

»Zumindest gilt das mit Sicherheit in der akademischen Welt«, erwidert Stephanie. »Aber ich denke, es ist nicht überall so. Meine Mutter war die Dominierende in meiner Familie. Sie war diejenige, die zäh war. Auch sehr kalt.«

»Und Ihr Vater? War es leichter, ihm nahe zu kommen?«

Stephanies Mund wird weicher, und ihre Augen verlieren sich irgendwo in der Ferne, als ob sie in die Vergangenheit schaue. »Ja, das war es, bisweilen zumindest. Wenn aber meine Mutter da war, dann war er so eingeschüchtert, daß er es nicht wagte, sich mir zu sehr zu nähern, aus Angst, sie machte ihm Vorwürfe, wir würden uns gegen sie zusammentun. Wir hatten, weiß Gott, immer unsere Meinungsverschiedenheiten. Aber wenn sie weg war, dann konnte er so viel trinken wie er wollte.«

»Wenn sie weg war?« erkundigt sich der Therapeut.

»Oh, sie hatte eine Schwester, die in einer anderen Stadt wohnte«, antwortet sie. »Als ich etwa zehn war, setzte sie sich in den Zug und fuhr ein paar Tage weg, so daß Dad und ich sehen mußten, wie wir zurechtkamen. Irgendwie freute ich mich zunächst darauf. Bis sie schließlich diese Reise machte, als ich vierzehn war. Ihre Schwester war krank, und für meine Mutter war absehbar, daß sie länger als gewöhnlich weg sein würde, wenigstens für eine Woche. Ich war damals schon alt genug und konnte gut kochen und mich um Dinge kümmern, und ich dachte, mein Vater würde richtig stolz auf mich sein. Vielleicht waren wir uns bis dahin nicht allzunahe gewesen, dies würde aber eine günstige Gelegenheit sein, sich gegenseitig kennenzulernen und viel Zeit miteinander zu verbringen. Gleich am ersten Tag, nachdem meine Mutter weggefahren war, fing ich, sobald ich aus der Schule zurück war, mit der Zubereitung des Abendessens an. Aber Dad kam nicht nach Hause – zumindest nicht vor zehn. Und als er kam, war er betrunken und brachte diesen Freund mit, der in einem noch ärgeren Zustand war, so betrunken, daß er kaum noch stehen konnte. Dad sagte, sein Freund, den ich nie zuvor gesehen hatte, sei krank und müsse sich kurz hinlegen. So schaffte Dad es, diesen Kerl ins Schlafzimmer und irgendwie in sein Bett zu manövrieren. Ich war angeekelt, ging aber in die Küche und machte mich daran, das Essen für meinen Vater aufzuwärmen. Dann hörte ich plötzlich einen Hilfeschrei meines Vaters. Sein Freund, der da auf dem Bett lag, hatte einen Krampf bekommen, und Dad starrte ihn nur an, wie vor Schrecken gelähmt. ›Ruf einen Krankenwagen‹, sagte ich, er stand aber nur da, so rief ich an. Ich suchte nach einem Stift oder Gegenstand oder irgend etwas, das man dem Mann hätte in den Mund stecken können, aber ehe ich etwas gefunden hatte, war der Krampf schon vorbei, nur lag er jetzt völlig ruhig da. Mein Vater wiederholte nur immer wieder, ›Mein Gott, vielleicht ist er tot!‹ Der Mann hatte das ganze Kissen vollgekotzt und lag mit seinem Gesicht darin; ich drehte seinen Kopf zur Seite und konnte sehen, daß er atmete, wenn auch sehr flach und kaum wahrnehmbar, und seine Lippen waren blau. Ich betete, der Krankenwagen möge endlich kommen. »Dad ging einfach aus dem Schlafzimmer hinaus. Dann rief er mich und sagte, ›Steph, hör zu, er hat Geld von mir in seiner Tasche. Du mußt es holen, ehe sie kommen.‹ Ich verstand einfach nicht. Schließlich sagte ich, ›*Du* holst es!‹. Aber er fing an zu weinen und zu zittern und schüttelte den Kopf. ›Ich kann keinen Toten anfassen!‹ sagte er. Ich erwiderte, der Mann sei nicht tot, aber er klammerte sich an mich und flehte, es zu tun. Ich ging also zurück, und der Mann sah aus, als ob er tot sei. Er lag noch immer auf der Seite, aber in der mir zugänglichen Tasche war nichts außer einem schmutzigen Taschentuch, das nach Erbrochenem stank. Ich mußte ihn auf die andere Seite drehen, um an die andere Tasche zu kommen, und ich fand ein ganzes Bündel mit Scheinen. Ich habe keine Ahnung, wieviel es war, ich habe nicht einmal hingeschaut. Vielleicht war es nur ein Packen mit Ein-Dollar-Noten, vielleicht auch wesentlich mehr. Er schien noch immer zu atmen. Ich ging zu meinem Vater und schob ihm das Geld wortlos in die Hand. Bis heute weiß ich nicht, ob das Geld ihm tatsächlich gehörte oder ob er das ganze Bargeld nur bei dem Mann gesehen hatte und ihn nun ausraubte. Der Krankenwagen kam, und sie brachten den Mann ins Krankenhaus, und ich ging auf mein Zimmer. Dad blieb den Rest der Woche betrunken. Das war meine Traumwoche mit meinem Vater.«

»So haben Sie nie Nähe zu ihm gefunden?« fragt der Therapeut.

Zum erstenmal, seit sie in Therapie ist, weint Stephanie. Den Kopf aufrecht haltend und die Hände im Schoß gefaltet, laufen ihr, völlig unbeachtet, dicke Tränen über die Wangen und tropfen auf die Bluse. »Ich besuche meine Eltern in den Ferien. Ich telefoniere etwa jede Woche mit ihnen. Heute, da mein Vater älter ist, trinkt er nicht mehr so viel; aber vielleicht ist das auch, weil er nicht mehr arbeitet und meine Mutter ihn zu Hause an der Kandare hat. Aber wir sind uns nicht nahe, nein. Und meine Mutter hat sich nie geändert.«

»Wem *sind* sie nahe, Stephanie?«

Sie ballt die Hände zu Fäusten zusammen und wischt die Tränen schnell und resolut weg. »Niemandem«, sagt sie mit Bestimmtheit. »Ich werde nie mehr enttäuscht sein. Ich bin immer auf das Schlimmste gefaßt, und es bewahrheitet sich normalerweise.«

»Wie, daß Sie nie etwas veröffentlicht bekommen?«

»Gegen gezinkte Karten hat man keine Chance«, kontert sie.

»Falsch«, sagt der Therapeut. »Sie können die Karten abheben, neu mischen, sogar ein neues Kartenspiel verlangen. Falschspieler landen nur bei demjenigen ihren Coup, der von vornherein erwartet, daß er verliert, und das fehlendem Glück in die Schuhe schiebt.«

Stephanie schaut ihn mit großen, weitgeöffneten Augen an. »Sie halten das also nicht alles nur für feministische Paranoia, was ich an Einwänden vorbringe?«

»Nein«, antwortet er. »In Ihrem Beruf vorwärtszukommen, ist nicht leicht. Menschen zu finden, denen man vertrauen kann, ist nicht leicht. Jemanden zu finden, den man lieben kann – das kann schon so etwas wie ein Drilling-Flush sein, den man auf die Hand bekommt. Aber vergessen Sie nicht, Stephanie, man muß hier und da ein Risiko eingehen. Mit Bluffen können manche ein oder zwei Spiele gewinnen, ohne überhaupt etwas auf der Hand zu haben, aber noch nie hat jemand irgend etwas gewonnen, wenn er einfach die Karten hingeworfen hat.«

Am schwierigsten ist die Art von sexueller Luststörung zu behandeln, die weit in der Vergangenheit wurzelt. Es ist wie bei einem alten Baum, dessen unterirdische Wurzeln zwischen Wasserrohren hindurchlaufen. Erstens ist die Problemquelle irgendwo begraben, wo man sie nicht sehen kann. Zweitens kann die Schadstelle ziemlich weit von dem Teil des Baumes, den man sehen kann, entfernt liegen, so daß es schwierig ist, auch nur eine Verbindung zwischen dem Problem und dem, was sichtbar ist, herzustellen. Drittens verschlimmert sich das Problem mit zunehmender Zeit, weil die Wurzeln weiterwachsen und sich noch mehr mit anderen Objekten verstricken. Und zu guter Letzt kann der Baum selbst nicht sagen, was da geschieht.

Jemand wie Stephanie kann sprechen, aber es ist nicht leicht, über unangenehme Dinge zu sprechen. Während die Erinnerung allgemein im Laufe der Jahre trübt, bleiben traumatische Ereignisse lebhafter im Gedächtnis – es sei denn, unser Gehirn bedient sich der natürlichen Schutzmechanismen des Vergessens, von Psychologen als Verdrängung bezeichnet. Stephanie leidet an einer primären Luststörung, da sie sexuelles Verlangen noch nie empfunden hat. Natürlich könnte sie dem ohne weiteres entgegenhalten, daß Männer ihres Erachtens konkurrenzorientiert und ausbeuterisch sind und daß sie nichts, auch nicht sexuell mit ihnen zu tun haben will. Viele Frauen sehen sich mit den gleichen Schwierigkeiten, mit denen Stephanie zu kämpfen hat, konfrontiert; die Wurzeln dieses problembehafteten Männerbildes reichen wesentlich tiefer. Die Hoffnung und Desillusionierung, die sie in ihrer Beziehung mit ihrem Vater erlebte, machten sie verwundbar und empfänglich für die allüberragende Klage all derer mit traumatischen Kindheitserfahrungen: »Wenn man den Eltern nicht trauen kann, wem kann man dann vertrauen?«

Die vermeintliche Logik ist ein Trugschluß, ein kognitiver Irrtum. Die Welt ist voller vertrauensunwürdiger Menschen. Eltern sind Menschen und einige zwangsläufig vertrauensunwürdig. Die Elternschaft bedingt leider nicht automatisch, daß die Betreffenden nun zu vertrauenswürdigen, netten, liebenswerten und kompetenten Personen werden. Aus der Sicht eines Kindes müßten seine Eltern jedoch über die besten und zuverlässigsten fürsorglichen Qualitäten verfügen; werden diese Illusionen des Kindes enttäuscht, so wird die Bitterkeit dieser Erfahrung auf die ganze menschliche Rasse übertragen.

Ausnahmen gibt es, interessanterweise da, wo die Eltern jegliche positiven Eigenschaften vermissen lassen und ausschließlich negative, mißbräuchliche Verhaltensweisen an den Tag legen. Manche Kinder, die unter solchen Bedingungen aufwachsen, mögen an chronischen Depressionen und tiefen psychischen Wunden leiden, die bei ihnen vorherrschenden Ängste scheinen aber nicht einmal halb so groß wie bei solchen Kindern zu sein, die wie selbstverständlich davon ausgehen, daß sie geliebt werden und ihre Eltern in ihrem besten Interesse handeln.

Sexuelles Verlangen ist, wie wir inzwischen alle verstanden haben dürften, etwas wesentlich Komplexeres, als daß es nur als einfacher Trieb oder natürliche Reaktion betrachtet werden könnte. Es erfordert, auf einen anderen Menschen zuzugehen, und wer möchte schon auf etwas zugehen, das verletzt. Da wir weder unsere Eltern noch unsere Kindheitserfahrungen unter sexuellen Gesichtspunkten sehen, ist es oft schwierig, die Ereignisse dieser frühen asexuellen Jahre mit sexuellen Lustproblemen in Verbindung zu bringen. Diese alten Traumata sind wie Geister – sie sind tot und gehören der Vergangenheit an, aber dennoch lassen sie uns ihre Gegenwart spüren, verfolgen und quälen uns in unserem Leben, unsichtbar für andere und nur halbwegs sichtbar für uns selbst.

Bisweilen erscheinen diese Geister keineswegs erschreckend oder bedrohlich. Denn gelegentlich ähneln wir dem Kind, welches auf die Frage eines Spielkameraden, ob der Teufel tatsächlich existiere, antwortete: »Nun, ich glaube, er ist so etwas wie der Nikolaus. Eine Zeitlang glaubst du an ihn, aber dann stellst du fest, daß es nur dein Vater ist.« Elterliche Geister scheinen eher beruhigend als bedrohlich und nicht einmal sehr gespenstisch zu sein, besonders dann nicht, wenn ihre alt gewordenen, leibhaftigen Pendants noch leben, aber dennoch ist das Chaos, das sie mitunter anrichten, gewaltiger als das eines Poltergeistes in einem Porzellanladen.

Fast alle Eltern verhängen *einige* sexuelle Verbote. Etwa, daß ein kleines Kind angewiesen wird, bestimmte Körperteile bedeckt zu halten und sie in keinem Fall Spielkameraden zu zeigen oder den Genitalbereich nicht zu »berühren«. Ältere Kinder werden vor Fremden gewarnt, die sich ihnen nähern, vor den Gefahren körperlicher Intimität und auf die Bedeutung moralischer Grundsätze hingewiesen. Es wäre unverantwortlich, ließen Eltern ihren Kindern in sexuellen Dingen absolut freie Hand. Probleme entwickeln sich nur dann, wenn diese Botschaften in unangemessener Form vermittelt werden, etwa daß harte und unrealistische Konsequenzen bei entsprechenden Zuwiderhandlungen gepredigt oder widersprüchliche oder übermäßig restriktive Befehle oder Gebote ausgesprochen werden oder auch ein ungewöhnlich starkes Interesse an den sexuellen Gefühlen und Praktiken des Kindes genommen wird.

Über den Madonnen-Prostituierten-Komplex und seine weitreichenden Folgen für Beziehungen haben wir bereits gesprochen. Manche Männer verdichten das Problem, indem sie eine Frau wählen, die physisch ihrer Mutter ähnelt. War die Mutter ausgesprochen besitzergreifend und darauf bedacht, ihren Sohn von der Suche nach einer passenden Sexualpartnerin abzuhalten, so hat der Mann in seiner Ehefrau nicht nur jemanden, der seiner Mutter physisch ähnelt, sondern darüber hinaus auch alle Verbote und Tabus verkörpert, eine Frau also, die, aus der verzerrten Sicht des Mannes, verlangt, daß man sexuell *nicht* begehrt.

Als Kinder leben wir mit Märchenbildern und lernen sehr schnell, wo die Grenzen zwischen Phantasie und Realität liegen. Wir wissen, daß Vögel fliegen und Pferde nicht, dennoch halten wir an unserem Glauben an das fliegende Rentier vom Nikolaus noch etwas länger fest, bis wir uns dann nicht mehr vorstellen können, unsere Eltern nähmen noch immer an, daß wir daran glauben. Sexuelle Verbote und Tabus nehmen wir mit einer gewissen gesunden Skepsis an und testen die Grenzen, wie der Junge, der gewarnt, Masturbation würde zu Blindheit führen, sich dennoch entschloß, damit weiterzumachen, bis er schließlich eine Brille verlangte. Manchmal jedoch tauchen die Dämonen, die wir einst als harmlose Märchen enttarnten, die nur dem Zweck dienten, uns in Angst und Schrecken zu versetzen, im späteren Leben wieder auf – nur furchterregender und gefährlicher als je zuvor.

Nehmen wir zum Beispiel zwei von einer sehr puritanischen Mutter erzogene Schwestern, die ihnen mit einer schweren Bestrafung durch Gott droht, wenn sie sich lustvoll verhalten oder Sex als irgendeinem anderen Zweck als der ehelichen Pflicht dienend betrachten. Eine der Schwestern wächst nun mit einem minimalen sexuellen Verlangen auf und bezieht aus der ehelichen Beziehung buchstäblich keinerlei Freude. Die andere Schwester entwickelt ein lebhaftes Interesse an Sexualität, hat voreheliche Partner und bahnt sich den Weg zu einer höchstbefriedigenden, lustgeprägten Beziehung. Jahre später verliert sie, ohne jeden ersichtlichen Grund, jegliches sexuelle Verlangen. Bei der Erforschung des dem Verlust des Verlangens vorangegangenen Ereignisses stößt man dann möglicherweise auf irgendein besonderes, aber nicht unbedingt sexuelles Vorkommnis: eine schwere Krankheit, finanzielle Verluste oder eine Enttäuschung in ihrem Liebesleben, zum Beispiel. Unbewußt sieht sie nun hierin die von ihrer Mutter immer angekündigte, sich nunmehr spät bewahrheitende Bestrafung. Anders als ihre unterdrücktere Schwester hatte sie sich seinerzeit über die Verdammnispredigt hinweggesetzt, aber jetzt kann sie nicht mehr anders, als sich dem Gefühl zu unterwerfen, daß ihre Mutter doch recht hatte.

Sexueller Mißbrauch in der Kindheit, Schläge und jede Form der

Verunsicherung können ihren Tribut fordern. So suchen nicht wenige, die als Kinder unter Liebesentzug litten, Liebe in sexuellen Beziehungen, wenn sie erwachsen werden, und offenbaren so ein für uns mitunter verwirrendes Bild von exzessiven sexuellen Interessen bis hin zur Promiskuität. Eine spätere Abnahme ihres sexuellen Interesses kann da schon ein wesentlich treffenderes Spiegelbild ihrer wahren mentalen Haltung sein.

Wenn diese entmutigenden Erinnerungen aus der Vergangenheit auftauchen, um uns zu quälen, wo können wir dann Hilfe finden? Mit tief- und festwurzelnden Problemen können professionelle Therapeuten am besten umgehen. Gewisse Vorstöße können jedoch auch in Eigeninitiative gemacht werden, indem der Betroffene über die gegenwärtigen Umstände hinaus, welche das sexuelle Verlangen zu behindern scheinen, Nachforschungen und Überlegungen über die Vergangenheit anstellt. Nicht alle Ursachen sexueller Luststörungen liegen in der unmittelbaren Umgebung oder der Person an Ihrer Seite im Bett. Lassen Sie die Vergangenheit nochmals mit Hilfe von Fotoalben, Filmen, alten Briefen und jeder nur denkbaren Erinnerungshilfe aufleben. Sprechen Sie über weit zurückliegende Jahre mit Personen, die diese mit Ihnen zusammen erlebten – Bruder oder Schwester, Freund oder Freundin aus der Kindheit, Cousin oder Cousine –, und vergleichen Sie ihre Sicht der Dinge mit Ihrer eigenen.

Negative, auf der Vergangenheit beruhende Einflüsse auf das sexuelle Verlangen sind keineswegs ausschließlich auf den Bereich traumatischer Erfahrungen oder unglücklicher Kindheiten beschränkt; die Schadensquelle kann ebenso bei einem puritanischen Elternteil oder einer anderen autoritativen Figur in Form von verlautbarten Ver- und Geboten liegen, Äußerungen, an die man sich nur noch vage erinnern kann. Denken Sie nicht nur bis zu den ersten sexuellen Erfahrungen, sondern auch darüber hinaus an alles zurück, was Sie in frühen Jahren über Sexualität gehört oder gelernt haben.

Besonders relevant sind in diesem Zusammenhang auch die in Kapitel 10 beschriebenen Techniken der Selbsthypnose, wie sie von Dr. Daniel Araoz und Dr. Arnold Lazarus entwickelt wurden. Sie ermutigen ihre Klienten zu einer mentalen Zeit-Reise, um die plastische Vergegenwärtigung wichtiger Personen in der Vergangenheit und die Kontaktaufnahme mit sich selbst als form- und beeindruckbares Kind zu ermöglichen.

Sie können die Vergangenheit nicht ändern, Sie *können* aber sehr wohl den Einfluß der Vergangenheit auf die Gegenwart ändern.

Wenn die Herzen jung und traurig sind
Konflikte der heterosexuellen Objektwahl

»Ich weiß nicht, Doktor, ob es so sehr um den Sex *per se* oder mehr um die Frauen im allgemeinen geht.« Joshua seufzt. Sein schmales Gesicht ist fast vollständig von einem dichten, schwarzen Bart verdeckt, und er ist tadellos gekleidet mit einem engsitzenden dreiteiligen Anzug. »Ich denke, das ist auch der Grund, warum ich von der Regie in die Produktion gewechselt bin. Es war derart strapaziös, mit ihnen zusammenzuarbeiten. Schauspielerinnen!« Joshua ist erst sechsundzwanzig und hat bereits einige Broadway-Shows und kleinere Serienfilme produziert, obgleich er regulär vorrangig mit dem Bühnenbild und der Beleuchtung beschäftigt ist.

»Es stimmt, unser Sexleben ist lausig«, gesteht er. »Ich weiß, daß ich Meredith aus dem Weg gehe.« Er versucht, den Sitz der sowieso perfekt sitzenden Krawatte zu korrigieren. »In ihrer Gegenwart empfinde ich soviel Spannung. Wir sind seit fast drei Jahren verheiratet, und noch immer habe ich das Gefühl, daß ich nicht weiß, wie ich sie anfassen soll, was ihr gefällt und worüber sie sich ärgert.«

»Sich ärgert?« fragt der Therapeut.

Joshua lächelt leicht. »Nun, sie ist reizbar und nervös, und manchmal, auch wenn sie sich darüber beschwert, daß sie mehr Sex haben möchte, wenn ich es dann versuche, scheint sie nicht anspringen zu können. Ich glaube, daß sie nur langsam erregt wird, und ich wünschte, sie könnte mir genau sagen, was sie erlebt und was sie möchte. Wie gesagt, meine Stärke war nie die des Regisseurs. Aber ich weiß nicht, was ich tun soll, als ob ich es mit einer völlig anderen Spezies zu tun hätte, mit der ich mich nicht verständigen kann.« Er lacht nervös. »Vielleicht *sind* Frauen eine völlig andere Spezies.«

»Finden Sie, daß der Umgang mit Männern wesentlich leichter ist?« hakt der Therapeut nach.

»Herrgott, ja!« ruft Joshua aus. »Man weiß, was sie denken, woher sie kommen. Ich arbeite viel lieber mit Männern als mit Frauen, selbst mit der temperamentvollsten. Sie sind auch wesentlich bessere Freunde.«

»Glauben Sie, daß die Beziehungen zu ihnen auch auf sexueller Ebene leichter sind?«

Joshua scheint irritiert und wirft dem Therapeuten einen verletzten, fragenden kurzen Blick zu. »Ich kann hier nicht aus direkter

Erfahrung sprechen. Oder meinen Sie, ob Frauen es im Bett leichter mit Männern haben als umgekehrt?«

»Sowohl als auch«, antwortet der Therapeut.

Joshua denkt über die Frage nach. »Ich denke nicht, daß Meredith es leicht mit mir hat, wenngleich Männer als Geschöpfe meines Erachtens recht einfach zu handhaben sind. Ich kenne eine Menge schwuler Männer, natürlich, und einige kämen für mich sogar als Freunde in Betracht. Zum Schwulensex möchte ich soviel sagen, daß ich bestimmt nicht der Ansicht bin, Homosexuelle seien unfähig zu intimen, liebenden Beziehungen, aber, wenn das, was man sucht, die unkomplizierte, nüchterne sexuelle Befriedigung ist, dann kann man die hier leicht finden, ohne all die Spiele und den Blödsinn, den man dabei bei Frauen durchmachen muß.«

»Kennen Sie irgendwelche bisexuell veranlagten Männer?«

»Ja, sicher«, sagt Joshua. »Einen sogar recht gut, er heißt Cliff. Er genießt Frauen, aber er ist single, und er erzählt mir, daß er, wenn er richtig scharf und auf eine schnelle Erleichterung aus ist, kurz zur West Side fährt, um irgendeinen Typen zu finden, der ihm einen bläst. Es kostet ihn nichts, der Preis ist vielleicht ein Bier. Selbst die schlampigste Nutte verlangt 15 Dollar pro Nummer.« Joshua kichert über seinen eigenen Wortbeitrag.

»Machen Cliff und die anderen Bisexuellen oder Schwulen schon mal Annäherungsversuche bei Ihnen?«

Joshua rutscht nervös in seinem Sessel hin und her. »Nun, hie und da. Nach dem Motto, ›Versuch's, es wird dir gefallen. Was kannst du verlieren?‹ Ich bin seit jeher dünn, und trotz Bart sehe ich jung aus, genau das, worauf die meisten Schwulen stehen. Aber glauben Sie mir, Doktor, ich könnte mich *nie* darauf einlassen! Mit mir ist zwar nicht allzuviel los, was Frauen angeht, aber ich bin ohne jedes Wenn und Aber sexuell ›normal‹.«

»Dann wollen wir uns mit der Art der Sexualität beschäftigen, die Sie *haben*«, sagt der Therapeut. »Können Sie mir erzählen, was Sie und Ihre Frau tun?«

»Wie gesagt, ich bin für den mehr normalen, direkten, schnörkellosen Weg, Sie wissen«, erklärt Joshua. »Extravaganzen sind bei mir wohl mehr der Bühne vorbehalten. Meredith ist ebenfalls recht konservativ. Das heißt, es gibt ein Vorspiel, nicht nur rein und raus, an und aus.«

»Gibt es irgend etwas, das Sie in sexueller Hinsicht abstößt?«

Joshua zuckt die Achseln, blickt aber betroffen. »Ein Problem ist, daß Meredith aus irgendeinem unerfindlichen Grund anscheinend gerade dann Sex will, wenn ihre Periode beginnt, etwas, das ich mir überhaupt nicht erklären kann. Aber, wie dem auch sei, damit käme ich absolut nicht zurecht. Meredith meint, bei dem Diaphragma merkte ich ja nicht einmal, ob sie die Menstruation hätte, aber ...« Er seufzt. »Ich war schon immer überempfindlich, wenn es um Blut und ähnliche Dinge ging. Ich gehörte zu den Kindern, die keinen Wurm an einem Haken befestigen oder im Biologieunterricht keinen Frosch sezieren konnten. Und ich bin ein peinlich sauberer Mensch. *Nie* ginge ich, ohne zu duschen, zu Bett. Meredith kann, offen gesagt, eine Schlampe sein. Wenn sie als Modell arbeitet, ist sie absolut tadellos, aber zwischen den Terminen nimmt sie das Haus auseinander, klettert auf Leitern herum, tapeziert, läuft barfuß mit schmutzigen Füßen herum. Und mindestens eine Woche lang rasiert sie sich die Unterarme nicht!«

»Sie haben das Vorspiel erwähnt«, wirft der Therapeut ein. »Gehört dazu auch oraler Sex?«

»Selten«, gesteht Joshua. »Nennen Sie mich prüde, wenn Sie möchten, aber ich verstehe wirklich nicht, warum irgendwer Lust haben sollte, mit seinem Mund *dorthin* zu gehen. Sie hat nichts dagegen, bei mir da unten dran zu gehen, aber ein Penis kann ja auch so viel sauberer sein und ist nicht so nah an allem anderen, Sie wissen schon; ich finde es nicht ganz in Ordnung, wenn ich es bei ihr nicht genauso mache, deshalb meine ich, daß man, wenn man beim direkten Geschlechtsverkehr bleibt, eine Menge Konfliktstoff vermeidet.«

»Was stimuliert Sie, Joshua? Wenn Sie eine Frau sehen, sie berühren oder was?«

»Ich würde sagen, ich bin das, was man als einen sinnlichen Typen bezeichnen könnte. Ausschlaggebend ist, was ich *fühle*, eine Stimmung. Ich habe nie auf einschlägige Magazine und schmutzige Filme gestanden. Ich habe eine Vorliebe für gedämpftes Licht und ziehe eine hauchdünne Bekleidung der Nacktheit vor. Ein bißchen Illusion ist immer anziehender als die harte Realität, wie alle in meiner Berufssparte wissen. Ich liebe es, wenn mein Körper berührt und gestreichelt wird. In Artikeln wird immer betont, wie wichtig es ist, daß der Mann die Frau vor dem Geschlechtsverkehr genügend stimuliert, aber nie wird erwähnt, wie wichtig das auch für den Mann ist.«

Dann fügt er hinzu: »Aber ich bin vermutlich kein typischer Mann. Meredith denkt ganz bestimmt nicht, daß ich einer bin. Können Sie mich zu einem typischen machen, Doktor?«

Joshua ist nicht homosexuell. Das Problem ist, daß er auch nicht absolut heterosexuell fixiert ist. Seine Haltung gegenüber Frauen ist sowohl auf einer körperlichen als auch psychologischen Ebene von Aversionen geprägt. Obwohl er sich in der Gegenwart von Männern wohler fühlt, ist aber seine hauptsächlich intellektuell begründete Aversion gegenüber Homosexualität noch ausgeprägter, so daß sich der sexuelle Lustpegel vom Gesamtergebnis her schnell dem Nullpunkt nähert.

Es gibt zwei Typen bisexueller Veranlagungen. Der Typus, dem Joshuas Freund Cliff zuzurechnen ist, genießt die Sexualität mit beiden Geschlechtern und lebt nach der Maxime: »Wenn es Spaß macht, tu's!« Diese Personen haben selten Probleme mit der sexuellen Lust, allenfalls ein Zuviel davon. Der zweite Typus bevorzugt in Wirklichkeit die homosexuelle Betätigung, versucht aber, aufgrund der größeren gesellschaftlichen Akzeptanz und Sicherheit (konventionelle Ehe und Familienleben), weitestgehend mit einer heterosexuellen Befriedigung vorlieb zu nehmen und mit einem entsprechenden Lebensstil zurechtzukommen. Diese Personen neigen in gesteigertem Maße zu Lustproblemen, weil sie fortwährend gegen ihre eigentlichen Präferenzen ankämpfen.

So glaubt denn auch Dr. Jerry Friedman von der State University of New York at Stony Brook, daß ein Teil der lustarmen Männer, die er behandelt, bewußt oder unbewußt Probleme mit der Wahl ihrer Sexualobjekte haben. »Mit anderen Worten«, meint er, »ein Großteil dieser Männer kann bisexuell oder homosexuell veranlagt sein. Normalerweise ist ihre Frau die treibende Kraft, die sie hierher bringt. Aber ich habe nie erlebt, daß irgendeiner es zugegeben hätte. Lieber unterdrücken sie jegliches Verlangen, als sich diese Möglichkeit einzugestehen.«

Da fast alle diese Männer auch ein gewisses Maß an heterosexuellem Verlangen empfinden und zu Geschlechtsverkehr fähig sind und außerdem mit homosexuellen Betätigungen psychologisch nicht zurechtkämen, kann eine erfolgreiche Therapie da ansetzen, daß auf eine Überwindung ihres Gefühls der Unzulänglichkeit und ein unproblematischerer Umgang mit dem weiblichen Körper und Geist hingearbeitet wird. Männer, die sich anderen Männern gegenüber minderwertig fühlen, entwickeln bisweilen ein als »Pseudohomosexualität« bezeichnetes Syndrom, welches besagt, daß sie sich selbst als homosexuell betrachten, erotische Phantasien oder sogar Träume homosexueller Natur haben, sich unter dem Zwang sehen, anderen Männern auf die Genitalien zu schauen, sich in der Gegenwart Homosexueller aber unwohl fühlen. Sie lassen sich nie tatsächlich auf homosexuelle Betätigungen ein, fürchten jedoch den Konkurrenzkampf mit anderen Männern um Frauen und idealisieren in homoerotischer Weise die von ihnen als solche empfundenen Überlegungen.

Während sich bei Männern, die die Vierzig überschritten haben, nur höchstselten ein Wechsel von einem bis dato heterosexuellen zu einem homosexuellen Verhalten beobachten läßt, scheint dieses Phänomen bei geschiedenen Frauen mittleren Alters weiter verbreitet. Ihr Hauptmotiv, eine lesbische Beziehung einzugehen, ist, daß sie eine emotionale Intimität suchen, die ein Mann nie oder nicht mehr geben kann. Diese homosexuelle Orientierung ergibt sich bei vielen Frauen, die zuvor sehr konservativ waren, nach der Scheidung seltsamerweise auch deshalb, weil sie die für die voreheliche Sexualität typische Beiläufigkeit oder Flüchtigkeit der sexuellen Begegnung, die Männer jetzt gemeinhin von ihnen erwarten, nicht mehr akzeptieren können. Ein weiterer Grund können die im Vergleich zu jüngeren Frauen geringeren Aussichten sein, daß sie einen männlichen Partner finden, der sowohl ihren emotionalen als auch körperlichen Bedürfnissen gerecht wird.

Der Umstand, daß sich eine Frau in späteren Lebensphasen der Homosexualität zuwendet, setzt aber keineswegs eine Scheidung voraus. Unbefriedigte Hausfrauen, die um einer außerehelichen heterosexuellen Affäre willen nicht bereit sind, ihre Ehe zu gefährden, schaffen es oft, eine homosexuelle Beziehung nach außen hin unter dem Deckmantel einer normalen Frauenfreundschaft zu vertuschen. Für gewöhnlich ist es eine homosexuell erfahrene Frau, welche die Anfängerin animiert und in diese Art der Sexualität einführt, seltener, daß zwei frustrierte Frauen gleichzeitig ihre erste homosexuelle Erfahrung teilen.

Altersunterschiede von zwanzig oder mehr Jahren sind in lesbischen Beziehungen häufiger als in entsprechenden Beziehungen zwischen Männern anzutreffen, wo dann aber, wenn es dazu kommt, der Jüngere von dem Vermögen oder Ansehen des Älteren profitiert, der so mehr ein »alter Knacker« als eine wahre Vaterfigur ist. Frauen neigen zu einem größeren Maß an Intimität, was, trotz möglicher Komplikationen auf der Grundlage des Ödipus- (oder Elektra-)Komplexes, die Entwicklung einer beiderseitig befriedigenden Mutter-Tochter-Bindung erleichtert.

Für eine Frau mit homosexuellen Erfahrungen oder Ambitionen ist es erheblich leichter, in einer konventionellen Ehe zurechtzukommen, als für einen homosexuell orientierten Mann, weil es einer Frau leichter fällt, sich sexuell zu fügen. Dennoch ergeben sich in der Regel auch sexuelle Lustprobleme bei einer Frau, die den Weg einer ihrer eigentlichen Veranlagung widersprechenden sexuellen Anpassung zu gehen versucht.

Angesichts der relativ geringen Zahl der Homosexuellen, gemessen an der Gesamtbevölkerung, und dem noch wesentlich geringeren Prozentsatz derer, die sich ihren diesbezüglichen Neigungen widersetzen, ist es unwahrscheinlich, daß viele der zahlreichen Fälle sexueller Luststörungen einem Konflikt der Wahl des Sexualobjektes zugeschrieben werden können. Nicht vergessen werden sollte jedoch, daß es zwar das Mysteriöse und Neue ist, das die Anziehungskraft zwischen Männern und Frauen ausmacht, daß sich aber auch einige von ebendiesen Unterschieden zwischen den Geschlechtern eher bedroht als angesprochen fühlen, und das sind dann die typischen Kandidaten für sexuelle Luststörungen.

Der ›normale‹ Weg
Steigerung des heterosexuellen Verlangens durch Therapie

Wenn, wie Dr. Friedman mutmaßt, Luststörungen bei einem erheblichen Prozentsatz der Männer auf Konflikte mit der heterosexuellen Objektwahl zurückzuführen sind, müssen wir vom Ansatz her zwischen zwei verschiedenen Typen unterscheiden: Männer wie Joshua, welche die Homosexualität ablehnen und kein bewußtes Verlangen nach gleichgeschlechtlicher Sexualität empfinden; Männer mit geheimen homosexuellen Phantasien, welche diese jedoch nie praktisch realisiert haben; und Männer, die über homosexuelle Erfahrungen verfügen, sich aber nicht weiter darauf einlassen. Was diese Typen gemeinsam haben, ist ein gewisses Maß an sexuellem Verlangen, das auf Frauen gerichtet, gleichzeitig aber zu schwach ist, um eine befriedigende heterosexuelle Beziehung aufrechtzuerhalten.

Können Homosexualität oder homosexuelle Neigungen therapeutisch behandelt werden? Die Frage ist nicht, ob derartige Veranlagungen behandelt werden *sollten*. Nicht zuletzt gehen fast alle namhaften Therapeuten darin einig, daß eine Behandlung nicht jedem, der mit seinen sexuellen Verhaftungen glücklich ist, aufgezwängt werden sollte, und zwar sowohl aus ethischen als auch aus praktischen Gründen, denn allzu leicht wäre ein Scheitern aller diesbezüglichen Bemühungen programmiert. Anders ist es im Falle der vielen Homosexuellen oder Bisexuellen, die zur Förderung ihres sexuellen Verlangens entweder mit dem Ziel Hilfe suchen, eine grundlegende Änderung ihrer sexuellen Orientierung zu erreichen oder um den anders geschlechtlichen Partner zu befriedigen. Bei Klienten, die aus eigenem Antrieb motiviert sind, ihre Präferenzen zu verändern, verzeichnen Therapeuten Erfolgsraten von 20 bis 50 Prozent aller Fälle.

Vor etwa vierzig Jahren wies Dr. Alfred Kinsey darauf hin, daß Homosexualität keineswegs ein Alles-oder-nichts-Muster sei und empfahl, den Grad der Homosexualität anhand einer Sechs-Punkte-Skala zu messen. Klienten, die auch in der Vergangenheit bereits heterosexuell angezogen wurden und reagierten, sprechen besser auf eine Therapie an als solche, die ausschließlich homosexuell waren; das gleiche gilt für jüngere Männer oder diejenigen, bei denen homosexuelle Betätigungen erst jüngeren Datums einsetzten – auch hier sind Veränderungen leichter möglich als bei älteren Männern, die langjährige homosexuelle Präferenzen etabliert haben.

In Fällen, wo ein Mann sexuelles Verlangen gegenüber einer Frau empfinden kann, aber sich in verstärktem Maße zu Männern hingezogen fühlt, war es Therapeuten möglich, die heterosexuelle Lust auf der Basis einer Technik zu verstärken, die als orgastische Rekonditionierung bezeichnet wird. Denn, wie Sexualtherapeuten beobachteten, ist nicht die Phantasie ausschlaggebend, welche die höchste Erregung bewirkt, sondern die im Augenblick des Orgasmus vorherrschende Phantasie ist diejenige, welche die nachfolgenden Erregungsmuster nachdrücklich verstärkt.

Dr. Joseph LoPiccolo beschrieb einen Fall aus der University of Oregon Psychology Clinic, wo diese Technik mit Erfolg bei einem Mann angewendet worden war, der seit frühester Jugend uneingeschränkt homosexuell war. Er lebte mit einer sehr erfahrenen Studentin zusammen, die insofern nichts gegen seine homosexuellen Beziehungen einzuwenden hatte, als daß sichergestellt war, daß er auch sie sexuell befriedigen konnte. Er hatte ein halbes Dutzend heterosexuelle Beziehungen hinter sich, die sämtlich an seiner Unfähigkeit gescheitert waren, seine Erektionen während des Geschlechtsverkehrs aufrechtzuerhalten.

Dem Mann gelang es, sein sexuelles Verlangen nach seiner Partnerin zu steigern, indem er Bilder von ihr in die Phantasien bei seiner Masturbation an dem Punkt integrierte, an dem eine Ejakulation nicht mehr aufzuhalten war. Da homosexuellen Männern die Visualisierung heterosexueller Stimuli während der Masturbation schwerfällt, wurde er angehalten, sich am Punkt des Orgasmus ein aufreizend verführerisches Polaroidphoto seiner Freundin anzuschauen. Mit fortschreitender Therapie gelang es dem Mann, während des Masturbationsprozesses zunehmend früher auf heterosexuelle Phantasien umzuschalten, bis er schließlich in der Lage war, vom Beginn des Erregungsprozesses an nur noch ausschließlich Lust für seine Freundin zu empfinden. Wenn es um Geschlechtsverkehr ging, wurde ein ähnliches Verfahren angewandt, wobei er sich sehr wohl homosexueller Phantasien bedienen konnte, solange er im entscheidenden Moment des Orgasmus auf die »heterosexuelle Realität« umschaltete. Auch hier verschwand im Laufe der Zeit die Notwendigkeit homosexueller Phantasien.

Dieser Klient erreichte seine Zielsetzung, die sexuelle Beziehung mit seiner Freundin zu verbessern, wenngleich er darüber hinaus weiterhin homosexuelle Beziehungen unterhielt. Hervorzuheben ist in diesem Zusammenhang, daß die Therapeuten rückwärts, entgegengesetzt dem sexuellen Reaktionszyklus arbeiteten: vom Orgasmus zur Erregung zur Lust. Am Ende stand, daß der Mann als Ergebnis eines ausschließlich heterosexuellen Verlangens Erregung erfahren und zum Orgasmus kommen konnte.

Was ist mit dem Klienten, der sich nicht bewußt sexuell zu Männern hingezogen fühlt, aber in der Gegenwart von Frauen Angst oder Widerwillen verspürt? Wenn ein heterosexueller Mann in der Lage ist, sich sein homosexuelles Begehren einzugestehen, kann der Therapeut analog der zuvor beschriebenen Verfahrensweise zu Lasten der gleichgeschlechtlichen Anziehungskraft auf eine Intensivierung des heterosexuellen Verlangens hinarbeiten. Stehen dem Therapeuten nur die negativen Einstellungen gegenüber Frauen als Arbeitsgrundlage zur Verfügung, kann sich die Behandlung folgerichtig auf das Ziel konzentrieren, daß sich der Mann in nichtsexuellen, aber als bedrohlich empfundenen Situationen mit Frauen wohler fühlen lernt.

Es gibt viele verschiedene Theorien über die Ursache der Homosexualität, und es gibt wahrscheinlich mehrere Ursachen. Angst vor Frauen, Eltern, welche die Sexualität tabuisierten und mit Verboten belegten, und verführerische Mütter werden in diesem Zusammenhang genannt. Und manche Männer mögen sich in der Tat anderen Männern zuwenden, weil sie sich von Frauen zu sehr bedroht fühlen, um sich ihnen sexuell zu nähern.

Bei der Behandlung passiver, unsicherer Männer werden diese von dem Therapeuten angehalten, sich selbst in einer Vielzahl von anfänglich höchst harmlosen Situationen im Umgang mit feindseligen oder aggressiven Frauen vorzustellen. So lernt der Mann allmählich ein selbstsicheres Auftreten gegenüber einer sarkastischen Verkäuferin oder einer aufmüpfigen Kellnerin. Des weiteren kann er mit einer Therapeutin Rollenspiele praktizieren und Szenen mit einer streitsüchtigen Verwandten oder einer äußerst zurückhaltenden Kollegin durchspielen. Am Ende wird er bereit sein, zwischen den Therapiesitzungen Gelegenheiten zur Erprobung der Selbstbehauptungstechniken in realen Situationen wahrzunehmen. Der Klient wird nicht nur durch Lob von seiten des Therapeuten belohnt, auch von seiten der Frauen wegen seiner nunmehr selbstsichereren und damit vertrauensvolleren Haltung. Die mit Frauen assoziierte Angst schwindet und parallel dazu die Hemmung seines sexuellen Verlangens.

George Bernard Shaw schrieb, daß Menschen zwar frei wählen können, ob sie in klassische Konzerte oder zu Pferderennen gehen, aber: »In jedem dieser Konzerte in England findest du ganze Stuhlreihen von erschöpften Leuten, die nicht dort sind, weil sie klassische Musik wirklich lieben, sondern weil sie glauben, sie müßten klassische Musik lieben. Nun, im Himmel ist es das gleiche. Eine Anzahl von Leuten sitzen dort in der Glorie, nicht weil sie darin glücklich sind, sondern weil sie glauben, es ihrer Stellung schuldig zu sein.«

Nach ebendiesem Muster gibt es ohne jeden Zweifel viele Menschen, die eine größere sexuelle Befriedigung mit gleichgeschlechtlichen Partnern fänden, sich ihren Neigungen aber am Maßstab dessen, was sie glauben, wie sie sein sollten, widersetzen. Dennoch gelingt es manchen, die ursprünglich kaum an klassischer Musik interessiert waren, diese schätzen und lieben zu lernen. Und dank unseres wachsenden Verständnisses für die Gesamtzusammenhänge gelingt es manchen auch, mit Motivation und Anstrengung ein heterosexuelles Verlangen zu entwickeln.

Das Kissen naß von Tränen, das Bett von Lust

*Depression als Ursache eines gehemmten
sexuellen Verlangens*

»Ich habe eine *Depression*?« fragt Carol ungläubig. Ihre bisher monotone Stimme belebt sich etwas, ihr Gesicht bleibt aber unverändert zu einer ausdruckslosen Maske erstarrt. Die hohen Backenknochen und die feingeschnittene Nase machen sie attraktiv, aber der Therapeut erinnert sich an sie, als sie in glücklicheren Zeiten am Arm ihres Mannes, eines Radiologen, zu Krankenhauspartys kam, noch attraktiver war. Carol ist zweiunddreißig und hat eine neunjährige Tochter und einen vierjährigen Sohn.

»Ich fühle mich nicht *so* depressiv«, widerspricht sie. »Sicher, alles ist anstrengend, und manchmal sitze ich einfach im Sessel und beobachte drei Stunden lang, wie die Uhr weitergeht, bis es Zeit ist, Jonathan vom Kindergarten abzuholen. Und es ist schon bald Erntedankfest, und ich habe meine Weihnachtseinkäufe noch nicht alle erledigt, was in der Regel schon im August der Fall ist. Aber ich weine mich nicht jede Nacht in den Schlaf.«

»Weinen Sie?« fragt der Therapeut.

Sie nickt langsam. »Manchmal. Ich bin dann einfach so frustriert, weil ich merke, daß ich überhaupt nicht mehr funktioniere.«

»Schlafen Sie jede Nacht?«

»Etwas«, sagt sie. »Ich werde oft wach und stehe früh auf.«

»Wie früh?«

»Oh, um fünf oder fünf Uhr dreißig«, sagt sie gleichgültig. »Aber ich mache dann rein gar nichts.«

»Wie ist es mit Ihrem Appetit? Haben Sie abgenommen?«

»Nicht viel. Vielleicht fünf, sechs Pfund. Aber, hören Sie, die konnte ich gut abnehmen.«

»Und kaum sexuelles Verlangen«, ergänzt der Therapeut.

»Nun, das *wissen* Sie doch«, sagt sie zustimmend. »Deshalb hat Mel mich ja schließlich hergeschickt. Mit allem anderen klappte es irgendwie: die Kinder zur Schule und irgendwelche Mahlzeiten auf den Tisch bringen, die Wäsche erledigen. Aber im Bett schaffte ich es einfach nicht. Er meinte, wenn ich nicht zu Ihnen käme und etwas dran täte, würde er mich als Bettgefährtin gegen die Zottelpuppe unserer Tochter austauschen. Aber warum sollte ich depressiv sein?«

»Aus eben den Gründen, über die wir heute gesprochen haben«, erwidert der Therapeut. »Ich habe den Eindruck, daß Sie unter einem ganz schönen Streß stehen. Jonathan hat gerade mit dem Kindergarten angefangen. Ihr Vater ist ständig krank. Im Haus waren einige unerwartete Reparaturen fällig. Mel hat zusätzliche neue Geräte für seine Praxis angeschafft, was für ihn mehr Arbeit und insgesamt bedeutet, daß der Gürtel vorübergehend etwas enger geschnallt werden muß.«

»Sicher, aber Sie sprechen mit der ›Supermutter‹«, argumentiert Carol. »Ich mußte schon mit Schlimmerem fertig werden. Als mein Vater vor zwei Jahren im Krankenhaus war, bin ich ständig hin- und hergefahren, und mein Sohn war damals in einer viel schwierigeren Phase. Auch das Wegziehen von meinen Eltern vor vier Jahren war hart für mich, nachdem ich zeit meines Lebens in ihrer Nähe gewohnt hatte, aber ich bin da durch gekommen. Warum jetzt?«

»Carol, wir verstehen die Gesamthintergründe von Depressionen noch nicht allzugut, obwohl wir ständig dazulernen«, antwortet der Therapeut. »Härtefälle können jeden depressiv werden lassen, aber manche Menschen werden auch ohne konkreten Grund depressiv. Irgendwo und irgendwann kommt es im Gehirn zu einer biochemischen Veränderung, bestimmte Substanzen, welche für die Aufrechterhaltung der normalen Stimmungslage verantwortlich sind, werden erschöpft oder zu schnell inaktiviert. Vielleicht ist der Unterschied zwischen Traurigkeit und Depression nur eine Frage des Grades – wieviele dieser chemischen Botschafter in Operation sind. Im Falle einer Depression fühlen sich die Betroffenen aber nicht nur traurig, sie leiden darüber hinaus unter Schlaf-, Appetit- und sexuellen Funktionsstörungen.«

»Sofern bei mir irgendeine biochemische Störung vorliegen sollte, warum gab es dann die ersten dreißig Jahre in meinem Leben keine Probleme?« beharrt sie.

»Manche gehen mit einem strikt physischen Ansatz an dieses Problem heran«, sagt er, »aber ich sehe es als eine Kombination mehrerer Faktoren. Sie wissen, was Adrenalin ist, richtig? Angenommen, ich gäbe Ihnen eine entsprechende Injektion direkt in die Vene. Ihr Herz wird rasen, Ihr Atem geht schnell und Ihr Blutdruck steigt. In einem der seltenen Fälle eines Nebennierentumors, der eine fortwährende Adrenalinausschüttung bewirkt, hätten Sie, ohne sichtlichen Grund in Form einer körperlichen Veränderung, den gleichen Effekt. Nun stellen Sie sich vor, ein riesiger Boxer kommt bellend und zähnefletschend auf Sie zu und bedroht Sie. Ihr Körper schüttet Adrenalin aus, die gleichen physischen Abläufe. Wenn Ihr lieber, 150

Pfund schwerer Wolfshund, Shep, in dieses Zimmer stürmte und wie wild bellte, würde mein Adrenalinspiegel wahrscheinlich in die Höhe schießen, weil ich den alten Shep nicht kenne; aber bei Ihnen wäre das nicht so. Sehen Sie, was ich meine? Bei jedem dieser Fälle ist eine Chemikalie im Spiel, aber der Auslöser ist jedesmal ein anderer.«

Carol schüttelt den Kopf. »Ich wußte, daß mit mir *etwas* nicht in Ordnung war. Selbst Freunde und meine Kinder sagten, ich sei nicht mehr die gleiche. Dennoch habe ich mir unter einer Depression immer vorgestellt, daß man auf der Fensterbank sitzt.«

»Man kann mit Depressionen fertig werden, lange ehe es soweit kommt«, sagt der Therapeut.

»Was meinen Sie mit ›damit fertig werden‹?« fragt Carol skeptisch. »Muß ich Medikamente nehmen?«

»Sie *müssen* nicht, aber ich würde es Ihnen in jedem Fall empfehlen«, antwortet er. »Ein Antidepressivum wird nicht über Nacht alles ändern, es wird aber für Ihren Schlaf, Ihren Appetit, Ihre Stimmungslage und sogar Ihr sexuelles Verlangen hilfreich sein. Zudem würde ich Sie gerne regelmäßig sehen, um an einigen jener nichtphysischen Streßfaktoren und wie Sie damit umgehen zu arbeiten. Verbesserungen messe ich *nicht* daran, wieviele Aufgaben Sie erledigen, legen Sie also das Kostüm der Supermutter eine Weile ab.«

Die untere Hälfte von Carols Maske entkrampft sich zu einem kaum merklichen Lächeln. »Warten Sie, bis Mel weiß, daß er mit seiner Diagnose schief lag. Schließlich war er ja auch hautnah mit dem Fall befaßt!«

Depression ist eine weitverbreitete Ursache von mangelndem sexuellem Verlangen, insbesondere bei Personen, die zuvor über ein normales Lustniveau verfügten. In den Vereinigten Staaten leiden etwa 3 Prozent der Männer und 7 Prozent der Frauen stets an einer schweren Depression. Schätzungen zufolge werden einer von zehn Männern und eine von vier Frauen irgendwann in ihrem Leben von einer Depression heimgesucht.

Nur die schwersten Depressionen werden medizinisch erfaßt und behandelt, weil die Betroffenen entweder absolut funktionsunfähig oder selbstmordgefährdet werden, aber viele meiden die Behandlung oder schätzen ihren Zustand falsch ein, da die bei ihnen auftretenden Symptome sich lediglich in Form vager physischer Beschwerden, Übermüdungserscheinungen oder Mangel an Energie äußern. Unbehandelte Depressionen sind normalerweise zeitlich begrenzt, und Besserungen treten in der Regel nach etwa sechs Monaten ein – höchst schwierige sechs Monate, die es durchzustehen gilt.

Einige Symptome von Depressionen, wie Weinkrämpfe oder Selbstmordgedanken, sind leicht als unmißverständliche Zeichen einer schwerwiegenden Stimmungsstörung zu identifizieren. Andere wie Konzentrationsschwierigkeiten, Schlafstörungen, oft in Verbindung mit frühem Aufwachen, Appetitstörungen in Verbindung mit Gewichtsverlust, Verlust des Interesses an zuvor erfreulichen Aktivitäten und Minderwertigkeitsgefühle oder Schuldgefühle sind demgegenüber subtilere Signale, die allzugern vom Patienten selbst, von seinem Arzt und seinen Verwandten als bloße Streßreaktion abgetan werden.

Einige Psychiater vertreten die Auffassung, daß vermeintlich spontan auftretende Depressionen besser auf eine Medikation mit Antidepressiva ansprechen, während solche, die punktuell streßbedingt sind, sich besser psychotherapeutisch behandeln lassen. Niemand kann mit Sicherheit vorhersagen, wann die Gabe von Antidepressiva sinnvoll ist; im allgemeinen zeigen aber die Klienten, die unter Appetit- und Schlafstörungen leiden und deren Sprache und Motorik entweder merklich verlangsamt oder eher zu lebhaft und gehetzt (Rennen oder Rastlosigkeit) ist, positive Reaktionen auf eine Medikation. Im Vergleich dazu können die Verbesserungen bei Klienten, deren Depressionen kommen und gehen, die scherzen und lachen und ein hinlängliches Maß ihrer Funktionsfähigkeit wahren können, auf rein medikamentöser Basis geringer sein als bei Personen mit gravierenderen Symptomen.

Der Verlust des sexuellen Verlangens ist oft ein Symptom von Depressionen. Es ist jedoch nicht das *einzige* Symptom, obgleich es das einzige Symptom sein mag, das dem Partner zu schaffen macht, der die anderen Schwierigkeiten des von Depressionen betroffenen Menschen als reine Nervosität oder Launenhaftigkeit abtut.

Ebenso wie man ohne eine Depression Tränen vergießen kann, kann man auch mit trockenen Augen eine Depression haben.

Untersuchungen der Schwermut

Depressionen und Lust auf dem Prüfstand der Wissenschaft

Die Psychologin Patricia Schreiner-Engel und der Psychiater Raul Schiavi arbeiten am Mount Sinai Medical Center in New York City an einer auf vier Jahre konzipierten Forschungsreihe über sexuelle Luststörungen. Mit staatlichen Mitteln finanziert, beschäftigt sich das Projekt gezielt und ausschließlich mit Männern und Frauen, bei denen ein *globaler* Verlust des sexuellen Verlangens gegeben ist.

Die von globalen Luststörungen Betroffenen können höchst erregbar sein, einen Orgasmus erfahren und Sexualität sogar genießen, was ihnen aber fehlt, ist die Lust, sich sexuell zu engagieren oder die Initiative zu ergreifen. Sie beteiligen sich, weil ihre Partner darauf bestehen, sie ihren Partnern einen Gefallen tun oder ihre Ehen intakt halten möchten.

Die Forscher bezogen mehr als dreihundert Personen aus ihrer eigenen Klinik plus weitere hundert, die ihnen aus anderen Quellen benannt worden waren, in ihren Untersuchungen ein. Bei etwa einem Viertel wurde eine bis dato nicht erkannte oder behandelte Depression festgestellt, und diese Gruppe wurde aus der Forschungsreihe ausgeklammert. Nach weiteren Sondierungen blieben schließlich 46 Männer und Frauen übrig, die nach Maßgabe von Dr. Schreiner-Engel und Dr. Schiavi die Kriterien für das Vorliegen einer globalen Luststörung erfüllten. Bei dieser Gruppe ging das sexuelle Verlangen und die sexuelle Betätigung nicht über zweimal monatlich hinaus. Masturbation wurde als sexuelle Erfahrung mitgerechnet, weil es für Personen mit einer globalen Lusthemmung typisch ist, daß sie keinerlei Interesse an einer wie auch immer gearteten sexuellen Belohnung haben.

Den so in die Untersuchung einbezogenen Personen wurden jeweils Kontrollpersonen gegenübergestellt; das heißt, Personen, die jeweils vergleichbare Charakteristika im Hinblick auf Alter, Dauer der Ehe und Religion aufwiesen und die, wenn sie über fünfundvierzig waren, wenigstens einmal pro Woche sexuelle Lust empfanden, und wenn sie unter fünfundvierzig waren, mindestens zweimal pro Woche. Ziel war es, jene Unterschiede zu ermitteln, welche für die Luststörungen bei der einen Gruppe verantwortlich waren. Beide Gruppen, den von Luststörungen Betroffenen und den Kontrollpersonen, wurden umfangreiche psychologische Fragebögen ausgehändigt.

»Wir haben den psychopathologischen Bericht, und die Ergebnisse waren eine Sensation... sie haben uns völlig umgeworfen!« kommentiert Dr. Schreiner-Engel.

So wurde festgestellt, daß Männer und Frauen mit einem gehemmten sexuellen Verlangen wesentlich häufiger als die Kontrollgruppen zu Depressionen in ihrer zurückliegenden Geschichte neigten, auch wenn aktuell keine depressiven Erscheinungen vorlagen. Exakt die Hälfte der 24 Frauen und 55 Prozent der 22 Männer mit gehemmtem sexuellen Verlangen hatten in der Vergangenheit schwere Depressionen erlebt, fast die doppelte Zahl derer, die als Kontrollpersonen von depressiven Symptomen in der Vergangenheit berichtet hatten. Etwa 70 Prozent der lustgehemmten Männer und Frauen hatten in der Vergangenheit irgendwelche Stimmungsstörungen, wenn auch nicht unbedingt schwerwiegende depressive Episoden erlebt.

Bei neun von zehn der lustlosen Männer trat der Verlust des Verlangens gleichzeitig mit oder unmittelbar nach Einsetzen ihres ersten depressiven Schubes ein. Jede der lustarmen Frauen hatte während oder unmittelbar nach ihrer ersten Depression das Interesse an jeglichen sexuellen Aktivitäten verloren, und die zehn Frauen (42 Prozent), die noch *nie* sexuelle Lust erfahren hatten, wiesen alle Depressionen auf, die in ihrer Jugend eingesetzt hatten.

Das wichtigste Fazit, das auf der Grundlage dieser Untersuchung gezogen werden kann, ist, daß Depressionen und sexuelle Luststörungen möglicherweise eine gemeinsame Ursache haben. Wir wissen, daß ein Verlust des Verlangens häufig als Begleiterscheinung aktueller Depressionen eintritt; im Falle dieser Personen war jedoch ein globaler Verlust des Verlangens gegeben, ohne daß aktuell oder in jüngerer Zeit eine Depression vorlag, wohl aber ein hohes Vorkommen an Depressionen in der Vergangenheit. Unterschiedslos hatte die Luststörung in allen Fällen während oder unmittelbar nach der ersten depressiven Episode eingesetzt. Vielleicht trägt eine identische oder ähnliche biochemische Abnormalität sowohl zu Depressionen als auch zu globalen Störungen der sexuellen Lust bei.

Das Forscherteam von Dr. Schreiner-Engel hat darüber hinaus weitere mögliche Ko-Faktoren, die für das Auftreten sexueller Luststörungen verantwortlich sein könnten, in die Untersuchungen einbezogen: die Folgen früher Traumata oder Entwicklungsstörungen in der Kindheit, hormonelle Ungleichgewichte, Defizite in der Erregungsphase der sexuellen Reaktion und zwischenmenschliche Probleme vor dem Hintergrund sexueller Beziehungen. Nur durch umfassende, sorgfältig konzipierte und kontrollierte Forschungen dieser Art werden wir alles über sexuelle Luststörungen erfahren, und es ist ermutigend, wenn öffentliche Mittel verfügbar gemacht werden, um die Voraussetzungen zu schaffen, über ein besseres Verständnis gezielter bei einem Zustand helfen zu können, der das Glück so vieler Menschen tiefgreifend beeinflußt.

7. Körperliches Versagen –
eher die Ausnahme als die Regel

Der Einfluß körperlicher Faktoren
auf das sexuelle Verlangen

Es gab eine Zeit, da suchten ein Mann oder eine Frau, die das Interesse an Sexualität verloren hatten, schließlich den Hausarzt auf, überzeugt, daß irgend etwas nicht in Ordnung sein könne – vielleicht eine kleine Anämie, eine etwas träge Schilddrüse, Vitaminmangel oder »irgend etwas da unten«. Der Patient oder der frustrierte Ehepartner erwartete oder hoffte dann zumindest, der Arzt werde das mit irgendwelchen Pillen oder Spritzen schon wieder beheben.

Heutzutage wird mangelndes sexuelles Verlangen schon wesentlich eher mit einem psychologischen Problem in Verbindung gebracht, und die Betroffenen rafften sich auf, um zu einem Psychologen, Psychiater oder, wenn sie das Glück haben, in einer größeren Stadt zu leben, zur ambulanten Behandlung in eine auf Sexualstörungen spezialisierte Klinik zu gehen. Aber auch ein guter Psychotherapeut wird niemals hingehen und das Problem ausschließlich »im Kopf und in der Psyche« ansiedeln. Eine umfassende medizinische Anamnese, eine gründliche körperliche Untersuchung sowie einige Blutuntersuchungen sollten normalerweise Teil einer ersten Bestandsaufnahme sein.

Da es sich hier nicht um ein medizinisches Buch handelt, werden wir nur ansatzweise auf diverse körperliche Faktoren eingehen, die im Falle von Fehlfunktionen das sexuelle Verlangen negativ beeinflussen können. Dennoch wäre es unseres Erachtens unverzeihlich, bei Ihnen den Eindruck entstehen zu lassen, ein Verlust des sexuellen Verlangens sei ausschließlich auf nichtkörperliche Ursachen, ob situativer, zwischenmenschlicher oder persönlicher Natur, zurückzuführen. So möchten wir in diesem Kapitel die in diesem Zusammenhang am häufigsten auftretenden Fragen beantworten (wir sagen bewußt nicht, »gestellten« Fragen, weil es für gewöhnlich niemanden gibt, dem sie gestellt werden), weitverbreitete Mißverständnisse korrigieren und einige Anhaltspunkte geben, die in bestimmten Fällen Hinweis auf eine körperliche Ursache sein können.

Als erstes ist es wichtig, sich vor Augen zu halten, daß nur wenige körperliche Störungen *nur* Auswirkungen auf das sexuelle Verlangen haben. Sofern das Problem nicht strikt auf den Bereich der Geschlechtsdrüsen (Hoden beim Mann, Eierstöcke bei der Frau) begrenzt ist, sind im allgemeinen auch andere körperliche Symptome feststellbar, etwa Müdigkeit, Kopfschmerzen oder Brechreiz. Im Falle eines reinen geschlechtsdrüsenspezifischen Problems treten, in der Regel, jenseits von Luststörungen auch allgemeine sexuelle Funktionsstörungen auf.

Überfunktion der Drüsen
Endokrine Organe

Erinnern Sie sich noch, wie die Mutter des dicksten Kindes in der Schule immer sagte, »Sein Gewichtsproblem, das sind die ›Drüsen‹«? (Sicher, die für seine Verdauung zuständigen Drüsen waren im Dauereinsatz, und seine Schweißdrüsen lagen brach.) Die Menschen haben im allgemeinen nur eine vage Vorstellung darüber, was Drüsen sind und welchen Einfluß sie auf unseren Körper haben; die Rolle der Geschlechtsdrüsen gehört dabei wohl zu denen, die den meisten Mißverständnissen unterliegen. Allen Drüsen ist gemein, daß sie irgendwelche chemischen Substanzen produzieren, welche der Körper benötigt. Manche Drüsen sind von mikroskopischer Größe, wie beispielsweise die winzigen Zellen im Magen, welche die Verdauungssäfte ausschütten, oder die Schweißdrüsen in unserer Haut. Andere, wie die Bauchspeichel- oder Thymusdrüse, haben schon ansehnlichere Ausmaße, und bei der Hirnanhangdrüse und der Nebenniere handelt es sich gar um aus verschiedenen Geweben zusammengesetzte Gebilde, wovon jedes ein unterschiedliches Sekret produziert.

Typisch für eine Drüse, die unmittelbar dort lokalisiert ist, wo ihre Funktion gebraucht wird, ist, daß die Sekretausschüttung über einen Kanal erfolgt – diese werden als exokrine Drüsen bezeichnet. Hierzu gehören die Milchdrüsen (Brust-), die Schweißdrüsen und die talgabsondernden Drüsen. Sie alle sondern ihr Sekret punktuell an die Hautoberfläche und nicht im ganzen Körper ab.

Produziert demgegenüber eine Drüse eine oder mehrere Substanzen, die von entlegeneren »Zielorganen« benötigt werden, so wählt sie den direktesten und schnellsten Weg, sie schüttet die Chemikalien in den Blutkreislauf aus. Drüsen, welche ihre Erzeugnisse ohne Kanalanschlüsse befördern, werden als endokrine Drüsen und ihre Produkte für gewöhnlich als *Hormone* bezeichnet.

Die Hirnanhangdrüse ist eine kleine, aber hochwirksame Meisterdrüse, die in einer von Knochen geschützten Kammer an der Gehirnbasis sicher eingebettet ist. Sie steuert das Wachstum bei Kindern und Heranwachsenden und überwacht die Arbeit der Nebenniere, der Schild- und Geschlechtsdrüsen. Wird irgendwo über den Blutkreislauf offenbar, daß einige dieser entfernter gelegenen Drüsen nicht den Erwartungen gemäß produzieren, so sendet die Hirnanhangdrüse einen chemischen Botschafter aus, der ihnen bedeutet, daß sie ihre Produktionsleistung steigern müssen. Eine Unterfunktion der Schilddrüse oder eine, was seltener vorkommt, Unterfunktion der Nebenniere kann das sexuelle Verlangen hemmen, wird darüber hinaus aber auch allgemeinere Symptome – angefangen von Energiemangel bis hin zu Trägheit und einem allgemeinen Unwohlsein – hervorrufen. Eine Unterfunktion der Schilddrüsen ist, besonders bei Frauen, keineswegs selten und läßt sich oft problemlos mit einer Pillengabe korrigieren.

Ein schon selteneres Problem kann eine Fehlfunktion der Hirnanhangdrüse sein, die sich beispielsweise in der Form äußert, daß sie die Routinebefehle für die Aufrechterhaltung des normalen Stoffwechsels nicht mehr geben kann oder exzessive Mengen eines Hormons produziert, welches in der Folge die Funktionsweise der anderen Drüsen verlangsamt. Dr. Domeena Renshaw vom Loyola Medical Center in Illinois berichtete von dem interessanten Fall eines früher athletischen einunddreißigjährigen Mannes, dessen Beschwerden von absoluter Lustlosigkeit und Ejakulationsschwäche bis hin zu einer Dauermüdigkeit reichten. Obgleich er weder über Kopfschmerzen noch über eine Beeinträchtigung des Sehvermögens, als typisches Zeichen eines Gehirntumors, klagte, war seine Frau aufgrund der Tatsache, daß sich seine ganze Persönlichkeit verändert hatte, von der Existenz eines körperlichen Problems überzeugt: aus einem aktiven, aus sich herausgehenden Mann war ein ausdrucksloser Mensch geworden, dessen Handlungen sämtlich auf einen mechanischen Charakter reduziert waren. Es wurde bei ihm ein nicht operativ entfernbarer, aber medikamentös behandelbarer Tumor in der Hirnanhangdrüse festgestellt, der exzessive Mengen Prolaktin produzierte, ein Hormon, welches bei Frauen die Milchproduktion anregt und bei Männern das sexuelle Verlangen und die Sexualfunktionen beeinträchtigt.

Der Saft der Lust
Die Rolle von Testosteron

Gemeinhin als das »männliche Hormon« bezeichnet, ist Testosteron das Hormon, welches das sexuelle Verlangen und die Sexualfunktionen bei Männern am unmittelbarsten beeinflußt. Testosteron wird von den Testes produziert (ein Begriff, der bei allen Lebewesen als Bezeichnung der männlichen Geschlechtsdrüsen verwendet wird; sofern die Testes äußerlich in Form des Hodensackes sichtbar und nicht im Körperinnern sind, werden sie als Testikel bezeichnet) und unmittelbar in den Blutkreislauf sekretiert, also nicht über Kanäle transportiert, wie dies bei den kontinuierlich produzierten Spermazellen der Fall ist.

Ein niedriger Testosteronspiegel bewirkt mitunter sowohl eine Erektionsschwäche als auch einen Mangel an sexuellem Verlangen, eine Impotenz, deren sich der Mann möglicherweise nicht einmal bewußt ist, weil er sich einfach zu desinteressiert wähnt, um es »zu versuchen«. In solchen Fällen kann die Lust- und Funktionsstörung fast immer erfolgreich mit einer Testosteron-Behandlung korrigiert werden. Eine zusätzliche Testosteron-Gabe an jemanden, der über einen normalen Hormonspiegel verfügt, wird allerdings *nicht* zu einer Steigerung der sexuellen Lust führen; Testosteron wirkt nicht nach dem Motto, »je mehr um so besser«.

Die Intensität, der *Grad* des Sexualtriebes scheint bei allen Lebewesen eine Frage der Konstitution zu sein. Um die jeweilige Obergrenze zu erreichen, werden Hormone gebraucht, ist diese erreicht, so läßt sich darüber hinaus auch mit Hormonen nichts mehr bewirken. Bei einer kastrierten Ratte, der Testosteron verabreicht wird, wird das sexuelle Interesse wiedergeweckt, aber wie hoch diese Dosis auch sein mag, sie wird niemals sexuell aktiver als früher sein. Aber jenseits der Hormonfrage wissen wir, daß Menschen so komplizierte Geschöpfe sind, daß viele aufgrund vielfältiger Faktoren ihr maximales Potential an sexuellem Verlangen niemals voll ausschöpfen.

Schon vor rund fünfunddreißig Jahren wies Dr. Fuller Albright darauf hin, daß ein Patient, der über eine zeit seines Lebens bestehende Impotenz oder fehlende Libido klagt, nicht an einem Hormonmangel leide; ein Patient mit einer realen endokrinen Insuffizienz habe vielmehr eine Impotenz und fehlende Libido, aber klage nicht darüber, sondern allenfalls über trivialere Dinge, etwa, daß man ihn am Telefon für ein Mädchen halte.

Dr. Kay Peterson, Leiter des Projektes zur Behandlung Sexueller Dysfunktionen bei Männern und Professor für Medizin an der Harvard Medical School, Cambridge, sprach mit uns über die physischen Ursachen mangelnden Verlangens bei Männern. Seltener auftretende Krankheitsbilder, wie ein Tumor in der Hirnanhangdrüse, können so tückisch sein oder sich so schleichend entwickeln, daß dem Patienten nicht bewußt ist, daß mit ihm körperlich etwas nicht in Ordnung ist, wenn aber die Hoden direkt betroffen sind, dann weiß der Mann in jedem Fall um das Problem. Sofern der Mann infolge chromosomaler Abnormalitäten mit Schrumpf- und nicht funktionierenden Hoden geboren wurde, zeigt sein Körper auch andere weibliche Züge wie fehlende Körperbehaarung, abnorm lange Arme und Beine (Eunuchismus) oder durch Fettablagerungen an den Hüften weibliche Konturen. Diesen Männern fehlt per se die sexuelle Libido, einen Mangel, den sie aber erst beklagen, wenn ihnen ihr Anderssein im Vergleich zu anderen Männern bewußt geworden ist.

Mumps, besonders wenn er nach der Pubertät auftritt, kann eine Virusinfektion der Testikel (Orchitis) verursachen und die Sperma- und/oder Testosteron-Produktion soweit schädigen, daß Sterilität oder Lustlosigkeit oder beides das Ergebnis sind. Eine Hodenverletzung kann über eine Beeinträchtigung der Blutzufuhr eine dauerhafte und irreversible Störung der Testosteron-Produktion bewirken. Ein Mann, der jemals die Schmerzen einer Orchitis oder einer Hodenverletzung erlebt hat, würde automatisch eine Veränderung der sexuellen Lust oder Funktionen mit diesen Ereignissen in Verbindung bringen.

Demgegenüber wird eine Ursache von Hodenschädigungen oft übersehen, der Alkoholismus. Dem betrunkenen Pförtner in Shakespeares *Macbeth* zufolge, befördert Alkohol zwar das Verlangen, dämpft aber das Tun. Alkohol mag zwar dazu neigen, allgemeine Hemmungen abzubauen und mit ein paar Drinks eine offensichtliche Steigerung der Lust zu bewirken, aber viele Drinks über viele Jahre können die Hodenzellen mit der Folge vergiften (ebenso wie Alkohol die Leber und Gehirnzellen vergiftet), daß das Verlangen, sobald die Gewebeschädigung eingetreten ist, dauerhaft erlischt. Da der Körper des Alkoholikers bereits voll entwickelt ist, werden in diesem Fall auch diejenigen mit einer schwerwiegenden Hodenatrophie (Schrumpfung infolge einer Störung der Samenzellreifung) keine Zeichen einer Verweiblichung zeigen; gelegentlich läßt sich allerdings ein Verlust der Brusthaare und die Entwicklung zu einem

Brustansatz (Gynäkomastie) beobachten. Mittels einer Testosteron-Behandlung kann das sexuelle Verlangen bei männlichen Alkoholikern wiederhergestellt werden, ob die Erfolge dauerhaft sind, ist jedoch durch die Vielzahl der hier einbezogenen psychologischen Faktoren ungewiß.

Kann ein Testosteron-Spiegel niedrig sein, ohne daß die Ärzte jemals die entsprechende Ursache finden können? Ohne Wenn und Aber: Ja. In diesem Fall ist dann von einem idiopathischen Hypogonadismus die Rede, was soviel heißt wie, »aus unbekannter Ursache entstandene Unterfunktion der Geschlechtsdrüsen«. Bei Männern mittleren Alters bleiben Lustprobleme mitunter jahrelang unbehandelt, weil sie fälschlicherweise dem unausweichlichen Lebensstreß zugeschrieben werden, bis dann schließlich jemand eine Blutuntersuchung zur Ermittlung des Testosteron-Spiegels veranlaßt und ein Defizit festgestellt wird. Jedes größere Labor kann diesen Test durchführen, und wenn sich der Testosteron-Spiegel als normal erweist, kann diese Beruhigung allein schon einen Auftrieb für das sexuelle Verlangen des betreffenden Mannes bedeuten. Bei einem niedrigen Spiegel mag eine Testosteron-Injektion, im Abstand von zwei bis vier Wochen verabreicht, genügen, um drastische Verbesserungen mit Blick auf das sexuelle Verlangen zu erzielen. Auch wenn ein Testosteron-Mangel ein nicht so weitverbreitetes Problem, wie allgemein angenommen, ist, dürften sich die Kosten einer Blutuntersuchung also allemal lohnen, zumal wenn mangelnde Lust überdies zusammen mit einer Erektionsschwäche assoziiert wird.

Höhen und Tiefen der Frauen
Hormonelle Einflüsse auf die weibliche Lust

Es gibt zwei exklusiv weibliche Hormone (die Männer also nicht haben), das Östrogen und Progesteron. Beide werden von den Eierstökken produziert, das Progesteron vorrangig während der auf den Eisprung folgenden Hälfte des Menstruationszyklus. Östrogene sind für die Ausbildung und Erhaltung der weiblichen Geschlechtsmerkmale – beispielsweise Entwicklung der Brüste, Schamhaare und Verdickung des Vaginalepithels – verantwortlich. Progesteron ist für die Schwangerschaft wichtig und wird in dem durch das freigesetzte Ei freigewordenen Follikel gebildet, bis die sich bei einer Eibefruchtung bildende Plazenta diese Aufgabe übernimmt. Progesteron scheint keine lustfördernden Eigenschaften zu besitzen, es kann im Gegenteil mögliche positive Effekte des Östrogens auffangen (»Heute abend nicht, Liebling, ich habe meine Morgenkrankheit!«).

Bekanntlich spielt Östrogen in Zusammenhang mit den sexuellen Aktivitäten bei Tieren eine äußerst wichtige Rolle, da das Weibchen nur in der östrogenhohen Phase seines Hormonzyklus empfänglich ist (das heißt, es einem Männchen erlaubt, sich ihm sexuell zu nähern). Für gewöhnlich wird das Männchen sich zu anderen Zeiten allerdings auch nicht zu ihr hingezogen fühlen, so daß das Östrogen gleichermaßen auf seine Nase wie auf den Körper des Weibchens zu wirken scheint. Frauen sind da im Hinblick auf das sexuelle Verlangen glücklicherweise flexibler, so daß Östrogen bei ihnen, im Vergleich zur weiblichen Tierwelt, eine weniger wichtige Rolle spielt. Einige Untersuchungen, darunter auch solche, die sich mit der Rolle des Geruchssinnes befaßten, erbrachten, daß Männer Frauen während der östrogenhohen Phase des Menstruationszyklus, vor dem Eisprung – wenn auch nicht ausschließlich und in erheblichem Maße, so doch aber immerhin –, attraktiver finden.

Das Hormon, welches die weibliche sexuelle Lust am tiefgreifendsten beeinflußt, ist überraschenderweise das in kleinen Mengen von der Nebennierenrinde gebildete *männliche* Hormon. Wir wollen in diesem Fall von Androgenen (*andros* aus dem Griechischen für Mann) als dem Sammelbegriff für die männlichen Sexualhormone statt nur von Testosteron sprechen, weil es im Vergleich zu dem in den Hoden produzierten Testosteron geringfügige Unterschiede in der chemischen Zusammensetzung geben kann, obgleich die Wirkungsweise praktisch identisch ist. Dieses Wissen verdanken wir teilweise zumindest den Berichten von Frauen, die an Tumoren der Nebennierenrinde litten, welche exzessive Mengen von Östrogenen produzierten, und ebenso Frauen, denen Testosteron zur Behandlung von Brustkrebs verabreicht wurde.

Demnach ergibt sich folgende Wirkungsskala für das weibliche sexuelle Verlangen: Androgene – höchst stimulierend; Östrogen – schwach bis mäßig stimulierend; Progesteron – neutral oder möglicherweise hemmend. Progesteron wirkt Östrogen entgegen, und beide weiblichen Hormone sind Antagonisten der Androgene. Zwar mag die Steigerung des sexuellen Verlangens, wie sie von manchen Frauen nach Eintritt der Menopause berichtet wird, psychologisch bedingt sein (weniger Sorgen wegen Empfängnisverhütung und weniger Anforderungen durch die Kindererziehung), wahrscheinlich ist aber auch, daß der Wegfall der Östrogen-Opposition zu den Androgenen eine wichtige Rolle spielt.

Manche Frauen – und nur manche – behaupten, daß sie zu bestimmten Zeitpunkten während ihres Menstruationszyklus eindeutig ein gesteigertes Verlangen empfinden. Der dabei am häufigsten genannte Punkt liegt unmittelbar vor der Menstruation, was früher nicht wenig zur Verwirrung der Wissenschaftler beitrug, die sich nicht vorstellen konnten, warum die Natur es ausgerechnet so eingerichtet hätte, daß Frauen zu einem Zeitpunkt, wo sie am wenigsten die Voraussetzung erfüllen, schwanger werden zu können, ein ganz besonderes Verlangen nach Sexualität entwickeln. Ein zweiter Höhepunkt des sexuellen Interesses wurde unmittelbar vor dem Eisprung vermeldet, dem für eine Schwangerschaft günstigsten Zeitpunkt.

Ist der Östrogen-Spiegel am höchsten, wenn Frauen die größte Lust empfinden? Tatsächlich sind bei der Östrogen-Ausscheidung zwei Höhepunkte während des Menstruationszyklus zu verzeichnen – der eine unmittelbar vor dem Eisprung und der andere in der Mitte der Phase nach dem Eisprung. Der Östrogenanstieg vor dem Eisprung korreliert denn auch in der Tat mit der Steigerung der weiblichen Lust, was aber in weiten Teilen ebenso als eine Reaktion der Frau auf die ihr von seiten ihres Partners zuteil werdende erhöhte Aufmerksamkeit, vor dem Hintergrund des Östrogen-Effektes auf *ihn*, interpretiert werden kann. (Dieser Effekt auf Männer wird offensichtlich durch unterbewußt wahrgenommene Duftstoffe, die Pheromone, ausgelöst.) Der zweite Östrogen-Anstieg, nach dem Eisprung, ist demgegenüber möglicherweise wirkungslos, da ihm während dieser Phase die noch um ein übriges gesteigerte Progesteron-Produktion gegenübersteht und entgegenwirkt.

Der prämenstruelle Lusthöhepunkt würde mit dem niedrigsten Spiegel der beiden weiblichen Geschlechtshormone zusammenfallen, ein Mangel, der es den zwar in geringen Mengen vorkommenden, aber höchst potenten Androgenen erlaubte, ihren Effekt auf die Libido unangefochten voll zu entfalten.

Wie bei Männern scheint auch bei Frauen der Grad der Lust in gewisser Hinsicht eine Frage der angeborenen Konstitution zu sein. Der *Playboy* veröffentlichte einmal eine Karikatur, in der eine junge Frau, die gerade in ein Apartment gekommen war, zu einer anderen Frau, die ihr bis aufs Haar glich, sagte: »Wir sind keine eineiigen Zwillinge mehr.« Einer wissenschaftlichen Untersuchung zufolge liegen bei weiblichen eineiigen Zwillingspaaren die jeweiligen ersten sexuellen Erfahrungen wesentlich enger beieinander als bei zweieiigen Zwillingen. Die Frage des Alters hinsichtlich des ersten Geschlechtsverkehrs ist mit Sicherheit kein idiotensicherer Maßstab für das Libidoniveau, aber ebendieser Unterschied zwischen den Zwillingstypen dürfte als die wichtigste Determinate des Verlustes der Jungfräulichkeit, im allgemeinen die Frage des Alters, der Erziehung und des sozialen Status als zweitrangig verdrängen.

Frauen werden oft nach Eintritt der Menopause mit Östrogen behandelt, was aber keine Steigerung ihres sexuellen Verlangens zur Folge hat. Östrogene sorgen bei einem Hormonmangel dafür, daß die Verdickung und die Blutzufuhr zum Vaginalepithel wiederhergestellt und Verdünnungen und Trockenheit korrigiert werden, die Ursache von Infektionen und einem schmerzhaften Geschlechtsverkehr sein können, was dann wiederum in der Reaktion sekundäre Auswirkungen auf das sexuelle Verlangen haben könnte. Östrogen mag als Abhilfe bei »Hitzewallungen« hilfreich sein, nicht aber zur Wiederherstellung »heißen Blutes«.

Kann eine Behandlung mit Androgenen bei Frauen das sexuelle Verlangen steigern? In manchen Kliniken für Sexualtherapie werden männliche Hormone in kleinen Mengen verabreicht; derartige Behandlungen sind allerdings aufgrund der virilen Nebenwirkungen – wie Bartwuchs, tiefere Stimme und Vergrößerung der Klitoris – nicht weitverbreitet, denn diese dürften in der Regel sowohl das Selbstwertgefühl der Frau als auch das sexuelle Verlangen ihres Partners beeinträchtigen.

Schlechte Medizin für die Lust
Nebenwirkungen von Medikamenten

Das große Problem in Zusammenhang mit Medikamenten ist, daß diese, zusammen mit den Hormonen, in die Schnelltransitstrecke des Blutkreislaufs eingespeist werden. Die chemischen Botschafter, die von der ›Natur‹ losgeschickt werden, sind effizienter als Medikamente, weil Hormone sehr zielstrebig ihre erklärten Ziele ansteuern, ohne sich von Organen, die für ihren Auftrag irrelevant sind, unterwegs aufhalten zu lassen. Demgegenüber ist fast jede Medikation, neben dem gewünschten Effekt, mit den verschiedensten Nebenwirkungen auf Organe und Systeme verbunden, die nicht das eigentliche Ziel waren.

Jedes Medikament, das Schläfrigkeit oder Lethargie bewirkt, hat zwangsläufig auch Auswirkungen auf das sexuelle Verlangen, dies gilt insbesondere für Tranquilizer und Schlaftabletten, aber auch für Antihistaminika. Wenn eine Pille bei Ihnen Brechreiz, Krämpfe oder Durchfall hervorruft, werden Sie sich kaum sehr sexy fühlen.

Noch spezifischere Auswirkungen haben bestimmte, häufig verordnete Medikamente; ihre Folgen für das sexuelle Verlangen sind, auch ohne daß sie körperliches Unwohlsein verursachen, schlicht verheerend. An vorderster Stelle sind hier möglicherweise Antihypertensiva zu nennen, Medikamente, die bei Bluthochdruck verschrieben werden. Während die einfacheren und weniger potenten Antihypertensiva wie diejenigen, die auf einen erhöhten Wasserverlust durch Anregung der Urinausscheidung (Diuretika) abzielen, keine hemmende Wirkung haben, ist dies bei Reserpin- oder Methyldopa-haltigen Mitteln sehr wohl der Fall. Diese Medikamente können darüber hinaus negative Auswirkungen auf die Erektionsfähigkeit haben, so daß Männer eher über Impotenz als über mangelnde Lust klagen. Allerdings darf hierbei nicht vergessen werden, daß Männer gemeinhin Erektion mit Lust gleichsetzen, und der Verlust des ersteren kann ohnehin schnell zur Lustlosigkeit führen. Reserpin kann sein negatives Potential per Doppelschlag geltend machen, da es überdies das Potential hat, psychische Depressionen zu verursachen, die sich als ein Symptom mit dem Verlust des sexuellen Verlangens äußern.

Bei den Patienten, die Antihypertensiva nehmen, überwiegt die Zahl der Männer, und hiervon sind wiederum die meisten Ende Fünfzig oder älter. Da die Erektionsfähigkeit in diesem Alter naturgemäß nachläßt, kann ein Lustverlust als Nebenwirkung einer Medikation mit Antihypertensiva leicht übersehen werden, so daß der einzige Kommentar des Mannes dann vielleicht ist: »Ich scheine alt zu werden.« Seine nachlassende Potenz erhöht sein Gefühl zu versagen, so daß seine Lust auf Wiederholung dieser Erfahrungen zwangsläufig abnimmt.

Eine weitere Gruppe häufig verordneter Medikamente, die eine lusthemmende Wirkung haben können, sind Beta-Blocker wie beispielsweise Propanolol. Sie werden hauptsächlich zur Behandlung von Herzrhythmusstörungen oder einer überhöhten Herzfrequenz verabreicht, sind darüber hinaus aber auch zur Senkung eines zu hohen Blutdrucks hilfreich. Da Herzrasen in bestimmten Situationen durch Nervosität oder in weiten Teilen unvorhersehbare Ängste bedrohliche Formen annehmen kann, werden Beta-Blocker seit einiger Zeit zur Kontrolle von Panikattacken und ebenso im Falle von sozialen Phobien (z. B. panische Angst in der Öffentlichkeit zu sprechen) oder »Lampenfieber« verabreicht. Propanolol und verwandte Arzneistoffe haben Auswirkungen auf die männliche Potenz, und etwa bei einem von zwanzig Männern zeigen sich Hemmungen der Lust, ohne sichtlichen Effekt auf die Erektionsfähigkeit.

Einige der Medikamente, die zur Reduzierung der Säurebildung bei Magenleiden, einschließlich Magengeschwüren, verschrieben werden, werden mit Störungen des sexuellen Verlangens in Verbindung gebracht. Da ärztlicherseits derartige Mittel sehr oft verschrieben werden, auch ohne daß ein Magengeschwür definitiv nachgewiesen wurde, stehen Cimetidin und ähnliche Arzneien ganz oben auf der Liste der am häufigsten verwendeten Medikamente. Dennoch sei gesagt, daß das lusthemmende Potential dieser Mittel wesentlich geringer als bei den zuvor beschriebenen Herz-Kreislauf-Mitteln ist.

Frauen scheinen mit Abstand seltener infolge der Nebenwirkungen einer Medikation einen Verlust des sexuellen Verlangens zu erleiden. Dieser Unterschied zwischen Männern und Frauen ist aber wahrscheinlich nicht so groß, wie man uns weismachen will. Denn Bluthochdruck und Herzbeschwerden sind bei Männern erheblich weiter verbreitet, eine Tatsache, die in der Konsequenz bedingt, daß sie auch die meisten der problematischen Medikamente einnehmen. Zudem sind Luststörungen bei Frauen oft durch ein Muster der automatischen, gefügigen Anpassung an die Lust des Mannes maskiert, welches für einen großen Prozentsatz aller Ehen charakteristisch ist. Vielleicht werden durch die Bereitschaft jüngerer Frauen, sexuell die Initiative zu ergreifen, mit der Zeit mehr Fälle sexueller Luststörungen bei Frauen mittleren Alters offenbar. Wahrscheinlich nehmen Frauen, im Vergleich zu Männern, mehr Tranquilizer, aber die geminderte Lust wird der Nervosität und nicht der Medikation angelastet.

Der sexuellen Erregung kommt als Zwischenstation zwischen der Lust und dem Orgasmus eine Schlüsselfunktion zu. Bei Erregungsproblemen neigen Männer dazu, ihren Beschwerdepunkt im Rahmen des sexuellen Reaktionszyklus rückwärts und Frauen vorwärts anzusiedeln. Mit anderen Worten, ein Mann mit Erektionsversagen sagt, daß er seine Lust verloren hat, und eine Frau, bei der das Anschwellen der Schamlippen und die Scheidenfeuchtigkeit (als Voraussetzung für einen beschwerdefreien Geschlechtsverkehr) ausbleibt, meint, sie sei orgasmusunfähig. Wo Medikamente für den Verlust des sexuellen Verlangens verantwortlich sind, wird man kaum einmal hören, daß jemand sagt: »Wenn ich erst einmal (in sexuellen Aktivitäten) drin bin, dann ist alles okay.«

Haben sich die Hörner des Einhorns abgestoßen?
Fabelumwobene Aphrodisiaka

Da von Arzneistoffen mit hemmenden Effekten auf das sexuelle Verlangen die Rede war, konnte denn die medizinische Forschung mit irgend etwas anderem als Testosteron für Männer mit einem entsprechenden Defizit aufwarten, um die Lust zu steigern – einem echten Aphrodisiakum?

Im Mittelalter hätte Ihr freundlicher Apotheker in der Nachbarschaft Ihnen ein Einhorn-Pülverchen verkauft, mit Befriedigungsgarantie selbstredend. Hätte er Sie von Ihrer Aufmachung und Ihrem Gefolge her für vermögend gehalten, so hätte er Ihnen wahrscheinlich sogar ein ganzes Horn zum Kauf angeboten. (Sofern Sie sich fragen, wie es den Apothekern möglich war, an echte naturgerecht gewundene Hörner mythologischer Tiere heranzukommen – diese beeindruckenden Gebilde stammten von Narwalen, den in arktischen Gewässern beheimateten Walen, bei denen sich typischerweise ein langer Stoßzahn herausbildet, der genau dem, was man sich unter dem ›Einhorn‹ vorstellte, entsprach. Es war wohl einfacher, an Einhörner als an Narwale zu glauben.)

Placebos, Mittel also, deren Wirkung ausschließlich auf der Macht der Suggestion beruht, spielen seit jeher in der Medizin eine wichtige Rolle; selbst heute noch wird in jeder seriösen Versuchsreihe, wo es um die Erprobung eines neuen Medikamentes geht, der Personengruppe, die auf experimenteller Basis die neue Arznei nimmt, eine Gruppe gegenübergestellt, der ein Placebo verabreicht wird; bei einem gewissen Prozentsatz stellen sich stets auch Verbesserungen aufgrund des Placeboeffektes ein. Der gleiche Effekt dürfte ebenso beim Horn des Einhorns funktioniert haben, der ohne jeden Zweifel durch den Glauben erzielt wurde, die Eigenschaft des Horns – seine Länge und Härte – würden durch die Einnahme des Pulvers auf den Penis übertragen. Aus gleichen Gründen erfreute sich das Nashorn einer wachsenden Beliebtheit bei orientalischen Völkern, eine Be liebtheit, die dieses urzeitliche Tier auf die Rote Liste der gefährdeten Tierarten brachte, da es durch die ungehemmte Jagd fast ausgerottet wurde.

Der unbewußten assoziativen Verbindung zwischen ihrer Form und bestimmten Genitalien hatten manche Lebensmittel es zu verdanken, daß sie als Aphrodisiaka verwendet wurden. Spargel und Sellerie standen in dem Ruf, dem Penis Nachahmungsfähigkeiten zu verleihen. Austern, Oliven und Eier genossen ihre recht zweifelhafte Wertschätzung aufgrund ihrer Ähnlichkeit mit den Hoden. ›Prärieaustern‹ (Hoden eines Bullen) erfreuen sich nach wie vor bei den US-Weststaatlern einer gewissen Beliebtheit, die sie zwecks Förderung der Virilität verzehren. So testosteronhaltig diese Drüsen auch sein mögen, mit dem Kochvorgang werden sämtliche Hormone zunichte gemacht, die, wenn denn überhaupt, den wenigen mit einem Hormondefizit hätten von Nutzen sein können.

Die ›Spanische Fliege‹ ist eines jener sagenhaften Aphrodisiaka, das von Züchtern bei paarungsunwilligen Tieren im Sinne der ›Nachhilfe‹ zur Herdenvermehrung verabreicht wird. Das Mittel wird aus getrockneten – (natürlich) in Spanien beheimateten – Käfern hergestellt. Der aus dem Pulver extrahierte Wirkstoff, Cantharidin, ist eine hochgradig entzündungserzeugende Substanz, die über ihre Konzentration im Urin starke Reizungen der Blase und Harnröhre sowie bei Frauen der Schamlippen und Klitoris verursacht. Die meisten jener Geschichten, wonach man Frauen hiervon heimlich etwas ins Glas kippte, um aus ihnen unersättliche Nymphomaninnen zu machen, dürften wohl nichts weiter als zweifelhafte Prahlereien sein, da Cantharidin hochgiftig für das Zentralnervensystem ist und tödliche Krämpfe auslösen kann.

Ginseng ist eine natürliche, im Fernen Osten seit langem als Libidostimulanzie geschätzte Substanz, die inzwischen auch in unseren Breiten allenthalben Einzug in den Verkaufsregalen gehalten hat. Ginseng, normalerweise in Form von Pulver oder Tee angeboten, wird aus einer – dem Meerrettich oder Ingwer ähnelnden – gewundenen Wurzel hergestellt. Wie die sagenumwobene Alraune mit ihren vermeintlich magischen Eigenschaften gleicht der ungeschnittene Ginseng einem Mann, mit Kopf, »Torso« und ausgestreckten Gliedmaßen. Wenngleich seine Anhänger auf seine Wirkung schwören, läßt doch diese Assoziation, daß die Ginsengwurzel wie ein Mann aussieht, einen gewissen Beigeschmack jener Einhorn-Verehrung aufkommen.

Über den Ladentisch und unterderhand
Die Suche nach einem modernen Aphrodisiakum

Gibt es denn in Richtung Drogen *nichts*, Legales oder Illegales, das in unserer modernen Zeit als zuverlässiges Aphrodisiakum funktioniert?

Es gibt keinen Arzneistoff, der offiziell als Libidostimulanzie sanktioniert ist, was aber nicht heißt, daß die Alchemisten nicht auch weiterhin emsig auf der Suche nach einem echten Aphrodisiakum seien. Ein Mittel, dem bisweilen potenzsteigernde und aphrodisierende Wirkungen bei Männern zugeschrieben werden, ist Yohimbin, das verschreibungspflichtig ist. Yohimbin, aus der Rinde eines afrikanischen Baumes (*Pausinystalia yohimbe*) gewonnen, ist keineswegs ein neuer Wirkstoff, er wurde früher bereits, ehe wirksamere Medikamente entwickelt wurden, zur Behandlung von Bluthochdruck verwendet. Die Hauptfunktion von Yohimbin ist seine gefäßerweiternde Wirkung. Erektionen kommen nach dem Prinzip zustande, daß Blut in die Schwellkörper des Penis strömt, und Yohimbin scheint, gezielter als andere gefäßerweiternde Mittel, speziell auf die Arterien im Beckenbereich einzuwirken. Da die männliche Lust zusammen mit dem Selbstwertgefühl fällt, bedeutet im Umkehrschluß die Wiederherstellung einer guten Erektion die Neubelebung der sexuellen Lust. Das Problem ist allerdings, daß die potenzsteigernden Wirkungen von Yohimbin alles andere als abgesichert sind, und seine diesbezüglichen Fähigkeiten als Lustelixier erscheinen noch weitaus fragwürdiger.

Levodopa, bei der Behandlung des Parkinsonismus verabreicht, steht im Ruf, bei den Männern, die es erhalten – in erster Linie ältere Patienten –, eine Steigerung des sexuellen Verlangens zu bewirken. Levodopa (oder L-Dopa) kann Erektionen und sogar Priapismus (Dauererektion) hervorrufen, ein Umstand, der das Verhalten jener Männer erklären dürfte, die, völlig überrascht von der Rückkehr ihrer genitalen Empfindungen, derart enthusiastisch reagieren, daß sie lüstern den Krankenschwestern nachstellen. Die Lust war möglicherweise immer da, nur unterdrückt durch den Verlust der körperlichen Erregungsfähigkeit.

Trazedon gehört zu den neueren Antidepressiva, und es gibt einige wenige Berichte, denenzufolge es Priapismus auslöste, ein Problem, das mit keinem anderen Mittel aus dieser Medikamentengruppe in Verbindung gebracht wird. Priapus, in der griechischen Sage mit übergroßem erigiertem Penis dargestellt, wurde als Gott der Frucht-barkeit verehrt; Priapismus hat aber mit sexueller Erregung nichts zu tun, es ist vielmehr ein krankhafter und schmerzhafter Zustand. Chirurgische Versuche, Priapismus zu heilen, führten sogar zum permanenten Verlust der Erektionsfähigkeit, so daß angesichts der verfügbaren alternativen Medikamente nur wenige Psychiater einem männlichen Patienten Trazedon verabreichen, so selten diese Priapis-mus-Komplikation auch auftreten mag.

Wie sieht es mit illegalen Aphrodisiaka aus, Substanzen also, die nicht über den Ladentisch, aber vielleicht unter der Hand erhältlich sind? Offizielle Antworten auf diese Frage werden immer ein eindeu-tiges Nein beinhalten; aber so mancher Konsument von »Freizeit-drogen« wird nicht einfach nein sagen, sondern von Marihuana, Ko-kain und vielleicht von Halluzinogenen wie LSD als Agenzien schwärmen, welche der sexuellen Lust und Befriedigung zu neuen Höhen verhelfen.

Soweit diese Substanzen überhaupt entsprechende Wirkungen zeigen, ist ihr Wirkungsprinzip vergleichbar mit dem suchterzeu-gender Drogen, die absolut legal und frei über den Ladentisch, in Glas verpackt, im Großmarkt erhältlich sind. Von Alkohol ist hier die Rede, der nicht unterderhand gehandelt werden muß.

Wenn Sie einen Eindruck darüber gewinnen möchten, inwieweit Alkohol als Mittel dazu angetan ist, das sexuelle Verlangen auf Dauer zu steigern, brauchen Sie nur die Frau eines Alkoholikers nach ihrem Sexualleben zu fragen. In der Regel dient das Bett zum Ausschlafen, nicht zum Beischlafen. Was Alkohol, in Maßen genossen, bewirkt, ist, daß er Ängste oder Nervosität abbaut, so daß der Effekt bei abenteuer-suchenden Singles allemal größer als bei Verheirateten sein dürfte, die wohl mit anderweitigen luststimulierenden Anregungen besser bera-ten wären. Ein nüchternes Urteilsvermögen kann ein starkes Verlan-gen ersticken, Alkohol dämpft das Urteilsvermögen, so daß der Schlüssel zu einer offensichtlichen Luststeigerung möglicherweise in der Beseitigung eines entscheidenden Hindernisses liegt.

Ist das Streben nach einem verbesserten sexuellen Verlangen es wert, eine Verhaftung oder einen ›Bad Trip‹ (Drogenrausch mit Angstzuständen) in Kauf zu nehmen? Marihuana-Fans schwören auf den entspannenden, euphorischen Effekt, der die Sexualität lustvol-ler macht, aber mindestens genauso viele, die dieses Experiment ge-wagt haben, machten die Erfahrung, daß die Droge Reizbarkeit, in-nere Unruhe und Paranoia auslöste. Der Überzeugte läßt sich nicht vom Gegenteil überzeugen, aber diejenigen, die sich mit mangelndem Verlangen herumplagen, können nicht erwarten, nun tiefere Ebenen zu erreichen, indem sie sich in die Abhängigkeit des Joints begeben.

LSD steht nicht für »low sexual desire« (mangelndes Verlangen), aber auch nicht für höheres Verlangen. Manche, die den Trip versuchten, behaupten, große sexuelle Lust und Erregung erfahren zu haben, was sie aber auch erfahren haben, waren große Elefantenparaden und Drachenflüge, die dazu angetan sind, von dem sexuellen Erlebnis abzulenken. LSD, STP, DMT und andere Drei-Buchstaben-Drogen, die bei so manchen Umtrieben in den Sechzigern konsumiert wurden, sind glücklicherweise außer Mode gekommen, mit Ausnahme vielleicht von PCP oder »Engelsstaub«, einem teuflischen Halluzinogen mit potentiell fatalen Effekten für das Gehirn.

Kokain ist die letzte Droge, die als potenter Zünder der Lust zu preisen wäre; nicht zuletzt war Sigmund Freud abhängig von dem Stoff, und wir wissen, wie zahm seine Libido war – sie war im wahrsten Sinne des Wortes domestiziert. Kokain bewirkt ein kurzzeitiges Gefühl der Euphorie, und wenn man euphorisch ist, kann man sich für alles überschwenglich begeistern, vom Sex bis zum Schneiden der Zehennägel. Kokain hat weniger Bestand als jemand mit vorzeitigen Ejakulationen Durchhaltevermögen, nicht lange, und der euphorische Effekt ist nicht beständiger als Schnee auf einem heißen Wellblechdach. Jeder regelmäßige Kokainkonsument wird ein dauerhaftes Verlangen entwickeln – allerdings einzig und ausschließlich das Verlangen nach mehr Kokain.

Das Fazit im Sinne einer allgemeingültigen Regel zum Thema Drogen und Lust könnte etwa lauten: der Grad Ihres sexuellen Verlangens wird nie hoch sein, solange Sie ›high‹ sind.

So sehr wir auch auf die Ergebnisse neuer Forschungen gespannt sind, so haben wir in den letzten zehn Jahren doch schon viel über die Ursachen und Behandlung eines gehemmten sexuellen Verlangens erfahren – eine Störung, die bis vor nicht allzulanger Zeit noch nicht einmal einen Namen hatte.

Es ist an der Zeit, das anzuwenden und umzusetzen, was wir bereits gelernt haben und wissen.

Teil III

Selbsteinschätzung

8. Bewertungskriterien

Einschätzung des persönlichen Verlangens

Es gibt viele Ursachen für den Verlust des sexuellen Verlangens und viele Mittel, dem entgegenzuwirken. Wenn wir nun von mangelnder Lust geplagt werden, wie können wir feststellen, was für uns das richtige Rezept ist?

Unsere Sexualität ist ebenso Teil unserer Grundpersönlichkeit wie unsere Soziabilität, die individuell verschieden stark ausgeprägte Tendenz, sich an mitmenschlicher Gesellschaft zu erfreuen und zwischenmenschliche Kontakte zu pflegen, und unsere Arbeitsgewohnheiten oder unser Temperament. Die Form, Richtung und Intensität unseres sexuellen Verlangens, des nichtphysischen Teiles unseres sexuellen Reaktionszyklus, hängen von unserer individuellen Veranlagung ab und sind bei jedem Menschen anders. Um Ihr sexuelles Verlangen verstehen zu können, müssen Sie Ihre Persönlichkeit und den Typus des damit zusammenhängenden Lust-Musters verstehen.

So werden Sie in diesem Kapitel auf einige psychologische Aspekte stoßen, über die Sie bisher möglicherweise kaum nachgedacht haben. Indem Sie die Fragen aus der Sicht Ihres Partners oder Ihrer Partnerin beantworten, können Sie vielleicht Klarheit darüber gewinnen, welche Faktoren sein oder ihr Interesse an Sex negativ beeinflussen.

Es sind vier Faktoren, welche das sexuelle Verlangen grundlegend prägen und seine Intensität bestimmen:

1. **Erfahrung.** Unsere ersten sexuellen Erfahrungen machen wir in unserer Kindheit, zwar nicht in Form eines reifen Sexualverhaltens, so aber doch, daß wir eine diesbezügliche Neugier entwickeln, die Sexualorgane kennenlernen und gewisse Eindrücke über die von Erwachsenen praktizierte Sexualität gewinnen. In unserer Jugend nehmen unsere Bewußtheit und Informationen um ein Vielfaches zu, wir empfinden sexuelles Verlangen und machen die körperliche Erfahrung, was Erregung und Befriedigung bedeutet. Alle diese frühen Erfahrungen prägen, auch wenn wir uns dessen nicht unbedingt bewußt sind, unsere Gefühle, die wir der Sexualität als Erwachsene entgegenbringen.

2. **Persönlichkeitstypus.** Manche Menschen sind vorsichtig und emotional zurückhaltend, andere sind impulsiv und emotional aufgeschlossen. Manche lassen sich von ihrem Kopf beherrschen, andere von ihrem Herzen leiten. Die Art und Weise, wie sie mit der Lust umgehen, ist grundverschieden.
3. **Einstellung.** Das Leben bietet eine Fülle von Wahlmöglichkeiten, aber die meisten von uns beschränken ihre sexuellen Aktivitäten sehr schnell auf das, was unseren persönlichen Philosophien entspricht. Konservative, Liberale und diejenigen, die das Mittelfeld zwischen beiden Polen abdecken, sie alle empfinden Lust, lassen sie aber wahrscheinlich höchst unterschiedlich zum Ausdruck kommen.
4. **Sinnlichkeit.** Was regt Sie am meisten an? Sind all Ihre fünf Sinne in sexuelle Begegnungen einbezogen, oder ist für Sie das reine geschlechtliche Erlebnis am erregendsten und lohnendsten? Lieben Sie ein romantisches Vorspiel, oder ist das Ihres Erachtens unnütz und überflüssig? Wenn Sie verstehen, was Sie wirklich animiert, verstehen Sie auch besser, was Ihre Lust beeinträchtigt.

Im folgenden möchten wir zunächst auf bestimmte kognitive Fehler aufmerksam machen, die das sexuelle Verlangen hemmen. Inwieweit falsche Erwartungen eine grundlegend normale Situation als hoffnungslose Katastrophe erscheinen lassen können, haben wir bereits besprochen. Falsche Erwartungshaltungen sind eine Kategorie möglicher kognitiver Fehlerquellen. Es gibt andere, gleichsam gefährliche, sie zu erkennen und auszuschalten, mag bereits genügen, um das sexuelle Verlangen wiederherzustellen.

Die Ratio
Korrektur kognitiver Fehler

> »*Aber ich bin ganz zufrieden, wenn ich soviel Gehirn
> habe, daß ich weiß, daß ich genieße. Ich will gar nicht
> verstehen, warum. Tatsächlich ziehe ich vor, es gar
> nicht zu wissen. Ich habe die Erfahrung gemacht, daß
> meine Vergnügungen es nicht vertragen, wenn man
> über sie nachdenkt.*«

GEORGE BERNARD SHAW
Mensch und Übermensch

Die Worte, welche die Statue in Shaws bekannter Komödie zu Don
Juan spricht, sind ein Spiegel dessen, was viele empfinden, daß nämlich Vergnügen und ernsthafte Überlegungen sich gegenseitig ausschließen. Ein gewisser Wahrheitsgehalt dieser These läßt sich nicht
leugnen. In der Erinnerung sind es wohl meistens die Dinge, einschließlich irgendwelcher sexueller Abenteuer, die uns am meisten
Spaß machten, wenn wir uns der reinen Freude und dem Genuß
überließen und uns wie sorglose Kinder verhielten, ziemlich anders,
als Vorgesetzte oder Untergebene uns im Alltag kennen.

Wenn wir Sex intellektualisieren, statt uns sexuellen Phantasien
hinzugeben, so denken wir nicht an Lust in dem Sinne, wie wir an die
aufeinanderfolgenden Phasen des sexuellen Reaktionszyklus denken. Wir konzentrieren unseren Intellekt auf sexuelle Techniken, die
eine ausreichende Stimulation und einen Orgasmus, nicht aber eine
Verbesserung der Lust sicherstellen, weil wir intuitiv davon ausgehen, diese beiden Prozesse, rationale Gedanken und Lust, seien absolut unvereinbar und würden sich gegenseitig ausschließen.

In den siebziger Jahren setzte sich in unserer Gesellschaft eine fast
abgöttische Liebe zu Mutter Natur durch. Naturbelassene Lebensmittel, naturbelassene Getränke, natürliche Vitamine und Naturkos-
metika wurden die Renner. Kam etwas direkt aus der Natur, dann
mußte es, so wurden wir glauben gemacht, gesund sein, völlig ver-
gessend, daß der Typhusbazillus, der Moskito und der Taifun auch
Teil der Natur sind.

Und wie oft haben Sie in den Medien schon die Expertenmeinung
gehört: »Sex ist ein *natürlicher* Trieb, eine *natürliche* Funktion, ein
natürlicher Vorgang!« Niemand wagte zu fragen, was um alles in der
Welt sie damit meinten, dahinter steckte aber ganz klar die These,

wenn es denn zu Sex kommt, daß dann ein Automatismus in Gang gesetzt und alles wunderbar sein wird.

Wollte man der Natur Gerechtigkeit widerfahren lassen, so steht im Raum, daß der Mensch, anders als andere Kreaturen, die nur zu bestimmten Zeiten während ihres Hormonzyklus paarungsbereit sind, an 365 ¼ Tagen im Jahr fähig ist, Sexualität zu haben. Da die Lust also ganz offensichtlich etwas mit Entschluß- und Willenskraft zu tun hat, erschiene ein Einschalten unseres Intellektes als Mittel, um unsere Lust zu steigern oder zu zügeln, doch wohl eher im Einklang mit der Natur als eine gegenteilige Verhaltensweise zu sein.

Sexuelle Mythen und Entmystifizierung
Ein Opfer falscher Vorstellungen?

Unsere Einstellung zur sexuellen Lust und was wir von ihr erwarten hängt unweigerlich mit unseren übrigen Haltungen und Lebenseinstellungen zusammen. Dank der Entwicklung der letzten zwanzig Jahre sind wir über Sexualität weitaus besser informiert als alle vorhergehenden Generationen. Diese zunehmende Beschäftigung mit Sexualität hat aber auch einer Reihe von Mythen Vorschub geleistet.

Lesen Sie die nachfolgenden zehn Aussagen, denen Sie sicherlich irgendwann und irgendwo schon einmal begegnet sind, kurz durch, und antworten Sie, ohne näher zu überlegen, spontan mit »richtig« oder »falsch«.

1. Ein aktives, befriedigendes Sexualleben ist wichtig für die psychische Gesundheit.
2. Da der Drang nach Sexualität ein biologischer Urtrieb ist, *braucht* der Mensch sexuelle Ventile.
3. Mangelnde sexuelle Lust ist ein Zeichen tieferliegender psychologischer Probleme.
4. Personen, die häufig sexuelle Kontakte haben, sind ausgeglichener als andere.
5. Normale Ehepaare haben mindestens einmal, normalerweise zwei- oder dreimal wöchentlich Geschlechtsverkehr.
6. Paare, die selten miteinander schlafen, haben tiefgreifende Beziehungskonflikte.
7. Bei Paaren, bei denen es sexuell klappt, klappt es für gewöhnlich auch in jeder anderen Hinsicht in der Beziehung sehr gut.
8. Mangelndes Interesse an sexuellen Intimitäten mit dem eigenen

Partner sind ein Indiz einer unbewußten, aber ausgeprägten Wut.
9. Liebe ist unweigerlich mit einer starken sexuellen Anziehungskraft verbunden.
10. Die Attraktivität und Beliebtheit eines Menschen sind ein Spiegelbild seines Sex-Appeals.

Die Antworten:

1. *Ein aktives, befriedigendes Sexualleben ist wichtig für die psychische Gesundheit.*
   Falsch. Manche Personen ziehen einen beachtlichen Teil ihrer psychischen Befriedigung aus sexuellen Betätigungen. Für andere ist die Sexualität mit Leid und Schmerzen verbunden. Viele, wie beispielsweise Priester, Nonnen, Teenager, kluge und vernünftige Singles, Witwen und Witwer und selbst manche Verheirateten, leben aus freier Entscheidung oder weil ein geeigneter Sexualpartner fehlt enthaltsam und sind absolut ausgeglichen. Nun, da der jahrhundertealte Mythos, daß exzessive Sexualität geisteskrank mache, endlich überwunden ist, scheinen wir uns in das andere Extrem zu verirren. Die Vorstellung, die psychische Gesundheit eines Menschen hinge von sexuellen Aktivitäten ab, ist Unsinn.

2. *Da der Drang nach Sexualität ein biologischer Urtrieb ist, braucht der Mensch sexuelle Ventile.*
   Falsch. Freud bezeichnete die Sexualität als »Trieb«, ist sie das? Die *menschliche* Sexualität unterliegt voll und ganz der willentlichen, freiwilligen Kontrolle. Der Trugschluß, einmal aufgekommene Lust müsse mittels irgendeiner entsprechenden Aktivität freigesetzt werden, verleitet viele Menschen dazu, von vornherein ihre Lust zu unterdrücken. Mangels passenden Ventils ziehen sie ein lustloses Leben dem Risiko vor, daß ihre Suche nach Liebe und sexueller Erfüllung in Frustration endet. Vielleicht braucht es eine gewisse Zeit, bis sich der geeignete Partner findet, aber es lohnt sich zu warten – denn nichts Schlimmes wird passieren, wenn sich in der Zwischenzeit die Lust meldet, ohne mit Sexualität befriedigt zu werden. Mag sein, daß die Fische schwimmen und die Vögel fliegen müssen, aber die Menschen *müssen* gar nichts, am wenigsten Sexualität haben. Die Annahme, wir *bräuchten* ein Ventil, ist Schwachsinn.

3. *Mangelnde sexuelle Lust ist ein Zeichen tieferliegender psychologischer Probleme.*

Falsch. Bei Personen, die unter einer sekundären Störung des sexuellen Verlangens leiden (also sexuelle Lust irgendwann in der Vergangenheit erfahren haben), ist mangelnde Lust oftmals nichts weiter als eine Reaktion auf Umweltbelastungen. Berufliche Belastungen, innerfamiliäre Konflikte oder finanzielle Sorgen sind nichtsexuelle Stressoren, die in einschneidendem Maße die sexuelle Lust mindern können. Personen mit einer Primärstörung können durch überstrenge oder prüde Eltern oder Lehrer beeinflußt sein, ohne daß darüber hinaus anderweitige Probleme gegeben sind. Bei manchen sind lange Therapien erforderlich, andere sprechen demgegenüber sehr schnell auf Kurzzeitbehandlungen an, die möglicherweise im wesentlichen darauf beschränkt sind, daß der Therapeut ihnen die seit langem ausstehende Nachhilfe in Sexualaufklärung und durch die von ihm bekundete Offenheit und Annahme die ›Erlaubnis‹ gibt, das zu tun, was seit jeher als verboten galt. Mangelndes sexuelles Verlangen ist nicht notwendigerweise ein Zeichen weitreichender psychischer Probleme.

4. *Personen, die häufige sexuelle Kontakte haben, sind ausgeglichener als andere.*

Falsch. Das ist der Allerweltsirrtum à la »je mehr desto besser«. Gekoppelt mit dem Mythos, Sex sei für ein gesundes psychisches Wohlbefinden unabdingbar, bedeutete diese Betonung der Quantität, daß, welche Befriedigung Ihnen der Sex auch immer geben mag, sie sich durch die Anzahl der sexuellen Interaktionen vervielfachen ließe. Dem ist entgegenzuhalten, daß manche Menschen sich, um *jedwede* Form emotionaler Bedürfnisse zu kompensieren, dem Sex zuwenden, von Unsicherheit bis Wut, und das bewirkt mitnichten, daß sie ausgeglichen sind.

5. *Normale Ehepaare haben mindestens einmal, normalerweise zwei- oder dreimal wöchentlich Geschlechtsverkehr.*

Falsch. Bei dieser Aussage wird »normal« mit »durchschnittlich« verwechselt. Wahr ist, daß im Durchschnitt Ehepaare, ungeachtet ihres Alters, zweimal wöchentlich Sexualität haben. Wahr ist auch, daß der in den Vereinigten Staaten unter Ehepaaren durchgeführten Umfrage, *Husbands and Wives*, zufolge 10 Prozent aller verheirateten Paare und 3 Prozent derjenigen zwischen Vierzig und Fünfzig überhaupt keine Sexualität haben. Jedem Paar, das viermal wöchentlich Sexualität hat, stehen zwei Paare gegenüber, die einmal pro Woche miteinander schlafen. »Normales« Verhalten deckt das gesamte Häufigkeitsspektrum ab, aus dem sich ein Durchschnitt ergibt.

6. *Paare, die selten miteinander schlafen, haben tiefgreifende Beziehungskonflikte.*

Falsch. Zwar mag bei Paaren, die fortwährend miteinander streiten, die Sexualität zur Rarität werden, der Umstand, daß ein Paar selten Sexualität hat, kann aber ebenso gut eine Frage des individuellen Temperamentes sein. Angesichts der Spannungen, die sich durch eine Lustdiskrepanz ergeben können, ist das Konfliktpotential bei einem per se lustärmeren Paar mit Abstand geringer als bei einem Paar, wo ein Partner den anderen ständig wegen häufigerer Sexualität unter Druck setzt. Die These, seltene Sexualität sei ein Hinweis auf Konflikte, entbehrt jeder Grundlage.

7. *Bei Paaren, bei denen es sexuell klappt, klappt es für gewöhnlich auch in jeder anderen Hinsicht in der Beziehung sehr gut.*

Falsch. Eine Hypothese, die voraussetzte, daß Personen, die im Hinblick auf ihre sexuelle Lust und die jeweils bevorzugten Sexualpraktiken übereinstimmen, auch über die gleichen Eigenschaften verfügten wie Intelligenz, Temperament, Einfühlungsvermögen, Sensibilität usw., da sich eine gewisse Korrelation zwischen diesen Charakterzügen und Sexualität nicht leugnen ließe. Leider besteht eine ebensolche Verbindung nicht. Viele Paare, die aufgrund einer starken sexuellen Anziehungskraft heiraten, stellen später mit Entsetzen fest, daß sie darüber hinaus keine Gemeinsamkeiten haben. Aufrichtige Liebe verbessert in der Regel die sexuelle Übereinstimmung, aber sowohl eine sexuelle als auch darüber hinausgehende umfassende Übereinstimmung sind nicht in jedem Fall verträglich.

8. *Mangelndes Interesse an sexuellen Intimitäten mit dem eigenen Partner sind ein Indiz einer unbewußten, aber ausgeprägten Wut.*

Falsch. Jemand, der tiefgreifende Konflikte mit seltener Sexualität gleichsetzt, mag, mangels ›offener‹ Konflikte, argumentieren, in diesem Falle sei eine unterdrückte, aber latente Wut im Spiel. Manchmal ist unbewußte Wut das Motiv, welches sich hinter der sexuellen Verweigerung eines Partners verbirgt. Aber wesentlich häufiger ist der Mangel an Lust auf persönliche, von der Beziehung völlig unabhängige Probleme zurückzuführen.

9. *Liebe ist unweigerlich mit einer starken sexuellen Anziehungskraft verbunden.*

Falsch. Schlimm genug, wenn ein Partner das Gefühl hat, der andere sei an ihm sexuell desinteressiert, schlimmer aber noch, wenn dieses Desinteresse als mangelnde Liebe interpretiert wird. Viele Männer, die in den Krallen des epidemisch verbreiteten Madonnen-Prostituierten-Komplexes stecken, behaupten das genaue Gegenteil. Am Anfang einer Beziehung ist die Frau das Objekt seines sexuellen Verlangens. Je mehr er sie jedoch kennen- und schätzenlernt, besonders wenn ihr komplexes Gesamtbild noch um die Rolle der Mutterschaft ergänzt wird, um so mehr steigt seine Achtung und Sorge um sie auf menschlicher Basis und einhergehend damit oft leider auch der Verlust des sexuellen Verlangens.

Der stereotype *Macho*, klassischerweise mit südländischen Kulturen assoziiert, ist nicht nur für sein laszives, unpersönliches Anmachen von Frauen, sondern auch für die Verehrung und Hingabe zu seiner Mutter bekannt. Den unbescholtenen Ruf seiner Mutter ist er zur Not bereit, bis aufs Blut zu verteidigen. Psychoanalytiker erklären dieses gespaltene Bild der ›schlechten‹, sexuell attraktiven Frau auf der einen Seite und der guten, asexuellen Frau auf der anderen als Abwehrmechanismus gegenüber inakzeptablen ödipalen sexuellen Gefühlen. Ob zutreffend oder nicht, es ist zumindest die einleuchtendste Erklärung, die bisher jemand geboten hat. Das Tabu erstreckt sich darüber hinaus natürlich auf Schwestern, Tanten, Haushälterinnen oder welche andere respektwürdige Frau im Umfeld eines sexbesessenen erwachsenen Mannes vorkommen mag. So kreisen denn auch bei Jungen, wenn sie masturbieren, die Phantasien im allgemeinen um unpersönliche Pin-up-Girls, nicht um wirkliche Frauen.

Die Kehrseite dieses Trugschlusses hieße, daß eine starke sexuelle Anziehung gleichbedeutend mit Liebe ist. Demzufolge kann ein Mann nicht nur einer Frau, sondern auch sich selbst einreden, er empfände wahre Liebe, weil sein Verlangen so groß sei. Wenn er die Frau kaum kennt, ist die Existenz wahrer Liebe höchst unwahrscheinlich. Von welcher Seite die Gleichung, daß Liebe und eine starke sexuelle Anziehung das gleiche seien, auch angefaßt wird, sie geht nicht auf.

10. *Die Attraktivität und Beliebtheit eines Menschen sind ein Spie-*
    gelbild seines Sex-Appeals.

Falsch. Wir sind nicht einmal sicher, ob wir »Sex-Appeal« definieren können, gemeint ist aber wohl eine Aura, die eine Person um-
gibt, so daß sie uns, nicht unbedingt körperlich, aber als *Mann* oder
als *Frau* attraktiv erscheint. Die als solche vor Jahrzehnten in Holly-
wood geborene nebulöse Typifizierung entglitt schließlich jedem
Fassungsvermögen, als die Presse den Begriff »Sexsymbol« an einem
dickbäuchigen, bebrillten Mitglied der Regierung festmachte, als dieser eine Liaison mit einer alternden Schauspielerin eingegangen war.
Inzwischen werden sogar siebzigjährige Staatsmänner und achtzig-
jährige Grand Dames mit dieser Begrifflichkeit in Verlegenheit gebracht (oder sollten es zumindest), und nur Mutter Teresa scheint
davor sicher zu sein. So überrascht es nicht, daß Männer oder Frauen,
die sich als Sexualpartner unattraktiv fühlen, dieses Image an anderen Facetten der Persönlichkeit festmachen.

Dieser Hang zu Verallgemeinerungen setzt ein Perpetuum mo-
bile in Gang. Das Schlüsselelement des Sex-Appeals, der, streng genommen, offensichtlich nicht von körperlicher Attraktivität oder
Leistungen abhängt, scheint in der Fähigkeit des Betreffenden zu
liegen, Selbstvertrauen mit dem Flair und Auftreten eines Siegers
auszustrahlen. Denken Sie einmal darüber nach: Wieviele vermeintlich unscheinbare Menschen, die andere anzuziehen vermögen, kennen Sie, während schönere Individuen demgegenüber in
der großen Masse untergehen?

Immer wieder werden Klagen laut, die den Prozeß, einen Partner
kennenzulernen, mit den Extremen *Schwelgerei* oder *Hungersnot*
beschreiben. Gerade wenn eine Frau einen Freund kennengelernt
hat, finden sich plötzlich jede Menge Männer, die sie umschwärmen
und den Ansprüchen gerecht würden. Hat sie sich nun von einem
Freund getrennt, wird sie ebenso plötzlich nach der Fasson, wie Greta
Garbo gegenüber Robin Leach reagierte, von den Männern gemieden. Was ihnen nicht bewußt wird, ist, daß sie attraktiver *sind*, wenn
sie Glück und Selbstvertrauen ausstrahlen, und weniger attraktiv,
wenn sie sich down und sexuell unattraktiv finden. Jenes begrifflich
schwammige Attribut, das unter »Sex-Appeal« firmiert, aber mit der
Wertigkeit einer Person insgesamt gleichsetzen zu wollen, ist nackter
Unsinn.

Was haben die vorgenannten Mythen mit dem sexuellen Verlangen zu tun? Wie unsere Analyse des Irrtums Nr. 10 zeigte, überträgt eine Person, die sich sexuell unzulänglich fühlt, schnell dieses Minderwertigkeitsgefühl auf ihr ganzes Selbst. Der Glaube an irgeneinen dieser Mythen kann, und das ohne stichhaltigen Grund, das eigene Selbstvertrauen unterminieren. Die Annahme, daß irgend etwas mit Ihnen oder Ihrer Beziehung nicht in Ordnung sei, weil die Häufigkeit Ihrer sexuellen Intimitäten nicht irgendwelchen bedeutungslosen Standards entspricht, oder die Furcht, daß die Dinge, wenn auch jetzt noch nicht, so doch aber bald schiefgehen werden, kann Sie zu depressiven Gefühlen verleiten. Und nichts ist tödlicher für sexuelles Verlangen als Depression. Sich wie ein Sieger fühlen und sich sexy fühlen ist zwar nicht unbedingt identisch, aber das eine verstärkt das andere.

Innere Sperren der heimtückischen Art
Kognitive Irrtümer mit lusthemmenden Wirkungen

»Ich bin sexuell ein *Trampel*«, klagt Lester. Er ist vierundzwanzig, alleinstehend und hat, mit ausnehmend guten College- und Hochschulabschlüssen, gerade eine vielversprechende Karriere als Computerprogrammdesigner angefangen. Er mag zwar nicht ganz dem Bild eines Filmidols entsprechen, aber er ist schlank, treibt regelmäßig Sport und könnte ein sehr aktives gesellschaftliches Leben haben, wenn es da nicht seine Schüchternheit gäbe, die dafür verantwortlich ist, daß er nur mit solchen Frauen zusammenkommt, die den ersten Schritt tun (und viele tun ihn). Seit mehreren Monaten ist er mit Cheryl, einer zweiundzwanzigjährigen Musikstudentin, zusammen.

»Wir hatten letzten Samstag Sexualität, und es war wie immer eine Katastrophe. Ich hatte solche Angst, meine Erektion zu verlieren, wenn ich versuchen würde, in sie einzudringen, daß ich mit dem Vorspiel solange weitermachte, bis sie sich schließlich gefragt haben muß, auf was um alles in der Welt ich warte. Als wir es dann am Ende soweit gebracht hatten, konnte ich ihr einfach nicht zum Orgasmus verhelfen. Ich wollte es nochmal versuchen, und sie meinte nur, daß sie jetzt wirklich müde sei. Hah! Das war ihre nette Art, mir zu zeigen, daß sie das Ganze ankotzte.«

»Schien sie wirklich so enttäuscht zu sein?« fragte der Therapeut.

»Oh, sie war sehr zärtlich und liebevoll hinterher und sagte mir, wie schön sie den Liebesakt mit mir gefunden habe«, antwortet Lester achselzuckend. »Aber sie wollte nur, daß es mir gut geht. Wie auch immer, ich bin der erste Mann, mit dem sie bis zum Letzten gegangen ist, wie sollte sie also den Unterschied kennen? Nicht, daß ich selbst allzu erfahren wäre, aber, wie gesagt, die wenigen Male, die ich es schaffte, mit einem Mädchen ins Bett zu kommen, war es das gleiche Trauerspiel. Es gelingt mir nie, sie wirklich zu befriedigen, und ich mache immer irgend etwas, um es zu vermasseln. Ich müßte den Geschlechtsverkehr soweit verlängern können, daß ein Mädchen einen wirklich guten Höhepunkt haben kann. Ich habe Bücher darüber gelesen, kann das aber anscheinend in der Praxis nicht umsetzen. Ich bin im Bett ein Versager. Ich hab' keinen Mumm. Immer wieder denke ich, wie Cheryl mit einem großen, muskulösen Typ mit einem größeren Penis als meinem zurechtkäme und wie schrecklich es für sie sein muß, sich mit mir abfinden zu müssen. Wenn ich sie das nächste Mal treffe, da bin ich mir sicher, wird sie irgendeine Entschuldigung finden, um nicht mit mir ins Bett zu gehen. Vielleicht sollte ich sie einfach nicht mehr anrufen und ihr somit das Problem, von sich aus Schluß zu machen, ersparen. Mein Bauch sagt mir, daß ich alles verdorben habe.«

Erinnern Sie sich noch an jene Rätsel, die Sie als Kind in Zeitschriften lösten – die Aufgabe war, zehn Fehler in einem Suchbild zu entdecken? Lesters traurige Erzählung von seinem letzten Liebesversuch enthält, so kurz wie sie ist, mindestens zehn kognitive Fallen oder *mentale Stolpersteine*, die seine eigene Niederlage vorprogrammieren.

Bei flüchtigem Hinhören wird hängenbleiben, daß Lester seinetwegen wirklich niedergeschlagen ist und er, wenn er so weitermacht, bald jegliche sexuelle Lust verlieren wird, da seine Erfahrungen mit Frustrationen und Unglücklichsein enden. Nicht unbedingt so deutlich ist, daß Lester sich selbst in diese mißliche Situation *hineindenkt*. Dieser hochintelligente, normalerweise logisch denkende junge Mann stolpert von einem verhängnisvollen Fehler in den nächsten, emotional zu aufgewühlt, um sich bewußt werden zu können, daß ihm derart klassische Fehler bei der Programmierung seiner Computer, aus Angst, Mikrochips würden durchschmelzen, niemals unterlaufen würden.

Die Lust hat ihren Sitz im Gehirn – ausschließlich im Gehirn. So sind denn viele Therapeuten bei der Behandlung sexueller Luststörungen inzwischen schwerpunktmäßig zu kognitiven Ansätzen übergegangen. Die Überzeugung, erfolglos zu sein, bedingt, daß Sie sich als chronischer Versager fühlen, und wenn Sie Erfahrungen ständig als negativ empfinden, bewirkt dies, daß Sie die Lust verlieren, diese Erfahrungen zu wiederholen. So wird die verzerrte Wahrnehmung Ihres sexuellen Potentials zur Realität. Eine Korrektur mentaler Irrtümer führt zu einer positiveren Wahrnehmung und Einstellung und schließlich zu einer glücklicheren Realität.

Die zehn Stolpersteine

Nachfolgend sind zehn kognitive Fallen aufgelistet, die Lester, der Computerprogrammierer, freundlicherweise alle anschaulich demonstrierte. Ob Sie die Fehler dieser »Logik« auch erkennen?

1. »Das Positive eliminieren«
Wann immer Sie an der sexuellen Erfahrung, die Sie machen, etwas Positives entdecken, überlegen Sie sich, wie Sie ebendieses Positive disqualifizieren können. Wenn Ihre Frau Ihr letztes Beisammensein scheinbar genoß, sagen Sie: »Sie hat so wenig Erfahrung mit anderen Männern, woher sollte sie den Unterschied zwischen einem guten Liebhaber und einem schlechten (wie mir) kennen?« Schien Ihr Mann glücklich zu sein, sagen Sie: »Er dachte, ich hätte einen Orgasmus gehabt. Wüßte er, daß ich ihm etwas vorgemacht habe, wäre er am Boden zerstört.«

2. »Das Negative hervorheben«
Strengen Sie sich an, wenigstens einen negativen Aspekt an Ihrer sexuellen Erfahrung zu finden. Dieser wird dann zum Brandzeichen der ganzen Begegnung. Wenn sie keinen Orgasmus hatte, war der ganze Abend eine einzige Enttäuschung. Hätte sie einen gehabt, dann hätten es multiple Orgasmen sein müssen. Vielleicht hätten sie beide, simultan, multiple Orgasmen haben müssen.

3. »Aus Mäusen Elefanten machen«
Mit etwas Mühe kann ein kleiner Makel zu einer Katastrophe mit gigantischen Ausmaßen ausarten. Ein Mann kann in dem Gefühl, vorzeitig ejakuliert zu haben, sich einreden, seine Partnerin sei darüber so wütend, daß ihr jegliche Lust an weiterer Sexualität mit ihm

vergangen sei. Sofern er keine Erektion bekommen konnte, gelangte seine neue Partnerin zu dem Schluß, er sei schwul und das werde sie nun all ihren Freundinnen erzählen, mit dem Ergebnis, daß er nie wieder eine finden wird, die mit ihm ins Bett geht.

4. »Schimpfworte verwenden«

Es geht darum, sich selbst richtig einzuordnen. Sagen Sie nicht: »Ich habe Schwierigkeitn, zum Orgasmus zu gelangen«, sagen Sie: »Ich bin frigide«. Das spart Zeit und identifiziert Sie gleich als eine unzulängliche Person, nicht einfach als jemanden, der ein spezifisches Problem hat. Wenn Sie sich als »lausigen Liebhaber«, »verklemmte Type«, »Versager« oder »Niete« sehen, bleibt Ihnen das Problem erspart, sich konstruktiv mit dem Problem zu befassen. Und selbst wenn die Mitglieder des anderen Geschlechts die selbsterwählte Titulierung nicht kennen, Sie werden staunen, wie schnell die Botschaft dieses Selbstbildes übermittelt wird.

5. »Persönlich verantwortlich«

Wenn Ihr Partner oder Ihre Partnerin nicht befriedigt zu sein scheint, wer ist schuld? *Sie* natürlich! Seine Erektionsstörung kann nur darauf zurückzuführen sein, daß Sie so wenig erregend sind. Bleibt bei ihr der Orgasmus aus, so ist sicher, daß Sie nicht wissen, wie man eine Frau befriedigt.

6. »Überspringen und Springen«

Bei dieser geistigen Übung geht es darum, logische Schritte zu überspringen und gleich zu Schlußfolgerungen hinzuspringen. Klagt Ihre Partnerin, sie sei zu müde für Sex, so können Sie ja nicht wissen, was in Ihrem Kopf vorgeht; überspringen Sie also jeden Versuch, die Wirklichkeit zu erkennen, und springen Sie gleich zu der Schlußfolgerung, daß sie wütend ist, weil Sie das letzte Mal im Bett so schlecht waren. Schlußfolgern Sie stets das Schlimmste.

7. »Auf immer und ewig«

Ordnen Sie alles, was schiefgeht unter *immer*, und alles, was geschieht, unter *nie* ein. Zum Beispiel: »Ich lasse mich beim Sex *immer* durch irgendwelche Sorgen ablenken«, oder: »Ich befriedige meine Partnerin *nie*.« Wenn etwas scheinbar nicht so ganz gutgeht, gehen Sie davon aus, daß es immer so sein wird. Wenn etwas nicht besser geworden ist, dann können Sie überzeugt sein, es wird nie besser.

8. »Keine halben Sachen«

Absolutheitsdenken ist wichtig. Schwarz und weiß. Ja und nein. Alles oder nichts. Wenn Sie nicht ganz befriedigt sind, dann sind Sie unbefriedigt. Wenn Sie nicht ein Optimum an Lust empfinden, so sind Sie lustlos. Denn wäre von irgend etwas wenigstens ein wenig vorhanden, so hätten Sie ja etwas, woran Sie arbeiten könnten, aber wo sollte man anfangen, wenn so gar nichts da ist?

9. »Was man sollte«

Sich das vor Augen haltend, was Sie tun, überlegen Sie, was Sie tun *sollten*. Sie haben gehört, daß ein Mann, wann immer sich eine Gelegenheit ergibt, an Sex interessiert sein *sollte*, oder daß ein Mann seine Partnerin jedesmal zum Orgasmus bringen *sollte*. Was Sie auch tun, Sie sollten imstande sein, irgend etwas zu finden, bei dem Sie versagt haben.

10. »Gräßliche Gefühle«

Vertrauen Sie Ihren Gefühlen. Wenn Sie sich unattraktiv *fühlen*, warum zulassen, daß irgendwer Sie vom Gegenteil überzeugt? Wenn Sie sich als Liebhaber unzulänglich *fühlen*, spielt es da eine Rolle, was Ihre Partnerin denkt? Der letzte Notanker, rationalem Denken zu widerstehen und die Relevanz etwaiger Argumente wegzuwischen, ist, daß Sie darauf beharren: »Aber so *fühle* ich mich!«

* * *

Diese geistigen Sperren können eine zu 90 Prozent befriedigende sexuelle Erfahrung in eine absolute Enttäuschung verwandeln. Was sind die Folgen für die Lust? Da sich niemand negative Erfahrungen wünscht, ist jedes sexuelle Verlangen mit diesen unlogischen Gedankenmustern zum Sterben verurteilt.

Kognitive Fallen sind darüber hinaus dazu angetan, jedes Verlangen im Keim zu ersticken. Personen, die eine strenge Erziehung, geprägt von sexuellen Tabus und Verboten, genossen haben, werden leicht ein Opfer des »man sollte« bzw. in ihrem speziellen Fall des »man sollte nicht«. Jede auch noch so geringe Lustanwandlung ruft die Worte *schmutzig* und *sündig* hervor. Diese permanenten unlogischen, gegen das sexuelle Verlangen verhängten Sanktionen reduzieren jede sexuelle Begegnung auf ein leidenschaftsloses Sich-Fügen.

Selbstbezichtigende »Schimpfworte« können die Ursache von primären Luststörungen sein. Ein Mensch, der sich persönlicher Ungeschicklichkeiten oder bestimmter körperlicher Unzulänglichkeiten allzubewußt ist, läuft Gefahr, sich in früher Jugend mit Titulierungen wie »Versager« oder »Niete« selbst zu etikettieren. Statt sich dem Risiko möglicher Ablehnungen auszusetzen, ziehen die Betreffenden es vor, ein Aufkommen der Lust gar nicht erst zuzulassen.

Eine sekundäre Luststörung kann sich aus einer gewohnheitsmäßigen Überreaktion auf etwaige negative Aspekte von sexuellen Erfahrungen entwickeln – und *irgendwelche* negativen Erfahrungen sind unausweichlich. Wenn man aus einer »Maus«-Enttäuschung ein »Elefanten«-Hindernis für die zukünftige Befriedigung macht oder angesichts einer Erfahrung, die auch einen unangenehmen Teil hatte, zur Schwarzmalerei übergeht, so ist das Erlöschen der Lust auf etwas, das zuvor höchst erstrebenswert war, absehbar.

Vorschnelle und ungerechtfertigte Schlußfolgerungen im Hinblick auf die Nichtbefriedigung der Partnerin und sich selbst für alles verantwortlich zu machen, was der sexuellen Begegnung auch nur den kleinsten Makel gibt, führt zu wachsenden Spannungen in der Beziehung und begründet den Nährboden für die Entwicklung einer selektiven Luststörung, mit dem Ergebnis, daß Sie sich von Ihrem Partner zurückziehen und einen Ausweg in der Phantasie, Masturbation oder einer außerehelichen Affäre suchen.

Lust ist ein geistiger Prozeß, der auf sexuelle Befriedigung abzielt. Normalität ist nur denkbar, wenn Sie auch ›normal‹ (logisch) denken.

Sexuelle Bestandsaufnahme

»I am a part of all that I have met ...«

ALFRED LORD TENNYSON, *Ulysses*

Korrekter wäre die Version »All that I have met is part of me«, also: »Alles, dem ich begegnet bin, ist ein Teil von mir«. Wir denken gerne, daß wir jeden Menschen, den wir treffen, in irgendeiner Form beeindrucken, oder daß wir Begebenheiten, bei denen wir zugegen sind, im Ergebnis beeinflussen. Das mag gelegentlich zutreffen; was wir aber mit Sicherheit sagen können, ist, daß alles, was wir jemals erlebten, in irgendeiner Form, und sei es nur als eine vage Erinnerung, in unser Sein integriert ist.

Die Sexualität jedes Menschen ist einmalig, wobei die Lust die individuellste Komponente der menschlichen sexuellen Reaktion ist.

Eine Blitzumfrage bei Männern und Frauen, »Wie oft möchten Sie Sex haben?«, könnte ergeben, daß die überwiegende Mehrzahl für vier- bis zwölfmal monatlich plädiert. Das könnte zu dem Fazit verleiten, die meisten Menschen hätten ein ähnlich ausgeprägtes Lustniveau, außer acht gelassen würden dabei aber Faktoren wie die jeweiligen Umstände (Uhrzeit, Atmosphäre, Umfeld), Besonderheiten im Hinblick auf sexuelle Betätigungen und die Art von Partner, die jeder unter idealen Voraussetzungen bevorzugen würde.

Jeder Sexualtherapeut muß im Laufe der Behandlung die sexuellen Einstellungen und Präferenzen seines Klienten ermitteln; dies geschieht durch die Aufnahme seiner Sexualgeschichte. Diese umfaßt nicht nur sexuelle Erfahrungen, die er als Erwachsener machte, sondern auch alle Ereignisse und mögliche Einflußquellen während der Kindheit und Jugend, welche sowohl die sexualitätsbezogenen Vorstellungen und Gefühle als auch sexuelle Präferenzen und Aversionen grundlegten.

Können Sie Ihre eigene Sexualgeschichte aufnehmen und bewerten? Ja. Die Selbstbeurteilung ist sogar mit beachtlichen Vorteilen verbunden. Das Problem von Hemmungen und Verlegenheiten stellt sich nicht. Es gibt keinen Zeitdruck; bei einem Interview besteht demgegenüber die Tendenz, möglichst rasch antworten zu wollen. Eine einmal geäußerte Antwort ändert man nicht so leicht; bei der Selbstbewertung steht es uns frei, die Dinge nochmals zu überlegen. Die verbale Kommunikation stößt oft da an ihre Grenzen, wenn es um die Mitteilung unserer intimsten Gedanken geht, so daß ein Zuhörer das, was wir eigentlich sagen möchten, fehlinterpretieren kann. Und schließlich werden bei einem Interview die erhobenen Daten nur selten mit Blick auf mögliche Komplikationen und Konsequenzen mit dem Betroffenen besprochen, so daß die Informationen nur in eine Richtung fließen.

Die Sexualgeschichte ist *Ihre* Geschichte, eine ausgeprochen persönliche Odyssee, die begann, ehe Sie überhaupt wußten, daß Sie sich darauf eingelassen hatten. Der nachfolgende Fragenkatalog entspricht den Fragen, die routinemäßig von prominenten Sexualtherapeuten gestellt werden. Die Beantwortung dieser Fragen wird Ihnen helfen, Ihre Vergangenheit wieder lebendig werden zu lassen und mit all den Dingen in Verbindung zu kommen, welche aus Ihnen sexuell den Menschen gemacht haben, der Sie heute sind. Sie werden auf glückliche Erinnerungen und ebenso auf einige unangenehme stoßen, auf Zeiten, die Sie liebend gerne nochmals erfahren, und andere, die Sie lieber meiden möchten. Da jedoch alles, dem wir in der Vergangenheit begegnet sind, unsere Lust erhöht oder beeinträchtigt hat, ist es wichtig, in die Bestandsaufnahme sowohl die negativen als auch die positiven Kräfte einzubeziehen, die unsere sexuellen Einstellungen und Praktiken beeinflußt haben.

Ihre sexuelle Bestandsaufnahme

Kindheit

1. Wie alt waren Ihre Eltern, als sie geboren wurden? War ein Elternteil älter als der andere? Waren sie älter oder jünger als die Eltern Ihrer meisten Freunde und Freundinnen?
2. Haben Sie Brüder und Schwestern? Wieviele sind gleichgeschlechtlich mit Ihnen und wieviele andersgeschlechtlich?
3. Wo rangieren Sie altersmäßig bei Ihren Geschwistern?
4. Wo rangieren Sie altersmäßig bei Ihren gleichgeschlechtlichen Geschwistern?
5. Sind irgendwelche andersgeschlechtlichen Geschwister älter oder jünger als Sie?
6. Leben beide Elternteile noch? Sofern ein Elternteil nicht mehr lebt oder beide verstorben sind, wie alt waren Sie, als sie starben?
7. Wurden Sie in nennenswertem Maße von anderen Personen als Ihren Eltern (Verwandten, Pflegeeltern, Haushälterinnen) erzogen? Wenn ja, in Ihrem Elternhaus oder außerhalb? Hat irgendeine dieser Personen Ihre Erziehung oder Erfahrungen im Hinblick auf Sexualität nachdrücklich beeinflußt?
8. Waren Ihre Eltern während Ihrer ganzen Kindheit und Jugend zusammen, oder kam es irgendwann zu einer Trennung oder Scheidung?
9. Waren Ihre Eltern oder war ein Elternteil vorher schon einmal verheiratet? Hatten Sie zu den früheren Ehepartnern irgendwelche Kontakte? Hatten Ihre Eltern Kinder aus anderen Ehen, und wieviel Kontakt hatten Sie zu diesen Kindern?
10. Wie alt waren Sie, als Sie sich zum erstenmal über das Sexualleben Ihrer Eltern Gedanken machten? Welche Vorstellung hatten Sie von ihrem Sexualleben?
11. Zeigten Ihre Eltern offen körperlich ihre Liebe zueinander? Zeigten sie ihre Liebe, indem sie sie direkt verbal zum Ausdruck kom-

men ließen? Zeigten sie ihre Liebe durch die Art, wie sie miteinander umgingen, obwohl sie sie nicht offen in Form von Liebeserklärungen äußerten?

12. Haben Sie bei Ihren Eltern jemals Verhaltensweisen erlebt, die, im Gegensatz zu bloßen Liebesbekundungen, offen und eindeutig sexuellen Charakter hatten (z. B. Witze über Sex, sexuelle Kommentare, intime Berührungen)?

13. War Ihre Mutter ein herzlicher, liebevoller und zärtlicher Mensch? Wie zeigte sie das? Hätten Sie sich von ihr mehr Liebe und Zärtlichkeit gewünscht oder es vorgezogen, daß sie ihre Liebe auf andere Weise zeigte?

14. War Ihr Vater ein herzlicher, liebevoller und zärtlicher Mensch? Wie zeigte er das? Hätten Sie sich von ihm mehr Liebe und Zärtlichkeit gewünscht oder es vorgezogen, daß er seine Liebe auf andere Weise zeigte?

15. Welche Einstellungen und Gefühle, glauben Sie, hatte Ihre Mutter im Hinblick auf Sexualität, und welcher Art waren ihre sexuellen Betätigungen? Hat sie mit Ihnen jemals hierüber gesprochen, oder stützt sich Ihr Meinungsbild auf reine Mutmaßungen?

16. Welche Einstellungen und Gefühle, glauben Sie, hatte Ihr Vater im Hinblick auf Sexualität, und welcher Art waren seine sexuellen Betätigungen? Hat er jemals mit Ihnen hierüber gesprochen, oder stützt sich Ihr Meinungsbild auf reine Mutmaßungen?

17. Denken Sie, daß Ihre Eltern gut zueinander paßten? Warum oder warum nicht?

18. Spielte Religion in Zusammenhang mit Ihrer frühen Einstellung gegenüber Sexualität eine wichtige Rolle? Waren Ihre Gefühle jemals in starkem Maße davon geprägt, was Sie vor dem Hintergrund religiöser Glaubenssätze oder religiöser Rollenmodelle (z. B. Priester, Rabbi, Lehrer usw.) tun sollten oder nicht tun sollten?

19. Haben Sie jemals den Ihnen gleichgeschlechtlichen Elternteil nackt gesehen? War das ein Zufall, oder hat dieser Elternteil prinzipiell nicht versucht, Nacktsein in Ihrer Gegenwart zu vermeiden (z. B. beim Baden, in Umkleideräumen, beim Ausziehen vor dem Zubettgehen)? Wie alt waren Sie damals?

20. Haben Sie jemals den Ihnen andersgeschlechtlichen Elternteil nackt gesehen? War das ein Zufall, oder hat dieser Elternteil

prinzipiell nicht versucht, Nacktsein in Ihrer Gegenwart zu vermeiden? Wie alt waren Sie damals?

21. Können Sie sich erinnern, vor Erreichen des Jugendalters, Ihren Eltern Fragen zu Schwangerschaft, Sexualität oder Interaktionen zwischen Männern und Frauen gestellt zu haben? Wie bereitwillig haben sie geantwortet? Welche Informationen haben Sie erhalten?

22. Haben Sie mit irgendeinem gleichgeschlechtlichen Geschwisterteil über Sexualität gesprochen, den nackten Körper betrachtet oder sich im Sinne irgendwelcher Arten von Körpererforschungen betätigt?

23. Haben Sie mit irgendeinem andersgeschlechtlichen Geschwisterteil über Sexualität gesprochen, den nackten Körper betrachtet oder sich im Sinne irgendwelcher Arten von Körpererforschungen betätigt?

24. Sofern es mit einem Bruder oder einer Schwester zu Gesprächen über Sexualität oder sexuellen Handlungen kam, ging die Initiative normalerweise von Ihnen oder von Ihrem Bruder bzw. Ihrer Schwester aus?

25. Können Sie sich erinnern, vor Erreichen des Jugendalters, mit einem Freund oder mit Freunden des gleichen Geschlechts sexuelle Informationen ausgetauscht oder sich im Sinne körperlicher Erforschungen betätigt zu haben?

26. Erinnern Sie sich, vor Erreichen des Jugendalters, mit einem Freund oder mit Freunden des anderen Geschlechts sexuelle Informationen ausgetauscht oder sich im Sinne körperlicher Erforschungen betätigt zu haben?

27. Hat, abgesehen von Ihren Eltern, irgendein Erwachsener mit Ihnen über Sexualität gesprochen oder Ihre diesbezüglichen Vorstellungen beeinflußt, beispielsweise als Lehrer, Verwandter, Nachbar usw.?

28. Haben Sie als Kind irgendwann einmal eine Person gleichen Geschlechts sehr stark bewundert? Haben Sie sich körperlichen Kontakt mit dieser Person gewünscht?

29. Waren Sie, vor Erreichen des Jugendalters, in eine andersgeschlechtliche Person »verknallt«, oder gab es eine andersgeschlechtliche Person, der Sie starke Gefühle entgegenbrachten? War diese Person gleichaltrig oder ein Erwachsener? Wünschten Sie sich körperlichen Kontakt mit dieser Person?

30. Wie alt waren Sie, als Sie glaubten, zum erstenmal verliebt zu

sein? Wußte die betreffende Person von Ihrer Liebe? Wurde sie in irgendeiner Form erwidert?

31. Hat ein Erwachsener oder Teenager Sie jemals geküßt oder war zärtlich zu Ihnen in einer Weise, die Sie damals oder später, rückblickend, als sexuell ambitioniert erkannten? Geschah es mit Ihrem Einverständnis? Haben Sie sich einem solchen Versuch jemals widersetzt?

32. Haben Sie jemals Ihren Eltern von dem erfolgreichen oder erfolglosen Versuch eines älteren Menschen, Sie zu irgendwelchen sexuellen Betätigungen zu animieren, erzählt? Wie haben sie reagiert?

33. Gab es in Ihrer Kindheit eine Phase, in der Sie eine starke Abneigung gegenüber andersgeschlechtlichen Kindern hegten?

34. Hatten Sie als Kind jemals das Gefühl, daß ein Elternteil durch übertriebene Sorge Ihre Instimsphäre verletzte, zum Beispiel im Hinblick auf Ihre Toilettenganggepflogenheiten, Baden, als Sie sich schon alt genug fühlten, sich alleine zu baden, Anziehen oder Inspizieren Ihres Körpers?

35. Haben Sie Ihre Eltern jemals in eine peinliche Lage oder in Verlegenheit gebracht, indem sie Ihren Körper entblößten, wenn sie Ihnen den Hintern versohlten oder Sie anderweitig straften?

Jugend

1. Wie alt waren Sie, als Ihnen erstmals sexuelle Beziehungen zwischen Männern und Frauen bewußt wurden? Wie haben Sie erstmals davon erfahren? Wann erhielten Sie erstmals ausreichende Informationen, und wie haben Sie diese Informationen erhalten?

2. Rückblickend, wieviele Fehlinformationen erhielten Sie als Teenager über Sexualität?

3. Wie alt waren Sie, als Ihnen zum erstenmal so etwas wie ein Geschlechtstrieb in Ihrem Körper bewußt wurde? Was war der Anlaß?

4. Wann bemerkten sie zum erstenmal in Zusammenhang mit der Pubertät körperliche Veränderungen? Wie haben Sie darauf reagiert?

5. Wann haben Sie zum erstenmal masturbiert? Haben Sie das mit der Masturbation verbundene körperliche Vergnügen zufällig entdeckt, oder hatten andere Sie über Fragen der Masturbation

informiert? Wann hatten Sie zum erstenmal einen Orgasmus durch Masturbation?

6. Hatten Sie wegen Masturbation Schuldgefühle? Hatten Sie irgendwelche spezifischen Ängste hinsichtlich des Effektes der Masturbation auf Ihren Körper oder Geist? Hatten Sie Angst, von Ihren Eltern bestraft zu werden? Hatten Sie irgendwelche Schuldgefühle infolge religiöser Glaubenssätze?

7. Haben Sie jemals in Gegenwart Gleichgeschlechtlicher masturbiert? Kam es dabei zu direkten Berührungen oder Stimulationen?

8. Wann wurde Ihnen erstmalig bewußt, daß Sie sich von einer andersgeschlechtlichen Person sexuell angezogen fühlten? Waren Sie verliebt, oder war das Gefühl rein körperlicher Natur?

9. Haben Sie als Teenager Zeitschriften oder Bücher über Sex gelesen? Haben Sie sie um der Informationen willen gelesen oder um sich zu erregen, oder beides? Teilten Sie diese Lektüre mit anderen, oder behielten Sie sie für sich?

10. Wann küßten Sie zum erstenmal eine Person des anderen Geschlechts? Und wo – in einer privaten oder öffentlichen Umgebung (Party, Tanzveranstaltung)? Von wem ging die Initiative aus?

11. Wann haben Sie zum erstenmal mit jemandem »geknutscht« oder jemanden lange und wiederholt geküßt? Wie waren Ihre Gefühle vorher, währenddessen und nachher?

12. Wann, falls überhaupt, haben Sie mit »Petting« angefangen oder den Körper einer andersgeschlechtlichen Person manuell erforscht und stimuliert? Erfolgten bei Ihrer ersten Erfahrung die Berührungen durch die Kleidung, die Unterwäsche, oder wurde die Kleidung abgelegt? Waren die Genitalien miteinbezogen oder nur die Brüste? Wie waren die nachfolgenden Erfahrungen? Kamen Sie jemals durch »Petting« zum Orgasmus?

13. Haben Sie sich als Teenager mit vielen Partnern oder relativ wenigen auf körperlichen Kontakt eingelassen? Beschränkten Sie Ihre sexuellen Betätigungen (mit oder ohne Geschlechtsverkehr) auf »feste« Freunde oder Freundinnen, oder haben Sie sich sexuell auch mit Personen betätigt, zu denen Sie keine besondere Bindung hatten?

14. Haben Sie sich auch trotz Zweifel und unguter Vorzeichen in sexuellen Aktivitäten engagiert, sei es, weil Sie genötigt wurden oder glaubten, damit Ihre Beliebtheit zu fördern? Hatten Sie das

Gefühl, Sie würden abgelehnt, sofern Sie sich nicht auf irgendwelche sexuellen Aktivitäten einließen?

15. Haben Sie Ihre sexuellen Erfahrungen mit Freunden oder Freundinnen besprochen? Haben Sie jemals gelogen oder übertrieben? Wollten Sie, daß Ihre Freunde oder Freundinnen Sie für erfahrener oder weniger erfahren hielten, als Sie tatsächlich waren?

16. Haben Ihre Eltern Sie je nach Ihren sexuellen Aktivitäten gefragt? Haben Sie ihnen jemals von sich aus, freiwillig Informationen gegeben?

17. Hat einer der beiden oder haben beide Elternteile sexuelle Fragen mit Ihnen besprochen? Wenn ja, war das Gespräch auf rein körperliche Aspekte wie Menstruation und Veränderung der Genitalien begrenzt, oder haben sie auch im besonderen über Sexualakte gesprochen? Wurden bestimmte sexuelle Verhaltensweisen befürwortet oder verboten?

18. Wenn Sie eine Frau sind, hat Ihre Mutter Sie vor Ihrer ersten Periode über die Menstruation informiert? Wenn nicht, wurden Sie durch Broschüren, Freunde oder den Sexualkundeunterricht aufgeklärt? Wie war Ihre Reaktion, als Ihre Menstruation einsetzte? Als Mann, wo und wann erfuhren Sie erstmals von Menstruationen? Wie war Ihre Reaktion?

19. Haben Ihre Eltern Ihnen jemals Bücher oder andere Lektüre zur Sexualerziehung gegeben? Waren diese Informationen hilfreich?

20. Wo schnappten Sie Ihre ersten Informationen über Sex auf? Bei Freunden oder Freundinnen, Brüdern oder Schwestern, Eltern oder in Büchern? Suchten Sie aktiv nach Informationen, oder wurden sie Ihnen von anderen zugetragen? Versuchten Sie, die erhaltenen Informationen zu verifizieren, oder akzeptierten Sie im allgemeinen alles als wahr, was Sie hörten?

21. Waren Sie als Teenager mit Ihrem Körper im allgemeinen glücklich oder unglücklich? Wie fanden Sie Ihren Körper im Vergleich zu denen Ihrer Altersgenossen? Waren Sie glücklich mit der Größe und den Konturen Ihrer »Geschlechtsteile« (Brüste, Penis, Hoden, Pobacken)? Und mit Ihrem übrigen Körper (Haut, Haare, Gewicht, Größe)? Haben Sie irgend etwas Spezielles unternommen, um Ihren Körper zu verändern (Sport, Gymnastik, Diät, Haarefärben, Hautbehandlungen)?

22. Fanden Sie, daß Sie als Teenager bei dem anderen Geschlecht

beliebt oder unbeliebt waren? Betrachteten Sie Ihr Aussehen oder Ihre Persönlichkeit als Ihren größten Trumpf?

23. Wann hatten Sie Ihr erstes Rendezvous? Fand es im Rahmen einer Gruppe statt, oder war es eine Einzelverabredung? Fühlten Sie sich von Ihrem ersten Rendezvouspartner oder -partnern in starkem Maße angezogen, oder trafen Sie die Verabredung vorrangig aus anderen Motiven (um einen Tanzpartner zu haben, um dazuzugehören, um eine Einladung nicht ablehnen zu müssen usw.)?

24. Waren Sie als Teenager jemals verliebt? Wie oft verliebten Sie sich? Wurden die Gefühle erwidert? Neigten Sie verstärkt zu körperlich engen Beziehungen zu denjenigen, die Sie liebten?

25. Wurden Sie als Teenager durch den Bruch einer Liebesbeziehung völlig aus dem Gleichgewicht geworfen? Passierte das mehr als einmal? Ging die Initiative, die Beziehung zu beenden, in der Regel von Ihnen oder der anderen Person aus?

26. Haben Sie als Teenager getrunken oder Drogen verwendet? Beeinflußte die Verwendung dieser Substanzen Ihr Sexualverhalten?

27. Gab es zwischen Ihnen und Ihren Eltern Konflikte wegen Ihrer Verabredungen, Ihrer Beziehungen zu Mitgliedern des anderen Geschlechts oder Stunden, die Sie außerhalb des Hauses verbrachten?

28. Wenn es zwischen Ihnen und Ihren Eltern zu Unstimmigkeiten wegen Freunden oder Freundinnen kam, mit denen Sie sich verabredeten, gaben Sie in der Regel nach, hielten Sie weiterhin daran fest, versuchten aber, es zu verheimlichen, oder boten Sie ihnen offen die Stirn?

29. Hatten Sie in Ihrer Jugend irgendwelche besonders traumatischen Erfahrungen, etwa, daß Sie sexuell belästigt wurden, Angst vor oder tatsächlich eine unerwünschte Schwangerschaft hatten, von den Eltern oder anderen Erwachsenen bei einem Geschlechtsakt überrascht wurden, verführt und fallengelassen wurden usw.?

30. Hatten Sie als Jugendlicher Geschlechtsverkehr? Kam dies einmal, einige Male oder viele Male vor? Hatten Sie einen, mehrere oder viele Partner? Bestand zu Ihren Partnern im allgemeinen eine tiefe Zuneigung, oder ging es Ihnen nur um die Erfahrung?

31. Drehten sich die erotischen Phantasien, die Sie als Teenager hatten, weitestgehend um unpersönliche Objekte (Bilder attraktiver

Personen oder Gedanken an Bildschirmprominente), entfernte Personen (Klassenkameraden, Bekannte, die Sie attraktiv fanden, aber nicht näher kannten) oder reale Objekte (Personen, mit denen Sie liiert waren oder Freundschaften unterhielten)? Konzentrierten sich Ihre Phantasien in erster Linie auf Geschlechtsverkehr, sexuelle Aktivitäten jenseits von Geschlechtsverkehr (nackte Körper, Streicheln, oraler Sex) oder nichtsexuelle romantische Aktivitäten (Tanzen, zusammen spazierengehen, Austausch von Vertraulichkeiten, Küssen)? Gab es einige Phantasien speziell für den Zweck der sexuellen Erregung und Masturbation, die sich von Ihren übrigen erotischen oder romantischen Tagträumen unterschieden? Fanden Sie an romantischen oder erotischen Phantasien größeres Vergnügen?

32. Gab es während Ihrer Jugend eine Phase, in der Sie den Wunsch hatten, ein enthaltsames (zölibatäres) Leben zu führen und sich von dem anderen Geschlecht so weit wie möglich fernzuhalten? Wodurch wurde dieser Wunsch ausgelöst?

33. Hatten Sie andersgeschlechtliche Freunde, die Sie aufrichtig mochten, aber niemals erwogen hätten, mit ihnen eine romantische oder sexuelle Beziehung anzufangen?

34. Stellten Sie sich irgendwann vor, wie der perfekte Liebhaber und Ehepartner auszusehen hätte? Erinnern Sie sich, daß Sie potentielle Partner jemals mit diesem Ideal verglichen?

35. Fanden Sie, daß Sie als Teenager eher sexbesessen waren, einen unterentwickelten Geschlechtstrieb hatten oder dem Durchschnitt entsprachen?

Erwachsenenalter

1. Sind Sie gegenwärtig verheiratet, oder leben Sie mit einer andersgeschlechtlichen Person zusammen? Haben Sie auf einer mehr oder weniger regelmäßigen Basis Geschlechtsverkehr oder andere sexuelle Aktivitäten, wenn auch nicht so oft wie Sie oder Ihr Partner es möchten? Sofern Sie allein leben, haben Sie ein aktives Sexualleben mit einem oder mehreren Partnern?

2. Inwieweit sind Sie mit Ihrem Sexualleben zufrieden? In welcher Hinsicht möchten Sie, daß es sich verbessert?

3. Wenn Sie Ihre derzeitige sexuelle Beziehung damit vergleichen, wie es war, als es erstmals zwischen Ihnen und Ihrem Partner zu sexuellen Intimitäten kam, ist heute alles besser, ist es schlechter

geworden oder in etwa gleich geblieben? Wenn es Unterschiede gibt, in welcher Hinsicht?

4. Sind Ihre sexuellen Beziehungen während der Zeit, die Sie mit Ihrem Partner zusammen sind, häufiger oder seltener geworden, oder sind sie gleich geblieben? Sofern es eine Änderung gab, ist einer von Ihnen beiden mit der Häufigkeit unzufrieden? Auf was führen Sie die Veränderung zurück? (Sofern Sie keinen regelmäßigen Partner haben, haben Sie heute häufiger oder seltener Sex als zu anderen Zeiten während Ihres Single-Lebens? Ist Ihr Sexleben im Laufe der Jahre besser oder schlechter geworden?)

5. Welche Art der sexuellen Betätigung lieben Sie am meisten (Geschlechtsverkehr, oralen Sex, Streicheln und Küssen, Masturbation)? Und Ihr Partner? Gibt es einen relevanten Unterschied zwischen dem, was Sie möchten und den Präferenzen Ihres Partners? Wenn ja, wie gehen Sie mit dieser Diskrepanz um?

6. Haben Sie mitunter Probleme mit der sexuellen Erregung? Als Mann, haben Sie gelegentlich Schwierigkeiten, eine Erektion zu bekommen oder zu halten? Als Frau, haben Sie Schwierigkeiten mit der Scheidenfeuchtigkeit oder dem Entspannen, so daß der Geschlechtsverkehr unangenehm ist? Treten diese Schwierigkeiten nur auf, wenn Sie nicht wirklich in Stimmung sind oder auch, wenn Sie tatsächlich sexuelle Lust empfinden?

7. Gibt es bestimmte Tage oder Zeiten, wann Sie und Ihr Partner immer Sex haben – Freitag- oder Samstagabend, nachdem Sie einen Abend aus waren, jeden zweiten Abend usw.? Wie stehen Sie dazu, Sex regelmäßig, zu festgelegten Zeitpunkten zu haben? Sind sexuelle Intimitäten auf diese Zeiten begrenzt, oder haben Sie, je nach Stimmung, auch zu anderen Zeiten Sex?

8. Wer ergreift normalerweise die Initiative? Sie oder Ihr Partner oder beide etwa zu gleichen Teilen?

9. Sind Ihre sexuellen Intimitäten bezüglich der Häufigkeit relativ konstant, oder gibt es Perioden mit häufigen sexuellen Kontakten, die mit relativ sexarmen Phasen wechseln? Sofern es Abweichungen gibt, sind diese auf unvermeidbare Umstände zurückzuführen (berufsbedingte Phasen der Trennung), auf physische Faktoren (Menstruationsbeschwerden, Aufflackern chronischer Krankheiten), langanhaltende Auseinandersetzungen, Arbeitsbelastungen oder auf die Sprunghaftigkeit des sexuellen Verlangens eines Partners?

10. Empfinden Sie oder Ihr Partner es als problematisch, längere Zeit

ohne Sexualität zu leben? Ergreift einer von Ihnen nur um der Reaktivierung Ihres Sexuallebens willen die Initiative? Wie lange können Sie problemlos und ohne daß Sie es als widernatürlich empfinden, ohne Sexualität leben?

11. Wie lange währte die längste sexlose Zeit, seit Sie verheiratet sind oder in Ihrer jetzigen Beziehung leben? Wie lange dauerte die längste Abstinenzzeit, seit Sie als Erwachsener ein aktives Sexualleben haben? Was war die Ursache (fehlender Partner, mangelnde Lust, Krankheit, Depression, exzessive Arbeitsanforderungen, sonstige Vorrangigkeiten)? Wie empfanden Sie ihre sexuell inaktive Zeit?

12. Masturbieren Sie gelegentlich? Masturbieren Sie, weil es eine bessere oder andere Erfahrung zu dem Sex mit einem Partner bietet oder nur, weil Ihr Partner nicht verfügbar oder nicht in Stimmung ist oder mit Ihnen streitet? Beschäftigen sich Ihre Phantasien bei der Masturbation normalerweise mit Ihrem Partner, mit einem früheren Liebhaber, mit jemandem, den Sie kennen, oder mit unbekannten Personen? Denken Sie dabei an Geschlechtsverkehr oder an irgendwelche anderen Formen sexueller oder nichtsexueller Betätigungen? Wie oft masturbieren Sie? Weiß Ihr Partner davon? Welche Gefühle verbinden Sie mit der Masturbation?

13. Haben Sie einen Orgasmus beim Sex? Normalerweise immer oder nur gelegentlich? Sofern Sie keinen Orgasmus haben, fühlen Sie sich unbefriedigt? Wenn Ihr Partner keinen Orgasmus hat, fühlen Sie sich dann schlecht? Ist die Wahrscheinlichkeit geringer, daß Sie einen Orgasmus erreichen, wenn Ihr Partner die Initiative zu Sex ergreift, Ihnen aber die entsprechende Stimmung fehlt? Sofern Sie den Orgasmus nicht durch Geschlechtsverkehr erreichen, hilft Ihr Partner, Ihnen oral oder manuell ihn zu erreichen? Helfen Sie umgekehrt Ihrem Partner manuell oder oral, wenn es beim Geschlechtsverkehr nicht zum Orgasmus kommt?

14. Falls Sie verheiratet sind, war Ihr sexuelles Verlangen vor Ihrer Ehe stärker oder geringer? Sofern es sich verändert hat, wie lange waren Sie verheiratet, als diese Änderung eintrat? Wie erklären Sie sich diese Veränderung?

15. Wie empfinden Sie, jenseits von sexuellen Aspekten, Ihre derzeitige Beziehung? Was ist gut, und was ist negativ? In welcher Hinsicht möchten Sie sie gerne verändern?

16. Zeigt Ihr Partner auch außerhalb sexueller Begegnungen seine Liebe? Zeigen Sie außerhalb sexueller Begegnungen körperlich Ihre Liebe?

17. Zeigen Sie sich gegenseitig Ihre Liebe auf eine Art und Weise, die nicht körperlich ist, etwa durch Telefonieren während des Tages, kleine Geschenke, gegenseitige Hilfe bei den Hausarbeiten usw.?

18. Worüber streiten Sie und Ihr Partner am häufigsten? Streiten Sie jemals über Sex?

19. Suchen Sie nach einem Streit die Versöhnung im Sex, oder ziehen Sie es vor, eine Weile auf Sex zu verzichten? Wie steht Ihr Partner dem Sex unmittelbar nach einem Streit gegenüber? Was war die längste Periode, in der es als unmittelbare Folge von Streitigkeiten keine Sexualität gab?

20. Sprechen Sie und Ihr Partner während des Liebesspiels und Geschlechtsaktes über sexuelle Präferenzen und Dinge, die Ihnen gefallen? Wenn nicht, ist es, weil Sie beide mit den Dingen, so wie sie sind, zufrieden sind, oder weil Sie Hemmungen haben, darüber zu sprechen?

21. Unterhalten Sie und Ihr Partner sich auch, außerhalb von unmittelbaren sexuellen Betätigungen, über Ihre Sexualität?

22. Teilen Sie Ihrem Partner Ihre sexuellen Phantasien gelegentlich mit? Haben Sie beide jemals eine sexuelle Phantasie ausgelebt oder Ihre sexuellen Aktivitäten so umgestaltet, daß sie einer Lieblingsphantasie näherkamen?

23. Gibt es Dinge, die Sie gerne ausprobieren möchten, es aber nicht wagen aus Angst, Ihr Partner könnte es als befremdlich, pervers oder schmutzig empfinden?

24. Hat die Frage der Geburtenkontrolle Ihr Sexualleben negativ beeinflußt, sei es, weil Sie – mit oder ohne Verhütungsmittel – Angst vor einer Schwangerschaft hatten, oder weil die von Ihnen praktizierten Verhütungsmethoden den sexuellen Genuß beeinträchtigen?

25. Sofern Sie Erfahrungen mit anderen Partnern als Ihrem derzeitigen hatten, war irgendeiner von ihnen aus Ihrer Sicht ein besserer Liebhaber? Warum?

26. Sofern Sie verheiratet sind oder in einer festen Beziehung leben, hatten Sie seit Beginn Ihrer Ehe oder Beziehung irgendwelche anderweitigen sexuellen Kontakte? Besteht nach wie vor eine derartige Beziehung? Aus welchem Grund sind Sie diese

Beziehung eingegangen? War der Sex mit der betreffenden Person oder den Personen besser oder schlechter?

27. Haben Sie jemals ein Buch mit dem spezifischen Ziel gekauft, daraus etwas zu lernen, das Ihrem Sexualleben förderlich wäre?

28. Haben Sie jemals erwogen, einen Therapeuten zwecks Verbesserung Ihres Sexuallebens aufzusuchen? Haben Sie jemals einen Therapeuten aufgesucht? Wäre Ihr Partner bereit, Sie in die Therapie zu begleiten, wenn Sie in Ihrer sexuellen Beziehung ein Problem sähen?

29. Haben Sie Kinder? Haben Sie das Gefühl, daß sie Ihr Sexualleben beeinflußt haben? Wenn ja, in welcher Form?

30. Geht Ihr Alkoholkonsum normalerweise über zwei Drinks pro Tag hinaus (mehr als zwei Dosen Bier oder zwei Glas Wein)? Trinken Sie an Wochenenden im allgemeinen mehr oder übermäßig? Hatten Sie jemals das Gefühl, daß Alkohol den sexuellen Genuß beeinträchtigte?

31. Hatten Sie jemals medizinisch relevante Unterleibsprobleme, beispielsweise Geschlechtskrankheiten, Zystitis, sehr unregelmäßige Monatsblutungen, Prostataleiden, einen Gebärmutter- oder Eierstocktumor, Zysten usw.? Mußten Sie infolgedessen zeitweise auf Sexualität verzichten?

32. Gab es jenseits des Genitalbereichs irgendwelche medizinischen Probleme, die Ihre Sexualpraktiken mitunter behinderten?

33. Sofern Sie eine Frau sind, hatten Sie jemals eine Fehlgeburt, oder haben Sie eine Abtreibung vornehmen lassen? War dies vor oder nach Ihrer Eheschließung? Sofern Sie ein Mann sind, hatte Ihre Frau oder Partnerin jemals eine Fehlgeburt, oder hat sie eine Abtreibung vornehmen lassen?

34. Sofern Sie eine Frau sind, hatten Sie Probleme mit einer Schwangerschaft und der Geburt des Kindes, wie übermäßig lange Dauer der Wehen, Kaiserschnitt oder Komplikationen nach der Geburt? Sofern Sie ein Mann sind, hatte Ihre Frau Probleme mit einer Schwangerschaft und der Geburt des Kindes?

35. Hatten Sie Probleme, schwanger zu werden oder ein Kind zu zeugen? Haben Sie dieserhalb einen Arzt konsultiert, sich einem Fruchtbarkeitstest unterzogen oder die Möglichkeit einer Adoption ernsthaft erwogen?

* * *

Wenn Sie sich die Mühe gemacht haben, diesen Fragenkatalog detailliert zu beantworten, dann ist gerade Ihr gesamtes Sexualleben vor Ihrem geistigen Auge vorbeigerast oder mühselig -gezogen. Das ist Ihre sexuelle Bestandsaufnahme. Sie haben etwas gemacht, das die meisten Menschen nie wirklich machen – eine Bestandsaufnahme all jener Aktivitäten und Einflüsse, die in der Summe das ergeben, was man als Ihre sexuelle Natur bezeichnen könnte. Einige der Fragen über Eltern und Familie mögen im Hinblick auf die Sexualität unbedeutend erscheinen, dennoch können gerade diese Bereiche bei manchen Personen entscheidende Einflußfaktoren gewesen sein. Kinder, deren Eltern zum Beispiel schon über Vierzig waren, könnten ihre Eltern als weniger sexuell gesehen haben als dies bei jüngeren Eltern der Fall gewesen wäre. Ein älterer Bruder kann bei einem Mädchen dazu beitragen, daß sie als Jugendliche ihren ersten Verabredungen mit größerer Gelassenheit und Selbstverständlichkeit begegnet. Bei einer anderen Person kann eine Großfamilie der Hintergrund sein, eine Abneigung gegen ›Familienleben‹ zu entwickeln und zum »Einzelgänger« zu werden, um so einer möglichen Ehe vorzubeugen.

Welche Konsequenzen hat Ihre sexuelle Bestandsaufnahme für Ihre Lust? Je befriedigender Ihre sexuellen Erfahrungen in der Vergangenheit waren und in der Gegenwart sind, um so stärker wird der Wunsch sein, diese Erfahrungen zu wiederholen. Man möchte das tun, was angenehm war und all das vermeiden, was sich auch immer als unangenehm erwies. Bei manchen sind die Motive für Sexualität andere als die des Vergnügens – beispielsweise die Aufrechterhaltung einer Beziehung; aber auf Dauer können sexuelle Betätigungen, die kaum mit Freude verbunden sind, wohl kaum als etwas betrachtet werden, auf das man »Lust« hat.

Bewertung des Persönlichkeitstypus

Bei dem Durchschnittsmenschen, der keine Auffälligkeiten aufweist, setzt sich die Persönlichkeit aus einer Mischung verschiedener Eigenschaften zusammen; erscheint diese Mischung ausgewogen, so verzichten wir für gewöhnlich auf eine Charakteranalyse und Zuordnung zu diesem oder jenem Typus. Bei manchen Persönlichkeiten dominieren jedoch bestimmte Eigenschaften, so daß diesen Personen die Flexibilität fehlt, eine Vielzahl gesunder psychologischer Abwehrmechanismen gegen Streß einsetzen zu können.

Psychiatrisch relevante Persönlichkeitsstörungen sind dann gegeben, wenn Personen auf Lebenssituationen vorhersehbar mit einer psychologischen Haltung reagieren, die das Spektrum ihres Verhaltenspotentials einschränkt, sich Umgebungsveränderungen anzupassen. Das Ziel der Therapie ist in solchen Fällen, die einseitige Verhaltensorientierung des Patienten abzubauen und komplementäre Verhaltenstendenzen (Eigenschaften) zu einem abgerundeteren Persönlichkeitsbild zu entwickeln. Aber wie ausgeprägt unsere Anpassungsfähigkeiten auch immer sein mögen, bei uns allen überwiegen bestimmte Charakterzüge gegenüber anderen.

Psychiater ordnen Persönlichkeitstypen anhand einer linearen Skala zu; an einem Ende stehen die *Neurotiker*, der *Zwangstypus*, die unbeweglich, ausgesprochen introvertiert und unfähig sind, Emotionalität zu zeigen, während die *Hysteriker* als impulsiv, sprunghaft und übertrieben emotional das andere Extrem bilden. Auf der einen Seite die »Kopf«- und auf der anderen Seite die »Herz«-Menschen, die einen kühl von der Macht des Gehirns regiert und die anderen von ›entzündlichen‹ Emotionen. In den Skalabereich der Neurotiker fallen die *Paranoiker*, charakterisiert durch ihr ausgeprägtes Mißtrauen, ihre geschlossene Wahnstruktur und ihr emotionales Abgekoppeltsein, wie auch diejenigen, die an *Schizophrenie* leiden, Einzelgänger, deren Schwierigkeiten, mit irgendeinem anderen Menschen eine intime Beziehung einzugehen, so ausgeprägt sind, daß sie ein Bewußtsein für ihre Einsamkeit völlig verlieren. Ebenso in diesem Bereich der Skala anzusiedeln sind diejenigen, deren herausragendes Charakteristikum die *Vermeidungsreaktion* ist, beherrscht einerseits von dem verzweifelten Wunsch, geliebt zu werden und andererseits bei dem kleinsten Anzeichen von Mißfallensbekundung oder Ablehnung am Boden zerstört zu sein.

In der Mitte des Spektrums rangieren diejenigen, die zwar fortwährend mit anderen interagieren, aber in kontraproduktiver und aufreibender Form. *Aggressive* Personen sind egozentrische Tyrannen, die sich ihren Weg mit von Schreien bis zur Ausübung von körperlicher Gewalt reichenden Verhaltensweisen bahnen. Kennzeichnend für Personen mit einem *passiv-aggressiven* Verhalten ist eine auf Verzögerungstaktiken aufbauende Lebensstrategie, derzufolge bei allen Gelegenheiten immer wieder Krankheiten oder sonstige Entschuldigungen aus der Variationsspanne zwar gewaltloser, aber höchst nervenaufreibender Verschleppungs- und Verhinderungsmanöver vorgeschoben werden. Weiter auf der Skala, hin zu den emotionaleren Persönlichkeitstypen, begegnen wir den *Abhän-gigen*, die wie Kletten an ihren Lieben hängen und sie mit ihrer An-hänglichkeit und Unfähigkeit, eine Entscheidung zu treffen, ge-schweige denn, einen Schritt alleine zu tun, schier erwürgen.

Die emotionalsten Persönlichkeitstypen sind Narzißten und Hy-steriker. Während der Neurotiker alles nochmals (und nochmals und nochmals) überdenkt, reagiert der Hysteriker spontan ›aus dem Bauch‹ heraus und trifft impulsive Entscheidungen. Die Liebesaffä-ren des Hysterikers sind heftig und ungestüm, von Launen- und Sprunghaftigkeit gekennzeichnet und im allgemeinen kurzlebig, da sie sich nicht in einen realen Menschen verlieben, sondern in ein Phantom, in ein Konstrukt, das sie in einem bestimmten Moment nach ihren inneren Bedürfnissen und romantischen Phantasien formten. Narzißten sind in einem Maße egozentrisch, daß es ihnen schwerfällt zu verstehen, wieso jemand, mit dem sie zusammen sind, nicht automatisch ihren Dünkeln applaudiert und sie zum Zentrum des Universums macht.

In angemessener Dosierung helfen uns die für diese Persönlichkei-ten typischen Eigenschaften, die Herausforderungen des Lebens zu bewältigen. Unsere neurotischen, zwanghaften Eigenschaften halten uns dazu an, die uns gestellten Aufgaben pünktlich zu erledigen und unser Temperament und unsere Leidenschaften unter Kontrolle zu halten. Paranoide Züge schützen uns vor skrupellosen Personen, die uns um unser ganzes Geld bringen oder uns für ihre eigenen Zwecke manipulieren würden. Passiv-aggressive Charakteristika ermög-lichen es uns, uns, ohne offene Konfrontationen, gegenüber Vorge-setzten und autoritativen Personen behaupten zu können. Und hy-sterische Verhaltenstendenzen erlauben es uns schließlich, aus uns herauszugehen, ungezwungen und spontan zu sein, kindliche Freude zu erfahren und Leidenschaften auszuleben.

Nur selten fallen unsere Persönlichkeiten ausschließlich in eine Kategorie, dennoch gibt es Charakterzüge, die dominieren und somit ausschlaggebend für die individuelle Plazierung auf der ›Kopf-Herz-Skala‹, entweder mit einem Hang zum intellektuellen oder emotio-nalen Extrem sind. Ihre Persönlichkeit hat Einfluß auf Ihre sexuelle Lust, auf deren Ausdrucksmodus und ebenso auf mögliche Hem-mungsfaktoren. Durch Beantwortung des nachstehenden Fragenka-taloges können Sie feststellen, zu welcher Persönlichkeitsgruppe Sie gehören und welche Folgen sich daraus für Ihr sexuelles Verlangen ergeben. Diese Gruppen entsprechen nicht den zuvor spezifizierten

Persönlichkeitstypen, sie stellen vielmehr eine Mischung der Eigenschaften von zwei oder mehr Persönlichkeitstypen des ganzen Spektrums dar.

Lesen Sie jede einzelne Aussage durch, und kreuzen Sie diejenigen an, denen Sie zustimmen oder welche Ihre Gefühle und Handlungen treffend beschreiben.

Gruppe A

1. Der Geschlechtsverkehr setzt Anstrengungen und Konzentration voraus, Leistungen, mit denen er sich normalerweise verbessern läßt.
2. Lebhaft erinnere ich mich an Einzelheiten meiner letzten sexuellen Erfahrungen.
3. Gerne lese ich Bücher und Artikel mit Informationen, wie ich mein Sexualleben verbessern kann.
4. Während des intimen Beisammenseins wandern meine Gedanken oft zu nichtsexuellen Dingen.
5. Oft habe ich einfach keine Zeit für Sex.
6. Ich liebe es, Sexualität zu festen Zeiten, an bestimmten Tagen zu haben.
7. Manchmal habe ich das Gefühl, daß mein Partner oder meine Partnerin die Sexualität nicht so genießt, wie er oder sie es vorgibt.
8. Gelegentlich mache ich mir Sorgen, mein Partner oder meine Partnerin könnte mich wegen einem Liebhaber oder einer Liebhaberin verlassen, der oder die attraktiver oder erfahrener ist.
9. Nur selten spreche ich mit meinem Partner oder meiner Partnerin über Sexualität.
10. Meine sexuellen Phantasien möchte ich niemandem offenbaren, auch nicht meinem Partner.

Gruppe B

1. Ich entziehe mich dem Sex oft wegen Kopfschmerzen, Magenverstimmungen, Müdigkeit oder anderen körperlichen Beschwerden.
2. Ich verabscheue Auseinandersetzungen zutiefst und bin stets bemüht, sie zu vermeiden.

3. Mein Sexualleben wäre besser, wenn mein Partner oder meine Partnerin es verstünde, mich anzuregen.
4. Wenn ich lese oder fernsehe, tue ich dies meist nach 22 Uhr.
5. Ich liebe es, mich nach einem Streit mit Sex zu versöhnen.
6. Ich muß für Sex in der richtigen Stimmung sein, bin ich es nicht, so kann nichts auf der Welt es ändern.
7. Masturbation kann oft weitaus befriedigender sein als Sex mit einem Partner oder einer Partnerin.
8. Ich habe oft sexuelle Phantasien.
9. Ich fühle mich in der Umgebung von sehr attraktiven oder erfolgreichen Personen des anderen Geschlechts unwohl.
10. Ich habe beim Sex oft das Gefühl, daß mein Partner oder meine Partnerin lieber etwas anderes machen würde.

Gruppe C

1. Ich verabscheue es, allein zu sein.
2. Der Sex ist am besten, wenn er sich spontan und überraschend ergibt.
3. Sex, mit welchem Partner auch immer, ist befriedigender als Masturbation.
4. Ich habe oft das Gefühl, daß es für meinen Partner oder meine Partnerin selbstverständlich ist, daß ich ihm oder ihr zur Verfügung stehe.
5. Sex-Appeal ist meines Erachtens in entscheidendem Maße eine Frage der Kleidung.
6. Meine Stimmung kann sich während sexueller Intimitäten sehr abrupt verändern.
7. Normalerweise gelingt es mir bei allen, daß sie das tun, was ich wünsche.
8. Der Sex wird meinen Erwartungen in der Regel nicht gerecht.
9. Das Romantische kommt in der heutigen Welt zu kurz.
10. Oft stimme ich zu, Sexualität zu haben, obwohl ich es selbst nicht möchte, nur daß der andere nicht wütend ist und mich ablehnt.

Geben Sie sich für jede als zutreffend angekreuzte Antwort einen Punkt. Erreichen Sie eine Punktzahl von 5 oder mehr in einer Gruppe, so können Sie sich dieser Persönlichkeitsgruppe zuordnen. Werden 5 oder mehr Punkte in zwei oder allen drei Gruppen erreicht, so weist dies auf eine Persönlichkeit mit einem breitgefächerten Adaptionsmuster hin. Prüfen Sie als nächstes, ob die Gesamtpunktzahl bei einer Gruppe erheblich höher als bei anderen ist; ein Wert von 9 oder 10 Punkten in der Gruppe A und jeweils 5 oder 6 Punkten in den anderen Gruppen bedeutet, daß Sie im Kern dieser ersten Gruppe zuzurechnen sind. Ein Ergebnis von weniger als 5 Punkten in allen drei Gruppen zeigt, daß Sie wahrscheinlich übervorsichtig sind, sich in irgendeiner Hinsicht verbindlich festzulegen und eine Abneigung gegen pauschale Formulierungen haben; trotz der insgesamt niedrigen Punktzahlen sind Sie wahrscheinlich der Gruppe A zuzuordnen.

Gruppe A-Persönlichkeiten sind die ›Kopf-über-Körper‹-Typen. Ihr Handeln ist methodisch und selten impulsiv bestimmt. Sofern Arbeitsbelastungen, beruflich oder im Haushalt, stets im Vordergrund stehen, dürfte ihr Sexualleben so gut wie nicht existent sein. Ein recht aktives Sexualleben können demgegenüber diejenigen haben, die nach der Philosophie »alles, was man macht, sollte man gut machen« leben. Die Besten dieser Gruppen lassen nichts unversucht, es ihren Partnern recht zu machen, gelingt es, so genießen sie ihren Erfolg.

Man könnte argumentieren, die Sexualität sollte sorglos und unbefangen, mit spontaner Freude und nicht als zu erfüllende Aufgabe erlebt werden; mit Spontaneität haben diese Persönlichkeitstypen allerdings nicht allzuviel im Sinn. Ein Merkmal ist im allgemeinen, daß sie ihren Partnern treu sind; eine einmal eingefahrene Routine, die ihren Erwartungen bis ins Detail entspricht, setzt man schließlich wegen eines neuen, nicht eingeweihten Partners nicht so leicht aufs Spiel. Neben Treue sind Ausgeglichenheit, Beständigkeit und ein auf Effizienz bedachtes Leistungsstreben ihre Stärken, wobei allerdings Aspekte wie Originalität und Abwechslung etwas auf der Strecke bleiben.

Stellen sich bei Personen der Gruppe A Lustprobleme ein, so sollte zunächst einmal außerhalb des Schlafzimmers nach möglichen Ursachen geforscht werden. Berufliche Probleme oder Schwierigkeiten mit den Kindern hemmen bei diesem Persönlichkeitstypus das sexuelle Verlangen, da es ihm schwerfällt, abzuschalten und etwaige Sorgen beiseitezuschieben. Da der A-Typus Konflikte von sich aus nicht offen verbalisiert, kann die Sicherheit und Unterstützung, die ihm ein Partner gewährt, hilfreich sein. Typisch für A ist auch, daß er im Falle von Streß den selbstquälerischen Weg des Sich-im-Kreis-Drehens statt den linearen Weg der Suche nach der Problemlösung wählt. Besser wäre es, sich nicht mit den Dingen, wie sie sind, verrückt zu machen und in zwanghafte Denkstrukturen zu verfallen, sondern den Ist-Zustand zu durchbrechen und sich statt dessen zu überlegen, wie er möchte, daß die Dinge sein sollten. Ein neues Negligé oder ein romantisches Wochenende weg von zu Hause helfen A nicht, wenn er sich von allem Neuen mehr bedroht als animiert fühlt. Statt gegen eine unerwartete Gefühlsaufwallung anzukämpfen, sollte A bemüht sein, sich diesen Emotionen hinzugeben.

Gruppe B-Persönlichkeiten fällt es schwer, über zwischenmenschliche Beziehungen zu sprechen und sich im Rahmen dieser Beziehungen mit dem Partner auseinanderzusetzen. Zugute gehalten sei ihnen, daß sie sich redlich um die Interaktion mit ihrem Partner bemühen statt, wie der Neurotiker, ihre Gefühle auszugrenzen oder, wie der Hysteriker oder Narzißt, sich nur mit sich selbst zu beschäftigen. B-Typen wählen in der Regel eine passiv-aggressive Bewältigungsmethode und stellen sich nur selten offen Meinungsdifferenzen oder Lustdiskrepanzen. Um der von ihnen gefürchteten sexuellen Begegnung oder persönlichen Auseinandersetzung auszuweichen, suchen sie Ausflüchte oder flüchten sich geradewegs in Kopf- oder Magenschmerzen. Sie sind Vernunftsmenschen, die sich selten Stimmungsextremen oder impulsiven Handlungen hingeben – eine verläßliche und sichere Wahl für den Partner.

Im Falle eines mangelnden sexuellen Verlangens sollten Personen der Gruppe B innerhalb ihrer Beziehungen nach den Ursachen suchen. B-Typen neigen dazu, Beziehungen als fortwährende Machtkämpfe zu betrachten und sind stets darauf bedacht, die Kontrolle aufrechtzuerhalten. Hat B das Gefühl, den Kampf verloren zu haben, verflüchtigt sich die Lust. Der so in Mißkredit geratene Partner hat vielleicht, von Bs Konflikten nichts wissend, den ganzen Krieg nicht einmal mitbekommen. Wichtig für B ist, der Versuchung zu widerstehen, sich gänzlich vom Feld der Auseinandersetzung zurückzuziehen, ganz gleich, ob die von ihm bevorzugte und übliche Rückzugsposition nun die vorm Fernseher, im Reich des Nickerchens oder in der Welt der Phantasie ist. Dank seiner im allgemeinen unerschöpflichen emotionalen Ressourcen gelingt es ihm recht gut, immer wieder Mittel und Wege zu finden, um mit seinem Partner zurechtzukommen, vorausgesetzt, er versperrt diesen Weg nicht und unterbricht jene auf der Ebene des Kopfes ablaufende Veständigung, welche in der körperlichen Verständigung und Vereinigung münden kann.

Gruppe C-Persönlichkeiten sind höchst emotional. Sie analysieren die Dinge nicht im Detail, und der erste Eindruck, den sie von Menschen gewinnen, wird nur selten im Laufe der Zeit revidiert. Sie neigen zu einer romantischen, sentimentalen Sicht des Lebens und handeln oft impulsiv. Sie können sehr leidenschaftliche und aufregende Liebhaber sein, ihren Partnern ergeben und nachsichtig im Hinblick auf deren Fehler, kreative Seelen, die unermüdlich nach neuen Quellen der Lebensfreude suchen und diese in der Regel auch finden. Wenn sie jedoch verärgert sind, dann besteht Explosionsgefahr.

Sofern ein Lustproblem vorliegt, sollte der C-Typus nicht nach logischen Erklärungen suchen. Angesichts ihrer sehr subjektiven situativen Lebenssicht und ihres verletzbaren Egos können sie sich äußerst leicht zurückgewiesen und enttäuscht fühlen, selbst wenn ihre Partner dies mitnichten beabsichtigen.

Sie verlangen viel Aufmerksamkeit von ihrem Partner. Ein kleines Geschenk oder herzliches Kompliment vermag mehr zur Wiederherstellung ihrer Lust beizutragen als der löblichste Versuch, mittels Gesprächen Seelenforschung zu betreiben. C-Personen vermögen ihre eigene Lust wiederherzustellen, indem sie nach eigenem Gutdünken das tun, was ihnen das Gefühl gibt, sexy und begehrenswert zu sein – sich etwas Attraktives zum Anziehen kaufen, ein ansprechendes romantisches Buch lesen, verführerische und sexuell stimulierende Musik hören, sich eine sexuelle Erfahrung aus der Vergangenheit in Erinnerung rufen oder sich einer Phantasie hingeben.

Bewertung der Einstellung

Wenn Sie gebeten würden, die sexualitätsbezogene Einstellung eines Menschen als prinzipiell konservativ, liberal oder – als Mittelwert – gemäßigt zu charakterisieren, dann möchten Sie zunächst einmal wahrscheinlich möglichst viel über seine sexuellen Aktivitäten wissen. Jemand, der einen reichen Erfahrungsschatz mit Blick auf seine Aktivitäten hat, mehrere Partner hatte und freizügig gekleidet ist, würde zweifelsohne als »liberal« bezeichnet, während jemand, der selten Sexualität und seine bisherigen Erfahrungen auf einen Partner beschränkt hat und zudem hochgeschlossen und höchst sittsam gekleidet ist, zwangsläufig in der Schublade »konservativ« landete.

Das Problematische an diesem Ansatz ist, daß er diejenigen unberücksichtigt läßt, deren Einstellungen sich drastisch von ihrem Verhalten unterscheiden. Nehmen wir als Beispiel eine leidenschaftliche Frau, die mit einem neurotisch- und arbeitsorientierten Mann verheiratet ist, welcher in starkem Maße dem traditionellen Rollenverständnis von Mann und Frau verhaftet und für den Sex angesichts der Aufgaben im Alltag sekundär ist. Gemäß den Stereotypen könnte nun festgestellt werden, daß diese Frau selten und eine wenig abwechslungsreiche Sexualität hat und daß sie sehr galant und tadellos gekleidet ist; aber dennoch wäre die sich daraus ergebende Kategorisierung unzutreffend, weil ihr Handeln nicht von ihren eigenen Einstellungen und Wertvorstellungen, sondern von denen ihres Mannes bestimmt wird.

Oder eine unverheiratete Frau, die binnen Jahresfrist ihre fünfte Beziehung begonnen hat, aus der Praxis weiß, was Gruppensex ist, nackt mit Freunden geschwommen ist und deren Garderobe speziell darauf angelegt scheint, die Blicke der Männer auf sich zu ziehen. In Wirklichkeit kann sie wegen eben all dieser Dinge von Schuldgefühlen geplagt und jemand sein, der zu allem, was der Partner vorschlägt, nur deswegen bereitwillig, trotz persönlicher Schamgefühle und Abneigungen, seine Zustimmung gibt, weil er glaubt, dies sei der einzige Weg, einen Mann anziehen und halten zu können. In Wirklichkeit sehnt sie sich nach einer Ehe und einem Familienleben.

Es wäre eine grobe Vereinfachung, sagen zu wollen, daß Personen mit liberalen Einstellungen über ein hohes Lustniveau und Konservative über ein niedriges verfügen. Richtiger wäre allenfalls, daß Liberale in mannigfaltigeren Situationen Lust empfinden können, während Konservative im allgemeinen nur in konventionellen Situationen, in denen sie sich vertraut und sicher fühlen, animiert werden. Oft werden die sexuellen Aktivitäten eines Menschen nicht von seiner eigenen Einstellung, sondern von den Wünschen des Partners, den Verboten der Eltern oder den jeweils gegebenen gesellschaftlichen Normen bestimmt. Mit einem anderen Partner könnte sein Sexualleben völlig anders aussehen, ebenso wie es erheblich anders aussehen könnte, wenn er seinen eigenen Neigungen folgte, statt sich den ausdrücklichen Wünschen oder vermeintlichen Wertvorstellungen anderer zu unterwerfen.

Sofern Sie kein ausgesprochener Liebhaber philosophischer Diskussionen oder hitziger Debatten über sexuelle Wertmaßstäbe sind – und mit konkreten, sinnvollen Gesprächen über Sexualität scheint sich unsere verbal ›prüde‹ Gesellschaft nach wie vor weitaus schwerer zu tun als mit schnellen körperlichen Intimitäten –, haben Sie sich wahrscheinlich nie Gedanken über eine Bestandsaufnahme Ihrer sexuellen Einstellungen gemacht, die ein wichtiger Einflußfaktor für das sexuelle Verlangen sind. Eine Antwort, die Therapeuten häufig von ihren Klienten auf die Frage nach ihren Einstellungen erhalten, ist: »Darüber habe ich wirklich noch nie nachgedacht.« Dieses Eingeständnis ist der erste Schritt zur Besserung und einer neuen Selbstbewußtheit.

Bei jeder der nachstehenden Fragen kreuzen Sie die Aussage an, die Ihren Gedanken jeweils am nächsten kommt; sofern Sie keiner der drei Aussagen zustimmen können, entscheiden Sie sich für diejenige, mit der Sie am *ehesten* einverstanden sein könnten.

1 a. Sexualerziehung ist kein Thema, das in der Schule unterrichtet werden sollte.
   b. Sexualerziehung sollte ab dem 14. Lebensjahr an Schulen unterrichtet werden.
   c. Sexualerziehung sollte sowohl an den Grund- und Hauptschulen als auch den weiterführenden Schulen unterrichtet werden.
2 a. Ab einem gewissen Alter hören bei den meisten verheirateten Paaren die sexuellen Aktivitäten auf.
   b. Die meisten Ehepaare haben zwar während ihres ganzen Lebens Sexualität, mit zunehmendem Alter läßt jedoch die Leidenschaft nach, und sie werden konservativer.
   c. Ehepaare sollten ein starkes Interesse an Sexualität bewahren und auch, wenn sie älter werden, an ihren sexuellen Aktivitäten festhalten.
3 a. Ich kann mir nicht vorstellen, daß meine Eltern jemals an Sex interessiert waren.
   b. Ich stelle mir das Sexualleben meiner Eltern als sehr konservativ und beschränkt vor.
   c. Ich glaube, daß meine Eltern ein aktives, erfülltes Sexualleben hatten.
4 a. Meine eigene Nacktheit oder die eines anderen Menschen weckt nach wie vor Schamgefühle in mir.

b. Ich komme nur mit der Nacktheit meines Partners problemlos zurecht.

c. Ich hätte auch mit der Nacktheit in einem Nudistencamp, an einem Nacktbadestrand oder bei einer privaten Swimmingpool-Party keinerlei Probleme.

5 a. Meines Erachtens haben Homosexuelle oder Bisexuelle schwerwiegende psychische Probleme.

b. Homosexualität und Bisexualität sind meines Erachtens moralisch nicht akzeptabel.

c. Meines Erachtens ist an Homosexualität oder Bisexualität weder etwas prinzipiell Abnormes noch Falsches.

6 a. Sex kann nie eine befriedigende und positive Erfahrung sein, wenn man seinen Partner nicht wirklich liebt.

b. Sex ist befriedigender, wenn man den Partner liebt, allerdings kann Sex auch ohne allzugroße Liebe oft ein erfreuliches Erlebnis sein.

c. Sex ist ein höchst erfreuliches Erlebnis, unabhängig von irgendwelchen Gefühlen, die man dem Partner entgegenbringt.

7 a. Prostitution sollte generell verboten werden.

b. Die gesetzlichen Regelungen zur Prostitution und die gesundheitlichen Vorsorgemaßnahmen sollten verschärft werden.

c. Ich habe keine Probleme mit der Prostitution.

8 a. Ich glaube nicht, daß Sex ein aussagekräftiger Indikator für die Qualität einer Ehe ist.

b. Sex kann erheblich zur Verbesserung des ehelichen Einvernehmens und der Qualität einer Ehe beitragen.

c. Ein mangelhaftes Sexualleben sollte ein Scheidungsgrund sein.

9 a. Die Qualität der Sexualität hängt in erster Linie von der Liebe ab, die zwischen den Partnern zum Ausdruck gebracht und empfunden wird; Techniken sind kaum relevant.

b. Sexuelle Kenntnisse und Liebestechniken sind für guten Sex ebenso wichtig wie Liebe.

c. Techniken und Fertigkeiten sind die wichtigsten Ingredienzen für guten Sex.

10 a. Sex sollte als ein schöner und fast heiliger Akt zum Ausdruck von Liebe gesehen werden.

b. Sex ist ein strikt körperliches Vergnügen und sollte als solches betrachtet werden.

c. Sex ist dann am erregendsten, wenn er als etwas Schmutziges und Verbotenes erachtet wird.

11 a. Das Tragen von Reizwäsche im Bett ist entwürdigend.

b. Gegen das Tragen von Reizwäsche ist nichts einzuwenden bei denjenigen, die es mögen, es ist in Wirklichkeit aber nicht erforderlich.

c. Reizwäsche kann die sexuelle Erregung und das sexuelle Vergnügen in hohem Maße fördern.

12 a. Fesseln, Schläge und ähnliche sadomasochistische Praktiken sind Zeichen mentaler Störungen.

b. Sadomasochistische Aktivitäten sind zwar psychologisch unbedenklich, für den Durchschnittsmenschen jedoch wenig anziehend.

c. Sadomasochistische Aktivitäten können zwischen einvernehmlich veranlagten Erwachsenen die sexuelle Erregung und das sexuelle Vergnügen erheblich fördern.

13 a. Pornographisches Material, das einzig der sexuellen Erregung dient, sollte generell verboten werden.

b. Ich mag Pornographie nicht, sie sollte denjenigen aber zur Verfügung stehen, die sie haben möchten.

c. Pornographie ist unbedenklich und dazu angetan, das Sexualleben vieler Menschen zu bereichern.

14 a. Sexuelle Phantasien, die sich auf eine andere Person als den eigenen Partner oder Geliebten beziehen, sind gleichbedeutend mit Untreue.

b. Phantasien, die sich auf andere beziehen, sind akzeptabel, aber nicht während sexueller Intimitäten mit dem Ehepartner oder Geliebten.

c. Jede Form der sexuellen Phantasie, das Vergnügen und die Erregung zu steigern, sind jederzeit zu unterstützen.

15 a. Ich habe Sex am liebsten im Dunkeln.

b. Ich habe Sex am liebsten in einem Raum mit gedämpftem Licht.

c. Ich habe Sex am liebsten in einem hellbeleuchteten Raum.

16 a. Ich kann Sex nur in meinem Schlafzimmer genießen.

b. Ich kann Sex überall innerhalb des Hauses genießen, und ich liebe kleine Abwechslungen.

c. Ich genieße Sex an unkonventionellen Orten, draußen, in Autos oder in Büros.

17 a. Ich genieße Sex nur, wenn er in der ›Mann oben – Frau unten‹-Stellung vollzogen wird.

b. Ich habe nichts gegen Experimente, aber in der Regel sind meine sexuellen Aktivitäten auf eine Position beschränkt.

c. Ich genieße eine Vielzahl von Stellungen beim Geschlechtsverkehr.

18 a. Ich habe große Hemmungen, mit meinem Partner über unsere Sexualität zu sprechen.

b. Ich würde mit meinem Partner gerne häufiger über Sexualität sprechen, wenngleich wir es gelegentlich tun.

c. Ich spreche ganz offen mit meinem Partner über unsere sexuellen Betätigungen.

19 a. Sexuelle Beziehungen während der Menstruation würde ich abstoßend finden.

b. Die Menstruation ist für mich kein Hinderungsgrund, Sexualität zu haben, als störend empfinde ich es aber dennoch.

c. Während der Menstruation kann ich Sex ebenso genießen wie zu anderen Zeiten.

20 a. Meines Erachtens ist Masturbation ein Zeichen für Unreife, und Erwachsene, besonders wenn sie Partner haben, sollten nicht masturbieren.

b. Gegen Masturbation ist meines Erachtens nichts einzuwenden, sie ist aber ein schlechter Ersatz für Geschlechtsverkehr.

c. Ich betrachte Masturbation als ein sexuelles Vergnügen, dem sich jeder, wann immer er möchte, frei und uneingeschränkt hingeben sollte.

21 a. Ich empfinde oralen Sex als unnatürlich, und die Vorstellung ruft bei mir Unbehagen und Ekel hervor.

b. Gegen oralen Sex als Vorspiel zum Geschlechtsverkehr ist nichts einzuwenden.

c. Oraler Sex ist eine genußvolle Variante, die mitunter den Geschlechtsakt ersetzen kann.

22 a. Anale Stimulationen sollten meiner Meinung nach aus dem Spektrum sexueller Aktivitäten ausgeklammert werden.

b. Ich habe nichts gegen anale Stimulationen, wohl aber gegen Analverkehr.

c. Ich schätze jedwede Form analer Betätigung, die Vergnügen bereitet, einschließlich Analverkehr.

23 a. Man sollte erst Geschlechtsverkehr miteinander haben, wenn man verheiratet ist.

b. Sexuelle Intimitäten sollten meines Erachtens erst ausgetauscht werden, wenn beide entschlossen sind zu heiraten.

c. Ich denke, jedes erwachsene Paar sollte, jenseits von Heiratsabsichten, wenn der Wunsch da ist, Geschlechtsverkehr haben.

24 a. Männer sollten nach meinem Dafürhalten immer die Initiative und führende Rolle in sexuellen Beziehungen ergreifen.

b. Frauen können meines Erachtens gelegentlich sexuell die Initiative ergreifen, die Hauptkontrolle des Sexuallebens sollte aber dem Mann überlassen werden.

c. Ich denke, sowohl Männer als auch Frauen sollten jeweils, wann immer das Verlangen da ist, sexuell die Initiative ergreifen.

25 a. Ich glaube nicht, daß Orgasmen unbedingt wichtig für die sexuelle Befriedigung sind.

b. Man sollte möglichst oft versuchen, den Orgasmus während des Geschlechtsverkehrs zu erreichen.

c. Man sollte immer versuchen, zum Orgasmus zu gelangen, sei es während des Geschlechtsverkehrs oder anschließend durch orale oder manuelle Stimulation.

Zur Auswertung Ihrer Einstellung geben Sie sich für eine »a«-Antwort jeweils einen Punkt, für eine »b«-Antwort jeweils zwei Punkte und für eine »c«-Antwort jeweils drei Punkte.

Eine Gesamtpunktzahl von 25 bis 37 zeigt an, daß Sie *konservativ* sind. Erreichen Sie einen Wert zwischen 38 und 62 Punkten, so dürfen Sie sich als *gemäßigt* betrachten. 63 bis 75 Punkte signalisieren, daß Sie *liberal* sind.

Konservative neigen in den Frühphasen ihres Lebens nicht selten zu einem Mangel an sexuellem Verlangen. Das lusthemmende Potential ist zu vielschichtig, als daß sie in der Lage wären, ein vorhersehbares und angemessenes hohes Lustniveau zu wahren. Wenn sie demgegenüber aber einmal einen passenden Partner gefunden haben, können sie durchaus weniger anfällig als andere Personen gegenüber Lustproblemen sein, weil sie genau wissen, was sie möchten und somit weniger Gefahr laufen, enttäuscht zu werden. Da sie nicht versucht sind, nach neuen Nervenkitzeln und Erregungsmomenten zu suchen, sind sie im allgemeinen mit der einmal errichteten Routine zufrieden. Die Vorstellung einer Repertoireerweiterung dürfte für sie bedrohlicher als die Aussicht auf jahrelange Eintönigkeit sein.

Langeweile kann jedoch ein gewichtiger lusthemmender Faktor und eine einmal eingefahrene Routine somit der Nährboden einer weniger befriedigenden Sexualität sein. Manche Konservative, die mit gleichgesinnten Partnern verheiratet sind, entwickeln im Laufe der Jahre liberalere Einstellungen; halten ihre Partner mit diesem

Sinneswandel nicht Schritt, können sich aus einst einvernehmlichen Ehen problematische Beziehungen ergeben. Da Konservative, im Vergleich zu liberalen Personen, der Investition ihrer sexuellen Gefühle mehr moralische Bedeutung beimessen, ist jede Versuchung, mit zuvor gemiedenen Praktiken zu experimentieren, mit Gewissenskonflikten verbunden. Mangelnde Lust kann in diesem Fall das Ergebnis der Unfähigkeit sein, einen Lösungsweg aus der Zwickmühle unerträglicher Langeweile auf der einen und inakzeptabler Versuchung auf der anderen Seite zu finden. Indem er sich ebendiesem Konflikt zwischen sich neuentwickelnden Einstellungen und stagnierenden inneren Wertvorstellungen stellt, können Kompromisse gefunden und das sexuelle Verlangen wiederbelebt werden.

Der *Gemäßigte* neigt zum Mittelweg. Die Steuerung des Mittelkurses bedeutet jedoch mitnichten, daß er sich mit Mittelmäßigem zufrieden gibt, so daß anzunehmen wäre, daß Lustprobleme in dieser Gruppe nicht allzuhäufig auftreten. Nicht selten jedoch verbirgt sich hinter dem vermeintlich Gemäßigten ein insgeheim Konservativer oder Liberaler, dem allein der Mumm fehlt, seinen eigenen Neigungen zu folgen. So mag ein naturgemäß Liberaler, der aber extrem konservative Eltern hat, den gemäßigten Ansatz wählen. Ähnlich kann jemand, der tief in seinem Innern höchst konservativen Ansichten verhaftet ist, sich aber am Maßstab seiner liberalen Mitmenschen ins Abseits gedrängt fühlt, um Schritt zu halten, gemäßigte Einstellungen an den Tag legen. Die weniger Flexiblen der konservativen-liberalen Skala mögen zwar nicht mit allzuvielen Menschen zurechtkommen, sie können aber mit ihren Standpunkten in größerem Frieden leben.

Der Gemäßigte schätzt sowohl die geistigen Elemente einer Beziehung als auch die rein sinnlichen Vergnügungen, wobei die Aufrechterhaltung des Gleichgewichtes sich durchaus als kompliziert erweisen kann.

Der *Liberale* genießt ein weites Spektrum sexueller Aktivitäten, was aber keineswegs ein permanent hohes Lustniveau garantiert. Die Vorliebe für immer wieder neue Erfahrungen kann oft auch in unangenehmen Situationen enden, denn, selbstverständlich, will nicht jedes sexuelle Experiment gelingen. Lust auf neue Erfahrungen heißt in der Regel auch Lust auf neue Partner, was bedeutet, daß es für den Liberalen schwierig sein kann, beschränkt auf einen Partner ein hohes Lustniveau zu wahren.

Liberale bekennen sich zum Vergnügen der Sexualität um seiner selbst willen; Schwächen können sich da auftun, wo es um die Entwicklung intimer persönlicher Beziehungen geht, mit dem Ergebnis, daß sie für Ehekonflikte, mit ihrem bekanntlich lusthemmenden Potential, relativ anfällig sind. Sofern sich Lustprobleme von ehelichen Zerwürfnissen ergeben, bleibt dem Liberalen nur die Wahl, seine schier unerschöpfliche Abenteuerlust einzuschränken und sich auf die Wiederherstellung des häuslichen Friedens zu konzentrieren.

Sinnlichkeitsskala

Ist Sexualität in erster Linie ein geistiger oder körperlicher Prozeß? Daß der Geist eine erogene Zone und das menschliche Gehirn das wichtigste Sexualorgan ist, ist erwiesen. Dennoch macht der moderne Euphemismus, »Let's get physical«, der Ruf, den Körper ins Spiel zu bringen, deutlich, daß Sex solange nichts als ein auf dem Reißbrett konzipierter Planungsentwurf ist, solange der Körper nicht einbezogen ist. Umgekehrt gilt aber ebenso, daß Sex ohne ebendiesen Planungsentwurf, den wir Lust nennen, sich als ein nichtfunktionstüchtiges Räderwerk erweisen kann.

Gedanklich nach dem »Körper« rufen, heißt, gedanklich nach *Aktionen* rufen. Aber jeder motorische Nerv, der einen Muskel oder ein Organ in Aktion setzt, wird normalerweise von einem Sinnesnerv, der für die nötige Rückkoppelung zum Gehirn sorgt, begleitet. Da Lust mentaler Natur ist, kann sie auch bar jeder physischen Reize auftreten. Dennoch hängt die Lust normalerweise von Bildern oder Erinnerungen vergangener Erfahrungen mit dezidiert physischen Komponenten ab. Selbst Phantasien greifen auf körperliche Bereiche zurück, um unser Gehirn sinnlich zu aktivieren.

Sinnlichkeit ist nicht identisch mit *Sexualität*. Sinnlichkeit beschreibt zunächst einmal das, was wir mit den fünf Sinnen – für gewöhnlich als Freude und Genuß – erfahren. Erst im weiteren Sprachgebrauch wird Sinnlichkeit mit dem Beigeschmack der Wollust gebraucht, um Personen zu beschreiben, die besonders sensibel auf die erotischen Effekte angenehmer Sinneswahrnehmungen reagieren.

Jede Form angenehmer Reize für die Sinne kann zur Lust beitragen, selbst wenn der Reiz als solcher nicht speziell sexueller Natur ist. Bei manchen Personen können auch Reize, die mehrheitlich als unangenehm empfunden werden – wie Schmerzen, Gewalt und Beschimpfungen –, Lust erzeugen. Der sexuelle Bezug jeder Sinneswahrnehmung muß letztlich also individuell im Auge, Ohr, in der Nase, auf der Zunge und in der Berührung des Wahrnehmenden liegen.

Lustfördernde Sinneserfahrungen können sinnlich (im Sinne der ersten Bedeutung des Wortes), erotisch oder romantisch sein. Sinnliche Erfahrungen bereiten dem Körper Vergnügen, auch ohne daß ein Partner einbezogen ist. Erotische Erfahrungen sind an spezifische sexuelle Situationen gebunden. Romantische Erfahrungen entstehen im Kontext einer Beziehung in liebevollen, aber nicht unbedingt sexuell orientierten Situationen.

Empfänglich für die Wahrnehmungen unserer fünf Sinne zu sein, kann ein Schlüssel zur Steigerung des sexuellen Verlangens sein. Wenn wir des weiteren herausfinden, welche Art der Erfahrung unser Verlangen am meisten steigert, so können wir ebendiese lustvolle Empfindung auf regulärer Basis in unser Liebesspiel einbeziehen. Fehlt unsere Lieblingserfahrung, so hat dies einen lusthemmenden Effekt.

Manche Personen sind gleichermaßen empfänglich für sinnliche, erotische und romantische Reize. Andere reagieren demgegenüber stärker auf einen Reiztypus.

Wie ausgeprägt ist Ihre Sinnlichkeit? Wichtiger, wie kann diese Sinnlichkeit am besten geweckt werden?

Bewerten Sie jede der nachfolgend beschriebenen Aktivitäten, wobei Sie jeweils Punkte von 0 bis 3 vergeben, je nachdem, ob Sie eine Erfahrung als unangenehm oder unerfreulich empfinden (0), als gerade erfreulich (1), als durchaus erfreulich (2) oder höchsterfreulich (3).

Sinnlich

1. Alleine tanzen.
2. Eine kurze, aber anstrengende sportliche Betätigung.
3. Ein langes warmes Bad oder eine Dusche nehmen.
4. Musik hören.
5. Ein Parfum oder Eau de Cologne auftragen, auch wenn Sie den ganzen Tag allein sein werden.
6. In einem Sommernieselregen spazierengehen.
7. Einen Freund oder eine Freundin umarmen.

8. Die Wellen des Meeres beobachten und auf ihr Rauschen lauschen.
9. Ein Objekt in Ihrer Lieblingsfarbe auswählen.
10. Über Land fahren, um die Herbstfärbung der Blätter zu betrachten.

Erotisch

1. Spezielle Wäsche oder Nachtkleidung anziehen, ehe Sie mit einem Partner ins Bett gehen.
2. Im Schlafzimmer Musik anstellen.
3. In erotischen Büchern oder Zeitschriften mit einem Partner lesen.
4. Mit einem Partner eine erotische Videokassette anschauen.
5. Sich von dem Partner massieren lassen.
6. Mit jemandem, der Ihnen am Herzen liegt, tanzen.
7. Mit einem Partner zusammen baden oder duschen.
8. Das Parfum oder Eau de Colgne Ihres Partners riechen.
9. Sich mit Ihrem Partner im Bett unterhalten.
10. Zärtlichkeiten mit dem Partner im Bett austauschen.

Romantisch

1. Blumen erhalten oder jemandem Blumen schicken, der Ihnen am Herzen liegt.
2. Jemandem, den Sie lieben, ein Gedicht oder einen Brief schreiben.
3. Wenn jemand, den Sie lieben, Ihnen ein Kompliment macht.
4. Jemandem, den Sie lieben, ein Problem anvertrauen.
5. Mit jemandem, den Sie lieben, während Ihrer Mittagspause telefonieren.
6. Für jemanden, den Sie lieben, ein Geschenk aussuchen.
7. Jemanden, den Sie lieben, nur mit einem Ihnen bekannten Kosenamen ansprechen.
8. Sich mit jemandem, den Sie lieben, eine Aufgabe teilen.
9. Sich für jemanden, der Ihnen am Herzen liegt, besonders zurechtmachen.
10. Hören, daß jemand, den Sie lieben, zu Ihnen sagt: »Ich liebe dich.«

In jeder Kategorie können maximal 30 Punkte erreicht werden. Mehr als 15 Punkte sind als »hoch« und 15 Punkte oder weniger als »schwach« zu betrachten. Vergleichen Sie Ihre Punktzahlen, die Sie unter sinnlich, erotisch und romantisch erreicht haben, mit den nachfolgenden Auswertungen, wobei die drei Kategorien als S, E und R abgekürzt werden.

PROFIL 1: *hoch S, hoch E, hoch R*

Sie genießen Sex und räumen ihm eine hohe Priorität in Ihrem Leben ein. Ein etwaiges Lustproblem kann darauf zurückzuführen sein, daß Sie hohe Erwartungen haben und sich enttäuscht fühlen, wenn in Ihrer sexuellen Beziehung auch nur ein Element zu fehlen scheint. So ist Ihr Partner Ihres Erachtens vielleicht romantisch und liebevoll, aber zu wenig »körperlich«. Oder Ihr Partner ist, was die Techniken angeht, ein guter Liebhaber, der aber einiges im romantisch-atmosphärischen Bereich vermissen läßt. Um Ihre Lust wiederzugewinnen, sollten Sie überlegen, welches Element in Ihrem Liebesleben fehlt und Ihrem Partner helfen, es einzubringen. Darüber hinaus sollten Sie sich aber auch bewußt sein, daß man nicht immer alles haben kann, so daß Sie die ›Lücken‹ mit angenehmen gesellschaftlichen Kontakten und Freizeitaktivitäten füllen und dankbar für die vielen Freuden sein sollten, die Ihr Sexualleben Ihnen zu geben *vermag*.

PROFIL 2: *hoch S, hoch E, schwach R*

Sie genießen körperliche Vergnügungen und ein kreatives Sexualleben, haben aber Schwierigkeiten, Ihre Liebe mit nichtkörperlichen Mitteln zu zeigen. Lustprobleme sind möglicherweise darauf zurückzuführen, daß Ihr Partner Sie nötigt, Ihre Liebe auch außerhalb des Schlafzimmers zu zeigen. So gehören Sätze wie »Du schenkst mir nie Blumen« oder »Alles, was du von mir willst, ist Sex!« möglicherweise zum Alltagsrepertoire in Ihrem Hause. Auch wenn Sie vielleicht nie einen Liebesgruß schreiben, so könnten Sie sich doch zumindest entschließen, einmal damit anzufangen, daß Sie Ihren Partner in ein Tanzlokal oder zu einem Spaziergang einladen, zu Dingen, die sich am Ende sogar noch als romantischer als ein geschriebenes Wort erweisen können.

PROFIL 3 : *hoch S, schwach E, hoch R*
Sie geben Ihrem Partner im allgemeinen das Gefühl, geliebt zu werden, und Sie sind zu körperlichem Vergnügen imstande, wenngleich
Sie im Schlafzimmer möglicherweise etwas ›verklemmt‹ sind und
mechanisch reagieren. Im Falle eines Lustproblems sollten Sie
einmal in sich hineinhorchen, ob Sie irgendwo das Echo eines puritanischen sexuellen Verbotes, in Ihrer Kindheit oder Jugend ausgesprochen, vernehmen. Vielleicht sind Sie sich irgendwelcher lusthemmenden althergebrachten Schuldgefühle nicht einmal bewußt.
Ihr sexuelles Verlangen können Sie steigern, indem Sie einen Teil
Ihrer romantischen Veranlagung vom Wohnzimmer ins Schlafzimmer verlagern und sich vor Augen halten, daß Liebe und Sex höchst
verträgliche Bettgenossen sind.

PROFIL 4 : *hoch S, schwach E, schwach R*
Sie genießen körperliche Vergnügungen, haben gelegentlich aber
Schwierigkeiten, sie zu teilen. Mangelndes Verlangen kann auf Ängste vor Intimitäten zurückzuführen sein. Wenn Sie alleine sind, genießen Sie die sinnlichen Freuden, die Ihre Umwelt Ihnen bietet, die
Gegenwart eines Partners scheint Ihr Wahrnehmungspotential jedoch zu beeinträchtigen. Die Lösung ist, Ihren Partner an einigen
jener körperlichen Freuden teilhaben zu lassen, die Sie *außerhalb* des
Schlafzimmers erfahren, so daß allmählich das Vertrauen in Ihnen
wächst, daß geteilte Freude nicht *weniger* Freude bedeutet.

PROFIL 5 : *schwach S, hoch E, hoch R*
Sie haben normalerweise einen ausgeprägten Sexualtrieb, wobei Ihnen Ihre Beziehung nicht nur sexuell, bezogen auf die rein körperlichen Vergnügungen, die der Sex zu bieten hat, sondern auch in
persönlichen Bereichen wichtig ist. Das ist solange gut, wie sich in
Ihrer Beziehung keine Konflikte entwickeln. Dann genügt der
»Trieb« alleine nicht mehr, um das Sexualleben intakt zu halten, und
Lustprobleme können die Folge sein. Vielleicht sind Sie übermäßig
um die Befriedigung Ihres Partners besorgt. Wenn Sie sich beim Sex
auf Ihre eigenen Empfindungen und Präferenzen konzentrieren,
könnte das für Sie beide, für Ihre Beziehung insgesamt nutzbringend
sein.

PROFIL 6: *schwach S, hoch E, schwach R*

Sie gehören wahrscheinlich zu den Liebhabern, die Sex »ohne Schnörkel« bevorzugen und, ohne viel Zeit mit atmosphärischen Dingen zu vergeuden, gleich zur Sache kommen wollen. Männer dieses Typus laufen Gefahr, wenn sie älter werden, ihr sexuelles Verlangen zu verlieren, dann nämlich, wenn spontane Erektionen nachlassen und Panik sich breitmacht. Sinnliche Übungen, entsprechend der von Masters und Johnson entwickelten Methode, wie man einander ohne die Leistungsanforderungen des Geschlechtsverkehrs Vergnügen bereiten kann, können hilfreich sein, sofern Sie mit Blick auf Ihren Partner wie auch für sich selbst akzeptieren können, daß der Geschlechtsverkehr *weniger* im Vordergrund steht. Sexuelles Vergnügen ausschließlich mit Geschlechtsverkehr gleichzusetzen, hieße, alles auf eine Karte zu setzen. Und wer möchte das bei seinem Sexualleben schon?

PROFIL 7: *schwach S, schwach E, hoch R*

Wenn da gesagt wurde, »Ob man einen Sinn dafür hat, ist das Entscheidende«, so war in Wirklichkeit von Ihren Gefühlen die Rede. Ihrem Partner, der Ihnen mangelnde Leidenschaft vorhält, mögen Sie vehement entgegenhalten, daß Sie vor heißblütigen romantischen Gefühlen geradezu glühen, und daß diese Flammen nicht übersprängen, sei schon ein bemerkenswertes Zeichen einer besonderen Streitsucht. Romantische Energie mit erotischer Energie zu verbinden, ist nicht einfach. Der Erfolg ist dann am wahrscheinlichsten, wenn Sie den Weg von R über S zu E wählen – mit anderen Worten, die Fähigkeit Ihres Körpers wecken, einfache sinnliche Freuden, vorzugsweise in einer romantischen Atmosphäre, zu genießen, ehe Sie zu offenen sexuellen Aktivitäten übergehen.

PROFIL 8: *schwach S, schwach E, schwach R*

»Alles im Kopf« könnte unter Umständen die treffende Überschrift für Ihre gesamte Sexualität sein. Das ›Ein- und Abschalten‹ erfolgt bei Ihnen irgendwo oberhalb Ihrer Augenbrauen. Sie haben möglicherweise das Gefühl für das Fühlen – und ebenso für die anderen vier Sinne – verloren. Sex ist für Sie wahrscheinlich etwas, das Sie tun *sollten*, aus rationaler, intellektueller Sicht. Sie tun es vielleicht einem Partner zuliebe, oder um sich selbst zu bestätigen, daß Sie normal sind, oder um eine Beziehung zu festigen. Sie tun es selten, weil es einfach guttut. Wenn Ihr sexuelles Verlangen in der Überzeugung wurzelt, daß Sie Sex haben *sollten,* so ist ein mangelndes Verlangen höchstwahrscheinlich auf eine gleichermaßen starke Grundüberzeugung, daß man es *nicht* sollte, zurückzuführen. Lustlosigkeit dürfte in der Regel in Zusammenhang mit Ärger oder Unzufriedenheit mit dem Partner auftreten. Sich dem Konflikt stellen wird hilfreich sein, aber ein Ausflug in eine Kunstgalerie, in eine Konzerthalle oder einen Botanischen Garten dürfte darüber hinaus die Grundlage schaffen, auf der sich zerebrales ästhetisches Vergnügen mit der greifbaren, fühlbaren Welt des Körpers verbinden läßt. Indem Sie zulassen, daß Ihr Partner Sie stimuliert, während Sie sich entspannen, können Sie vielleicht einen Teil Ihrer Sorgen, die dem sexuellen Leistungsdenken gelten, abbauen und zulassen, daß das Genießen der sinnlichen Erfahrungen nunmehr für Sie im Vordergrund steht.

Die der sexuellen Lust zugrundeliegenden starken, in gewisser Weise irrationalen Sehnsüchte basieren in weiten Teilen auf solchen Elementen sexueller Betätigungen, die in der Vergangenheit als besonders angenehm empfunden wurden. Zu erkennen, welcher dieser Aspekte – sinnlich, erotisch und romantisch – für Sie in der Vergangenheit der wichtigste war, wird Ihnen, wenn die Lust einmal versiegt, helfen, die Problemquelle präziser identifizieren und korrigierende Maßnahmen ergreifen zu können.

Ihr Lustpotential

Ihre sexuelle Geschichte, Ihr Persönlichkeitstypus, Ihre Einstellungen und Ihre Sinnlichkeit, all diese Faktoren begründen positiv oder negativ den Grad Ihres sexuellen Verlangens. Positive Erfahrungen, das Fehlen von Verboten und Tabus, eine Vorliebe für Vielfalt und Flexibilität ergeben unter dem Strich im allgemeinen ein hohes Lustniveau, verbunden mit dem Wunsch nach häufiger Sexualität, der Tatsache, daß Sexualität einen hohen Stellenwert genießt und dem intensiveren Genuß der sexuellen Erfahrung. Nichtsdestoweniger können auch Personen mit einem schwachausgeprägten Lustniveau mit ihrem Sexualleben sehr glücklich sein. Ein gutes Sexualleben hängt nicht so sehr davon ab, ein hohes Lustniveau zu befriedigen, sondern *Ihr* Lustniveau zu befriedigen.

Von einem Lustverlust können sowohl Personen mit einem hohen als auch mit einem geringen Lustpotential betroffen sein, wobei diese

Erfahrung allerdings für diejenigen, die an ein starkes sexuelles Verlangen gewöhnt sind, traumatischer sein kann. Persönliche Probleme, unglückliche Situationen oder Beziehungskonflikte können bei jedem Menschen, ungeachtet seines Lustniveaus, lusthemmend wirken, mit Blick auf spezifische verwundbare Bereiche und Ansatzpunkte macht es jedoch einen Unterschied, ob jemand ein hohes, mittleres oder niedriges Lustniveau hat.

Bei einem normalerweise hohen Niveau des sexuellen Verlangens kann ein Defizit in der Regel am besten mit nichtsexuellen Methoden der Belohnung und Kommunikation überwunden werden. Wenn man es mit sinnlichen Konzentrationsübungen lernt, einfache Berührungen zu genießen, sich daran gewöhnt, Gefühle in Worten statt in sexuellen Handlungen auszudrücken und ein besseres Verständnis für die sexuellen Bedürfnisse des Partners entwickelt, können sexuelle Erfahrungen um Dimensionen erweitert werden, die weit über die rein körperlichen Aspekte hinausgehen.

Bei einem mittleren Lustpotential sollte im Falle eines Lustverlustes an einer Verbesserung der zwischenmenschlichen Aspekte der Beziehung gearbeitet werden. Zu lernen, wie Sie mit den Situationen umgehen, in denen Ihr Partner Sex ablehnt, oder Übungen des Rollentauschs können ebenso hilfreich sein wie Techniken des fairen Streitens, um Sie wieder ins Gleichgewicht, zurück zu einem höheren Lustniveau zu bringen.

Wird bei einem geringen Potential ein weiteres Absinken bemerkbar, so ist es ratsam, sich auf Methoden zu konzentrieren, die auf eine Steigerung des persönlichen Phantasiespektrums und der sinnlichen Erfahrungen abzielen. Hypnotische Imaginationsübungen zur Belebung der Phantasie, Selbstgespräche und andere in Teil IV beschriebene Methoden der Selbsthilfe werden den Grad und das Potential Ihrer Lust erhöhen und Sie in die Lage versetzen, Ihr neuentdecktes Interesse mit Ihrem Partner zu teilen.

Die Selbstbewertung ist entscheidend, um das sexuelle Verlangen erfolgreich verbessern zu können. Ehe man etwas reparieren kann, muß man verstehen, wie es funktioniert, das gilt für einen Arzt, der einen Körper heilen möchte, ebenso wie für den Mechaniker, der ein Auto reparieren soll, und den Psychiater, der eine kranke Psyche behandeln will. Wenn Sie wissen, wo Sie stehen und wie Sie dorthin gekommen sind, ist es erheblich einfacher, den Weg ausfindig zu machen, der Sie zu dem gewünschten Ziel bringt.

Teil IV

Therapie und Selbsthilfe

9. Möglichkeiten der Behandlung

Therapieansätze bei gehemmtem sexuellen Verlangen

Sexuelles Verlangen ist der Beginn der Reise, die über die Erregung bis zum und über den Orgasmus zur sexuellen Befriedigung führt. Der Verlust des sexuellen Verlangens kann, wie wir gesehen haben, vielfältige und oft aus einer Kombination von Einflüssen erwachsene Ursachen haben, so daß jede Therapie individuell konzipiert sein muß.

»Ich bin nicht festgelegt, im Grunde arbeite ich mit allem«, sagt Dr. Bernie Zilbergeld. Praktiker mögen zwar gelegentlich bei der Behandlung von Luststörungen in der Lage sein, auf einige der von Masters und Johnson entwickelten Prinzipien der Sexualtherapie zurückzugreifen, was sie aber entbehren, ist eine verläßliche schrittweise funktionierende, omnipotente Formel, wie sie etwa bei der Therapie von Funktions- und Leistungsproblemen verfügbar ist. Die offensichtliche Komplexität sexueller Luststörungen ist jedoch kein Grund, entmutigt zu sein. Praktisch jeder hat ein *gewisses* Maß an sexuellem Verlangen, eine Grundlage, auf der man arbeiten und in der Regel recht schnell feststellen kann, welche Techniken zur Verbesserung der Lust hilfreich sind und welche nicht.

Die Behandlung ist verständlicherweise die Hauptsorge desjenigen, der entweder persönlich oder über einen Partner von dem Problem betroffen ist. In der Folge werden *spezifische* Behandlungsansätze beschrieben, die sowohl von Experten in ihrer Praxis verwendet werden als auch als Selbsthilfemethoden geeignet sind. Diese Selbsthilfemethoden, die ohne Hinzuziehung eines Therapeuten angewendet werden können, werden jeweils im Anschluß an die Beschreibung eines Behandlungsansatzes mit der Überschrift »In Selbsthilfe« dargestellt. Luststörungen sprechen glücklicherweise besonders gut auf Selbsthilfeansätze an, da es sich bei dem Problem um einen mentalen Prozeß handelt. Weder Blutuntersuchungen noch Röntgenaufnahmen sind erforderlich, um Ihnen zu zeigen, daß Sie Fortschritte machen. Niemand kann besser als Sie selbst beobachten, was in Ihrem Kopf vor sich geht.

Die unermeßliche Vielzahl verschiedener Therapiemethoden können wir, der Einfachheit halber, in drei Kategorien aufteilen: *Verhaltenstherapie, Kognitive Therapie* sowie *Erlebnisorientierte Therapie.* Abhängig von dem einzelnen Klienten greifen die meisten Therapeuten auf mehr als eine Therapiemethode zurück.

Die *Verhaltenstherapie* baut auf der Theorie auf, daß unser Verhalten das Produkt dessen ist, was wir gelernt haben und ein Großteil abnormaler und ungesunder Verhaltensweisen das Ergebnis unangemessener oder falscher Lerninhalte sind. Die Aufgabe des Therapeuten besteht im Grunde darin, den Klienten umzuerziehen, ihm beim Umlernen zu helfen, indem er ihm Hilfestellung zum Erlernen spezifischer, effektiverer Bewältigungsformen gibt. Um die Abhängigkeit vom Therapeuten zu minimalisieren, werden dem Klienten Selbsthilfe- und Bewältigungstechniken vermittelt, Aufgaben, die er zwischen den einzelnen Therapiesitzungen zu Hause zu erledigen hat.

Als die Sexualtherapeuten begannen, Störungen des sexuellen Verlangens als separate Einheit, unabhängig von Erregungsproblemen, zu sehen, griffen sie oft auf Methoden zurück, die das, was im Kopf des Klienten vor sich geht, statt physische Aktivitäten und Empfindungen, die in Zusammenhang mit der Sexualität relevant sind, in den Mittelpunkt stellen. Somit verdrängte die kognitive Therapie zunehmend die Techniken der Verhaltenstherapie. Zwar mag bei der kognitiven Therapie, im Vergleich zur klassischen Verhaltenstherapie, mehr der verbale Dialog zwischen Klient und Therapeut im Vordergrund stehen, aber auch hierbei stellt der Therapeut dem Klienten spezifische Aufgaben, die er zwischen den Therapiesitzungen zu bewältigen hat.

Was wir in unserer Kindheit lernen, wird uns durch ausgesprochene Ge- und Verbote oder durch beispielhaftes Vorleben vermittelt, Lerninhalte, die wir als bestimmte Einstellungen und Wertvorstellungen in unser Erwachsenenleben übernehmen, die aber leider nicht immer richtig sind. Lernte eine Frau von ihrer Mutter, zum Beispiel, daß Sex eine unangenehme Pflicht sei, so entwickelt sie möglicherweise die Kognition (Erkenntnis): »Ich brauche keinen Orgasmus zu haben.« Wenn sie, umgekehrt, viele Bücher von übereifrigen »Experten« verschlungen hat, kann sich bei ihr die gleichermaßen falsche Vorstellung durchgesetzt haben, die da lautet: »Ich muß immer einen Orgasmus haben.« Beide Einstellungen können negative Auswirkungen auf das sexuelle Verlangen, auf physische Abläufe und das allgemeine Wohlbefinden haben.

Ein weiterer Therapiebereich, der sich auf emotionale Erfahrungen stützt, wollen wir als *Erlebnisorientierte Therapie* klassifizieren. Durch den Einsatz von Phantasien und Ideen kann das sexuelle Verlangen umgestaltet werden, indem man sich auf die individuell unterschiedlichen Erfahrungen, Präferenzen und Konzeptionen, was und wie Sex sein sollte, konzentriert. Dieses Therapiefeld erfordert mehr als jedes andere die aktive Teilhabe des Klienten, wohl kann der Therapeut Anleitungen und Vorschläge, nicht aber schrittweise Instruktionen liefern, die in jedem einzelnen Fall identisch wären. Erlebnisorientierte Techniken bauen auf die Kraft der Kreativität und Phantasie, welche die Stärken und Schwächen des Individuums sichtbar machen – nicht nur im Bereich der Sexualität, sondern für das gesamte Spektrum der zwischenmenschlichen Beziehungen.

Da das sexuelle Verlangen etwas ist, das sich voll und ganz im Kopf abspielt, hat jede Form der Therapie zwangsläufig eine kognitive Komponente. Genauso wie man Mathematik oder die Wertschätzung von Kunst lernen kann, kann man auch lernen zu hassen, Wut zu empfinden oder zu lieben, und ebenso kann man es lernen, sexuelle Lust zu empfinden, indem Verbote und Tabus beseitigt und durch positive Antworten ersetzt werden. Selbst wenn das Problem in erster Linie auf belastende Umstände oder auf Gegensätzlichkeiten oder Konflikte mit dem Partner zurückzuführen ist, ist das Entscheidende, nachdem alle äußeren Anpassungen vorgenommen wurden, dennoch das, was *Sie* nach sorgfältiger Neubewertung der Situation fühlen.

Wir möchten mit den erlebnisorientierten Therapien beginnen, da sie das Potential haben, Sie in Verbindung mit jenen Aspekten der sexuellen Lust zu bringen, die persönlich und bei jedem Menschen einmalig, individuell sind. Sie haben das Potential Energie und Stimmungen zu erzeugen, lange vernachlässigte und halbvergessene Erinnerungen und Phantasien wiederzubeleben und schlafende Triebe zu wecken. Da die sexuelle Lust auf diese Weise auf der persönlichsten und intimsten Ebene stimuliert wird, schaffen ebendiese erlebnisorientierten Therapien ein rezeptives mentales Klima, eine mentale Offenheit, die für die intellektuelleren und pragmatischeren Ansätze der kognitiven und Verhaltenstherapien, die in der Folge dargestellt werden, unerläßlich ist.

10. Die Selbstmobilisierung

Erlebnisorientierte Therapien

»Wir sind die Nummer eins!«

Am Ende jeden sportlichen Wettbewerbs, wenn die Fernsehkameras die Reihen jubelnder, glücklicher Fans einfangen, sehen wir die zum Zeichen des Sieges himmelwärts zeigenden Daumen, die gleichzeitig den Anspruch auf den nunmehr gebotenen Ranglistenplatz geltend machen wollen.

Aber wir *alle* betrachten uns als die Nummer eins und nicht, weil wir egozentrisch oder egoistisch sind. Alles, was wir in dieser Welt sehen oder erfahren, muß zwangsläufig durch den Filter unserer persönlichen Interpretation, die durch das geformt ist, was wir in der Vergangenheit getan und gelernt haben. Es ist diese einmalige, höchstindividuelle Sicht, die das sexuelle Verlangen zu einer wahrhaft menschlichen Erfahrung macht. Andere Menschen und Geschöpfe können die sexuelle Erregung und den Orgasmus in einer Form erleben, die sich physiologisch von unseren eigenen Reaktionen kaum unterscheidet, die sexuelle Lust ist aber eine zwischenmenschliche Komponente, und wo es ein spezifisches Lustobjekt gibt, muß es auch ein *Subjekt* – das »Ich« – geben. Zwar kann unser sexuelles Verlangen durch die verschiedensten Umweltfaktoren und unseren derzeitigen oder potentiellen Sexualpartner tiefgreifend beeinflußt werden, die sexuelle Lust ist ultimativ jedoch eine so höchstpersönliche Erfahrung, daß sie niemals bei zwei Individuen gleich sein kann.

Der Schlüssel erlebnisorientierter Therapien ist, daß die Klienten durch ihre Imaginationen äußerst subjektiv und individualistisch in Form von Phantasien, Szenarien, Kommunikationen oder Handlungen reagieren. So tritt denn auch ein Therapeut, der sich der Instrumentarien der Phantasie, der hypnotischen Imagination, des Selbstgespräches und des Rollenspiels bedient, in die Fußstapfen von Robert Frost, der auf die Frage, warum er so viele Gedichte schreibe, meinte: »Um zu sehen, ob ich sie alle unterschiedlich machen kann.«

Sie werden schläfriger, schläfriger, sexier...
Hypnotische Imagination

Unter Hypnose stellen sich viele Menschen vor, daß hierzu eine charismatische, formell ausgebildete und eine Pendeluhr schwingende Person erforderlich sei; sie wären erstaunt zu erfahren, daß ihr Schlafzimmer die besten Voraussetzungen zum Eintritt in einen hypnotischen Zustand bietet.

Dr. Bernie Zilbergeld meint, das beste Beispiel für das, was man als »hypnotische Trance« bezeichne, sei guter Sex, weil man so intensiv mit dem, was man selbst und was der Partner erfährt, beschäftigt sei. Ein Orgasmus ist ultimativ ein Trancezustand. »Ich glaube, das ist der einzige Zeitpunkt im Leben«, sagt er, »wo man so von den Gefühlen in seinem Körper gefangen ist, daß man womöglich an nichts anderes mehr denken kann.«

Bei der Hypnose ist es nicht erforderlich, in einen so tiefen Trancezustand zu gelangen, daß man gegenüber allem, außer den Suggestionen des Hypnotiseurs, absolut immunisiert wird; nicht mehr als 10 Prozent der Bevölkerung dürften in der Lage sein, eine derartige Tiefe in der Hypnose zu erreichen. Um von hypnotischen Techniken profitieren zu können, sind solche selektiven Konzentrationsextreme nicht erforderlich.

Ziel der Hypnose, ob diese selbst oder unter Anleitung eines Therapeuten bewirkt wird, ist, einen Zustand der Entspannung und der Konzentration auf mentale Bilder zu erreichen. »Viele Personen erreichen diesen Zustand, wenn sie sich ein Theaterstück oder einen Film anschauen«, erklärt Dr. Zilbergeld. »Sie sind so vertieft, daß sie nicht einmal merken, daß die Person, mit der sie gekommen sind, aufgestanden und zur Toilette gegangen ist.«

Würde Hypnose im wirklichen Leben so funktionieren, wie sie im Film dargestellt wird, könnte der Therapeut eine Frau mit mangelndem Verlangen in eine tiefe Trance versetzen und ihr vorgeben: »Jedesmal, wenn Ihr Mann zur Tür hereinkommt, werden Sie ein intensives sexuelles Verlangen nach ihm verspüren und während Ihres ganzen intimen Beisammenseins, das Sie intensiv genießen werden, hochgradig erregt sein.« Leider kann der Hypnotiseur dem Subjekt aber ebensowenig das Empfinden von sexuellem Verlangen »befehlen« wie er einen Mann mit Erektionsschwäche dahingehend instruieren kann, daß sich bei ihm parallel zu dem Wunsch nach Geschlechtsverkehr automatisch Erektionen einstellen. Hypnose kann von Fall zu Fall hilfreich sein, weniger zu essen oder weniger zu rauchen, sie ist aber mit Abstand kein immerwirksames Allheilmittel.

Hypnose als Ansatz zur Verbesserung der sexuellen Lust zielt im allgemeinen darauf ab, einen Zustand der Entspannung, verbunden mit der Erzeugung lebhafter mentaler Bilder zu erreichen. Wir können uns in Selbsthilfe, auf uns allein gestellt, entspannen und uns Phantasien hingeben, ein Hypnotherapeut kann diese mentalen Prozesse jedoch erleichtern. So erklärt Dr. Zilbergeld: »In meiner Praxis kann ich eine Frau dazu anhalten, sich vorzustellen: ›Sie sind jetzt im Bett. Stellen Sie sich vor, Sie sind mit Tom im Bett, und konzentrieren Sie sich nur auf das, was geschieht. Seine Hand ist auf Ihrem Bein, Ihre Lippen sind auf seinen.‹ Ich gehe die ganze sexuelle Erfahrung mit ihr durch, sage aber nicht: ›Sie machen sich *keine* Sorgen wegen der Kinder.‹ Ich sage ihnen einfach, sich nur darauf zu konzentrieren, wie gut sie sich fühlen und wie diese Empfindungen noch verbessert werden können. Die posthypnotische Suggestion wäre dann, daß das, was wir gerade in der Vorstellung durchlebt haben, auch das nächste Mal so sein kann, wenn sie mit Tom ins Bett geht – die ganze Konzentration ist einzig darauf ausgerichtet, *wie man sich fühlt*, wenn seine Hände auf mir und meine Hände auf ihm liegen usw. Dieser Zustand kann also durch Imagination und direkten Befehl erreicht werden.«

Die Techniken der Neuen Hypnose, die bei der Behandlung von Luststörungen verwendet werden, stützen sich gleichermaßen auf erlebnisorientierte wie auf Verhaltenstherapien, da sie oft darauf abzielen, bestimmte lebhafte mentale Bilder mit einem besonderen persönlichen Bezug bei einem Klienten zu fördern. Diese Bilder können sich auf Objekte konzentrieren, mit denen der Klient gerne sexuell oder anderweitig emotional in Verbindung käme oder auf komplexe Szenen, in die der Klient zur Interaktion mit ihm derzeit oder in der Vergangenheit wichtigen Personen eintritt.

Mit den nachfolgend beschriebenen Methoden können Vorstellungen dazu genutzt werden, positive sexuelle Gefühle zu fördern oder sich aufgestauter negativer Gefühle zu entledigen. Unter Hypnose werden Erinnerungen lebendiger, so daß es möglich wird, erregende Erfahrungen aus einer Zeit, als das sexuelle Verlangen noch stärker war, wiederaufleben zu lassen oder zu verstehen, welche zurückliegenden negativen Einflüsse das sexuelle Interesse unterminierten. Mit diesen in der Hypnose neuerfahrenen Gefühlen können lusthemmende Denk- und Verhaltensmuster überwunden und durch konstruktivere Einstellungen ersetzt werden.

Die Hypnose kann uns zu einer stärkeren Bewußtheit unseres Körpers und unserer sexuellen Empfindungen verhelfen, die nicht nur von den Genitalien, sondern von allen Sinnen ausgehen. Abgesehen davon, daß wir uns mittels Hypnose entspannen und auf einer passiven Ebene mit körperlichen Empfindungen in Verbindung treten können, erlaubt sie uns auf der Grundlage strukturierter Phantasien darüber hinaus, ein zuvor nie dagewesenes Gefühl zu gewinnen, daß wir Situationen beherrschen, die uns bisher mangels Kontrollgefühl Angst einjagten. Somit vermag die Hypnose sowohl über die Verstärkung vergangener und gegenwärtiger Erfahrungen das sexuelle Verlangen zu fördern als auch lusthemmende individuelle Hindernisse zu überwinden.

Wiederbeleben der Lust
Dr. Lazarus' Multimodale Therapie

»Die Kraft der Imagination, so pflege ich zu sagen, ist die einzige Kraft, die schneller als die Lichtgeschwindigkeit ist; mit dem Vorstellungsvermögen kann man binnen Millisekunden auf dem Mars und Millisekunden später am anderen Ende des Universums sein«, sagt Dr. Arnold J. Lazarus.

Dr. Lazarus ist klinischer Psychologe und unterhält eine auf Ehetherapie spezialisierte Privatpraxis in Princeton, New Jersey. Als Professor an der Rutgers University's Graduate School of Applied and Professional Psychology tätig, gehört er zu den führenden Experten auf dem Feld der Imagination und ist Autor des Buches *Innenbilder*.

Wenngleich er sich vorrangig auf Techniken der Imagination und Verhaltensmodifikation stützt, so aber doch nicht ausschließlich. Wegen der Komplexität, die bei sexuellen Luststörungen und anderen sexuellen Problemen gegeben ist, bedient er sich eines möglichst breitgefächerten Bewertungs- und Behandlungsspektrums. Mittels umfassender Bewertung der Gesamtsituation wird festgestellt, welche der vielen auf das sexuelle Verlangen einwirkenden Einflüsse problematisch sind und Auswirkungen auf den Verlauf der Therapie haben. Angesichts der Vielzahl individueller Faktoren, welche die Psyche in jeder Hinsicht mit Blick auf das Sexualleben beeinflussen und der Vielzahl der von ihm gewählten Ansatzpunkte bezeichnet Dr. Lazarus seinen Ansatz als »Multimodale Therapie«.

Die Imagination ist eine von sieben Modalitäten, die in seinem unter dem Akronym »BASIC ID.« firmierenden Ansatz erfaßt werden. BASIC ID. steht für:

B **ehavior** = Verhalten: Was tatsächlich geschieht, was man sexuell alleine oder zusammen macht.

A **ffect** = Gefühl: Emotionen wie Schuldgefühle, Wut, Ängste, Schamgefühle, Gleichgültigkeit oder welche Gefühle auch immer lusthemmend wirken.

S **ensation** = Empfindung: Körperliche, von den fünf Sinnen modulierte Wahrnehmungen, die als erfreulich oder unerfreulich empfunden werden.

I **magery** = Vorstellung: Phantasie und positive oder negative mentale Bilder, die lustfördernd oder -hemmend wirken.

C **ognitions** = Kognitionen: Glaubensansätze, Wertvorstellungen, Haltungen, Verbote, Tabus; was man »sollte« und »müßte« im Hinblick auf Sex.

I **nterpersonal** = zwischenmenschliche Beziehungen: Mangelnde Anziehungskraft gegenüber einem bestimmten Partner, Machtkonflikte, Auseinandersetzungen.

D **rugs** = Medikamente: Einbezogen sind nicht nur mögliche Nebenwirkungen von Medikationen auf das sexuelle Verlangen, sondern auch negative Auswirkungen infolge jedweder Art von medizinisch relevanten Zuständen.

Dr. Lazarus untersucht jeden dieser Bereiche detailliert, und die anschließende Therapie wird entsprechend den Ansatzpunkten, die am dringlichsten eine Intervention erfordern, aufgebaut. Nicht bei allen Klienten liegt die Hauptschwierigkeit im Bereich der Imagination, aber bei vielen, darunter manche, die, wann immer sie einen Anflug von sexuellem Verlangen empfinden, von zwanghaften unangenehmen gedanklichen Bildern heimgesucht werden.

Diese Vorstellungen handeln oft von Eltern oder religiösen Autoritäten (Priester, Rabbi, Nonne), die offen oder versteckt in früheren Erfahrungen des Klienten sexuelle Handlungen mißbilligten. Sie dringen unangenehmerweise genau dann ins Bewußtsein, wenn ihr Opfer aktiv mit sexuellen Aktivitäten oder mit deren Vorbereitung befaßt ist. Da die betreffende Person in solchen Situationen am wenigsten in der Lage ist, mit diesen Vorstellungen fertig zu werden, ermuntert Dr. Lazarus dazu, ebenjene mißbilligenden Vorstellungen mehrmals täglich freiwillig heraufzubeschwören und sich mit ihnen auseinanderzusetzen oder sie, wenn möglich, durch positive Bilder zu ersetzen, welche eine Einverständniserklärung beinhalten, etwa mit dem Bild eines Lieblingslehrers, der eine liberale Einstellung hatte. Durch das bewußte und freiwillige Heraufbeschwören des Bildes gewinnt der Betreffende die Kontrolle darüber und wird so schließlich in die Lage versetzt, aus dem unbewußt gesteuerten Phänomen ein bewußt gesteuertes zu machen.

Eine Verfeinerung der Technik ist die Entwicklung der Fähigkeit, nicht nur ein negatives Bild abschalten, sondern dieses durch ein erotisches oder durch eine Serie nahtlos aufeinanderfolgender Bilder ersetzen zu können. Dr. Lazarus weist seine Klienten an, beim Auftauchen störender Bilder »stop« oder »umschalten« zu sagen und auf das sexuell attraktive Bild umzuschalten. Eine Vorstellung, die sich in ihrer Wirkung als optimal erweist, etwa das Bild, von Tom Selleck leidenschaftlich geküßt zu werden, wird dann für den Dauergebrauch oder eine Übergangszeit zu dem Bild, auf das die Frau »abfährt«.

Oft behindern Schuldgefühle erotische Phantasien, und oft stellt Dr. Lazarus fest, daß er einem Klienten die »Genehmigung« für seine subjektiv als stimulierend empfundene Phantasie geben muß. Derartige Schuldgefühle können mitunter aus Phantasien erwachsen, die gemeinhin als pervers oder entwürdigend betrachtet werden, etwa jemanden zur Sexualität zu zwingen oder selbst dazu gezwungen zu werden. In anderen Fällen entstehen bei verheirateten oder festliierten Personen Schuldgefühle, wenn sie sich Phantasien mit außenstehenden Partnern hingeben.

Dr. Lazarus betrachtet es als »großen Fehler« zu glauben, derartige Bilder und Phantasien dürften sich nur mit dem eigenen Partner beschäftigen. Ein weiterer Fehler ist es seines Erachtens, sich von einem Partner die Erlaubnis für solche Phantasien zu holen. »Ihre Phantasien sind Ihre Sache und nicht die von jemand anderem, und Sie betrügen damit niemanden«, betont er.

Nach Dr. Lazarus' Meinung sind sexuelle Luststörungen vielfach für Personen symptomatisch, bei denen Arbeit und Erfolg im Vordergrund stehen. »Zu den Dingen, die heute *nicht* ›in‹ sind«, klagt er, »gehören Spaß und Vergnügen.«

Zur Entwicklung dieser Fähigkeit, sich im Bett auf erotische Bilder konzentrieren zu können, statt gedanklich auf nichtsexuelle Themen abzuschweifen, empfiehlt Dr. Lazarus, statt sich auf Improvisationsversuche im Bett zu verlassen, bereits im Vorfeld eine Reihe von Phantasien auszuprobieren. Wie bei allen Dingen, die man nicht nur machen, sondern gut machen möchte, ist auch hier eine gewisse Praxis erforderlich.

»Ich schlage nicht vor, daraus eine Dauerbeschäftigung oder Zwangshandlung zu machen«, sagt er, »aber daß man tatsächlich eine *gewisse* Anstrengung investiert.« Was damit gemeint ist? Gemeint sind etwa zwanzig Minuten täglich, die von solchen Personen, die ein Problem haben, für Imaginationsübungen aufgewendet werden. Diese Investition von fünfzehn oder zwanzig Minuten täglich lohnt sich allemal und wird eine Menge bewirken, bis man es soweit gebracht hat, daß man im Schlafzimmer die ›automatische Steuerung‹ einschalten kann.

Die Kraft der Vorstellungen
Techniken der Selbst-Hypnose

»Ich glaube nicht an Hypnotisieren; ich glaube, das, was ich tue, ist, Menschen dorthin zu führen, daß *sie* zum Hypnotisieren gebracht werden«, sagt Dr. Daniel L. Araoz, Professor für Fragen der allgemeinen mentalen Gesundheit an der C. W. Post Center of Long Island University und ehemals Präsident der Academy of Psychologists in Marital, Sex and Family Therapy. »Was wir in Wirklichkeit tun müssen, ist, soweit in eine Person einzudringen, sie zu packen, daß sie zu ihrer inneren Vorstellung und ihrem inneren Selbst vordringen und sich bewußt werden kann, was in diesem spezifischen Augenblick in ihrem Kopf vor sich geht. Das ist Hypnose, weil sie sich, sobald sie sich darauf konzentriert, von den Dingen in ihrem Umfeld löst. Sie wird immun gegenüber anderen Dingen und verliert zum Beispiel jedes Zeit- und Temperaturgefühl.«

Dr. Araoz, Autor von *Die Neue Hypnose* und *Hypnosis and Sex Therapy* sowie Mitautor von *Hypnosex: Sexual Joy Through Self-Hypnosis*, versucht, Klienten dabei zu helfen, mit ihren mentalen Bildern in Verbindung zu kommen und diese zu revidieren oder durch positivere zu ersetzen. Ein solches Bild muß nicht in jedem Fall ein lebendig ausgestaltetes Bild, es kann ebenso ein Selbstkonzept sein. So betrachten sich viele Menschen leider, wenn sie älter werden, zwangsläufig als asexuell.

Im Umgang mit gemindertem sexuellem Verlangen ermuntert Dr.

Araoz seine Klienten, über ihre Imagination positivere und optimistischere Selbstkonzepte zu entwickeln. Auf Fragen wie, »Wo wohnt Ihres Erachtens die Lust in Ihrem Körper?« kommen nach seiner Erfahrung nur sehr wenige auf Geschlechtsorgane zu sprechen, die meisten weisen statt dessen auf das Gehirn oder Herz hin. Er bittet sie, diese zentrale Kontrollstelle zu visualisieren. Bei vielen taucht das Bild eines sehr niedrig eingestellten Schalters oder Zählers auf, so daß Dr. Araoz sie auffordert, diese, wie die Lautstärke bei einem Radio, ein wenig weiter aufzudrehen und sich vorzustellen, wie sie sexuell auf ein stärker werdendes Verlangen reagieren würden.

Anschließend ermuntert er die Klienten, ein Bild zu entwickeln, in dem sie sich, wie im Film, selbst sehen, wie sie Sex in sehr freier und ungehemmter Weise mit einem Partner ihrer Wahl genießen. Ein Weg, der nicht leicht ist, zumal die Betreffenden bis zu dem Zeitpunkt, wenn sie in die Therapie kommen, ihre negativen Vorstellungen schon viele Jahre haben fortbestehen lassen.

Dr. Araoz verstärkt diese mentalen Imaginationserfahrungen, indem er seine Klienten auffordert, diese Phantasien zu Hause, teilweise unter Zuhilfenahme von Tonbandkassetten zu wiederholen, so daß die Stimme des Therapeuten die Anleitungen durch die einzelnen Übungen gibt. In manchen Bereichen sind seines Erachtens Videokassetten zwar besser für Instruktionen geeignet, für derartige, in Eigenregie durchgeführte Wiederholungsübungen sind Tonkassetten jedoch zweckmäßiger, da sie zudem den Vorteil haben, daß man die Augen schließen kann, so daß im Gehirn Alphawellen erzeugt werden können, die mit einem Zustand der Entspannung assoziiert werden.

»Um die negativen, jahrelang aufgebauten Muster zu überwinden, arbeite ich mit ihnen auf der Grundlage der Idee, daß sie neue Wege oder Schaltungen zum Gehirn etablieren müssen«, erläutert Dr. Araoz. »Um das zu erreichen, müssen die Übungen nochmals und nochmals wiederholt werden, genau wie bei anderen Fertigkeiten, die man sich nur mit kontinuierlichem Training aneignen kann.« Gelegentlich halten Klienten sich nicht an die vorgegebenen Instruktionen, was Dr. Araoz auf bestimmte innere Widerstände zurückführt, die sich beispielsweise dadurch erklären, daß jemand dem Partner zuliebe oder um seinem ewigen Nörgeln ein Ende zu machen, in die Therapie kommt, ohne aber selbst davon überzeugt zu sein, daß er mehr nach Sex verlangen und ihn mehr genießen sollte, als es der Fall ist.

Bei solchen widerstrebenden Klienten kombiniert Dr. Araoz psychoanalytische Techniken mit der Imagination, wobei nach Bildern in der Vergangenheit geforscht wird, welche sowohl auditiver als auch visueller Natur sein können. »In vielen, vielen Fällen habe ich festgestellt«, bemerkt er in diesem Zusammenhang, »daß die erste Reaktion ist, ›Oh, nein, ich möchte Sex haben, und ich genieße ihn!‹, aber bei näherer Betrachtung stoßen sie dann doch auf irgend etwas, etwa daß jemand sagt, ›Du bist zu alt‹ oder ›Du solltest dich schämen, mit diesem Menschen zusammenzusein‹. Das alles sind für gewöhnlich Stimmen aus der Vergangenheit.«

Dr. Araoz versucht, dem Klienten im Zustand hypnotischer Entspannung bei der Identifizierung eben jener Stimmen, wenn sie auftauchen, zu helfen. Selbst Personen, die ihre Religion seit Jahren nicht mehr praktiziert haben, können sich an Verbote aus ihrer frühreligiösen Erziehung oder an die Stimme eines ermahnenden oder Vorhaltungen machenden Elternteils erinnern.

Sobald die Stimme als solche identifiziert werden konnte, besteht der nächste Schritt darin, sie zeitlich und örtlich einzuordnen. Dabei werden zwangsläufig Erinnerungen an Kindheitserfahrungen zutage gefördert, die mit negativen und traurigen Gefühlen, mit Enttäuschungen, Wut oder Ängsten, abgelehnt oder nicht geliebt zu werden, assoziiert werden. »Der Grund, warum ich diesen Zustand ›hypnotisch‹ nenne«, erklärt Dr. Araoz, »ist, weil ich nicht versuche, diesen Dingen einen Sinn zu geben, sie zu interpretieren oder sie in irgendeiner Form logisch aneinanderzureihen, sondern ihnen einfach nur helfe, mit diesen Dingen, die geschehen sind, in Verbindung zu kommen. Bisweilen sind die Bilder, die aus der Vergangenheit aufflackern, höchst konfus, es fehlt jede logische Reihenfolge.«

Dr. Araoz beschrieb das Fallbeispiel eines Klienten, der auf diese Weise mit konfliktbehafteten auditiven und visuellen Bildern konfrontiert wurde. Als erstes erinnerte er sich an die Worte eines Priesters, die irgendeinen negativen Beigeschmack in bezug auf Sexualität und den menschlichen Körper hatten, und als nächstes wurde er sich eines Bildes bewußt, das ihn mit seiner Mutter in einer Badewanne zeigte. Er sah den Körper seiner Mutter darin als groß und dick, da sie in Wirklichkeit jedoch weder groß noch dick war, wurde ihm nach intensiverem Eingehen auf das Bild deutlich, daß er nicht älter als drei oder vier Jahre sein konnte. Dennoch war ihm in diesem Alter ihre Nacktheit bewußt, und er war neugierig auf ihren Körper, gleichzeitig jedoch voller widersprüchlicher Gefühle, einerseits wollte er sie berühren und Fragen stellen, andererseits wußte er, daß das gefährlich sein und ihre Mißbilligung hervorrufen könnte.

Die meisten der Stimmen, die während der Hypnotherapie aus der Vergangenheit auftauchen, enthalten Verbote oder Botschaften, wonach sexuelles Verlangen, Erregung und sexuelle Betätigungen Sünde oder schädlich sind, gelegentlich kann sich aber auch eine ermutigende Stimme als problematisch erweisen. So erinnerte sich ein Klient an eine weibliche Stimme, die ihn dazu ermutigte, etwas zu tun, was nach den moralischen Maßstäben seiner Kindheit nicht erlaubt war. Die Stimme wurde als die einer lange verstorbenen Tante identifiziert, des sogenannten schwarzen Schafs in der Familie, die schon vor vierzig Jahren, als der Klient zehn war, eine emanzipierte junge Frau gewesen war. Selbst als Kind hatte er die Tante attraktiv und verführerisch gefunden, seine Eltern hatten ihn jedoch vor ihren verrückten Ideen gewarnt und so einen Konflikt geschaffen, der reaktiviert wurde, als er ein reifer Erwachsener war.

Eine Brücke, welche die Jahre überspannt
Rückholen von Erinnerungen mit der somatischen Brücke

Es könnte der Eindruck entstehen, je mehr man versucht, in den unbewußten Tiefen seines Gedächtnisses und seiner Seele zu graben, um so weniger wolle man den eigenen Körper bewußt wahrnehmen. Dr. Araoz hat demgegenüber jedoch festgestellt, daß ebendiese Bewußtheit des Körpers oft den Schlüssel zum Wiederbeleben verdrängter Erinnerungen von Vorkommnissen liefern kann, die mit Konsequenzen für die sexuellen Gefühle verbunden waren. Derartige körperliche Empfindungen, welche die mentale Reise in die Vergangenheit erleichtern, bezeichnet Dr. Araoz als ›somatische (körperliche) Brücke‹, die, über die Jahre hinwegreichend, uns neuerlich mit entfernten Bildern längst verlorener Erinnerungen verbindet.

Jedesmal, wenn ein Klient von einem auftauchenden Bild mit einem sexuellen Bezug berichtet, bittet Dr. Araoz ihn: »Prüfen Sie Ihren Körper. Was geschieht jetzt? Empfinden Sie irgendwelche Spannungen?« Sofern die Reaktion auf sexuelle Gedanken negativ ist, treten normalerweise irgendwo Spannungen auf. »Wo treten diese Spannungen auf? In Ihrem Magen, im Brustkorb, in den Schultern? Wohin verlagern sie sich?« fragt er den Klienten.

»Ich fordere die Klienten auf, über ihren Körper nachzudenken, ihn ständig zu beobachten, zu sehen, was jetzt, in diesem Augenblick geschieht. Ich bin nicht so sehr an ihrer Beschreibung, als vielmehr an ihrer Bewußtheit interessiert. Sobald die Antwort lautet: ›Da ist eine gewisse Spannung in meiner Brust‹, sage ich: ›Gut, versuchen Sie, ob Sie mit dieser Spannung in Kontakt bleiben können. Lassen Sie sich von ihr weiterführen. Wohin führt sie? Führt sie zu irgendeiner Szene in der Vergangenheit, zu irgendeiner Verbindung mit der Vergangenheit?‹ Es ist fast, als baute ich eine somatische Brücke zwischen jener akut auftretenden Spannung und etwas, das sich als Auslöser dieser Spannung vor langer Zeit ereignete.«

Die Verbindung zu den Gefühlen eines Menschen läßt sich nicht mit der Frage, ›Wie fühlen Sie sich?‹, herstellen. In dem Augenblick, wo diese Frage gestellt wird, hört das Fühlen auf, und das Denken beginnt. Demgegenüber kann die Aufforderung, einfach zu fühlen, zu sehen, wohin diese Gefühle führen, jeder Spannung zu folgen und sich auf jedes Unbehagen zu konzentrieren, eine Brücke zwischen der Gegenwart und einem früheren Ereignis bauen, welches mit ähnlichen Gefühlen verbunden war.

Jemandem, der diese Techniken zu Hause statt in einer formalen Therapie anwenden möchte, empfiehlt Dr. Araoz: »Um mit Ihrem Körper in Kontakt zu kommen, legen oder setzen Sie sich ruhig hin, entspannen Sie sich, versuchen Sie, ruhig zu atmen und Ihren Körper bewußt wahrzunehmen. Was nehmen Sie als erstes wahr? Ihre Hände? Ihre Pobacken? Ihren Nacken? Konzentrieren Sie sich darauf, und sehen Sie, wohin Ihre Gefühle Sie führen. Welche Assoziationen kommen Ihnen hinsichtlich dieser Körperregion in Verbindung mit anderen, ganz individuellen, persönlichen Dingen in den Sinn? Die Bewußtheit des Körpers kann Erinnerungen, Gedanken, Gefühle, Empfindungen und so weiter auslösen.«

Bei einer anderen Übung, die er als *subjektives Biofeedback* bezeichnet, ermutigt Dr. Araoz seine Klienten, Vorstellungen, die Schuldgefühle und Unbehagen erzeugen, durch reifere und gesündere Einstellungen zu ersetzen. Wird jemandem bewußt, daß er von negativen Botschaften beeinflußt wird, so wird zunächst die Quelle dieser Botschaft identifiziert und der Betreffende anschließend aufgefordert, unter Rückgriff auf seine eigene Weisheit, seine Wertvorstellungen und seinen gesunden Menschenverstand jene tabuisierende oder negative Botschaft durch eine positivere zu ersetzen.

Obwohl wir im allgemeinen annehmen, in einer sexuell freizügigen und emanzipierten Gesellschaft zu leben, gibt es, nach der

Erfahrung von Dr. Araoz, dennoch viele Menschen, die Sexualität mit den Vorstellungen von Teufel und Bestrafung verbinden. Mit der Zunahme von AIDS, Herpes und anderen sexuell übertragbaren Krankheiten in den letzten Jahren taucht häufig der Gedanke auf, »Das ist eine Strafe Gottes«, wenngleich die Betreffenden sich auf intellektueller Ebene vielleicht nicht dazu bekennen würden.

Interessant ist, daß die meisten der von Dr. Araoz' Klienten formulierten positiven Botschaften eher diskret oder konservativ im Tonfall waren, wie zum Beispiel: »Sex ist okay und kann unter bestimmten Umständen genossen werden«, anstelle einer Aussage wie: »Jede Form von Sex ist akzeptabel.«

In Selbsthilfe

In seinem Buch *Hypnosis and Sex Therapy* hat Dr. Araoz verschiedene Hypnosetechniken beschrieben, die sich bei der Behandlung sexueller Luststörungen als effektiv erwiesen haben. Gegenstand dieser Techniken sind mentale Bilder, oft komplexe Szenen, wobei der Klient sich vorstellt, daß er darin teilhat. Einige dieser Techniken können als Selbsthilfeübungen zur Überwindung von Lusthemmnissen und direkten Steigerung der Lust genutzt werden. Hierzu ist es nicht erforderlich, einen Trancezustand zu erreichen; mit einem ruhigen, ablenkungsfreien Raum und einer entspannten Haltung sind alle Voraussetzungen erfüllt.

Wiedererleben: Denken Sie an eine sehr positive Erfahrung in Ihrer Vergangenheit. Stellen Sie sie sich bildhaft vor, als ob Sie sie gegenwärtig erlebten, und versuchen Sie, sich auf die wiederauflebenden Empfindungen zu konzentrieren. Sollten Sie nie eine derart erfreuliche Erfahrung gemacht haben, so konstruieren Sie eine Phantasie, die Sie als höchsterstrebenswert empfinden. Wenn Sie die Wärme oder die Stimulation der Gefühle, welche Sie mit der Erinnerung verbinden, neuerlich erfahren, sagen Sie sich, daß Sie sich bei Ihrer nächsten sexuellen Erfahrung daran erinnern werden.

Sofern es Ihnen Unbehagen bereitet, sich selbst in einer sexuellen Szene vorzustellen, so übertragen Sie Ihre Rolle in Ihrer Phantasie ersatzweise einer prominenten Person, für die Sie schwärmen. Wenn Sie feststellen, daß diese Person Ihr Verlangen stimuliert, übernehmen Sie die Rolle selbst, aber anstatt sich selbst aktiv im Handlungsgeschehen vorzustellen, beobachten Sie sich, als ob Sie aus der Zuschauerrolle einen Film sähen, in dem Sie selbst der Star sind. Sobald Sie das Bild als erregend und einladend empfinden, können Sie selbst »im Film auftreten« und sich das Geschehen in Ihrer Phantasie so ausmalen, als ob es real wäre.

Hierarchie sexueller Freuden: Wenn Sie das Vorspiel am meisten genießen und den später abfolgenden sexuellen Betätigungen eher Ängste oder weniger Begeisterung entgegenbringen, erstellen Sie Ihre eigene Hierarchie, indem Sie alle sexuellen Aktivitäten, angefangen von den erfreulichsten bis zu den am wenigsten erfreulichen der Reihenfolge nach auflisten. Sollte es für Sie das Schönste sein, nackt umarmt zu werden, so konzentrieren Sie sich als erstes auf dieses Bild, und versuchen Sie all die Empfindungen, die Sie in der Vergangenheit dabei erfahren haben, möglichst lebhaft wiederaufleben zu lassen. Während Sie nach wie vor von diesen positiven Gefühlen umfangen sind, gehen Sie zum nächsten Punkt auf Ihrer Hierarchieliste weiter, und ergänzen Sie das, was Sie bereits erleben, mit dem positiven Gehalt dessen, was dieser Punkt beinhaltet. Bis Sie sich zu dem letzten Punkt Ihrer Hierarchieliste vorgearbeitet haben, was eine gewisse Zeit beansprucht, werden Sie in der Lage sein, die gesamte sexuelle Erfahrung ausnahmslos positiv zu sehen.

Gehen Sie vor Ihrer nächsten sexuellen Begegnung die gesamte Hierarchie in Ihrer Vorstellung mehrmals durch. Wenn dann der Zeitpunkt gekommen ist, Ihre Phantasien in der Praxis umzusetzen, nehmen Sie sich im Vorfeld eine Minute Zeit, um die Kette der antizipierten Ereignisse nochmals im Geiste durchzugehen und die Gefühle zu erfahren, die Sie durch Ihre Phantasien geweckt haben. Mit Ihrem Partner oder ihrer Partnerin über Ihre Hierarchie zu sprechen kann hilfreich sein, daß er oder sie versteht, was Sie am meisten anregt und in welcher Reihenfolge Sie Ihre Erregung und Leidenschaft optimieren können. Mehrere Wochen, in denen diese mentalen Übungen praktiziert werden, können eine sichtliche Steigerung des Verlangens und des sexuellen Genusses bewirken.

Negative Selbst-Hypnose: Negative Reaktionen auf normalerweise angenehme sexuelle Erfahrungen können durch Schuldgefühle, Wut oder Ängste ausgelöst werden. So kann beispielsweise bei einer Frau das sexuelle Verlangen gehemmt sein, weil ihre Mutter ihr glauben machte, daß Sex animalisch sei, so daß sie in der Konsequenz gehemmt war, einen Orgasmus zu erleben. Ihre diesbezüglichen Konflikte mögen unbewußt sein, und auf einer strikt intellektuellen Ebene bewertet sie Sex vielleicht bereitwillig als etwas Natürliches und Schönes, das mit Sicherheit nicht schmutzig ist.

Wenn Sie sich zwar sagen können, wie gesund und schön Sex ist, aber feststellen, daß sich diese Erkenntnis nicht in sexuelles Verlangen überträgt, denken Sie an jemanden, der lebt oder tot ist, dessen Meinungen Sie respektieren und als absolut glaubwürdig betrachten würden. Bei dieser Person kann es sich um einen Autor, einen medizinischen Experten, einen Psychologen, einen Lehrer oder einen Geistlichen handeln. Dann stellen Sie sich vor, daß diese Person Ihnen freundlich einen Vortrag über natürliche und gesunde Einstellungen hält, die Sie gegenüber der Sexualität haben sollten. So mag die im vorherigen Beispiel genannte Frau nicht imstande sein, den guten Rat, den Sie sich eigentlich selbst gibt, höher als die negative Sicht der Mutter zu bewerten, aber das zusätzliche Gewicht, das ein »Experte« in die Waagschale wirft, der dem lustvollen, ungehemmten sexuellen Genuß positiv gegenübersteht, könnte den Ausschlag geben, daß sie ihr sexuelles Verlangen steigern kann. Sofern Eltern oder andere autoritative Figuren Ihnen in der Vergangenheit Schuldgefühle oder negative Ansichten mit Blick auf Sexualität vermittelt haben, stellen Sie sich vor, wie sie mit Ihnen zusammen im Publikum sitzen und den gleichen Vortrag hören.

Poetische Bilder: Manche Männer und Frauen haben eine negative Haltung gegenüber spezifischen Körperteilen, insbesondere im Genitalbereich entwickelt. Sollten Sie einerseits die Nähe der Sexualität zwar genießen, sich andererseits aus Gründen der Schüchternheit oder Überempfindlichkeit aber schwer mit den Geschlechtsteilen Ihres Partners oder Ihrer Partnerin tun, so versuchen Sie, sich diese als ästhetisch attraktive Objekte vorzustellen. So kann ein Mann die Schamlippen einer Frau als Blumenblätter oder als die Wölbungen einer Seemuschel sehen. Umgekehrt kann eine Frau sich den Penis als eine schöne Säule aus Elfenbein oder als ein gewundenes Horn vorstellen. Auf diese Weise werden die zuvor etablierten negativen Bilder durch positive Assoziationen ersetzt.

Explosive Bilder: Sollten Sie feststellen, daß Sie, wann immer Sie sich sexuellen Intimitäten nähern, eine Abneigung oder offene Wut wegen irgendwelcher zurückliegenden Differenzen gegenüber Ihrem Partner empfinden, dann schaffen Sie ein lebhaftes mentales Bild von Ihrer Wut, die Sie in Form eines Vulkans, eines Feuers oder eines Erdbebens sehen, ihr freien Lauf lassend, so daß sie sich ungehemmt austoben kann. Anschließend versuchen Sie, sich sexuelle

Intimitäten, die frei von jeder Wut sind, vorzustellen und genießen den Frieden, die Ruhe und Harmonie, die die Szene beherrschen, nachdem die explosiven und eruptiven Kräfte verschwunden sind.

Filmregisseur: Sollten Sie in sexuellen Situationen Angst oder Nervosität empfinden, so stellen Sie sich eine Situation vor, in der Sie sich am unwohlsten fühlen würden – vielleicht, wenn Sie das erstemal mit jemandem im Bett sind, bei Sexualität an einem fremden Ort, oder wenn Sie nach einem nervenaufreibenden Tag verärgert sind und um Sexualität gebeten werden. Sobald Sie sich selbst in den unerfreulichsten Situationen sehen, erscheinen Sie als »Regisseur« auf der Bildfläche und greifen, die volle Kontrolle über die Situation übernehmend, ein. Das Gefühl, ihr Sexualleben kontrollieren zu können und nicht hilflos zu sein, wird Ihre lusthemmende Angst oder Nervosität mindern.

Ebenso wie die auf die positiven Aspekte der Sexualität abzielenden Techniken wie Wiedererleben, die Hierarchie sexueller Freuden oder poetische Bilder lusthemmende Faktoren beseitigen, so bewirkt auch der Umgang mit negativen Emotionen wie Schuldgefühlen, Wut oder Ängsten eine Steigerung der sexuellen Lust. Um die für Sie angemessenen und treffenden Bilder entstehen zu lassen, sind nichts weiter als eine gewisse Zurückgezogenheit und Ruhe erforderlich; das sexuelle Verlangen wird sich automatisch mit dem Bild einstellen.

11. Das Reich der Phantasie

Die magische Kraft der Phantasie

1907 schrieb Sigmund Freud über eine erstaunliche Entdeckung, die er gemacht hatte; seine Klienten hatten ihm etwas anvertraut, das noch niemand zuvor gewagt hatte einzugestehen: Erwachsene haben Tagträume und Phantasien. Eine Nachricht, die heute kaum jemanden schockiert, um die Zeit der Jahrhundertwende waren die Erwachsenen aber ebensowenig bereit, sich zu ihren Phantasien wie zu dem Umstand, daß sie masturbieren, zu bekennen.

Warum nicht? Freud erklärte es damit, daß Tagträume bei Kindern, ihre Phantasien, was sie als Erwachsene Erstrebenswertes tun werden, geradezu erwartet werden, selbstverständlich sind. Die Tagträume Erwachsener hingegen sind kindlicher Natur, regressive Phantasien, die als unverantwortlich und, da sie sich mit nichtkonstruktiven Vergnügungen beschäftigen, kurzum als beschämend und schändlich galten.

In unserer heutigen arbeitsorientierten Gesellschaft müssen Therapeuten ihren Klienten oft erst noch einmal beibringen, neuerlich das Element der Freude in die Sexualität zu bringen, und genau wie manche Personen mit sexuellen Dysfunktionen es lernen müssen zu masturbieren, so müssen andere mit Luststörungen die Kunst der Phantasie lernen. Kreativität im Bereich der Imagination ist erlernbar. Als Beispiel sei erwähnt, daß diese Art der Kreativität schließlich auch in schriftstellerischen Fortbildungen, Kunstseminaren und im Musikunterricht vermittelt wird. Natürlich kann man die künstlerische Begabung nicht in einem Klassenzimmer erwerben, wohl aber kann ein Talent soweit gefördert und weiterentwickelt werden, daß man in der Lage ist, das, was im Innern schlummert, ausdrücken zu können. Die Phantasie, die Sie entwickeln, mag Sie zwar nicht dazu beflügeln, den nächsten *Wendekreis des Krebses* zu schreiben, wenn sie jedoch bewirkt, daß *Sie* sich stimuliert fühlen und *Ihr* Verlangen entflammt wird, so werden Ihre Mühen allemal reichlich belohnt werden.

Dr. Jerry M. Friedman, Sexualtherapeut in Stony Brook, New York, erklärt, wie er die sogenannte *Phantasiepause* in seinen Therapieansatz bei der Behandlung mangelnden sexuellen Verlangens integriert.

Phantasiepause heißt, daß der Klient sich täglich einige Momente Zeit nimmt, um über Sexualität nachzudenken, vielleicht sogar feste Zeiten hierfür festlegt. Insbesondere wählt er diesen Ansatz bei Personen, die auf die Frage nach ihrem sexuellen Verlangen antworten: »Ich weiß nicht – ich empfinde es einfach nie.« Eine Replik, die ihn zu der Folgefrage veranlaßt: »Und was passiert, wenn ich Sie bitte, es zu empfinden? Woran *möchten* Sie denken, wenn Sie an Sex denken sollten?«

Um die Ursachen eines gehemmten Verlangens zu verstehen, analysiert Dr. Friedman sowohl die erkennbar werdenden Phantasiemuster als auch den tatsächlichen Gehalt der Phantasien. Wird beispielsweise bei einem Klienten deutlich, daß er nur an Sex denkt, wenn er allein, aber niemals wenn er mit irgendwem zusammen ist, so kann dieses Muster Hinweis auf eine Angst sein, sich konkret sexuell zu engagieren, denn ein Gedanke an Sex wird nur dann zugelassen, wenn diesbezüglich absolut keine Gefahr besteht. Manche Personen erlauben es sich generell nie, trotz ihrer vermeintlichen Bereitschaft, die Anweisungen des Therapeuten zu befolgen, an Sexualität zu denken. Diese Art der Vermeidungsstrategie kann ein Zeichen von Leistungsängsten oder Intimitätsängsten, der Angst vor Verwundbarkeit, sein.

Dr. Arnold Lazarus, klinischer Psychologe und Professor an der Rutgers University, meinte zur Verdeutlichung der Rolle der Phantasien, wenn man das, was man tun wird, sich nicht vorstellen könne und nicht über die entsprechenden kognitiven Pfade in seinem Geist verfüge, daß man es dann nie tun würde.

Oder um es vereinfacht mit den Worten von Rodgers und Hammersteins *Bloody Mary* auszudrücken, man muß einen Traum haben, so daß der Traum sich bewahrheiten kann.

Die Imagination beflügeln
Die Rolle von Phantasien in der Therapie

Der Umgang mit Träumen mag für Psychotherapeuten ein alter Hut sein, wohingegen das Feld der Phantasie zum therapeutischen Rüstzeug neueren Datums gehört. Phantasien und Träume weisen gewisse Ähnlichkeiten auf, der große Unterschied ist jedoch, daß in der

Phantasie eine ungleich größere Kontrolle als in Träumen gewahrt bleibt.

Aber auch in der Phantasie fehlt die hundertprozentige Kontrolle, da viele Bausteine der Phantasie vom Unterbewußtsein geliefert werden, so daß der Architekt vom Endprodukt durchaus überrascht sein kann. Die Phantasie gehört zu den potentesten Stimulanzien schlafender Lust, und die von Therapeuten entwickelten Techniken helfen Klienten, ihr Imaginationspotential zur Steigerung der Lust zu mobilisieren.

Verfolgen wir in diesem Zusammenhang das Beispiel Glendas, jener zweiunddreißigjährigen »Schlafenden Schönheit«, der wir in Kapitel 2 schon einmal begegnet sind, während mehrerer Therapiesitzungen. Glenda, so erinnern Sie sich vielleicht, hatte einen Punkt in ihrem Leben erreicht, an dem sie eigentlich alles gehabt hätte: ein beruflicher Aufstieg von der Angestellten, die Routinearbeiten erledigt, zu einer kreativen Stellung im Werbeteam, einen liebevollen und fürsorgenden Ehemann und eine siebenjährige Tochter. Aus unerklärlichen Gründen hatte sie plötzlich jedes sexuelle Verlangen verloren, und nach Monaten verzweifelten, fruchtlosen Bemühens von seiten ihres Mannes, ihr sexuelles Verlangen wiederzubeleben, hatte Glenda sich widerstrebend zu einer versuchsweisen Trennung durchgerungen, die sie als den besten Weg sah, um sich selbst etwas Zeit und den Raum zu geben, den sie brauchte, um über die schwierige Situation, in der sie steckte, nachzudenken und sie zu erforschen.

Die Therapie war Teil jener Selbsterforschung. Während ihre Imagination ihr im Bereich der Werbung gute Dienste leistete, hatte Glenda ihre Phantasie jedoch nie zu einem Bestandteil ihres Sexuallebens gemacht. Als Hausaufgabe, die sie zwischen den Sitzungen zu erledigen hatte, hatte der Therapeut ihr verordnet, sich Phantasien hinzugeben, und bat sie nunmehr, ihm einen ihrer neuesten Tagträume zu erzählen. Als Glenda protestierte, daß schließlich mangelndes Interesse an Sex ihr Problem und es somit doch wohl unwahrscheinlich sei, daß sie zu sexuellen Phantasien imstande wäre, bat der Therapeut sie, einfach das zu erzählen, was ihr in den Sinn kam und sich keine Gedanken darüber zu machen, wie erotisch es sei. Also beginnt sie.

»In der Baracke ist es ziemlich dunkel«, erzählt sie mit kaum vernehmbarer Stimme, »aber mit dem Licht meiner Laterne kann ich sehen, daß Lem und Zeke gefesselt am Boden liegen, der mit einigen Blutstropfen befleckt ist. Ich denke, daß da etwas nicht stimmt. Und schon sagt eine grantige Stimme hinter mir: ›Okay, Lady, drehen Sie sich langsam um!‹ Das war ein Fehler, denn während ich mich langsam drehe, denke ich schnell. Ich schwinge die Laterne, während ich mich umdrehe; ich lasse den Griff los, und sie fliegt ihm direkt ins Gesicht, trifft ihn seitlich am Kiefer, und er ist für einen Augenblick vom Licht geblendet. Mit der linken Hand greife ich sein Handgelenk und nehme ihn, mit der rechten Hand quer über seinen Unterarm gefaßt, in einen Karategriff. Ich höre, wie sein Gewehr zu Boden fällt und stoße ihm mit aller Gewalt mit dem Knie in die Leisten. Nebenbei, Doktor«, unterbricht sie, mit verhaltener Stimme, die inzwischen immer lauter geworden war, »ich hoffe nicht, daß Sie nun denken, in dieser Phantasie sei zuviel Gewalt und nicht genügend Sex. Sex kommt in gewisser Weise später noch vor, aber Sie hatten ja gesagt, daß die Phantasien nicht ausschließlich einen sexuellen Bezug haben müßten, wenn mir nicht danach zumute sei, oder?«

»Es ist *Ihre* Phantasie«, sagt der Therapeut.

»Dieser Kerl«, fährt sie geflissentlich fort, »weiß nicht, wie ihm geschah, denn wer wußte damals in Amarillo schon etwas von Karate? Er windet sich am Boden, während ich sein Gewehr an mich nehme. Genau in dem Moment ruft ein anderer Typ: ›Was ist los, Blacky?‹ Dieser riesige Kerl, etwa einsneunzig groß, stürzt, das Gewehr im Anschlag, in die Baracke. Dann geb ich's ihm!« frohlockt Glenda.

»Mit einem weiteren Karategriff?« fragt der Therapeut.

Glenda schaut ihn erstaunt an. »Nein!« widerspricht sie. »Ich habe doch Blacks Gewehr, Sie erinnern sich? Ich bin gerade dabei, Lem und Zeke von ihren Fesseln zu befreien, als ich draußen Pferdehufe höre. Ich nehme auch das Gewehr des großen Typen an mich, so daß ich jetzt in jeder Hand eins habe, bereit, mit einem letzten Einsatz meine Ranch, mein Leben und meine Ehre zu verteidigen, wende ich mich dem Eingang zu. Aber es sind keine weiteren bösen Gestalten! Es ist ein Mann mit einem weißen Hut und einer schwarzen Maske, der einen großen Schimmel reitet, und hinter ihm taucht ein Indianer auf einem kleineren, braun-weiß gefleckten Pferd auf. Der maskierte Mann steigt von seinem Pferd, tippt an seinen Hut und sagt: ›Gibt's Schwierigkeiten, Ma'am?‹ Mit dem Gewehr in meiner rechten Hand beschreibe ich einen leichten Bogen und sage: ›Danke, aber nichts, womit ich nicht fertig werden könnte.‹ Er ist beeindruckt, das kann ich Ihnen sagen. Er ist es nicht gewohnt, daß Frauen alleine mit Dingen fertig werden, aber ich kann ihn nicht mit Dankbarkeit überschütten, wie er es erwartet, schließlich hat er nichts für mich getan. Nur um irgend etwas zu sagen und ihn nicht so dastehen zu lassen, sage ich zu ihm: ›Warum gehen Sie nicht in die Baracke und befreien meine Arbeiter von ihren Fesseln?‹«

Glenda lächelt schelmisch. »Sein Blick verfinsterte sich, und er schleicht von dannen, während ich geradewegs auf Tonto zugehe, der hinter ihm mit ausdruckslosem Gesicht steht, typisch Indianer. Er ist genauso groß wie der maskierte Mann, und mir wird bewußt, daß er einfach toll aussieht. Er hat eine tadellose bronzefarbene Haut, und seine braunen Augen haben diesen seltsamen, weichen Ausdruck, als ob sie dabei wären, sich gleich aufzulösen. ›Hi, ich bin Glenda‹, sage ich. Er schaut mich an, und ein warmes Lächeln erhellt sein Gesicht, das mir bedeutet: ›Du weißt meinen Namen, aber es gibt noch vieles, was du nicht weißt.‹ Nachdem wir uns eine Zeitlang gegenseitig in die Augen gestarrt haben, sagt er: ›Sie scheinen mit dem Gewehr umgehen zu können.‹ ›Was bleibt mir anderes übrig, alleine hier draußen‹, entgegne ich. ›Sie sind Witwe‹, sagt er, mit so zartem Mitgefühl, daß ich einen Kloß in meiner Kehle verspüre. Ich nicke traurig.« Glenda unterbricht ihre Erzählung, um etwas schuldbewußt einzuflechten: »Ich wollte wirklich nicht, daß es dazu kommt, daß ich getrennt von meinem Mann lebe, zumal wir nicht *legal* auseinander sind. Squaws schlagen wohl nie ihr Zelt allein irgendwo auf.« Dann fährt sie mit ihrer Geschichte fort: »Sie wissen, was es heißt, allein zu sein‹, sage ich zu ihm. Der Indianer nimmt meine beiden Hände in die seinen, die sich so stark und dennoch weich anfühlen. Ich schaue ihm in die Augen. ›Er hat Ihnen also einmal Ihr Leben gerettet. Dafür schulden Sie ihm Dank, aber nicht das Leben, das er rettete. Sie können nicht für immer und ewig fünf Pferdelängen hinter ihm auf diesem – Pony herreiten! Er reitet stolz auf seinem Pferd und bewundert den herrlichen Sonnenuntergang, während Sie das Hinterteil seines Pferdes vor Augen haben.‹ ›Ich weiß, Golden One«, sagt er zu mir, noch immer meine Hände haltend. ›Ich habe meine Schulden bei dem maskierten Mann beglichen. Jetzt werde ich dorthin gehen, wo mein Herz mich hinführt. Oder ich werde bleiben, wo es mich hält.‹ Der maskierte Mann, der wohl verstanden hat, steigt, ohne irgendeinen Abschiedsgruß oder ein herablassendes ›Hi-yo, Silver‹, auf sein Pferd und reitet in die Dunkelheit hinaus. ›Wer war denn der maskierte Mann?‹ fragt einer der Arbeiter. ›Ist er der Einsame Ranger?‹ fragt der andere. ›Er ist es *jetzt*!‹ erwidere ich, meine Arme um Tonto legend.«

Glenda seufzt und schwingt nervös mit dem Bein, das sie über das andere geschlagen hat. »Es tut mir leid«, sagt sie, mit nur halbwegs bedauerndem Tonfall nach einer Pause. »Ich weiß, Sie hatten mir die Aufgabe gestellt, mir eine Phantasie auszumalen, und ich war entschlossen, mit einer echt knalligen, nicht mit der Geschichte eines großen, dunkelhäutigen, fremden Schönlings an einem mondbeschienenen Strand, wie Sie es vielleicht erwartet hatten, hierher zu kommen. Hätte ich mich an das gängige Skript gehalten, so wäre ich gefesselt gewesen, der Einsame Ranger hätte mich gerettet und, mit etwas Glück, hätte ich ihn verführt, statt daß er mich einfach stehen läßt und davon reitet. Aber ich habe *ihn* zurückgewiesen. Ich habe mich wie ein bösartiges Miststück benommen.«

»Nicht gegenüber Tonto«, bemerkt der Therapeut. »Sie beide schienen sich recht gut zu verstehen.«

Glenda rümpft etwas spöttisch die Nase. »Blonde, schlanke, christliche Werbemanagerin sucht alleinstehenden mutigen Indianer, 30–45, Nichtraucher (einschließlich Friedenspfeifen), kein Feuerwasser oder sonstige Rauschmittel…«

»Sie beide schienen perfekt zu verstehen, was es heißt, schweigend hinter einem Mann herzureiten, selbst hinter einem Mann, der Ihnen tatsächlich etwas bedeutete«, beobachtet der Therapeut.

Glenda schaut verblüfft. »Oh, nein, Doktor, Sie glauben doch wohl nicht, daß *ich* mich so fühlte. Schon in der ersten Sitzung habe ich Ihnen gesagt, daß es zwischen Victor und mir absolut keine Konflikte gibt. Er hat mir beruflich nie im Weg gestanden. Er achtet mich sogar noch mehr, seit ich es vom ›Mädchen für alles‹ zu meinem derzeitigen Job gebracht habe, wo ich kreativ sein kann und Entscheidungskompetenzen habe.«

»Hat er Sie jemals ›Golden One‹ genannt?«

»Was?« ruft sie aus. Dann sagt sie: »Oh, wie Tonto mich nannte. Nein, das sollte nur irgend etwas sein, was ein Indianer typischerweise zu einem Bleichgesicht sagt.« Sie hält einen Augenblick inne. »Vic nannte mich früher ›Golden Girl‹.«

»Früher?«

»Ja, als wir jung waren. Ich meine, wir sind immer *noch* jung«, korrigierte sie sich, »es ist einfach…, wenn man älter wird, erscheinen diese Kosenamen albern. So hat er damit aufgehört.«

»Hatten Sie ihn darum gebeten?«

Sie schüttelt entschieden den Kopf. »Ich mochte ihn. Warum sollte ich ihn bitten, damit aufzuhören?«

»Nur so eine Frage«, entgegnet der Therapeut. »Einige Frauen hatten in den letzten Jahren etwas dagegen einzuwenden, ›Girl‹ genannt zu werden.«

Glenda sitzt eine Weile ruhig da und denkt nach. »Ja, ich habe ihn einige Male darauf hingewiesen, er solle meine Freundinnen nicht ›Girls‹ nennen. Ich meine, es war keine großartige Auseinandersetzung oder so etwas. Ich wollte nur, daß er ein Bewußtsein dafür entwickelt. Glauben Sie, deswegen hat er aufgehört, mich ›Golden Girl‹ zu nennen?«

»Zumindest glaube ich nicht, daß es so war, weil Sie älter wurden. Sie sagten, daß Vic Sie mehr achtete. Hatten Sie auch das Gefühl, er liebte Sie mehr? Liebt er Sie noch genauso viel?«

»Doktor«, unterbricht sie ihn, »ich dachte, mit diesen Phantasien sollte ich mein sexuelles Verlangen zurückgewinnen. Und jetzt sind wir dabei, auf schwieriges Terrain vorzustoßen, und ich weiß nicht einmal, ob das überhaupt relevant ist. Ich hätte meine Phantasie ebenso leicht um Tom Cruise oder Camelot oder Popeye kreisen lassen können – ich wollte aber mit einer weitausholenden, abwegigen Phantasie aufwarten.«

»Aber Sie haben *ebendiese* ausgewählt«, beharrt der Therapeut. »Und wie fanden Sie Interesse an dem Einsamen Ranger?«

»Victor ist der Ranger-Freak«, gesteht sie. »Er kaufte einige Kassetten von der alten Fernsehserie und hat sogar Bänder von den alten Radiosendungen: ›Ein feuriges Pferd, blitzschnell, eine Staubwolke...‹ Nein, ich habe diesen Macho-Wohltäter noch nie gemocht, der, stets hinter einer Maske versteckt, vor allen Beziehungen, die sich auftaten, weglief. Aber Vic kann Ihnen den Namen seines Neffen nennen, jeden Schauspieler, der ihn jemals spielte, und er kann die ›Wilhelm Tell-Ouvertüre‹, in eine leere Bierflasche blasend, spielen. *Diese* beiden müssen etwas Gemeinsames haben.«

»Um zur sexuellen Lust zurückzukommen«, sagt der Therapeut, »ich konnte mir nicht helfen, aber ich hatte das Gefühl, daß Sie sich irgendwie zu Tonto hingezogen fühlten. Wie weit wäre er bei Ihnen gekommen?«

Glendas Körper entspannt sich sichtlich im Sessel, sie lächelt verträumt. »Hm, schwer zu sagen, was ich aber weiß, ist, daß es einfach unmöglich ist, mit drei Männern in dieser kleinen Baracke zu schlafen!«

Phantasien können uns nicht nur stimulieren, sie können uns auch helfen, mit Haltungen und Gefühlen in unserem Innern in Kontakt zu kommen, die uns, sollten wir sie direkt ausdrücken, Unbehagen bereiten würden. Glenda hatte unendlich viele Quellen, von denen sie ihre Phantasie ableiten konnte, aber von all den Comics, Filmen und Fernsehserien, die es auf der Welt gibt, hat sie genau diese ausgewählt. Die Tonto-Phantasie regte sie ein wenig an, und das alleine war schon der Mühe wert; die Phantasie ermöglichte es dem Therapeuten und ebenso der Klientin, mehr von Glenda und ihrer Situation zu verstehen.

Glendas Phantasie-Liebhaber war eine im doppelten Sinne sichere Wahl: ein Mann anderer Rasse und Kultur, den sie wohl kaum kennenlernen und mit dem sie im wirklichen Leben noch weniger eine Liaison eingehen würde, und als Filmfigur zudem jemand, der das Ganze denn auch absolut in der Welt der Phantasie festschrieb. Demgegenüber neigen Phantasien mit Blick auf jemanden, den man tatsächlich kennt, ein Nachbar oder Kollege, dazu, Schuldgefühle zu wecken, die wiederum, wie jedes Unbehagen, lusthemmend wirken. Trotz ihrer ehelichen Probleme war Glenda zu konservativ, um ein außereheliches Abenteuer, und sei es auch nur in der Phantasie, außer solchen, die wirklich absolut ›phantastisch‹ und ausgeschlossen waren, in Erwägung zu ziehen.

Glendas Phantasie hatte eine entschieden aggressive Komponente, welche die erotischen Elemente zunächst an den Rand drängte. Indem sie dem Macho-Helden ihres Mannes zeigte, wie unabhängig sie war und Tonto von seiner Seite weglockte, rebellierte sie gegen ihren Mann und Liebhaber. Wenn ihr Mann doch aber ihren beruflichen Werdegang tatsächlich unterstützte, warum mußte sie dann rebellieren? Um sicher zu sein, war die Therapie noch nicht weit genug fortgeschritten, der Therapeut hatte aber gewisse Vermutungen. Was war geschehen, als Glendas Verlangen verschwand? Vic hatte sich um *ihr* Verlangen gekümmert, entschlossen, es aus eigener Kraft heraus wieder auf sein ursprüngliches Niveau zurückzubringen, statt zu versuchen zu verstehen, was da passierte.

Ein weiterer möglicher Konflikt lag im Bereich des Unterschiedes zwischen intellektuellem Gutheißen einerseits und dem vom Bauch angezeigten Gefühl andererseits. Jahrhundertelang stiegen die Frauen in der Achtung und Bewunderung ihrer Männer, wenn sie Mütter wurden, nur daß ihnen gegenüber die körperliche Leidenschaft verlorenging (der Madonnen-Prostituierten-Komplex). Heutzutage gibt es Männer, die Frauen, die Intelligenz und Autorität im Berufsleben zeigen, aufrichtigen Respekt entgegenbringen, aber außerstande sind, Zärtlichkeit zu empfinden oder sich sexuell angezogen zu fühlen, wie dies bei Frauen, die ihnen als hilflos und abhängig erscheinen, der Fall ist.

Auch Frauen sind vor solchen inneren Spaltungen nicht gefeit. Eine Frau, die Kinder geboren hat, kann sich sexuell so verändert fühlen, daß sie sich, weil es nicht mehr angemessen ist, der Sexualität nicht mehr so sorglos wie in früheren Jahren hingeben kann. Oder eine Frau, die eine neue Bewußtheit ihrer Fähigkeiten und ihres intellektuellen Wachstums entwickelt hat, mag das Gefühl haben, ihr altes Sexualverhalten habe sie auf die Rolle eines Sexualobjektes reduziert und die stereotypen Rollen innerhalb ihrer Liebesbeziehung verstärkt. Wir können uns nicht verändern und erwarten, daß unser Sexualleben unverändert bleibt; nicht, solange Sex mit Beziehungen zu tun hat und eine Beziehung mit Menschen. Bleibt die Sexualität dennoch scheinbar unverändert, ist dies wahrscheinlich darauf zurückzuführen, daß die Betreffenden die Situation neubewertet haben und zu dem Schluß gekommen sind, daß es keinen Grund gibt, die Art der wechselseitigen Beziehung zu verändern, so sehr sich ihre Beziehung zur Außenwelt auch verändert haben mag.

Glenda war selbstsicherer geworden und behauptete sich mehr; Vic hatte einen Rückzieher in Fragen der Intimität gemacht. Glenda hatte ihre Libido auf Eis gelegt; Vic intensivierte seine Bemühungen, sie wieder zu reaktivieren. Glenda zog sich zurück; Vic verfolgte sie. Glenda wurde die Klientin, Vic der Therapeut, und das alte eheliche Rollenschema von ›Herrschen und Unterwürfigkeit‹ war wiederhergestellt. Zwar subtil, aber es war da.

Wenn also Glenda wütend auf Vic war, warum richtete sie dann ihr Verlangen nicht auf andere Männer, zumindest in ihrer Phantasie? Erstens war sie sich nicht bewußt, daß sie auf einen so unterstützenden, fürsorglichen Ehemann wütend war. Zweitens wäre ihr der Gedanke an Ehebruch, selbst in der Phantasie, zu bedrohlich gewesen. Das verlorengegangene Verlangen gegenüber Vic verallgemeinerte sich zu einem generell verlorengegangenen Verlangen. Die Tonto-Phantasie war nach langer Zeit das erste Anzeichen, daß nach wie vor ein Funke von Verlangen glühte.

Wie die meisten Klienten war Glenda von der Tatsache, daß sie in Therapie war, nicht gerade begeistert. Gerade wo sie darum kämpfte, eine Identität unabhängig von der der Ehefrau und Mutter zu entwickeln, findet sie sich als Klientin in einer Rolle der Abhängigkeit von einem männlichen Therapeuten. Ihre schnelle Auffassungsgabe und ihre leicht ironische Rhetorik belassen ihr jedoch die Möglichkeit, ebendiesen inneren Widerständen Rechnung zu tragen, sich so vor dem vollen Aufprall schmerzhafter Gefühle schützend, bis sie eher in der Lage ist, sich ihnen zu stellen. Der Therapeut unterstützt jene ironische Rhetorik, indem er sich oft auf einen kleineren verbalen Schlagabtausch mit ihr einläßt. Die Aggressivität ist ein Zug der neuen Glenda, wenngleich viele, so auch ihr Ehemann, in ihr nach wie vor die eher zurückhaltende, bescheidene und ewig ja-sagende Person aus alten Tagen sehen.

Glenda nahm sich auch weiterhin mehrmals täglich, sowohl im Büro als auch zu Hause, einige Minuten Zeit für ihre Phantasien. Sie stellte sich eine Szene vor und füllte sie mit männlichen Charakteren, aber nicht notwendigerweise solchen, von denen sie sich angezogen fühlte. Personen mit einem normalen Lustniveau phantasieren, um sich zu erregen, sei es als Vorspiel zur Masturbation oder zum Koitus oder einfach aus Langeweile um des geistigen Vergnügens willen. Bei mangelndem Verlangen können Phantasien dazu dienen festzustellen, welche Dinge Auslöser und Hemmnis des sexuellen Verlangens sind, auch wenn die Phantasie selbst kein Verlangen erzeugt. Je besser man die persönlichen lusteinschaltenden und -ausschaltenden Faktoren kennt, um so leichter ist es, spezifische Phantasien zu entwickeln, welche die sexuelle Lust wahrhaft beflügeln können.

In Selbsthilfe

Es bedarf keines Therapeuten, der Ihnen als Führer bei Ihren Phantasiereisen dient. Jeder, der mit seinem Verlangen und dessen speziellem Auslösemechanismus in Verbindung kommen möchte, kann sich die gleichen Techniken zunutze machen, die auch Therapeuten bei der Behandlung von Lustproblemen anwenden. Alles, was Sie für Ihre Phantasiepause benötigen, ist Ihr Vorstellungsvermögen. Wichtig ist, sich hierfür etwas Zeit zu nehmen.

Nicht unbedingt *viel* Zeit: es kann schon mit zwanzig Sekunden getan sein, dann zum Beispiel, wenn jemand ein Foto seines Lieblingsfilmschauspielers in seiner Schreibtischschublade aufbewahrt und es einfach nur einige Male am Tag herausnimmt, um es sich kurz anzuschauen. Phantasiepausen können Sie während des Autofahrens, im Bus, in der Warteschlange im Supermarkt oder während der Kaffee durch die Maschine läuft, einlegen.

Das größte Problem in Zusammenhang mit den Phantasiepausen ist der Widerstand. Personen, denen es an sexuellem Interesse fehlt, haben oft auch wenig Interesse, daß ein solches Interesse geweckt wird.

Die erste Phantasie ist vergleichbar mit einem ersten Rendezvous, das dem Zweck des gegenseitigen Kennenlernens und nicht irgendwelcher katapultartiger sexueller Aktionen dient. Eine Frau mit mangelndem sexuellen Verlangen könnte sich eine Phantasie ausmalen, wie sie mit Paul Newman eine Spaghetti-Sauce zubereitet; ein Mann könnte Vanna White in seiner Phantasie zu einem Spiel herausfordern. Wenn Sie versuchen, Ihre Phantasien in exotischere Kanäle zu steuern, und merken, daß Sie Angst empfinden, so folgen Sie dieser Angst. Fragen Sie sich, was *schlimmstenfalls* situativ in Ihrer Phantasie geschehen könnte: Ablehnung, Demütigung, negative körperliche Folgen, Schuldgefühle? Versuchen Sie, das Hindernis zu identifizieren, so daß Sie es beseitigen können.

Was Phantasien angeht, was ist normal, oder was entspricht zumindest dem Durchschnitt? Und wenn es darum geht, Ihrem Partner Phantasien mitzuteilen, was – wenn überhaupt – verbietet sich?

Vor einigen Jahren erschien in der *New York Times* ein Artikel, der sich mit der Frage der am häufigsten aufkommenden sexuellen Phantasien beschäftigte. Sex mit einer anderen Person als dem eigenen Partner rangierte an erster Stelle. Trotz unserer festen Bindung an einen Partner, scheint unsere biologische Natur uns ein Anziehungspotential gegenüber vielen Mitgliedern des anderen Geschlechts zu bewahren. Ist der Phantasieliebhaber fiktiver Natur, wie Tonto, oder praktisch unerreichbar, wie ein Filmstar, so wird der Partner selten eifersüchtig. Handelt es sich bei dem Phantasieobjekt demgegenüber um eine reale, wenn auch flüchtige Bekanntschaft, etwa ein Kunde, mit dem man gelegentlich zu tun hat, so mag der eigene Partner nicht so tolerant sein. Dreht sich die Phantasie gar um den Nachbarn oder jemanden, den man täglich sieht, fühlt sich der eigene Partner in der Regel konkret bedroht. Affären treten in 50 Prozent aller Ehen auf, wenngleich das entsprechende Motiv eher in zwischenmenschlichen Problemen der ehelichen Beziehung als bei einem schwindenden sexuellen Verlangen anzusiedeln ist. Melanie Griffin mag »sexier« als die Sekretärin des Ehemannes sein und Don Johnson viriler als der Typ von nebenan sein, aber Mrs. Griffin und

Mr. Johnson sind zu weit weg, als daß sie durch ihr Eindringen in die Tagträume des Partners Leid verursachen könnten, so daß die real verfügbaren Personen eine größere Bedrohung als die extrem begehrenswerten darstellen.

Dem *Times*-Bericht zufolge weckt die Phantasie Nummer eins – Sex mit jemand anderem als dem eigenen Partner –, trotz ihrer Popularität, beträchtliche Schuldgefühle. Die an zweiter Stelle rangierende Phantasie erzeugt wahrscheinlich noch weitaus mehr zwiespältige Gefühle und Unbehagen, wenngleich sie, wie aus Morton Hunts Untersuchung über das Sexualverhalten hervorgeht, von immerhin einem Viertel aller Frauen unter Fünfunddreißig, die masturbieren, geteilt wird: zu Sex gezwungen zu werden. (Ebenso haben 14 Prozent aller Männer unter Fünfunddreißig diese Phantasie, was in etwa jenen 18 Prozent entspricht, die sich vorstellen, bei einer »gezwungenen« sexuellen Begegnung der Aggressor zu sein.)

Im Gegensatz zu einer Vergewaltigung besteht keine konkrete Gefahr und, natürlich, ist der Mann in der Phantasie sehr attraktiv oder zumindest erregend. Das ist der Grund, warum die Phantasie so viele Menschen anspricht: es ist wie bei einer nervenkitzelnden Fahrt im Vergnügungspark, wo man vermeintlich geradewegs in die Katastrophe rast, aber tief im Innern doch weiß, daß keine konkrete Gefahr besteht.

Andere, bei Männern und Frauen weitverbreitete Phantasien handeln von Gruppensex oder homosexuellen Begegnungen. Was die *Times* allerdings überhaupt nicht erwähnte, war, was wir bei unserer landesweiten Untersuchung von Männern für *Beyond the Male Myth* als die am weitesten verbreitete Phantasie ermittelt hatten: sexuelle Aktivitäten mit dem eigenen festen Partner. Aber das scheint mehr ein sematisches als ein forschungsspezifisches Problem zu sein. Manche Interviewer kommen offensichtlich nicht auf den Gedanken, daß es auch im Rahmen einer realen Beziehung Phantasien geben könnte. Da diese Phantasien jedoch nicht während des Geschlechtsaktes auftreten und oft von sexuellen Aktivitäten oder Situationen handeln, die in der Paarbeziehung selten oder nie vorkommen, sind sie für derartige Erhebungen zweifelsohne relevant.

1973 veröffentlichte Nancy Friday ihren Bestseller *Die sexuellen Phantasien der Frauen*. Sie kategorisierte sorgfältig die Art der Phantasien, darunter kaum welche, die konventionell romantischer Natur waren und um einfühlsame, zuvorkommende Gentlemen in leidenschaftlich-feurigen, aber entschieden gefälligen Begegnungen kreisten. Was überwog waren Themen wie Sex mit anonymen Fremden, Sex vor Publikum, Vergewaltigung, Schmerz und Masochismus, Dominierung, die Sexualität der Angst, der Reiz des Verbotenen, die Verwandlung in eine andere Person, Inzest, Sex mit Tieren, Sex mit rassenfremden Männern, Sex mit Knaben und lesbische Liebe. Die einzige Phantasieart, die relativ harmlos und »akzeptabel« (Nancy Fridays Begriff) war, waren die Phantasievorstellungen über die Erdmutter.

»Weil es allgemein anerkannt ist, daß Frauen (allesamt Träumerinnen) jene guten, reinen Gedanken bewegen, die unsere Gesellschaft zusammenhalten – speziell materielle Dinge, die mit dem Heim (und mit dem Haushalt) zusammenhängen«, schrieb Nancy Friday, »schlage ich vor, daß Sie das nächste Mal, wenn Sie so ein hübsches weibliches Gesicht mit einem Mona-Lisa-Lächeln sehen, überlegen (nur überlegen!), ob die Lady vielleicht gar nicht an einen edlen Ritter auf dem Pferd denkt, sondern nur an das Pferd.«

Entscheidend ist für Männer wie für Frauen, die eigenen Phantasien nicht zu zensieren. Nichts wäre tragischer, als auf die Freuden von Phantasien, die das sexuelle Verlangen wiederbeleben, zu verzichten, nur weil sie als krankhaft oder pervers verworfen werden. Personen mit einem mangelnden sexuellen Verlangen gehören kaum zu denjenigen, die sich von einem Gedanken an Routinesex im gewohnten Schlafzimmer mit ihrem üblichen Partner animieren lassen. Wir neigen dazu, ›abartige‹, extravagante Phantasien mit einem starken sexuellen Verlangen, mit sexuell aktiven »Swingern« zu assoziieren, wären aber erstaunt und gleichsam ein wenig schockiert festzustellen, daß in Personen mit einem scheinbar sehr geringen sexuellen Interesse Gedanken an Exhibitionismus, Sadomasochismus und Sex mit Fremden, die gesellschaftlich aus der Rolle fallen, schlummern.

Es versteht sich von selbst, daß derartige Phantasien, die man in Wirklichkeit nie ausleben wird, nicht einmal ausleben wollte, nur in den seltensten Fällen jemand anderem mitteilt. Ebendiese Tatsache, daß sie geheimgehalten werden, läßt uns glauben, daß sie weitaus seltener seien, als dies tatsächlich der Fall ist. Sofern Sie oder Ihr Partner sich von solchen Phantasien angesprochen fühlen, zögern Sie nicht, sich ihnen hinzugeben – oder wagen Sie zumindest einmal in der Abgeschiedenheit Ihrer Vorstellungskraft, mit ähnlich ›unwahrscheinlichen‹ Phantasien zu experimentieren. Vielleicht entdecken Sie auf diese Weise eine absolut kostenlose neue Energiequelle, die

Ihr sexuelles Verlangen ›anheizen‹ kann. Gönnen Sie sich heute eine Pause – eine Phantasiepause.

Die Sexualforscher mögen nachgewiesen haben, daß alle Orgasmen auf der klitoralen Stimulation (bzw. beim Mann der Stimulation des Penis) beruhen, und daß die Muskelkontraktionen unterschiedslos mit Intervallen von 0,8 Sekunden aufeinanderfolgen. Das sexuelle Verlangen ist glücklicherweise nicht so uniform und kann in vielfältiger Weise geweckt werden. Im Hinblick auf die sexualphysiologischen Abläufe gibt es, sofern keine Störungen vorliegen, von Individuum zu Individuum kaum Unterschiede, die Bandbreite des sexuellen Verlangens hingegen kann so breitgefächert wie das Spektrum der unterschiedlichen Geschmäcker sein. Der Geschmack ist etwas höchst Individuelles, und der Geschmack kann sich ändern, wenn man Lust bekommt, etwas Neues auszuprobieren. Wäre es anders, hätten sich die exotischen Gerichte und Restaurants, die heute gang und gäbe sind, nie und nimmer durchsetzen können.

Die Rolle von Aufzeichnungen
Ein ›Tagebuch der Lust‹ führen

Phantasien sind flüchtig aufflackernde Anflüge von Gedanken, die sich rasch wieder verflüchtigen. Ein Tagebuch der Lust fängt sie ein und hält sie fest, so daß Sie mit ihnen arbeiten können.

Ein Tagebuch zu führen bewirkt, meint Dr. Jerry Friedman, daß die Klienten jeden Tag an Sexualität denken oder *denken*, daß sie daran denken sollten. Wenn sie zum Beispiel sagen: »Ich habe heute nichts in mein Tagebuch geschrieben, laß mich also mal über etwas nachdenken, das mit Sex zu tun hat«, so wird Sexualität ins Bewußtsein gerufen und, um es mit den Worten von Dr. Friedman zu sagen, »der Motor« für weitere Gedanken und Gefühle »in Gang gesetzt«. Ein Lust-Tagebuch hilft Klienten und Therapeuten, sich bewußt zu werden, wie oft und unter welchen Umständen sexuelle Gedanken aufkommen.

Während die Tagebucheintragungen zunächst auf Phantasien beschränkt sein mögen, können sie mit der Zeit erweitert werden und nicht nur das erfassen, was im Kopf, sondern auch was im Bett des Betreffenden vor sich geht. So bleibt nicht nur Raum für fiktive Phantasien, sondern auch für deren mögliche Ausgestaltung in der Praxis, will heißen, daß nicht nur Gedanken und Gefühle, sondern auch die parallel ablaufenden und daraus erwachsenden physischen Vorgänge Eingang finden. Neben dem Datum des Eintrags sollte auch die Uhrzeit vermerkt werden. Aufgeschrieben werden kann, was immer sich ereignete – ein Gespräch, eine Phantasie, ein Geschlechtsakt –, zusammen mit den entsprechenden Gefühlen und Kognitionen. Gefühle sind die Reaktionen des Bauches, wie: »Ich hatte keine Lust, als ich *diesen* Blick bei meinem Mann bemerkte, aber nach einigen Küssen hatte er mich soweit«, oder »Ich fühlte mich von der Neuen im Büro angezogen«. Kognitionen sind eine eher intellektuelle Bewertung der Situation: »Ich wäre zu schüchtern, um mit ihr zu flirten«, oder »Ich muß meinem Mann wirklich einmal sagen, daß er zu grob mit meiner Klitoris umgeht«, oder »Vielleicht gibt es da ja noch Hoffnungen für mich!«

Für Frauen wäre es angebracht, ebenfalls ihre Menstruationszyklen im Tagebuch einzutragen, um so etwaige Korrelationen zwischen Lust und spezifischen Zyklusphasen feststellen zu können. Messungen der Vaginaltemperatur ermöglichen eine präzisere Bestimmung des Eisprungs; viele Frauen empfinden gerade unmittelbar vor dem Einsprung ein sehr starkes sexuelles Verlangen.

Frauen können ihre sexuelle Bewußtheit und die Qualität ihres Sexuallebens verbessern, wenn sie ihre Sexualmuskeln trainieren und die entsprechenden Übungen ebenfalls in ihrem Tagebuch vermerken. Ein Muskel, der Schließmuskel der Harnröhre, wirkt auch auf den Scheidengang, das heißt, daß einfache Anspannungsübungen, um eine bessere Kontrolle über das Urinieren, die Blase zu gewinnen, automatisch eine Stärkung dieses Sexualmuskels bewirken. Eine Übung, die, nebenbei, *überall* gemacht werden kann: in der Warteschlage vor einem Bankschalter, während Sie im Auto darauf warten, daß die Ampel auf grün umspringt, oder während des Geschlechtsverkehrs, was bekanntlich bei beiden Partnern eine Steigerung des sexuellen Lustgefühls bewirkt.

Dr. Rebecca Liswood, eine Pionierin der Sexualtherapie, schrieb 1961 zu diesem Sexualmuskel: »Wenn man die Betätigung dieses Sphinktermuskels beherrscht, kann man ihn während des Geschlechtsverkehrs wechselweise um den erigierten Penis kontrahieren und entspannen. Hierdurch werden sowohl bei Ihnen als auch bei Ihrem Mann höchstlustintensive Empfindungen ausgelöst. Ich erinnere mich an einen Vortrag, den ich einmal in einem Kurhotel zu diesem Thema hielt. Ich bat die Frauen, diesen Sphinktermuskel zu trainieren, und erklärte ihnen, wie das zu machen sei. Am nächsten

Morgen kam einer der Ehemänner zu mir hin und meinte, ›Dr. Liswood, ich war Ihnen die ganze Nacht dankbar‹«.

Wie wichtig sind derartige Übungen zur Verbesserung der *Lust*? Genau wie das Festhalten des Menstruationszyklus und der Vaginaltemperatur sind sie wertvolle Instrumente, weil sie einer Frau die sexuellen Aspekte ihres Körpers und ihrer Persönlichkeit *bewußter* machen. Sie verhindern, daß die Sexualität vollends aus ihrem Bewußtsein verdrängt wird.

Entsprechend sollten Männer Erektionen oder Empfindungen im Penis in ihren Tagebüchern festhalten. Je nach Individuum mag es ratsam sein, ebenfalls zu notieren, wieviel er getrunken hat, wieviel Schlaf er hatte oder wieviele Stunden er arbeitete. Auf diese Weise wird sein Sexualleben – auf einer mentalen Ebene – mit den übrigen Tagesaktivitäten verbunden.

Wenn ich ein Tagebuch führe, werde ich daran erinnert, daß »ich immer eine geschlechtsorientierte Person bin. Ich mag diesen Aspekt meines Ichs zwar nicht jederzeit wach- oder ins Bewußtsein rufen, aber das Potential ist immer da. Meine Sexualität ist mitnichten etwas, das ich, jeweils nur abrufbereit am Samstag abend auf Lager nehme.«

Tagebuchschreiben
Die Bedeutung des Tagebuches in der Therapie

Ein Tagebuch zu schreiben war der nächste Schritt in Glendas Therapie. Es galt also, ein Notizbuch zu führen, in dem sie alles, was sie als sexuell empfand, einschließlich beiläufiger Gedanken und ihre entsprechenden Reaktionen darauf, festhalten sollte. Sie notierte Inhalte ihrer Phantasiepausen wie auch Informationen von Umständen und Ereignissen, welche sexuelle Gedanken auslösten.

»Genau das, was mir in meinem Leben noch fehlte – noch mehr Papierkrieg!« seufzte Glenda, lässig ihr Notizbuch aufschlagend. »Die Eintragungen sind etwas oberflächlich, Doktor, so daß ich die Einzelheiten ergänzen muß. Sollen wir mit gestern beginnen? Es gab nichts, was ich über mein zölibatäres Leben hätte eintragen können, es gab aber einige flüchtige Phantasien oder zumindest Gedanken an Sex. 18. März. Menstruationszyklus: 11. Tag. Spannte 28mal den Liebesmuskel an und zwar während der Kaffeepause, während Telefonaten und während ich am Kopierer wartete – also stets im Beisein anderer. 10.27 Uhr – Roboterphantasie. Lust: plus eins; Männer: minus drei. Ich konnte mir dafür nur plus eins geben«, erklärt Glenda, »weil ich in einer depressiven Stimmung war, als ich mit der Phantasie begann. Ich dachte, in welcher hoffnungslosen Situation ich sei, daß kein Mann in der Lage schien, mich anregen zu können. Ich kam auf die Idee, daß nur irgendein technologisches Wunder wie ein Superroboter mir helfen könne. Warum nicht? Er müßte ja nicht ganz aus Metall sein; sicher können sie auch irgend etwas aus Plastik und Computersystemen herstellen, das einem Mann ähnelt, ohne allerdings dessen Mängel aufzuweisen. Wie dem auch sei, während ich dort stand und, meinen Liebesmuskel immer wieder anspannend, darauf wartete, daß Sylvia mit dem Kopieren fertig wurde, fing ich an, mir auszumalen, wie so ein Ding konkret aussehen könnte. Dann fluchte Sylvia plötzlich, was nur heißen konnte, daß der Kopierer schon wieder defekt war, was denn auch das Ende meiner Phantasie bedeutete. Ich dachte, Menschenskind, wenn sie nicht einmal einen Kopierer herstellen können, der nicht wie der in unserem Büro alle zwei Wochen defekt ist, warum sollte dann ein Supersex-Roboter besser funktionieren? Um 11.15 Uhr hatte ich eine Techniker-Phantasie. Punktzahl: zwei plus für die Lust und eins plus für Männer im allgemeinen. Mir kam der Gedanke, daß eine Maschine nur so gut ist wie die Person, die sie plant, nur nicht so langlebig. Sollte es also möglich sein, einen Roboter zu konstruieren, der imstande ist, einer Frau ein Optimum an sexueller Befriedigung zu verschaffen, müßte es einen Typen geben, der über das entsprechende Wissen und die Einfühlsamkeit verfügt – oder? Zunächst stellte ich mir ihn als glotzäugiges Megagehirn mit einem birnenförmigen Kopf vor, aber dann dachte ich, es könnte genauso gut ein durchschnittlich aussehender Typ sein, vielleicht groß, rotblond, mit Hornbrille und einem prägnanten Gesichtsausdruck. Und genau an dem Punkt, glaube ich, hörte die Phantasie auf, nur eine mentale Übung zu sein, und fing tatsächlich an, mich ein wenig anzuregen.«

»Ich hoffe, Sie haben *das* in Ihrem Tagebuch vermerkt«, sagt der Therapeut.

Sie nickt. »Das habe ich. Kurz vor dem 14-Uhr-Eintrag.«

»Ein weiterer Eintrag?« fragt er lebhaft interessiert. »Eine weitere Phantasie?«

Sie lächelt. »Nun, eine Art von warmem Gefühl, das mich überkam, als der Techniker seinen Kopf zur Tür meines Büros hineinsteckte und sagte, daß der Kopierer wieder funktioniere.«

»Derjenige, der alle zwei Wochen kommt, um das Gerät zu reparieren?«

»Tja!« bestätigt sie. »Ein junger Mann, groß, rotblond, mit Hornbrille und stets mit diesem prägnanten Gesichtsausdruck.« Um Glendas bisher ausdruckslosen Mund zuckt plötzlich ein Grinsen. »Eigentlich nichts Besonderes, aber mit all seiner Kopiererfahrung muß er eigentlich *etwas* vom ›Reproduktionssystem‹ verstehen!«

In Selbsthilfe

Wenn Sie Ihr eigenes Feuer anzünden, ist die Imagination die beste Bezugsquelle, die Ihnen einen Brennstoff mit einer garantiert hohen Oktanzahl liefert. Das einzige Hindernis, das zwischen den Menschen und ihren Phantasien steht, ist die Zeit. Jeder *kann* phantasieren, aber eine Phantasie erfordert Zeit, auch wenn diese nur eine Frage von Sekunden ist.

Sofern Sie Phantasiepausen und ein Tagebuch als Selbsthilfetechniken verwenden möchten, stellen Sie sicher, jeden Tag etwas Zeit dafür zu erübrigen. Jemand, der einen Therapeuten aufsucht, muß diesem seine leeren Seiten offenbaren, wenn Sie aber auf sich allein gestellt sind, gibt es niemanden als Sie selbst, dem Sie Rechenschaft ablegen müssen. Wenn eine Seite leergeblieben ist, schreiben Sie *etwas* hin, was Sie denken, warum sie leer ist – waren Sie zu beschäftigt, zu depressiv, zu unmotiviert, zu verärgert? Die Hindernisse kennen, kann helfen, sie zu beseitigen.

In das Lust-Tagebuch sind auch tägliche Vermerke über die sexuellen Gefühle aufzunehmen. Auch hier wiederum: diese Gefühle müssen nicht positiv sein. Eine Blankoseite bedeutet einer widerstrebenden Person: »Heute nicht ein einziges sexuell reizvolles Gefühl«. Jemand, der mit seinen Gefühlen besser in Kontakt ist, würde auf diese Blankoseite schreiben: »Heute seit 5.30 Uhr auf den Beinen. Mußte die ganze verdammte Williams-Akte nochmals überarbeiten. Der Chef ist ein blöder Hund. Ehemann erwartet, daß um 18 Uhr das Essen auf dem Tisch steht, und ich kam um 18.50 Uhr nach Hause. Sie erwarten, daß ich mich SEXY fühle??« Oder: »Aushilfe am Empfang – glaube, sie ist solo (kein Ring). Auffallende Zähne, schmales Kinn. Dünn, keine Kurven. Lange Beine. Vor zwei Jahren – vielleicht. Stand immer auf langen Beinen. Jetzt?«

Ist das Lust? Sicher, negative Lust. In der Mathematik gibt es rein rechnerisch keinen Unterschied zwischen negativen und positiven Zahlen. Um von – 5 auf 10 zu kommen, braucht man etwas mehr oder, je nach dem, etwas länger als von 1 auf 10, da erst einmal, um überhaupt auf Null zu kommen, die negativen Zahlen ausgeglichen werden müssen. Wenn Sie Ihr Bankkonto um 100 Dollar überzogen haben, haben Sie nicht *nichts* auf der Bank, Sie haben eine Schuld, die Sie begleichen müssen. Null Lust ist also keineswegs der Tiefststand, den Sie schlimmstenfalls erreichen können.

Inhalte Ihrer Phantasiepausen sollten in Ihr Lust-Tagebuch aufgenommen werden. Einige Phantasien können Sie detailliert beschreiben und Ihr Tagebuch so im Sinne einer therapeutischen Kreativitätsförderung nutzen. Wichtiger als die Niederschrift ist aber die Phantasie selbst, die Sie in der Regel in ein oder zwei Sätzen zusammenfassen können.

Der Punkt ist, daß Sie sich die Zeit für die Phantasie nahmen, auch wenn Sie nicht sehr viel Lust empfanden, so haben Sie doch einen Schritt in die richtige Richtung, sie wiederzuentdecken, getan. Aufschreiben können Sie auch, welche Personen Sie getroffen haben (nur Mut zum Chauvinismus dabei: benoten Sie sie als potentielle Partner, indem Sie Punkte von jeweils 1 bis 10 vergeben, auch wenn es sich von selbst versteht, daß Sie sich bei den Maßstäben, die Sie setzen, auf Ihre *früheren* Gefühle stützen müssen), was Sie gelesen haben oder einfach, welche Ideen Ihnen in den Sinn kamen. Sofern Sie irgendwelche körperlichen Empfindungen hatten, notieren Sie sie, sexuelles Verlangen muß sich aber nicht körperlich äußern. Männer, deren erster Anflug von Verlangen in jungen Jahren stets von Erektionen begleitet war, müssen sich daran gewöhnen, daß sie Lust ohne diese spontane Rückmeldung empfinden. Frauen wird die mit Laborinstrumenten meßbare physische Erregung oft nicht einmal bewußt, so daß sie noch weniger als Männer als Orientierungshilfe auf das »Biofeedback« ihrer Lust vertrauen können.

Hätten Sie sich gewünscht, daß Sie mit jenen alten Gefühlen auf eine Person oder Situation hätten reagieren können? Das ist es, was zählt. Die *Lust*, Lust zu haben, wird Sie allmählich aus dem Minusgradbereich Ihres Sexualthermometers heraus- und in die Zone glühender Leidenschaft bringen.

Welches Ziel wird darüber hinaus mit dem Tagebuch verfolgt? Sie nutzen es zur Rückschau, als Nachschlagewerk, um Muster zu erkennen. Eingetragen werden sollten sowohl negative als auch positive Ereignisse, zum Beispiel, wenn Sie Ihrem Partner gesagt haben, daß

Sie zu müde für Sex sind, oder wenn Sie Beklemmung empfanden, als ein Kollege einen schmutzigen Witz erzählte. Sind Ihre Phantasien besser als die Realität? Erscheint Ihnen ein Kollege attraktiver als der eigene Partner? Was ist das jeweils an einem Tag vorherrschende Gefühl: Langeweile, Müdigkeit, Aversionen, Nervosität? Wird es insgesamt besser oder schlimmer?

Mit besserwerdendem Verlangen wird Ihr Tagebuch mehr konkrete sexuelle Aktivitäten reflektieren, was aber nicht unbedingt auf Kosten der Phantasien gehen muß, die zwar kein Ersatz für die Realität, aber im Sinne deren Realisierung hilfreich sind. Sobald es reale Erfahrungen gibt, mit denen Sie arbeiten können, können Sie die Häufigkeit von Beziehungen, wer die Initiative ergriff, die Tageszeit und – der wichtigste Aspekt – was Sie an der Begegnung mochten und nicht mochten, festhalten. Wenn Ihre Phantasien besser werden, Ihr Liebesleben aber stagniert, so ist das Problem aller Wahrscheinlichkeit in Ihren Beziehungen, nicht bei Ihrem Lust-Niveau zu suchen.

Wie lange sollten Sie ein Tagebuch führen? Es gibt eigentlich keinen Grund, irgendwann damit aufzuhören, da das sexuelle Verlangen wie alles andere, das allmählich wächst, auch wenn es sich bereits zu voller Blüte entfaltet hat, gehegt und gepflegt werden muß. In jedem Fall aber sollten Sie solange daran festhalten, bis Sie den Punkt erreicht haben, an dem Ihr Sexualleben so erfüllt und befriedigend ist, daß es Ihnen ausgesprochen lästig wäre, sich noch länger die Zeit dafür zu nehmen.

Denken Sie daran, daß die Tagebucheintragungen nicht ausschließlich auf sexuelle Fragen beschränkt sein sollten. Zu berücksichtigen sind ebenfalls stichwortartige Informationen über Ihre physische Gesundheit, Ihre Stimmungen, Belastungen, Erfolgsmeldungen, berufliche oder persönliche Veränderungen bei Ihrem Partner oder welche Faktoren auch immer für das sexuelle Verlangen relevant sind. Ein Vermerk, wann und wo Ihre Phantasien auftraten, kann ebenso informativ wie der Inhalt der Phantasien selbst sein. Ihr Tagebuch können Sie je nach individuellem Gusto stichwortartig, mit jeweiligen Spalten für Reaktionen, Gedanken, physische Empfindungen und gesundheitliche Daten oder auch freischreibend und unstrukturiert führen. Das Tagebuch wird Ihnen bestätigen, daß das sexuelle Verlangen ein fester – und befriedigender oder nicht befriedigender – Bestandteil Ihres täglichen Lebens und nicht etwas ist, das von Zeit zu Zeit auftaucht und für längere Zeit verschwinden kann.

Im Bemühen, Ihr sexuelles Verlangen zu steigern, ist es mit dem Buch allein natürlich nicht immer getan, aber Ihre Chancen, daß Ihnen dies erfolgreich gelingt, erhöhen sich, wenn *Sie* ein Tagebuch darüber geschrieben haben.

Die Auseinandersetzung mit dem eigenen Ich
Selbstgespräche

Selbstgespräche werden im allgemeinen von den meisten Menschen als ein Zeichen emotionaler Irritationen, wenn nicht gar als ein Zeichen geistiger Verwirrung gesehen. Manchmal kann ein Selbstgespräch jedoch dazu beitragen zu verstehen, welche Faktoren sich positiv oder negativ auf das sexuelle Verlangen auswirken.

Dr. Daniel Araoz bezieht Selbstgespräche in eine Technik ein, die er als die *Erziehung des Kind-Ichs* bezeichnet, eine sogenannte Transfer- oder Zeitalterierungstechnik. Sofern sich ein Klient an konkrete, mit sexuellen Schuldgefühlen verbundene Situation in seiner Kindheit erinnern kann, hilft der Therapeut ihm, sich unter Hypnose wiederum als Kind zu sehen, die Szene lebendig werden zu lassen und alle Emotionen, die damals mit im Spiel waren, nachempfinden zu können. Ist dies gelungen, so greift der Klient selbst aktiv in das Bild ein und nutzt sein derzeitiges Wissen und seinen Intellekt, um sein »Kind-Ich« hinsichtlich gesunder Einstellungen zum Körper, zu sexuellen Vergnügungen und der Frage, was falsch und richtig ist, zu erziehen. Diese Technik wird bisweilen mehrmals eingesetzt, indem sich der Klient als Kind situativ in verschiedene Altersphasen zurückversetzt, Phasen, die jeweils Schuldgefühle erzeugende Botschaften implizierten, die nunmehr mittels positiven Selbstgesprächen angemessen korrigiert werden. Diese Technik ähnelt der zuvor beschriebenen und von Dr. Araoz verwendeten Negativen Selbst-Hypnose, nur daß der Klient in diesem Fall sein Erwachsenen-Ich als autoritative Figur und nicht einen außenstehenden Experten als ›Lehrer‹ ins Spiel bringt.

Eine Klientin von Anfang Vierzig erinnert sich, daß ihr Vater einmal im Alter von zwölf Jahren zu ihr gesagt hatte: »Mache nie etwas mit einem Jungen, das du nicht auch vor meinen Augen tun würdest.« Dr. Araoz verdeutlichte der Klientin, daß dieser Rat absolut wunderbar für ein zwölfjähriges Mädchen war, der Vater aber nie daran gedacht oder eine Chance hatte, diese weise Empfehlung zu modifizieren, als sie zu einer jungen Frau heranreifte. Dr. Araoz ließ sie dann »als reife Frau in ihr Bild eintreten« und zu sich selbst sagen: »Ich bin jetzt eine Frau. Ich muß meine eigenen Entscheidungen treffen und meinem eigenen Urteilungsvermögen vertrauen. Ich kann tun, was *ich* für richtig halte, und ich brauche die Gegenwart meines Vaters nicht, um zu überwachen, was ich tue.«

Auch Dr. Lazarus, mit ähnlichen Techniken arbeitend, läßt Klienten zur Überwindung sexueller Lustprobleme mit ihrem jüngeren Selbst sprechen. In einem ungewöhnlichen Fall hatte ein Klient das Problem, daß kurz vor dem Koitus jeweils Bilder von krankaussehenden Männern und Betrunkenen, die sich sexuell betätigten, vor seinem geistigen Auge auftauchten. Er konnte diese befremdlichen, störenden Bilder weder einordnen noch verstehen. Im Laufe der Therapie kristallisierte sich heraus, daß man ihm in jungen Jahren gesagt hatte, wann immer ein Mann ejakuliere, es sei, als ob er einen Liter Blut verliere. Diese Angst hatte in Verbindung mit der Mattigkeit, die er nach dem Koitus erfuhr, im Unterbewußtsein die Vorstellung entstehen lassen, daß er irgendwann aufgrund seines zügellosen Lebens krank, als ein menschliches Wrack enden werde.

Nachdem Dr. Lazarus dem Klienten geholfen hatte, die Quelle dieser störenden Bilder zu identifizieren, setzte er die Therapie mit der von Dr. Araoz verwendeten Methode der »Zeitprojektion« bzw. »Zeit-Reise« fort. Der Klient versetzte sich geistig in die Zeit seiner Jugend zurück, und sein Erwachsenen-Ich erklärte diesem Jugendlichen, daß Sex weder schädlich sei noch ihn schwächen werde. Zum praktischen Umgang mit sexuellen Situationen wurde der Klient angewiesen, ungesunde Bilder, wenn sie auftauchten, durch ein positives Bild von einer von ihm geachteten Persönlichkeit, etwa seinem Hausarzt, zu ersetzen, der ihn ermutigte, weiterzumachen und sich nicht von falschen Ängsten behindern zu lassen. Die negativen Bilder wurden allmählich schwächer und verschwanden schließlich vollends.

Prinzipiell müssen die beiden »Beteiligten« in einem solchen Zwiegespräch nicht unterschiedlichen Alters sein. In der Psychotherapie ist es vielmehr die Regel, daß derartige Debatten zwischen zwei unterschiedlichen Teilen des Selbst, einem sexuell orientierten und einem nichtsexuell orientierten, angeregt werden.

Derartige Zwiesprachen mit sich selbst mögen nicht jedem leichtfallen, da wir uns selbst im allgemeinen nur mit einer Identität sehen. Wir neigen für gewöhnlich dazu, unsere sexuellen Elemente in beruflichen und allgemeinen zwischenmenschlichen Umgangsbereichen völlig auszuklammern; bei vielen, vor allem autoritativen Personen scheint es unvorstellbar, sie sich im Bett vorzustellen, weil sie in ihrer öffentlichen Rolle jede Spur von Sexualität ablegen. Andererseits begegnen wir auch immer wieder Männern, bei denen ein anzügliches Grinsen, Obszönitäten und verstohlene Grabschereien integraler Bestandteil ihres Kommunikationsmusters sind, oder auch Frauen, deren Bewegungen ausnahmslos einschlägig provokativ sind und die ihre Worte hauchen statt sie auszusprechen, so daß wir uns fragen, ob an diesen Personen überhaupt irgend etwas *Nicht*sexuelles ist. Bei den meisten von uns kommt dieser sexuelle und nichtsexuelle Teil des Selbst jedoch nicht so kraß, sondern eher dezent zum Tragen.

Wichtig für jemanden, der über einen Mangel an sexuellem Verlangen klagt, ist, jenes sexuelle Selbst, welches sich durch ein adäquates Maß an Verlangen auszeichnet, irgendwo in der Vergangenheit zu lokalisieren und ein Gespräch zwischen dem heutigen Ich und dem Ich von vor zwei, fünf oder fünfzehn Jahren zu beginnen. Wir führen ständig Streitgespräche mit uns selbst, auch wenn wir uns dessen nicht bewußt sind. Die Entscheidung, ein Auto zu kaufen, welches Projekt wir als erstes in Angriff nehmen oder welchen Film wir uns anschauen – stets setzen wir uns mit Argumenten und Gegenargumenten auseinander. Das stete Beziehen der Gegenposition mögen wir bildhaft zwar nicht einem separaten Teil des Ichs zuschreiben – aber was spricht dagegen, es uns in der Form vorzustellen?

Das innere Streitgespräch
Selbstgespräche als therapeutischer Ansatz

»Es ist Zeit für ein ernsthaftes Gespräch«, sagt der Therapeut mit leicht feierlichem Unterton.

Glenda räuspert sich und murrt: »Sie vergessen die Wochen *ernster* Gespräche, in denen ich im Zuge der Selbsterforschung mein ganzes Inneres auf den Kopf gestellt und ausgeschüttet habe!«

»Ich meine, es ist an der Zeit, daß Sie mit ... sich selbst ein ernsthaftes Gespräch führen«, erklärt er.

Sie schaut ihn argwöhnisch an. »Wenn Sie möchten, daß ich das tue, dann tue ich es. Aber ich dachte immer, daß Selbstgespräche etwas für Gummizellen und nicht für mit Polster ausstaffierte Praxen wären.«

»Gut, Glenda, ich möchte nur, daß Sie sich auf ein Gespräch einlassen mit…«

»Glenda?« fragt sie hilfsbereit.

»Nein«, erwidert er. »Es geht um zwei verschiedene Glendas. Eine davon ist die Person, die sexuelles Verlangen hatte. Diejenige, die mit Vic zusammenlebte, ihn liebte und sich auf Sex freute.«

»Das Golden Girl«, ergänzt sie mit sanfter Stimme.

»Ja. Die andere Glenda ist diejenige, die heute morgen ins Büro ging. Benutzen irgendwelche Kollegen einen anderen Namen als Glenda für Sie?«

»Die neuen Kollegen verwenden normalerweise meinen Nachnamen oder kurz Mrs. D.«

»Das geht gut«, sagte er. »Mrs. D. und das Golden Girl.«

»Ich kann mich nicht selbst ›Golden Girl‹ nennen«, protestiert sie. »Es war in Ordnung, daß Vic das sagte, aber *ich* würde es zu keiner Frau, nicht einmal zu mir selbst sagen.«

»Dann geben Sie ihr einen Namen. Vielleicht die Initialen, ›G. G.‹«

»Gigi!« ruft Glenda erfreut aus und summt den Titelsong des Lerner-Loewe-Musicalfilms. »Ja, das würde zu ihr passen. Jung, naiv und wie verrückt verliebt in die Liebe.«

»Sprechen Sie mit ihr«, drängt der Therapeut. »Sagen Sie ihr, wie naiv sie ist.«

Glenda, die nicht so recht weiß, wo sie hinschauen soll, starrt die mit Urkunden des Therapeuten übersäte Wand an. »Weißt du, du *bist* naiv, Gigi. Du dachtest wirklich, du hättest alles – mit einem Mann, einer Tochter, ein paar selbstverdienten Dollars. Nie dachtest du an morgen. Es kam dir nie in den Sinn, daß du eines Tages reifer und von deinem Leben mit banalen Büroarbeiten tagsüber und der Hausarbeit am Abend angeödet sein könntest. Wie alt warst du, als du starbst, Gigi? War es in diesem Jahr, oder starbst du langsam im Laufe vieler Jahre?«

»Antworte ihr, Gigi«, befiehlt der Therapeut.

Abrupt verändert sich Glendas Ausdruck. Das ironische Lächeln verschwindet, sie stellt ihre Füße nach innen und sitzt da, wie ein schüchternes Mädchen am Rande einer Tanzfläche. »Bist du so sicher, daß ich tot bin?« fragt sie mit weicher und schwacher Stimme, die dann aber lauter und unverhohlen ärgerlich wird. »Möchtest du wirklich, daß ich tot wäre? Mrs. D., in mancher Beziehung war ich als Kind lebendiger als du es jetzt bist. Ich genoß das Leben, in einer

Weise, wie es dir nie möglich war.« Trotz ihrer Wut wird an Gigi eine Weichheit erkennbar, die der Therapeut an Glenda nie gesehen hatte, und ihm wird bewußt, daß Glenda, ohne daß dies ihrer Schönheit Abbruch getan hatte, Kinn und Mund stets in einer verbissenen Abwehrhaltung gehalten hatte, die ihr Aussehen völlig veränderte.»Ich bin der Teil von dir, den du verloren hast und nach dem du jetzt suchst. Bete, daß ich nicht tot bin, Mrs. D., denn, wenn ich für immer weg bin, dann wirst du alles verlieren, was ich für uns rangeschafft habe, als erstes Vic, früher oder später unsere Tochter, Diana, und schließlich selbst das, was von dir noch übriggeblieben ist.«

Der Therapeut sieht, wie sie ihren starren Blick nun ihm zuwendet. Er nickt, und der Kiefer verhärtet sich neuerlich. Mrs. D. ist wieder da.

»Mach mal langsam, Gigi!« sagt sie scharf. »Du bist so hoffnungslos romantisch, daß für dich gleich alles mit einer Tragödie enden muß. Du hast Angst, aber du machst mir keine Angst. Ich gehöre zu den Überlebenden. Wenn ich nach dir suche, dann nicht, weil ich dich unbedingt brauche, aber vielleicht habe ich jetzt auch genug Selbstvertrauen, um uns beide zu (er)tragen.«

Gigi spürt ein Öffnen und springt gleich wieder ein. Obwohl man ihr nach wie vor ansieht, daß sie sich unbehaglich fühlt, spreizt sie ihre Füße leicht auseinander und hält auch die Knie nicht länger zusammengepreßt. »Ich habe keine Angst. Waren denn diese frühen Jahre so leicht für mich? Warst du da, Mrs. D., als ich mich bemühte, daß man in mir auch einen Kopf sah, der ernsthaft etwas über die Zusammenhänge dieser Welt lernen wollte, aber alle in mir nur ein kleines Mädchen sahen? War es leicht, sich so sehr zu wünschen, von jemandem geliebt zu werden, gleichzeitig aber ›noch nicht‹ sagen zu können, wenn du wußtest, daß der Junge nicht über deine Frisur und deine Mädchenfigur hinausschauen konnte? Wer gab dir Vic? Er war erst dabei, erwachsen zu werden, genau wie ich. Er war noch kein fertiger Mensch, ebensowenig wie ich. Aber wir hatten ein paar verdammt gute Jahre, oder nicht? Wann warst du dann soweit, daß du zu gut für ihn warst, so gut, daß du nicht einmal mehr wolltest, daß er dich berührt?«

Gigi wartete auf eine Antwort. Mrs. D. hebt langsam zu einer Replik an. »Das ist albern. Du redest, als haßte ich Vic, dabei weißt du genau, daß ich ihn mag. Du beschuldigst mich, ich denke, ich sei zu gut für ihn, und gerade du mußt doch wissen, daß ich selbst das Gefühl habe, nicht allzuviel erreicht zu haben. Mein Gott, es ist doch nicht, als ob ich kurz vor der Entdeckung stünde, wie man Krebs heilt oder mir das große Glück für eine Spitzenposition in einem Topunternehmen geradezu zufiele. Es macht mir Spaß, was ich tue, und vielleicht bin ich ja auf dem Weg zu noch etwas Besserem, aber deswegen bin ich noch lange keine männerhassende, frigide Fanatikerin. Ich bin keine Feministin.«

»Du bist nicht einmal feminin!« ergänzt Gigi, sich mit nahtlosem Übergang wieder zu Wort meldend. »Mrs. D., war es so schlecht, eine Frau... oder auch ein *Mädchen* zu sein? Okay, ich kam nie in die Verlegenheit zu sagen, ›Ich bin eine Managerin‹, aber ich mochte mich. Ich fand mich schön, und ich fühlte mich geliebt. Habe ich mir irgend etwas abgebrochen oder mich zu billig verkauft, wenn ich mit meinem Mann ins Bett ging und es genoß? Zu sehen, wie er erregt wurde, wie ich mich selbst erregte, zu hören, wie er sagt, ›Du bist schön, Glenda‹, und zu wissen, daß er es auch so meinte. Warum willst du das nicht mehr?«

Mrs. D. schüttelt energisch den Kopf, als wollte sie Gigis Gedanken aus ihrem Gehirn vertreiben. »Weil sich alles verändert hat. Vic und Glenda sind nicht mehr die gleichen Personen. Sie gehören der Vergangenheit an wie du.«

»Nun mach mal halblang!« explodiert Gigi. »Vic hat sich nicht einen Jota verändert, seit ich ihn kennenlernte. Der Typ ist nicht perfekt, aber Unbeständigkeit ist nicht gerade eine seiner Schwächen.«

»Verdammt noch mal, dann ist vielleicht Beständigkeit eine schlimmere Schwäche!« konterte Mrs. D. »Als *ich* mich veränderte, hätte er versuchen sollen, sich zusammen mit mir zu verändern oder zumindest mit mir Schritt zu halten. Ich hatte tausend Ideen und hundert Ziele im Kopf, die alle aus den verschiedensten Richtungen auf mich einstürmten, und er erwartete, daß ich die gleiche alte Glenda, sein hübsches, kleines, sexy ›Golden Girl‹ sei.«

Gigi seufzt, ihre Wut verflüchtigt sich, und sie schlüpft in eine ungewohnte Rolle und übernimmt die Führung. »Mrs. D.«, sagt sie, »stelle dich den Dingen, wie sie sind: lange Zeit und vielleicht auch jetzt noch, wußtest du nicht einmal wer du bist. Es wäre doch einfach undenkbar gewesen, Vic mit all diesen Ideen und widersprüchlichen Zielen zu bombardieren, weil du doch selbst nicht mit dir im reinen warst und alles nur ein einziges Durcheinander war. Vielleicht waren wir Spätzünder, und vielleicht habe ich dich zurückgehalten, weil ich zu glücklich mit meinem Sexy-Sein, der Sicherheit, dem Lieben und

Geliebtwerden war und in Wirklichkeit von persönlichem Wachstum und Unabhängigkeit nichts wissen wollte. Wenn nicht einmal *ich* diese alte Position aufgeben wollte, dann sollten wir Vic vielleicht nicht beschuldigen, daß er nicht mit dir Schritt gehalten hat. Du bist wütend auf ihn. Du bist die Intelligente von uns beiden, so daß du dir alles rational erklären kannst, aber ich *fühle* diese Wut. Vielleicht bist du in Wirklichkeit sauer auf mich, weil ich Vic möchte, du aber nicht.«

»Wut!« schnaubt Mrs. D. »Du redest von Emotionen, und ich versuche, über *Vernunft* zu reden, den *Verstand* ins Spiel zu bringen. Du hast selbst gesagt, daß selbst du vor langer Zeit klug genug warst, dich nicht mit jemandem einzulassen, der nicht der Richtige für dich war. Du wußtest, was Lust war, aber selbst sie war nicht stark genug, um sich über die Vernunft hinwegzusetzen. Nur, weil es sich jetzt um Vic handelt, kann ich doch nicht einfach meine Lust einschalten, wenn mein Kopf mir sagt, ›Wer ist dieser Fremde?‹ Ich *möchte* diese Lust empfinden. Der Doktor hier sagte, daß die Lust zur Lust möglicherweise der wichtigste Punkt sei, aber bisher hat sie nicht gereicht.«

»Du glaubst, daß du es möchtest oder behauptest, daß es so ist«, antwortet Gigi, »aber warum bist du nicht ehrlich dem Doktor gegenüber? Du hast Angst, wenn die Lust zurückkehrt, daß du dich dann auch in mich zurückverwandelst, daß, wenn Vic sein sexy ›Golden Girl‹ zurückbekommt, du dann verschwindest. In Wirklichkeit ist es doch so, als ob die Uhr zurückgedreht würde, wenn du mit Vic wieder ins Bett gingst und du wieder Telefonanrufe tätigen und Kaffee kochen müßtest, statt geniale PR-Kampagnen zu initiieren. Du würdest weder klug noch mutig, noch unberechenbar sein, weil das keine Verhaltensweisen sind, die das ›Golden Girl‹ jemals zeigte. Du hast recht, vielleicht war nicht allzuviel mit ihr los, aber Vic liebte sie so, wie sie war, und vielleicht könnte er auch dich lieben, wenn du ihm die Chance dazu gäbst.«

»Ich glaube nicht, daß ich die Energie habe, es zu versuchen«, sagt Mrs. D. sichtlich erschöpft. »Du weißt nicht, was es heißt, den ganzen Tag selbständig zu denken, sich im Kopf Dinge für den nächsten Tag zurechtzulegen, während ich gleichzeitig Diana bei den Hausaufgaben helfe. Bitte mich nicht, wieder Abstriche zu machen. Ich bin zu weit gekommen, um nochmals zurückzukönnen. Wenn Sex der Preis dafür ist, nicht wieder einen Rückzieher zu machen, dann muß ich ihn halt bezahlen.«

»Versuche, dich in seine Arme fallenzulassen«, schlägt Gigi vor. »Das kostet doch nicht viel.«

»So einfach ist es nun auch wieder nicht«, entgegnet Mrs. D., »abgesehen davon, daß es naiv wäre.«

»Wer sagt denn, daß es einfach sein muß?« hört der Therapeut Gigi sagen, aber zum erstenmal haben weder Glendas Gesicht noch ihr Körper die Rollen gewechselt. Der Dialog wird zum Monolog. Glenda bringt Gigi und Mrs. D. wieder zusammen.

»Als ich das erste Mal herkam, erzählte ich dem Doktor, daß ich möglicherweise aus der Lust herausgewachsen sei. Es klang etwas albern, war aber vielleicht nicht ganz danebengegriffen. Ich habe irgendwo gelesen, daß es bei Kindern gelegentlich vorkommt, daß ein Körperteil schneller als die anderen wächst, so daß ein Kind vorübergehend überproportional große Füße haben kann, bis der Rest dann schließlich aufgeholt hat. Vielleicht war es in meinem Fall so, als ich diese Stelle bekam und so voll und ganz darin aufging, daß mein Hirn einfach, ohne auf mein übriges Ich zu warten, vorpreschte. Ich wollte um jeden Preis verhindern, daß sich mir *irgend etwas* in den Weg stellte. Wie hätte Vic mein neues Ich wirklich lieben können, wenn er es nicht kannte? Vielleicht wird er dieses neue Ich hassen, wenn ich ihm die Chance gebe... aber ich denke, ich sollte ihm diese Chance wohl geben.«

Glenda wendet ihren Blick von der Wand dem Therapeuten zu. »Wo sind sie alle geblieben?« fragt sie erstaunt. »So ähnlich stelle ich mir im Ansatz eine Hypnose vor. Ein verrücktes Gefühl, so mit mir selbst zu sprechen.«

»Diese innere Auseinandersetzung dürften Sie schon seit geraumer Zeit führen«, spekuliert der Therapeut. »Für einen ersten Versuch beherrschen Sie den Selbstdialog etwas zu geschickt.«

»Nun, was halten Sie von dem alten Ich?« fragt Glenda schüchtern. »Etwas linkisch, oder?«

»Mir scheint, daß Sie es allmählich, ohne sich dessen bewußt gewesen zu sein, zurückgeholt haben«, sagt der Therapeut. »Manchmal war ich kaum in der Lage, die beiden voneinander zu unterscheiden.«

Für Selbstgespräche ist weder ein Hypnotherapeut noch ein Therapeut erforderlich. Erforderlich sind einzig zwei Standpunkte – und eine Person.

In Selbsthilfe

Wenn Sie willens und bereit sind, ein derartiges Selbstgespräch zu versuchen, nehmen Sie sich einen Sessel oder auch zwei, wenn Sie mögen.

Der dominierenden Persönlichkeit fällt es im Rahmen dieser Zwiesprache nicht schwer, sich lauthals (oder im Geiste, sofern Sie nicht allein sein können) darüber zu beklagen, wie klein Sie sich fühlen und all die Gründe anzuführen, die Sie in diesen bedauernswerten Zustand gebracht haben. Schwieriger kann es da schon sein, wenn es gilt, eine Gegenposition zu beziehen. Aber wie in jedem fairen Gerichtsverfahren muß jede Seite durch einen Anwalt vertreten sein, so können Sie einen »Pflichtverteidiger« berufen, der die Rolle des Advocatus Diaboli übernimmt. »Ich fühle mich kein bißchen sexier als du«, könnte er zu Ihrem »nichtsexuellen« Selbst sagen, »aber ich habe eine Aufgabe übernommen. Vielleicht sollte ich damit beginnen, daß ich erkläre, was und wie sexuelles Verlangen sein sollte. Nein, vielleicht weiß ich darüber nicht genug, und ich erkläre zunächst einmal, was und wie es nach Meinung *mancher* Personen sein sollte.«

Wer ist dieses andere Ich von Ihnen? Es kann ein lustvolleres Ich sein, so wie Sie vor Jahren waren oder hoffen, in der Zukunft zu sein. Es könnte ebenso Ihre romantischere, Ihre kindlichere, Ihre kreativere Seite sein. Es kann das wütende Ich oder das ängstliche Ich sein, der Teil, den Sie niemandem offenbaren. Bringen Sie dieses andere Ich zum Sprechen.

Um den Rollenwechsel zu unterstützen, können Sie jeweils zwischen zwei Sesseln oder Stühlen den Platz tauschen, obwohl, wenn der Wortwechsel heftiger wird und die Argumente hin- und herfliegen, Ihr Körper Schwierigkeiten haben könnte, geschwindigkeitsgemäß mit Ihrer Zunge mitzuhalten. Ebenso hilfreich kann es sein, den Kopf von einer Seite zur anderen drehen, als ob Sie einem Tennismatch zwischen Steffi und Martina zusähen, um Ihre zwei Persönlichkeiten auseinanderzuhalten, oder Sie lassen einen kleinen Gegenstand von einer Hand in die andere wechseln.

Warum ist der Dialog so wichtig? Das, was wir als unsere Persönlichkeit begreifen, hat verschiedene Aspekte. Beim Durchschnittsmenschen wird das sexuelle Selbst in den Alltagsinteraktionen mit der Außenwelt zurückgedrängt, da unsere Beziehungen mehrheitlich *nicht* sexueller Natur sind. Hier meldet sich dann im allgemeinen die nichtsexuelle Person zu Wort und repräsentiert die Persönlichkeit. Sexuelle Lustprobleme entwickeln sich unterschiedslos infolge nichtsexueller Probleme: berufliche Belastungen, Streit mit dem Partner über Geldfragen oder Verwandte, physische Müdigkeit. Nun übernimmt die nichtsexuelle Person also auch noch den sexuellen Bereich, da die sexuelle Erfahrung aufs Neinsagen reduziert ist. Bei vielen Gelegenheiten mag Neinsagen die einzig vernünftige Option sein, aber dennoch besteht die Gefahr, im Laufe der Zeit die Person zu verlieren, die vielleicht gerne ja gesagt hätte. Der Dialog läßt uns die Verbindung mit ebendieser sexuellen Person wiederaufnehmen, der das Wahlrecht entzogen wurde, für den Liebesakt zu stimmen.

Wir lernten einmal eine junge Frau kennen, die ein eineiiger Zwilling war. Es überraschte uns nicht, von ihr zu hören, daß sie und ihre Schwester als Kleinkinder ihre eigene Sprache entwickelt hatten, da das bei gleichaltrigen Kindern, die zusammen aufwachsen, keineswegs ungewöhnlich ist. Erstaunt waren wir aber, als sie uns erzählte, daß sie, als sie in den Kindergarten kam, zunächst ihre Muttersprache lernen mußte, weil sie zuvor nie mit ihren Eltern gesprochen hatte. Ihre dominantere Schwester hatte die Rolle der Kommunikantin mit der Außenwelt an sich gerissen, und niemand schien gemerkt zu haben, daß die ruhige Zwillingsschwester nicht freiwillig stumm war.

Bei unserem Selbstgespräch geben wir unserer ruhigen Zwillingsschwester oder unserem ruhigen Zwillingsbruder die Sprache zurück. Wenn es um einen so komplexen Bereich wie den der Sexualität geht, sollten wir alle nur denkbaren Selbsthilfemöglichkeiten nutzen.

Bühne frei und Vorhang auf
Ausleben von Phantasien

In der Paartherapie fordert Dr. Jerry Friedman seine Klienten nicht nur gelegentlich auf, ihre Phantasien einander mitzuteilen, sondern diese bisweilen auch auszuleben. Er greift vor allem dann auf die Technik des Auslebens zurück, wenn er möchte, daß das Paar »lockerer« wird und seine Sexualität spielerischer gestaltet. »Wenn sie eine Phantasie hat, in der sie von einem großen dunkelhaarigen Fremden bei einer Cocktailparty verführt wird, so bitte ich ihn, einen schönen Anzug anzuziehen und so zu tun als ob«, erklärt Dr. Friedman mit einem Beispiel. »Das ist eine Möglichkeit, wie sie es lernen können, ihre Sexualität verspielter und phantasievoller zu gestalten und mehr Spaß dabei zu haben.«

Viele von uns tun so als ob, wir schauspielern in unserem Sexualleben. So sind Babysprache und Zärtlichkeiten gang und gäbe, die man in der Öffentlichkeit niemals zeigen würde.

Die »kesse Lady« ist eine weitere beliebte Rolle. In diese Rolle schlüpfend, kann eine Frau Reizwäsche tragen, die eindeutig provokativ und im Stil völlig anders als der Rest ihrer konservativen Garderobe ist. Auch wenn es nicht ausgesprochen wird, »Laß uns so tun, als sei ich eine Nutte«, so macht sie sich dennoch sexuell eine völlig neue Persönlichkeit zu eigen. Ein treffendes Beispiel, wie man eine Phantasie auslebt.

Wie bereits an früherer Stelle erwähnt, würden viele Menschen sich bedroht fühlen, wenn der Partner gestehen würde, daß seine sexuellen Phantasien auf einen Nachbarn oder Kollegen gerichtet sind. Wenn sich ein Paar entschließt, eine Phantasie mit einer »anderen Person« auszuleben, so handelt es sich dabei in der Regel um einen anonymen Charakter: Der Mann könnte zum Beispiel einen Fernsehtechniker spielen, und die Frau könnte in die Rolle derjenigen schlüpfen, die ihn verführt oder sich verführen läßt. Die so von einem oder beiden Partnern übernommenen Identitäten gehören zu Charakteren, die Aspekte der Persönlichkeit und Verhaltensweisen offenbaren, die den Akteuren selten zu eigen sind, wobei diese Phantasiefiguren allerdings keine realen Lebenspendants oder zumindest keine greifbaren haben.

Eine andere Form des Rollenspiels, auf die Therapeuten gelegentlich zurückgreifen, ist der Rollentausch. Über den Tausch von Verhaltensweisen können Partner verstehen lernen, welche Effekte ihr Verhalten auf die sexuelle Lust des jeweils anderen hat. Ein Beispiel wäre die Frau, die, während sie irgendwelche Arbeiten im Haushalt erledigt, von ihrem Mann sexuell bedrängt wird, und sich ihm gegenüber nunmehr genauso verhält, während er dabei ist, sich mit seinen Finanzen auseinanderzusetzen.

Es erfordert etwas Mut und ein hohes Maß an Intimität, um Phantasien auszuleben, beides sind aber Ingredienzen, welche die sexuelle Erregung und Leidenschaft erhöhen.

Ausleben in der Praxis
Rollenspiele in der Therapie

Die Frau trägt eine Brille mit dunklen Gläsern und einen breitkrempigen Schlapphut, ähnlich dem, den Ingrid Bergman in *Casablanca* trug. Ihr Haar ist hochgesteckt und unter dem Hut versteckt, ihr Körper in einen beigen Trenchcoat gehüllt. Nervös und mit ruckartigen Kopfbewegungen schaut sie immer wieder um sich, während sie den Raum betritt, und lehnt sich einen Augenblick mit dem Rücken gegen die geschlossene Tür. »Unmöglich, daß wir uns weiter so treffen«, sagt sie, nach Atem ringend.

Sie hat Glendas Größe und ihre Figur, soweit man es durch den Mantel erahnen kann, überdies hätte Glenda um diese Zeit ihren Sitzungstermin, also, überlegt der Therapeut, dürfte man logischerweise annehmen, daß es Glenda ist, auch wenn sie wie jemand aussieht, der für einen Zsa Zsa Gabor-Filmstreifen probt. Mit zwei schnellen Schritten erreicht sie den Sessel, läßt sich hineinfallen und zündet sich eine Zigarette an. Glenda ist Nichtraucherin.

Sie pafft an der Zigarette, ohne zu inhalieren, und führt sie mit einer galanten Handbewegung von den leicht gespitzten Lippen weg. »Mein Mann denkt, daß Sie mich zu dem gemacht haben, was ich jetzt bin, und ich habe Angst, daß er dabei ist, eine große Dummheit zu begehen.« Sie nimmt die Brille ab, und die vertrauten blauen Augen sind seitlich verschmitzt in kleine Falten gezogen. »Helfen Sie mir also, Doktor, dieser Mann droht, Ihnen einen Mercedes zu kaufen.«

»Könnten Sie das Ganze mit ein paar Untertiteln versehen, so daß ich dem besser folgen kann, was da abläuft?« fordert der Therapeut. »Eine Minute lang hatte ich Sorge, die Selbstgespräche hätten bei Ihnen ein Vollbildsyndrom einer multiplen Persönlichkeit entstehen lassen.«

»Erinnern Sie sich, wie wir darüber sprachen, daß man seine Phantasien ausleben soll?« erklärt Glenda. »Erst die Phantasiepause, dann die Phantasietagebücher – ich dachte mir, ich könnte den nächsten Schritt wagen. Vic und ich, wir haben jetzt seit... hmm, drei Wochen Sex. Es war so gut, daß ich mich entschloß, ein übriges für mein Glück zu tun. So bat ich ihn am Telefon, mich am Mittwoch abend auf Bahnsteig 18 im Penn Station zu treffen, statt zu mir nach Hause zu kommen. Ich sagte es in einem kecken, verführerischen Ton, so daß er wußte, ich würde irgendeine Überraschung für ihn haben, vielleicht irgendwo auf der Insel essen und anschließend in einem Motel absteigen. Er fragte, ob er irgend etwas packen solle, ich bat ihn aber, alles mir zu überlassen.«

»Um 17.15 Uhr«, fährt Glenda fort, »wenn die Rush-hour vorbei ist, aber noch jede Menge Leute unterwegs sind und nach wie vor ein reger Zugverkehr mit ein- und ausfahrenden Zügen herrscht, steht Vic also pflichtgetreu auf Bahnsteig 18 und hält nach mir Ausschau. Er sieht mich die Treppe hinunter kommen, ich bin aber sicher, daß er mich mit dem Hut, der Brille und den hochgesteckten Haaren nicht erkennt. Ich gehe zunächst zu einem anderen Gleis, halte eine Hand in die Manteltasche und in der anderen meine Zigarette. Dann bewege ich mich langsam in die Richtung, wo Vic steht, überquere den Bahnsteig zu seiner Seite hin und schlage einen Haken rückwärts. Dieser Kerl sieht, wie ich stehen bleibe, und lächelt mich schüchtern an, als ob er mich anmachen wollte, aber ich zische ihn an: ›Dummkopf! Ich bin hier in wichtiger Geheimmission.‹ Schnell verschwindet er. Ich stelle mich hinter Vic, blase den Rauch meiner Zigarette über seine Schulter und flüstere: ›Tu so, als ob du mich nicht siehst.‹ Er wirbelt herum und starrt auf meine Brille. ›Hier ist es zu gefährlich‹, sage ich kurz und drehe ihm, während ich weiterspreche, den Rücken zu. ›Ich gehe jetzt zu der Treppe dort hinten. Folge mir unauffällig. Wir sprechen dort.‹« Glenda kichert. »Ich hatte diese entsetzlich hohen Stöckelschuhe an, so daß es gar nicht so einfach für mich war, schnell zu gehen, und trotz des Lärms der Züge war das Klappern meiner Stöckel im ganzen Bahnhof zu hören. Die Leute drehen sich nach mir um, als ich an ihnen vorbeigehe, die rechte Hand in meinem Trenchcoat vergraben, als ob ich einen Revolver festhielte. Ich weiß, daß Vic nicht weit hinter mir ist, aber ich drehe mich nicht um. Als ich den Treppenausgang erreiche, bleibe ich stehen, um auf ihn zu warten. Ich lege die Finger an meine Lippen. Niemand ist an diesem Ausgang, also...« Glenda knöpft den untersten Knopf ihres Mantels auf, streckt ein nacktes Bein vor, das der geöffnete Trenchcoat nun bis Mitte Oberschenkel dem Blick freigibt. »Ich stelle mein Bein auf die zweite Treppenstufe und sage, ›Ich hatte nicht die Zeit, mich anzuziehen‹, und ziehe einen Zettel unter dem Strumpfband hervor.«

Glenda grinst mit ausgelassener Freude. »Sie hätten Vic sehen sollen, ihm fielen fast die Augen aus dem Kopf.« Sie zieht ihr Bein wieder unter den Mantel zurück und knöpft ihn zu. »Natürlich hatte ich darunter etwas an«, gestand sie, »aber er muß gedacht haben, ich sei völlig nackt. Nicht, daß es irgendeine Rolle gespielt hätte, da der Mantel ja alles verdeckte, aber Männer haben diese *wilden* Vorstellungen.«

»*Männer* haben sie?« murmelt der Therapeut. »Einsame Ranger, Supersex-Roboter, im Orient-Express nach Manhasset.«

»Nebenbei, Doktor, ich *habe* heute einen Rock hier drunter«, versichert sie ihm. »Nur zur Beruhigung Ihres Geistes.«

»Was stand auf dem Zettel?« fragt er.

»Oh, unsere Adresse natürlich«, antwortet sie. »Nun, *meine* Adresse, aber es war ja einmal unsere. Und wie sich die Dinge entwickeln, wer weiß? Wissen Sie, was Vic tat? Er zerknüllte den Zettel und steckte ihn in den Mund. Vielleicht hätte er ihn sogar hinuntergeschluckt, wie man es im Film manchmal sieht; ich weiß nicht. Können Sie sich vorstellen, daß jemand so etwas Verrücktes tut?«

»Mitten im Penn Station!« ruft der Therapeut, gleichermaßen belustigt wie ungläubig.

»Ohne ihn nochmals anzuschauen«, fährt Glenda fort, »sage ich, ›Ich gehe zuerst. Wir treffen uns in Sechzehnhundert‹. Dann sagt Vic zum erstenmal etwas«, berichtet sie weiter. »Er sagt mit fester Stimme, ›Das Wallaby und der Krallenaffe entsynchronisieren ihre Karaffen.‹ Ich antworte ihm, ›Es gibt keinen Grund, es so deutlich zu sagen‹, und steige langsam die Treppe hinauf. Ich schnappe mir ein Taxi, aber er muß direkt hinter mir gewesen sein, denn ich war kaum zu Hause und hatte gerade noch Zeit, die Räucherstäbchen anzuzünden, als er schon da war. Ich war immer noch im Mantel und goß uns beiden etwas Wein ein. Er wollte etwas sagen, aber ich fiel ihm ins Wort, ›Wir müssen auf das Wort warten‹. ›In diesem Zimmer könnten Wanzen sein‹, meinte er. ›Vielleicht sollten wir in einen der anderen Räume gehen – in den Wintergarten, den Billardraum, das Schlafzimmer?‹ ›Wir müssen auf das Wort warten‹, sagte ich nochmals. Ich nahm den Hut und die Brille ab und fing an, meinen Mantel aufzuknöpfen. ›Wahrscheinlich habe ich meinen Untergang selbst besiegelt, weil ich hierher gekommen bin‹, sagte er, ›aber du bist die unwiderstehlichste Frau, die jemals auf der Welt war, und ich will dich, *jetzt*!‹ ›Das ist das Wort!‹ rief ich. Doktor, wir waren wie glückliche junge Tiere. Wir schafften es nicht einmal bis ins Schlafzimmer. Und Vic ist normalerweise auch im Schlafzimmer so ein Pedant, Bettlaken zurückschlagen, Kissen aufschütteln. Ist das nicht verrückt?«

»Es war gut«, untertreibt der Therapeut.

»Mehr als gut, Doktor«, bekräftigt sie. »Es war toll! Nächste Station, Chinatown!«

»Sie gehen essen?« erkundigt sich der Therapeut.

»Nein, ich spreche vom nächsten Rendezvous«, sagt Glenda. »Ich muß mir einige von diesen orientalischen Kämmen und eins von diesen Seidenkleidern mit einem Schlitz besorgen. Schauen Sie mich nur nicht so an!«

»Nein, nein«, protestiert der Therapeut. »Ich denke, es ist in Ordnung. Wirklich.«

»Aber Sie haben gewisse Zweifel«, beharrt sie. »Ich hatte sie auch. Wissen Sie, warum? Als erstes fragte ich mich, ob es nicht einfach nur ein billiger Trick, ein Kinderspiel und nicht das ist, was Sex und Liebe und Intimität eigentlich sein sollten. Das Wort ›Intimität‹ war dann der Schlüssel für mich. Stellen Sie sich vor: Ich und Vic in unserer eigenen kleinen Welt dort mitten im Penn Station. Massen von Fremden um uns herum, die doch Meilen von uns weg sind. Sie waren die kostenlosen Extras in unserem Filmepos. Und als Vic das dann mit dem Wallaby und Krallenaffen sagte, ich glaube, ich habe mich ihm in meinem ganzen Leben noch nie so nahe gefühlt.«

Der Therapeut begriff schließlich, warum Glenda ihm nichts von dem Penn Station-Abenteuer erzählt hatte, ehe sie die Phantasie auslebte, obwohl sie früher alles vor und nach jedem Treffen mit Vic ausführlich besprochen hatten. Die Spion-Phantasie war ein neuer Höhepunkt der Intimität und, obwohl es ihr in dem Sinne nicht bewußt gewesen war, hatte sie Angst, ein Einweihen des Therapeuten in ihre Pläne könnte ebendiese Intimität zerstören.

Der Weg zurück zu einem erneuerten sexuellen Verlangen war, wie gewöhnlich, sehr kurvenreich, und auch die Sackgassen fehlten nicht. Ein Punkt, wovor der Therapeut Glenda bereits zu Beginn der Sitzungen gewarnt hatte, war, daß berufliche Belastungen und Termindruck zwangsläufig ihren Tribut auf seiten der Lust fordern. Ihm wurde bewußt, daß, auf der Suche nach tiefgreifenden individuellen oder partnerschaftlichen Konflikten, allzuleicht anderweitige Hindernisse und Störfaktoren unterschätzt oder übersehen werden.

Glendas neue Karriere spielte eine gewisse Rolle in dem Problem, sie war aber weder ausschlaggebend noch grundsätzlich mit negativen Folgen für ihre Beziehung verbunden. Sie arbeitete innerhalb eines kleinen, aber höchst erfolgreichen Frauenteams. Ihre beiden Vorgesetzten brachten den Anforderungen des Haushalts und der

Kindererziehung Verständnis entgegen und ließen Glenda hinsichtlich ihrer Arbeitszeit- und Terminregelung weitestgehend freie Hand. Dank ihrer Unterstützung und des freundschaftlichen Arbeitsklimas unter den Frauen, das sie genoß, konnte Glenda sich entspannen und ihre bis dahin unterdrückten geistigen und kreativen Fähigkeiten voll entfalten. Ihre innovativen Leistungen bewirkten, daß ihr zunehmend verantwortungsvollere Aufgaben übertragen wurden.

Glenda begann, sich wie ein neuer Mensch zu fühlen, und in gewisser Weise war sie es auch. Sie wollte ihre neue Identität mit Vic teilen, was ihr aber irgendwie nicht gelang. Versuchte sie, mit ihm über ein Arbeitsprojekt zu sprechen, dann pflegte er sie wenig begeistert anzuschauen und zu sagen, daß er von Mode oder »Frauenkram« nichts verstand, und sie schien außerstande, ihm zu erklären, daß Mode nur das Produkt, ihr Job aber das Verkaufen war und das Produkt ebensogut Hochleistungsmaschinen oder Sportwagen hätten sein können.

Sich anderen Männern zuzuwenden, war für Glenda nicht akzeptabel, also schloß sie ihre Libido kurz, weil sie sich, wie sie meinte, mit wichtigeren Dingen als mit Sex zu beschäftigen hatte. Der Rückzug zu einem asexuellen Wesen löste das Problem nur vorübergehend; Vic weigerte sich, die sich verschlechternde Situation hinzunehmen, was zur versuchsweisen Trennung führte.

Mit fortschreitender Therapie wurde Glenda bewußt, daß sie nicht so asexuell geworden war, wie sie geglaubt hatte. Sie und Vic waren übereingekommen, solange keinen Versuch zur Wiederaufnahme ihrer sexuellen Beziehungen zu unternehmen, bis Glenda wirklich das Verlangen dazu hatte, und beide hielten sich an diese Vereinbarung. Den Vorschlag des Therapeuten, eine Paartherapie zu machen, hatte Glenda abgelehnt, sie glaubte, zuviele persönliche Probleme zu haben, die behandelt werden müßten. Durch die erlebnisorientierten Therapieansätze, Phantasiepausen, Lust-Tagebuch, Selbstgespräche und Rollenspiele, wurde sie in die Lage versetzt, wiederum den Kontakt mit sich selbst als einer sexuellen Person aufzunehmen und verhindern zu können, daß ihr sexuelles Verlangen durch Verwicklungen in nichtsexuelle Konflikte unterdückt wurde. Für den Fall, daß sich ihr Verlangen nicht bessern sollte, hatte Glenda jedoch zugestimmt, gemeinsam mit ihrem Mann eine Paartherapie ins Auge zu fassen.

Es kam nicht dazu, daß der Therapeut Vic begrüßen konnte.

In Selbsthilfe

Sofern Sie noch nie mit Ihrem Partner versucht haben, eine Phantasie auszuleben, beginnen Sie damit, sich gegenseitig Ihre Lieblingsphantasien mitzuteilen. Der Ablauf ist nicht sehr viel anders als am Theater. Zunächst wird über die Örtlichkeiten und die Charaktere gesprochen, dann wird das Stück in den einzelnen Rollen vom Skript abgelesen, als nächstes werden Szenen auf nackter Bühne, ohne irgendwelche Requisiten geprobt und zu guter Letzt steht dann die Aufführung mit Kostümen und Requisiten. Sofern Ihre Phantasie sehr extravagant und kompliziert ist, kann die reine Imagination stimulierender sein als der Versuch, sie auf der Bühne zu inszenieren – mit Ausnahme der großen Schlafzimmerszene am Schluß natürlich.

Nehmen wir beispielsweise an, der Mann genießt hin und wieder eine Phantasie, die sich um orientalische Frauen bewegt. Die Frau könnte südländische Typen anregender finden. Allein das gegenseitige Mitteilen, wie der jeweilige exotische Traumpartner aussieht und wie er sich verhält, kann stimulierend wirken. Der nächste Schritt könnte darin bestehen, ein etwas unkonventionelles Ambiente zu schaffen. So könnte die Frau den Raum mit dem Duft von Jasmin oder Weihrauch füllen, orientalische Musik auflegen und statt des üblichen Chablis Reis- oder Pflaumenwein besorgen. Bei ausgesprochenen Teefans bieten sich eine Kanne dampfenden chinesischen Tees und einige entsprechende Appetithappen aus dem örtlichen Spezialitätengeschäft an. Der Mann könnte seiner Partnerin umgekehrt mit einem echten Flamenco-Album, einer Flasche Sangria, einigen schnellgelernten Liebesgeflüstersätzen auf spanisch oder einigen Fajitas, die zusammen mit der Libido auf heißer Flamme stehen, entgegenkommen.

Wenn sich das Paar an diese einstimmenden Requisiten gewöhnt hat, könnten sie als nächstes versuchen, mit Kostümen neue Persönlichkeiten darzustellen. Hierzu benötigt man weder eine neue Garderobenausstattung, noch muß man die Dienste eines Kostümverleihs in Anspruch nehmen. Ein Hausmantel oder Kleid im orientalischen Stil lassen sich überall finden, oder man kann ein paar chinesische Worte oder einen Drachen auf einem alten Kleidungsstück applizieren. Holzsandalen, Make-up im Geisha-Stil oder einfach eine Hochsteckfrisur nach japanischem Vorbild können genügen, daß die Frau, ihrem Kokon entschlüpfend, sich in einen Schmetterling verwandelt. Die entsprechende Persönlichkeit kann von der unterwürfigen und demütigen Geisha bis zum anderen Extrem der Suzie Wong reichen. Ein Sombrero, ein Cape oder ein Paar Stiefel können einen jungen Manager in einen galanten Aristokraten oder einen rauhbeinigen, obszönen Banditen verwandeln. Man sollte möglichst nicht versuchen, beider Phantasien gleichzeitig auszugestalten, wenngleich eine Liaison zwischen einem heißblütigen Gaucho und einer geheimnisvollen Lotusblüte durchaus ein ungewöhnliches Feuerwerk in Gang setzen könnte.

Soll das Schlafzimmer und nicht der Beginn oder der Ausklang der Höhepunkt eines denkwürdigen Abends sein, so inszenieren Sie die Bühne außerhalb der eigenen vier Wände. Beginnen Sie das Rendezvous in einem Café, Restaurant, Theater oder Park, je nach dem, was die Atmosphäre der Phantasie trifft. Machen Sie sich keine Gedanken darüber, ob die Wahl des Ortes mit Ihrer Phantasie möglicherweise kollidiert. Denn das Geheimnis der Intimität liegt darin, daß nur Sie beide, isoliert von allen anderen Personen in Ihrer Umgebung, diese Phantasie teilen. Im übrigen ist es für Don Carlo de Lupe weitaus erregender, die virtuose Señorita Margarita de Guapa an einem Ecktisch bei McDonald's zu verführen als es für Mr. und Mrs. John Q. Mundane ist, ein paar phantasielose Stunden in einem exotischen Vier-Sterne-Feinschmeckerpalast zu verbringen und ein halbes Vermögen dort zu lassen.

Was das Ausleben Ihrer Phantasien mit Ihrem Partner angeht, gibt es, wenn überhaupt, Dinge, die sich verbieten? Ihren Partner zu bitten, eine bestimmte andere Person darzustellen, dürfte im allgemeinen keine allzugute Idee sein, obwohl es auch hier Ausnahmen gibt, die einfach Spaß machen können, dann etwa, wenn es sich dabei um jemanden handelt, bei dem es, wie beispielsweise bei Madonna oder Sylvester Stallone, undenkbar ist, daß er in Ihre Beziehung jemals eindringt.

Angesprochen wurde bereits, daß viele Personen durch Phantasien von Dominieren und Dominiertwerden sowie »gezwungenem Sex« stimuliert werden. Ist dagegen etwas einzuwenden? Nach der Untersuchung von Morton Hunt empfanden 5 Prozent aller Männer und Frauen sexuelle Praktiken, bei denen Schmerzen zugefügt oder empfangen werden, als sexuellen Genuß. Mehrheitlich handelte es sich bei diesen Liebesakten zweifelsohne um Liebesbisse, Quetschungen, Prellungen und kleinere Schläge, die eher spielerischer und harmloser Natur waren, und der Anteil derer, bei denen disziplinierende Rituale, fetischistische Ausstaffierungen und wirkliche Qualen im

Spiel waren, dürfte verschwindend gering gewesen sein. Selbst in den extremeren Fällen kontrolliert der »Masochist« den Verlauf der Dinge. Ebendiese *Kontrolle* ist in jedem Fall der Schlüssel, was in der Phantasie oder in der Realität gesund ist und was nicht. Sie können alles ausprobieren, was Sie beide möchten, vorausgesetzt, es herrscht Einverständnis darüber, daß jeder von Ihnen jederzeit das Spiel abpfeifen kann.

Im Reich der Phantasie ist alles erlaubt, *vorausgesetzt*, beide sind damit einverstanden. Das ist, wie überhaupt bei *allen* sexuellen Aktivitäten, auch die beste Richtschnur für das Ausleben von Phantasien. Geschmäcker können erworben werden oder sich verändern; der Geschmack ist jedoch eine höchst individuelle Frage, und wenn jemand bestimmten Praktiken gegenüber eine offene Aversion hat, so hilft es auch nicht, wenn 99 Prozent der Erwachsenen diese Praktiken zu eigen sind oder ein Geistlicher die schriftliche Erlaubnis dazu gibt.

Im Bemühen, das sexuelle Verlangen eines widerstrebenden Partners zu verbessern, können Sie auch auf den ältesten Ansatz der Verhaltenstherapie, wonach ein bestimmtes Verhalten belohnt wird, zurückgreifen, so daß sich das mit der Belohnung verbundene Vergnügen auf das Verhalten überträgt. Eine Frau, die in einer Fernseh-Talkshow anrief, erzählte, seit ihr Mann ihr fünfzig bis hundert Dollar »Taschengeld« für Geschlechtsakte bezahle, für Dinge, die sie »normalerweise nicht tun würde«, empfinde sie ihr Sexualleben als höchsten Genuß. Ähnlich kann eine Frau, die ihren Mann vom Fernseher im Wohnzimmer von einem Fußballspiel mit einer geliehenen Pornokassette für den Videoapparat im Schlafzimmer weglockt, binnen kurzer Zeit vielleicht feststellen, daß ihr Mann an der Live-Inszenierung mehr als an Fernsehübertragungen oder Anleitungen per Videokassetten interessiert ist.

Gibt es Phantasien, die man dem Partner nicht mitteilen sollte? Oft ist das Problem nicht der Inhalt, sondern der Zeitpunkt der Phantasie. In der Einleitung Ihres Buches *Die sexuellen Phantasien der Frauen*, berichtet die Autorin, Nancy Friday, von einer persönlichen Phantasie, die sie während des Geschlechtsaktes mit ihrem Partner hatte. Sie schaut mit mehreren zusammen bei einem Footballspiel der Baltimore Colts gegen die Minnesota Vikings zu, vier oder fünf von ihnen haben sich unter einer großen Wolldecke zusammengedrängt. Aufgeregt springen sie plötzlich, noch immer in die Decke eingehüllt auf, als der Mittelstürmer Johnny Unitas auf die Ziellinie zurennt. Während sie vor Aufregung schreien, gelingt es einem der

Männer, dessen Gesicht sie nicht sieht, durch ein Loch, das er unter dem kurzen Rock in ihren Slip reißt, von hinten mit ihr Geschlechtsverkehr zu haben. Gemeinsam mit dem Mittelstürmer, der auf die Ziellinie zurennt und das spielentscheidende Tor schießt, erreicht sie ihr Ziel, ihren Orgasmus.

Nancy Fridays kolossaler Fehler war, ihrem Liebhaber von ihrer Phantasie zu erzählen, als er sie inmitten der Erregtheit des Beischlafes fragte, woran sie gerade denke. Auf ihre wahrheitsgetreue Antwort hin stieg er aus dem Bett, zog sich an und ging. Nancy Friday wurde klar, daß ihr Liebhaber ihre Phantasie nicht tolerieren konnte, weil sie sich um einen anderen Mann drehte, und weil sie unkonventionell war. (»Was hättest du dann wohl von meinem Wachtraum mit dem Dalmatiner meines Großonkels Henry gehalten?«) Das einzige, was er nicht tolerieren konnte, war wahrscheinlich, daß sie die Phantasie während des Geschlechtsverkehrs benutzte, um zum Höhepunkt zu kommen, was ihm bedeutete, daß er für den Höhenflug der Fleischeslust im Vergleich zu ihrer Phantasie unzulänglich und minderwertig war.

Hätte ihr Liebhaber sie doch nur in einem weniger leidenschaftlichen Moment nach ihrer Phantasie gefragt! Können Sie sich die freudige Überraschung vorstellen, bei einer Frau zu entdecken, daß sie nicht nur eine gewisse Toleranz für professionellen Football aufbringen, sondern sich darüber hinaus in diesem Zusammenhang tatsächlich sexuell erregen kann? Denken Sie an die Millionen Ehemänner, die sich in jeder Saison, während sie sich ein Spiel anschauen, die schrill schimpfenden Stimmen ihrer Ehefrauen anhören müssen, die das Ganze als schwachsinnig, primitiv und rundherum langweilig abkanzeln – sie würden sonstwas für eine Frau hergeben, die über einen Torschuß zum Höhepunkt kommt und möglicherweise multiple Orgasmen bei Wiederholungen erleben kann.

Wie dem auch sein mag, es ist eine wundervolle Phantasie, nicht nur wegen des Footballs, sondern weil sie anrüchige, weitverbreitete Phantasieelemente – den anonymen Liebhaber, Exhibitionismus sowie eine Nuance des so geliebten gezwungenen Sexes – beinhaltet. Ja, sie hätte diese Phantasie mit ihrem Partner teilen *sollen*, nur nicht in jenem Moment höchster sexueller Erregung. Vielleicht sollten Frauen nie während des Geschlechtsverkehrs einen Orgasmus imitieren, wohl aber sollten sie gelegentlich Phantasien imitieren.

Dem Partner Phantasien mitzuteilen, kann in dreifacher Hinsicht positive Auswirkungen haben. Es kann dem Partner helfen, mehr über die sexuellen Präferenzen und stimulierenden Faktoren des anderen zu erfahren und so eine intimere Beziehung schaffen. Der Zuhörer erfährt, wie er das sexuelle Verlangen des Partners steigern kann. Zudem kann es auch die Lust auf seiten des Zuhörers steigern, der die Phantasie des Partners erregend findet.

Die Konfrontation mit den Phantasien des Partners kann für manche dann jedoch höchstbedrohlich und schwer hinnehmbar sein, wenn es sich bei dem Phantasieliebhaber nicht um eine fiktive, anonyme oder unerreichbare Person handelt. Es gibt wenige Personen, und das sind fast ausschließlich Männer, die die Vorstellung, daß ihre Partnerin mit einem anderen Mann zusammen ist, ausgesprochen erregend finden. Derartige Neigungen können auf voyeuristischen und damit vom Anspruch auf Leistung befreiten Präferenzen oder latenten homosexuellen Wünschen beruhen. Andere Männer sind demgegenüber zu besitzergreifend und zu unsicher, als daß sie allein den Gedanken, daß ihre Frau mit anderen Partnern zusammen wäre, ertragen könnten. Obwohl Sex mit einem anderen Partner die wahrscheinlich am weitesten verbreitete Phantasie ist, ist, je nach den Erfahrungen in der Vergangenheit mit dem derzeitigen Partner, Vorsicht geboten, wenn es darum geht, sie ihm mitzuteilen.

Der Reiz fürs Neue muß in einer Partnerschaft nicht durch Untreue befriedigt werden; haben Sie keine Angst, selbst in die Rolle von jemand neuem zu schlüpfen und Ihren Partner einzuladen, das gleiche zu tun. Dabei stehen die Chancen nicht einmal schlecht, daß Ihre Phantasie-Charaktere nicht wirklich »neu«, sondern ein nur tief in Ihrem Innern begrabener Teil von Ihnen sind. Nichts gibt dem ehelichen Sex eine solche Würze wie eine »innereheliche Affäre«.

12. Das optimale Szenario

Ein kognitiver Ansatz

*Bei vielen Dingen nämlich sind das Gute und das
Schöne Prinzip des Erkennens und der Bewegung.*

ARISTOTELES

Einverstanden: das mag nicht sonderlich tiefsinnig klingen. Dennoch – die »Entdeckung« des »Lustprinzips« war für Sigmund Freud
eine bahnbrechende Erkenntnis, die im Grunde aber das gleiche wie
jene zweitausend Jahre ältere Feststellung des alten griechischen Philosophen besagt:

*Die Menschen streben nach dem, was angenehm ist,
und versuchen, das Unangenehme zu vermeiden.*

Warum eine derart selbstverständliche Aussage dadurch würdigen,
daß sie eigens erwähnt wird? Weil ihr Wahrheitsgehalt so fundamental ist, daß er bei dem Versuch, ein Lustproblem zu analysieren,
oft übersehen wird. Abgesehen von einer kleineren Gruppe von Personen, die Sex meiden, weil die Erfahrung für sie ausgesprochen unangenehm ist – da Sex in ihnen Erinnerungen an traumatische Erfahrungen in der Vergangenheit wachruft oder sie von Scham- oder
Schuldgefühlen oder von Abscheu überwältigt werden (sexuelle
Aversionsstörung) –, finden sich die meisten Personen, die unter
mangelndem sexuellem Verlangen leiden, Sex insgesamt als angenehm oder zumindest nicht unangenehm und haben keinerlei physiologische Schwierigkeiten, auch keine Orgasmusprobleme.

Hier haben wir es offensichtlich mit einem Paradoxon zu tun.
Warum sollte jemand seine Beziehung aufs Spiel setzen und sich
partnerschaftlichen Konflikten aussetzen, statt bereitwillig etwas zu
tun, das erfreulich ist? In den meisten Fällen kann von einem Paradoxon jedoch keine Rede sein, weil die körperliche Befriedigung
einerseits zwar gegeben sein mag, die Erfahrung andererseits aber
mit zu vielen unangenehmen Komponenten verbunden ist, als daß
sie insgesamt lohnenswert wäre. So meiden wir das Angenehme, um

einer Situation zu entfliehen, deren unangenehme Aspekte gegenüber den Annehmlichkeiten überwiegen. Wir entscheiden uns für das Unangenehme, um so etwas noch Unangenehmeres zu vermeiden.

Wenn Sex ein per se ungetrübtes Vergnügen wäre, so wäre die Entwicklung von Luststörungen undenkbar. Fragen Sie sich, was Sie an Sex, an Ihrem Partner oder an Ihrer Beziehung *nicht* mögen. Wenn Sie Ihr Sexualleben genießen, es mit einem anderen aber mehr genießen würden, so fehlt es Ihrem Sexualleben an Genuß.

Auch eine sexuelle Erfahrung ohne ausgeprägte negative Komponenten kann mit Enttäuschungen verbunden sein. Warum?

> *Befriedigung wird nicht daran gemessen, was Sie bekommen, sondern daran, was Sie erwartet haben.*

Ein Faktum, das sich mit zahllosen Beispielen belegen läßt. Wenn Sie von Ihrem Chef unerwartet 300 Dollar Weihnachtsgeld bekommen, freuen Sie sich uneingeschränkt, weil Sie nie damit gerechnet hätten; haben Sie demgegenüber eine Zahlung von mindestens 1000 Dollar erwartet, werden Sie wütend reagieren. Bestellen Sie irgendwo ein »normales« Bier, so sind Sie mit 0,2 Liter zufrieden, hätten Sie aber irgendwo anders ein »großes« Bier bestellt, so wären Sie verärgert, auch wenn jeweils der gleiche Preis berechnet würde. Oder: Bei einer auf Vermittlung hin stattfindenden ersten Verabredung mit einem bis dahin Unbekannten, wären Sie erfreut, auf eine durchschnittlich gut aussehende Person zu treffen, wenn diese zuvor als »nett« beschrieben worden war, Sie wären aber schockiert, wenn Ihnen Ihr Rendezvouspartner zuvor als »toll« angepriesen wurde.

Bei mangelndem sexuellen Verlangen sollten sich die Partner stets fragen: 1. Was würde ich von einer guten sexuellen Erfahrung erwarten? 2. Bekomme ich das in *meinem* Sexualleben? 3. Sind meine Erwartungen vernünftig und angemessen?

Wohlgemerkt, die erste Frage zielt auf »eine *gute* sexuelle Erfahrung«, nicht auf die üblicherweise Typische ab. Sex *sollte* gut sein. Wenn Sie genau das bekommen, was Sie erfahrungsgemäß erwarten, so wird Sie das dann nicht zu Wiederholungen animieren, wenn das, was Sie bekommen, letztlich nicht Ihren Vorstellungen dahingehend, was »guter Sex« ist, entspricht. Wichtig ist auch zu fragen, wie angemessen Ihre Erwartungen sind, so daß Sie sie gegebenenfalls korrigieren können. Die Frage, wie angemessen die Erwartungen sind, ist jedoch solange nicht relevant, wie der Betreffende der festen Überzeugung ist, daß diese erfüllt werden könnten.

An Sexualität gekoppelte Erwartungen sind zweigleisiger Natur. Überlegt wird nicht nur das, was man in Relation zu den eigenen Erwartungen bekommt, sondern auch, was der Partner angesichts vermeintlicher, an die eigene Person gestellte Erwartungen bekommt. Und das Gefühl, als Liebhaber versagt zu haben, kann für das sexuelle Verlangen tödlicher sein als die ärgste Enttäuschung hinsichtlich der persönlichen Befriedigung.

Eine Möglichkeit, Ihre Erwartungen zu analysieren – oder möglicherweise erstmals zu definieren –, ist, ein Szenario mit der für Sie denkbar besten sexuellen Erfahrung zu beschreiben. Ein solches Szenario sollte sich in dem Sinne von einer Phantasie unterscheiden, als daß es hierbei um durchaus realistische und realisierbare Inhalte gehen sollte. Wenn Sie überdies auch Ihren Partner bewegen können, seinerseits ein Szenario aufzuschreiben, könnten Sie vielleicht in Zusammenarbeit zu einem gemeinsamen Skript gelangen, das Sie beide Ihren glücklichsten Erwartungen näherbringt und Ihre kühnsten Hoffnungen übersteigt.

Bei den meisten Paaren haben wir es mit einer sekundären Hemmung der Lust, also nicht mit etwas, das von Anfang an auf dem Nullpunkt war, zu tun. Wenn Sie sich kein in naher Zukunft realisierbares Szenario vorstellen können, lenken Sie Ihre Gedanken einmal in rückwärts führende Bahnen. Denken Sie an die besten sexuellen Erfahrungen, die Sie jemals hatten, und versuchen Sie etwas von der Atmosphäre, die sie zu dem machte, einzufangen. Sollte es Ihnen unmöglich sein, sich überhaupt *irgendeine* Situation vorzustellen, in der Sie Lust empfinden, und Ihnen eine solche Situation praktisch undenkbar erscheinen, so stellen Sie sich zunächst ein Bild vor, an das Sie glauben können, ehe Sie sich als nächsten Schritt selbst hineinversetzen.

Als Fallbeispiel mögen Natalie und George dienen. Natalie könnte ihr »optimales« Szenario wie folgt beschreiben:

»Um 15 Uhr liefert ein Blumengeschäft einen Strauß mit einem Dutzend Rosen und eine Karte ab, auf der steht: ›Ich zähle die Minuten, bis ich bei Dir sein kann. In innigster Liebe, George.‹ (Das letzte Mal, daß George etwas frisches Grün mit nach Hause gebracht hatte, lag zwei Jahre zurück, er hatte etwas frischen Waldmeister gekauft, um sich damit eine Bowle anzurichten, die er während der Football-Übertragung schlürfte. Und sonst ist die einzige Zeit, in der er Minuten zählt, das letzte Viertel eines Footballspiels.) George kommt eine halbe Stunde früher nach Hause und gesteht schuldbewußt, daß er sich eher aus dem Büro verdrückte, weil er es nicht mehr abwarten konnte, mich zu sehen. Er küßt mich mit einer solchen Leidenschaft, daß ich froh bin, daß die Kinder über Nacht bei meiner Mutter geblieben sind. (Das letzte Mal, als er Billy irgendwo über Nacht ließ, war, als er eine Freikarte für ein Footballmatch hatte und ich mit Jessica, die gerade zwei Tage alt war, im Krankenhaus lag.) George hat eine Flasche meines Lieblings-Rosé-Weins, bereits vorzüglich gekühlt, mitgebracht. (Er sagt stets, daß Alkohol entweder klar oder bernsteinfarben sein muß, alles andere, so auch rosa, ist für ihn absolut indiskutabel.) George sagt: ›Natalie, du siehst so lieb und hübsch aus! Ich möchte nur einfach neben dir sitzen, mich mit dir unterhalten und dich einfach nur anschauen.‹ (Normalerweise möchte er sich hinsetzen und wenige Minuten später essen, nachdem er kurz in den Mikrowellenherd und in die Töpfe auf dem Herd geschaut hat.) Er unterhält sich aber nicht einfach nur mit mir. Während er fragt, wie mein Tag gewesen sei, streichelt er meine Wange und schaut mir in die Augen, als ob er seinen Blick nicht von mir losreißen könnte. (Das letzte Mal, als George meine Wange streichelte, sagte er: ›Du hast da irgendeine Schokoladenschmiere im Gesicht.‹)«

Sie haben nun eine Vorstellung, worum es geht. Natalies Szenario würde bis ins Schlafzimmer, einschließlich des von ihr bevorzugten Vorspiels, des Ablaufes ihres Geschlechtsverkehrs und was anschließend passiert, fortgeschrieben. Angesichts der von George in letzter Zeit offenbarten Verhaltensweisen könnte sie denken, daß die Chancen, daß sich das realisiert, denkbar ungünstig sind. Und sie hätte wohl recht, denn nichts dergleichen wird geschehen, aber nicht, weil es nicht geschehen *kann*, sondern weil George keine Gedanken lesen kann. Sie muß ihm das Szenario mitteilen.

Sofern Natalie sich bemüht, ihre sexuelle Lust wiederzuerwecken, sollten sie und George gemeinsam über ihre jeweiligen Unzufriedenheiten mit ihrem Sexualleben sprechen und sich gemeinsam entschließen, etwas dagegen zu tun. In jedem Fall sollte Natalie George auch ermutigen, sich sein »optimales« Szenario auszumalen.

Was kommt für George dabei heraus, und inwieweit kann Natalie sicher sein, daß er im Hinblick auf ihr Szenario mit ihr zusammenarbeiten wird? Die Antwort auf die erste Frage ist guter Sex oder wenigstens eine Möglichkeit, Langeweile und mittelmäßigen Sex zu überwinden. Die Antwort auf die zweite Frage ist, daß es *keine* diesbezügliche Sicherheit für Natalie gibt. Vielleicht reagiert George verlegen und tut das Ganze als lächerlich ab, was aber bleibt, ist, daß er zumindest mit ihrem Szenario konfrontiert und ermutigt wurde, über sein eigenes nachzudenken, auch wenn er letzten Endes nicht darüber sprechen wird.

Als erstes könnte George vielleicht monieren, daß Natalies Szenario eine Menge Dinge wie die Rosen und den Wein beinhaltet, die seines Erachtens nicht allzuviel mit Sex zu tun haben. In Natalies Augen gehören solche Dinge aber offensichtlich ebenso sehr wie das Vorspiel zum Sex. Warum also sollte er sich nicht überwinden und auf dem Nachhauseweg schnell ein paar Blumen und eine Flasche von diesem entsetzlichen roséfarbenen Zeug besorgen?

Was die Frage angeht, die Kinder bei jemandem zu lassen, nur um völlig ungestört Sexualität haben zu können, so wäre er sicherlich gelyncht worden, hätte er der ›mütterlichen‹ Natalie diesen Vorschlag gemacht. Wie kommt *sie* dazu, einen solchen Vorschlag zu machen? Vielleicht steckt gar mehr Verlangen in ihr, als er für möglich gehalten hätte.

In Georges Szenario könnten Natalies schwarzer Spitzen-BH, den sie nicht mehr trägt, und eine Videokassette aus dem »Erwachsenen«-Regal des Videoverleihs einbezogen sein. Mit sicher untergebrachten Kindern und einigen Glas Wein könnte Natalie tatsächlich auf Touren kommen.

Es mag etwas Überwindung kosten und befremdlich sein, Ihrem Partner unverhofft ein Skript zu präsentieren, in dem er ein oder zwei Hauptrollen zu spielen hat. Vielleicht eröffnen Sie das Ganze etwas taktisch geschickt und unverfänglich mit einem »Hallo Liebling! Wie war dein Tag?«

Der unvermeidliche Absturz
Die Auswirkungen des Faktors Zeit

Mit dem Identifizieren eines Trugschlusses oder einer falschen Erwartungshaltung ist oft schon ein wichtiger Schritt hin zu einer deutlichen Verbesserung der Lust getan. Denn mit einer realistischen Einschätzung ist es einfacher, auf ein logisches, greifbares Ziel hinzuarbeiten, statt endlos unerreichbaren Träumen hinterherzulaufen.

Nicht zu verkennen ist allerdings das Problem, daß unsere Erwartungen innerlich so fest verankert und mit anderen Wertvorstellungen und Glaubensansätzen verknüpft sind, daß es uns mitunter außerordentlich schwerfällt, diese zugunsten realistischerer Ansätze aufzugeben. Die härteste Wahrheit, der man sich stellen muß, ist möglicherweise diese:

> *Bei fast allen Paaren läßt das sexuelle Verlangen im Laufe der Zeit nach.*

Fast alle Sexualtherapeuten räumen diese Tatsache ein, was aber nichts daran ändert, daß sie für die meisten Menschen höchst irritierend ist. Hier scheinen unsere gesellschaftlichen Werte im Kern getroffen, deren Dreh- und Angelpunkt die monogame Ehe und ein stabiles Familienleben sind. Wir möchten glauben, sexuelles Verlangen sei einzig und ausschließlich auf eine andere Person gerichtet, und je mehr wir diese Person lieben, desto stärker sei unser sexuelles Verlangen. Also: die Liebe soll wachsen und mit ihr das Verlangen.

Mindert sich nun, entgegen allen Erwartungen, das sexuelle Verlangen, so reagiert der Betreffende wie folgt, wobei eine oder mehrere Variationen zutreffen können: 1. Ich liebe meinen Partner nicht mehr wirklich, oder mein Partner liebt mich nicht. 2. Ich werde alt. 3. Mit mir (oder meinem Partner) ist etwas nicht in Ordnung. 4. An der Beziehung ist etwas nicht in Ordnung.

Ein Rückgang der Lust ist nicht ausschließlich eine Frage des Alters. Paare, die in sehr jungen Jahren heiraten, können bereits vor Erreichen des fünfundzwanzigsten Lebenjahres eine deutliche Minderung der Lust feststellen, was wohl kaum mit dem Alter zusammenhängen dürfte. Tatsächlich spielt das Alter in den meisten Fällen, wo Paare, die schon mehrere Jahre zusammen sind und über Lustlosigkeit klagen, eine absolut untergeordnete Rolle. Häufigere Ursachen sind da schon zusätzliche Arbeitsbelastungen, die Anforderungen der Kindererziehung oder emotionale Dauerkonflikte.

George Bernard Shaw betrachtete die Ehe als »die liederlichste der menschlichen Einrichtungen, weil in ihr in der Verquickung vorgetäuschte Vorteile und täuschende Idealisierungen als Köder ausgelegt sind« – mit anderen Worten, die Verquickung eines Maximums an Versuchung und eines Maximums an Gelegenheit. Shaw hatte damit insofern unrecht, als die Versuchung in dem Maße abnimmt, wie die Gelegenheit zunimmt. Denn es sind die Menschen, die in New York City leben, die selten in eine Broadway-Show oder zur Freiheitsstatue gehen. Schließlich, so meinen sie, können sie ja jederzeit dorthin gehen, wenn sie Lust dazu haben, so daß sie im Ergebnis nie hingehen. Ein Wächter, der eine Nacht irgendwelche Wertgegenstände zu bewachen hat, erliegt der Versuchung wahrscheinlich eher als jemand, der Nacht für Nacht die gleiche Aufgabe und somit reichlich Zeit hat, mit seinem Gewissen zu kämpfen.

Und schließlich ist die mangelnde Kooperationsbereitschaft der Natur in dieser Frage, zumindest im Vergleich zu ihren diesbezüglichen Anstrengungen in der Anfangsphase einer Beziehung, von höchster Bedeutung. In Shaws *Mensch und Übermensch* bemerkte Don Juan, »daß die Beziehung der Geschlechter zueinander weder eine persönliche noch eine freundliche ist... Die beiden können einander völlig fremd sein, sie können verschiedene Sprachen sprechen, verschieden sein in Rasse und Hautfarbe, in Alter und Neigungen, mit keiner anderen Gemeinsamkeit als der möglichen Fruchtbarkeit, um derentwillen die Macht des Lebens sie einander auf einen Blick hin in die Arme treibt.«

Wer wollte bestreiten, daß viele sexuelle Beziehungen zwischen den gegensätzlichsten Paaren zustande kommen; intellektuelle oder emotionale Harmonie haben mit sexueller Lust wenig zu tun. Natürlich kommt der gesunde Menschenverstand, die Lust bremsend, da ins Spiel, wenn diese auf jemanden abzielt, der nichts weiter als eine Eskapade verspricht; aber dies ist denn auch mehr eine Frage, wo der Intellekt gegenüber der Lust obsiegt und nicht an ihr teilhat. Die Natur hat ein großes Interesse daran, daß Paare aller Spezies sich paaren, nicht aber ein dezidiertes Interesse an der wiederholten Paarung des gleichen Paares.

Einige Soziobiologen vertreten die Theorie, die Befreiung der Frau vom Oestruszyklus, der die Paarungsbereitschaft der Säugetier-Weibchen bestimmt, sei angesichts der so garantierten uneingeschränkten sexuellen Verfügbarkeit Anreiz und ein starkes Motiv für den Mann, bei ihr zu bleiben und für eine Familie zu sorgen. Der Haken an dieser Theorie ist, daß diese uneingeschränkte sexuelle Verfügbarkeit für die meisten Paare keineswegs ein ausschlaggebendes Motiv ist, zusammenzubleiben.

Die größte singuläre, aber im Prinzip leicht lösbare Schwierigkeit mit dem ehelichen Sex ist, daß Paare die Frage der Sexualität zwar nicht ausklammern, ihr aber eine solch geringe Bedeutung auf der Liste ihrer Alltagsaktivitäten beimessen, daß es ihnen genau wie dem New Yorker geht, der nie die Freiheitsstatue besucht, da es für derlei Dinge ja immer noch ein Morgen gibt.

Die Lösung dieser Schwierigkeit ist natürlich, der Sexualität auf der Prioritätenliste einen höheren Stellenwert einzuräumen, sie nicht als etwas zu betrachten, das man ja immer noch erledigen kann, sondern als etwas, das genau wie das Tippen eines Berichtes oder das Abholen eines Kindes von der Schule erledigt werden *muß*. Nun könnte man dagegen einwenden, daß diese Art der Sexplanung jegliche Spontaneität vernichte und sogar dazu führen könne, daß ein Paar intim miteinander verkehrt, wenn in Wirklichkeit keiner von beiden Lust auf Sexualität hat. Einverstanden, in diesem Fall sollten Sie die Zeit nutzen, miteinander zu sprechen, zu spielen, sich gegenseitig etwas vorzulesen. Regelmäßige Sexualität mag nicht ausschlaggebend für eine gute Ehe sein, wohl aber die emotionale Intimität. Intellektuelle Anregungen und körperliche Nähe sind ebenso grundlegende menschliche Bedürfnisse wie die sexuelle Befriedigung, und das Verlangen kann ebensosehr diese Bedürfnisse wie die rein sexuellen umschließen. Denn wenn Sie einmal an die Ursprünge Ihres Verlangens nach einem bestimmten Partner zurückdenken, so waren diese wahrscheinlich nicht eine rein physische Reaktion auf einen Körper, sondern eine Antwort auf diesen Menschen als ganze Person.

Vom ursprünglich angesprochenen Problem des durch falsche Erwartungen verursachten Lustmangels sind wir nunmehr bereits dabei, den Bereich der zwischenmenschlichen Beziehungen zu betreten, was aber wohl unausweichlich ist. Sex ist eine Frage von zwei Personen, und er ist dann am besten, wenn beide sich engagieren, auch wenn der Mangel an sexuellem Verlangen gemeinhin als einseitige Angelegenheit verstanden wird. Sexuelles Verlangen setzt Bemühen voraus, und je mehr beide Partner diesbezügliche Anstrengungen unternehmen, um so besser.

Wir leben in einer Generation, in der die Perfektion unserer technischen Ausrüstungen uns die mühelose, also anstrengungsfreie Verfügbarkeit von Dienstleistungen vorgaukelt. Beim Fernseher genügt ein Druck auf die Senderwahltaste, und sofort erscheint ein Bild; viele junge Menschen haben es möglicherweise nie kennengelernt, daß man erst einige Sekunden warten muß, bis der Apparat sich »aufgewärmt« hat. Die Mehrzahl der Fernsehbesitzer ist sich vielleicht nicht einmal mehr bewußt, daß das Gerät, selbst wenn es »abgeschaltet« ist, in Wirklichkeit »an« ist und genügend Strom über die Steckdose bezieht, um in ständiger Einsatzbereitschaft, ohne jede zeitliche Verzögerung, das Bild zu liefern. Der Punkt ist, daß all das

Energie erfordert, und der Verbrauch von Energie setzt Arbeit und Mühe voraus. Zwar liefert die Natur von Zeit zu Zeit eine gewisse kosmische Energie, und das sexuelle Verlangen mag vorübergehend so problemlos strömen, wie ein Auto bergabwärts ohne Betätigung des Gaspedals läuft. Aber ebensowenig, wie wir beim Auto auf den Antrieb der Schwerkraft vertrauen, sollten wir bei der Natur davon ausgehen, daß sie ohne unser Zutun und unseren Energieaufwand das sexuelle Verlangen fortwährend auf einem hohen Niveau hält.

Gibt es Paare, die von der Erfahrung eines im Laufe der Zeit schwindenden sexuellen Verlangens verschont bleiben? Absolut. Teilweise mag es sich dabei um Paare mit einem natürlicherweise stark ausgeprägten sexuellen Verlangen handeln. Mehrheitlich dürften die Betreffenden in diesem Falle aber von einem gesunden Verhaltensmuster dergestalt profitieren, daß ihre sexuellen Aktivitäten zu einer Steigerung ihrer Intimität und im Umkehrschluß die so gewonnenen gegenseitigen Wertschätzungen zu weiteren positiven sexuellen Erfahrungen führen. Mit anderen Worten, diese Paare sind mitnichten passive Nutznießer eines naturgemäß per se hohen Lustniveaus, sie arbeiten vielmehr kontinuierlich an ihren Beziehungen.

Eine erregende Diskussion
Die Trennung von Erregung und Lust

Vor dem Hintergrund der Diskussion über Lustprobleme in Zusammenhang mit unrealistischen Erwartungshaltungen ist es angezeigt, auch mögliche Zusammenhänge zwischen der Frage der Erregung und sexuellen Luststörungen zur Sprache zu bringen, Zusammenhänge, die sich im allgemeinen nicht von der Hand weisen lassen:

> *Männer neigen dazu, Erregung und sexuelles Verlangen gleichzusetzen und deren Einfluß auf das Verlangen überzubewerten. Frauen neigen dazu, die Erregung unterzubewerten oder sie vollends zu ignorieren.*

Bereits an früherer Stelle wurde darauf hingewiesen, daß Erregung und sexuelles Verlangen zwei separate Phasen der sexuellen Reaktion sind. Da die Erregung sich aber bei jungen Männern so bereitwillig und spontan einstellt, setzen viele Männer diese beiden Phasen gleich und betrachten die Erregung als Bestätigung ihres sexuellen Verlangens. Diese Sicht ist deswegen problematisch, weil die sich bei jüngeren Männern als Reaktion auf visuelle und mentale Reize einstellenden Erektionen in späteren Jahren eine konkret über den Tastsinn wahrnehmbare Stimulation des Penis voraussetzen. Eine Notwendigkeit, die sich durchaus bereits vor dem vierzigsten Lebensjahr ergeben kann.

In seinen Sechzigern mag ein Mann akzeptieren, daß seine Erektionen nicht mehr so hart sind und er nach Vollendung eines Geschlechtsaktes länger braucht, bis er wiederum erektionsfähig ist. Aber bei Männern in den Vierzigern und Fünfzigern können sich erhebliche psychische Probleme entwickeln, wenn denn die Spontanerektionen, an die sie gewöhnt sind, plötzlich ausbleiben.

Natürlich gibt es ebenso Männer, die auch in späteren Jahren keiner taktilen Stimulation bedürfen, aber auch sie mögen feststellen, daß nicht mehr der vertraute Anblick des nackten Körpers der Partnerin als vielmehr eine neuartigere Erfahrung oder Phantasie eine automatische Erektion auslöst. Wichtig ist, daß beide Partner nicht dem Irrtum verfallen, eine mangelnde Erektion mit mangelndem Verlangen gleichzusetzen und bereit sind, ihr Liebesleben den veränderten Bedürfnissen des Mannes anzupassen.

Es gibt viele Parallelen zwischen den physiologischen Erregungsmustern von Männern und Frauen. Die wichtigste ist für Masters und Johnson das durch Blutstauung in beiden Fällen gegebene Anschwellen der Genitalgewebe. Vergrößerung und Festigkeit des Penis sind das Ergebnis ebendieses Blutstaus in den Schwellkörpern, der bewirkt, daß der Penis bis zum Orgasmus hart bleibt. Die in der Erregungsphase bei Frauen einsetzende Lubrikation der Vagina ist ebenso auf die massive Stauungsreaktion zurückzuführen; bei der sekretierten Gleitsubstanz handelt es sich nicht um ein Drüsensekret, sondern einfach um Plasma, das unter dem Druck der in den Vaginalwänden angeschwollenen Kapillargefäße ausgestoßen wird.

Physiologisch mag die Erregung bei Männern und Frauen ähnlich sein, was aber nicht besagt, daß es nicht große Unterschiede im Hinblick auf die jeweils damit verbundenen Wahrnehmungen und Empfindungen gibt. Dr. Julia Heiman, Direktorin der University of Washington Medical School's Interpersonal Psychotherapy Clinic, untersuchte die sich aufgrund von Phantasien oder erotischen Tonbandkassetten bei Männern und Frauen ergebenden Erregungsreaktionen. Die männliche Erregung wurde mittels einer um den Penis befestigten quecksilbergefüllten Gummimanschette gemessen. Die Messung bei den weiblichen Versuchspersonen gestaltete sich etwas komplizierter, hier wurde ein Photoplethysmograph von rund 5 cm Länge und 3 cm Durchmesser, ein Hohlzylinder aus klarsichtigem Acryl mit eingebauter kleiner Lampe, einer Photozelle sowie einer Reihe von Anschlußdrähten, in die Vagina eingeführt. Ausschlaggebend war die auf die Photozelle reflektierte Lichtmenge, die abhängig von der in der Erregungsphase zunehmenden Gefäßstauung in den Vaginalwänden gesteuert wurde.

Im Rahmen einer solchen Untersuchung stellte Dr. Heiman fest, daß jeder der Männer analog zur aufgezeichneten genitalen Reaktion auch eine physische Erregung berichtete, daß aber mehr als zwei Drittel der Frauen behaupteten, trotz ähnlicher physisch gemessener Reaktionen, keinerlei physische Erregung erfahren zu haben. Was das Bewußtsein der physischen Erregung angeht, so zeigten weitere Untersuchungen von Dr. Heiman, gibt es durchaus Unterschiede bei den Frauen. Frauen, die Schwierigkeiten haben, zum Orgasmus zu gelangen, reagierten auf erotisches Material gleichermaßen erregt wie Frauen, die keinerlei physiologische Probleme hatten, sie *berichteten* jedoch von einer erheblich geringeren Erregungsintensität.

Vor zehn Jahren untersuchte Dr. Peter Hoon, Co-Direktor der Sexual Dysfunction Clinic am University of Tennessee College of Medicine, Frauen, die über mangelnde Erregungsfähigkeit klagten. Dr. Hoon unterzog sie, zusammen mit seinen Mitarbeitern, einer Kurzzeittherapie, die auf den von Masters und Johnson entwickelten Techniken sowie einer Biofeedbacktherapie aufbaute. Während sich bei keiner der Frauen am vaginalen Blutfluß meßbare Verbesserungen der sexuellen Erregung einstellten, berichteten fast alle begeistert Verbesserungen, die sich infolge der Therapie ergeben hätten.

Diese Untersuchungen lassen wohl den Schluß zu, daß das von Frauen subjektiv empfundene Verlangen, anders als bei Männern, kaum einen Bezug zu den tatsächlich gegebenen physiologischen Veränderungen während der Erregung hat. So mag die physische Erregungsstimulation als Folgewirkung im nachhinein beim Mann sexuelle Lust erwecken, wohingegen die physische Stimulation bei einer Frau keinerlei luststeigernde Wirkung haben muß, wie »erregt« ihre Organe faktisch auch sein mögen.

Die klassische Sexualtherapie richtet bei der Steigerung der Erregungsfähigkeit ihr Hauptaugenmerk auf eine entspannte und leistungsdruckfreie Atmosphäre. Analog könnte bei der Therapie sexueller Luststörungen im Falle von Frauen die Schaffung des richtigen mentalen Rahmens wichtiger als eine physische Stimulation der Erregung erscheinen, während Männer, vor dem Hintergrund der engeren mentalen Assoziation zwischen Lust und körperlicher Reaktion, mehr von der Förderung der Erregungsfähigkeit als solcher profitieren könnten.

In Selbsthilfe

»Das Problem ist nicht so sehr das, was die Leute nicht wissen, sondern daß sie so viele Dinge wissen, die so einfach nicht sind«, beobachtete einmal treffend ein amerikanischer Humorist.

Über Erziehung und Ausbildung werden bisher nicht vorhandene Informationen und Kenntnisse vermittelt. Über die kognitive Therapie werden falsche Vorstellungen durch korrekte ersetzt. Keine Frage, daß diese Aufgabe schwieriger als die der Erstvermittlung von Informationen über die Erziehung ist.

Wie können Sie wissen, ob Sie ein Opfer falscher Denkweisen sind? Ein relativ sicheres Indiz ist, wenn Sie einerseits glauben, alles richtig zu machen, die Ergebnisse andererseits aber ständig falsch sind. Wenn Sie feststellen, daß Sie immer wieder sagen: »Aber ich gebe mir doch so viel Mühe«, dann bemühen Sie sich möglicherweise um die falschen Dinge.

Was die Befriedigung eines Sexualpartners angeht, sind zwei falsche Vorstellungen weitverbreitet: 1. Wenn es vorher mit ihm (ihr) geklappt hat, wird es auch wieder klappen. 2. Es hat mit anderen geklappt, also wird es auch mit ihm (ihr) klappen.

Sofern Sie kaum Lust auf Sex haben, sagen Sie nicht, alles sei in Ordnung, weil Sie Sex schließlich genießen, wenn es dazu gekommen ist und Sie »angesprungen« sind. Die Tatsache, daß Sie aber selten von sich aus anspringen, zeigt, daß irgend etwas daran ist, das unangenehm für Sie ist. Selbst wenn es sich dabei nicht um etwas handelt, das Sie als ausgesprochen abstoßend oder belastend empfinden, so werden Sie Sex auch dann meiden, wenn er einfach nicht mehr so erregend wie früher ist oder Sie das Gefühl haben, er könnte besser sein; Enttäuschung kann ein ebenso großer Hemmfaktor wie anderweitige Belastungen sein.

Deshalb ist das ›optimale‹ Szenario, in dem Sie sich eine ideale sexuelle Erfahrung ausmalen, so wichtig. So erfahren Sie, was Sie sich *wirklich* von der Sexualität wünschen. Einige der Elemente Ihres Szenarios können höchstrealistisch und andere schier unerreichbar sein; überlegen Sie, inwieweit Sie Ihr Szenario dahingehend verändern können, daß Sie einige der unrealistischen Elemente gegen realistische austauschen.

Sobald Sie darüber nachgedacht haben und wissen, was Sie sich wünschen, sprechen Sie mit Ihrem Partner darüber. Erwarten Sie nicht, daß er Gedanken lesen kann. Selbst professionelle »Gedankenleser« verlassen sich nicht auf ihre hellseherischen Fähigkeiten, sondern auf ihr Geschick, ohne daß das Publikum es merkt, Informationen zu sammeln. Sie müssen Ihrem Partner nicht sagen, »Lies mein Skript«, Sie müssen ihm aber sehr wohl sagen, »Lies von meinen Lippen« und ihn wissen lassen, was Sie sich wünschen.

Für Altruismus ist das Schlafzimmer nicht der ideale Ort. Viele, vor allem Frauen, antworten auf die Frage, was ihnen im Bett gefällt, ›Mach ganz das, was dir gefällt.‹ Dahinter steckt der Gedanke, daß so wenigstens einer zufrieden sein wird, ignoriert wird dabei allerdings, daß ein Großteil der sexuellen Befriedigung für den Partner in dem Wissen liegt, ein guter Liebhaber gewesen zu sein und seine Partnerin glücklich gemacht zu haben.

Dr. David Reuben schrieb einmal über eine Frau, die ihren Freund als einen unsensiblen, unfähigen Liebhaber kritisiert hatte. Auf die Frage, warum sie dieser Meinung sei, antwortete sie: »Er weiß nicht einmal genug, um mein Ohrläppchen so zu streicheln, wie mein Vater es tat, als ich noch ein kleines Mädchen war!« So machen wir oft nicht nur den gravierenden Fehler anzunehmen, alle Mitglieder des *anderen* Geschlechts hätten die gleichen sexuellen Vorlieben, wir nehmen darüber hinaus gelegentlich auch noch an, daß alle *gleich*geschlechtlichen Mitglieder ebendas genießen, was wir genießen. Am Ende steht dann, wenn wir unbefriedigt bleiben, das Fazit, daß er ein schlechter Liebhaber ist, dem es selbst an den grundlegendsten Kenntnissen und Fertigkeiten des Liebesspiels mangelt.

Eine frustrierende – aber sehr häufig vorkommende – Situation ist die, wenn ein Partner sich schlicht jeder Kommunikation entzieht. Sofern Ihr Partner kaum sexuelles Verlangen zeigt, was können Sie tun, um die Sexualität lust- und genußvoller zu gestalten, wenn er diesbezüglich unmotiviert scheint und jeden Versuch Ihrerseits, den Dingen auf den Grund zu gehen, damit unterbindet, daß er erklärt, es sei doch alles in Ordnung?

Da Ihr Sexualleben mit Sicherheit weit von einem Idealzustand entfernt ist, haben Sie keine Angst, neue Ansätze zu versuchen. Alles wäre kein Problem, wenn alle Männer und Frauen sich durch die gleichen sexuellen Vorlieben auszeichneten, dem ist aber nicht so, und der einzige Weg, wie Sie feststellen können, was Ihr Partner *wirklich* liebt, wenn er es Ihnen nicht sagt, ist, daß Sie experimentieren. Vielleicht gibt es Stimulanzien, die er selbst noch nicht entdeckt hat. Wir alle kennen die erogenen Zonen, jenseits davon gibt es im Bereich des Penis, der Klitoris und der weiblichen Brust ganz bestimmte stimulierende Druckpunkte. Aber auch hier wie in anderen Bereichen sind die Reaktionen und Geschmäcker unterschiedlich. So empfinden einige Männer das Berühren ihrer Brustwarzen erregend, während andere es als kitzelnd und eher störend empfinden. Oder, der bekannt gewordene Spruch des Komikers Dick Martin, »Blase mir ins Ohr, und ich folge dir überallhin«: nicht jeder steht auf »Ohr«-Erotik, aber viele wären begeistert, Ihnen ihr empfängliches Ohr hinhalten zu können. Ebenso die anale Stimulation, die von manchen als abstoßend, von anderen aber als höchsterregend empfunden wird. Einige Frauen lieben die direkte Berührung der Klitoris, selbst während des Geschlechtsaktes, andere bevorzugen die indirekte Stimulation in Form von Reibungsdruck auf Schamlippen oder Schamhügel und empfinden direkte Berührungen als schmerzhaft. Der einzige zuverlässige Führer, wenn es darum geht, was Ihr Partner liebt, ist Ihr Partner.

Individuelle Präferenzen sind nicht auf rein körperliche Vorgänge beschränkt. So offenbaren manche Männer eine Vorliebe dafür, auf dem Höhepunkt der Leidenschaft von ihren Partnerinnen derbe Kraftausdrücke zu hören, Worte, die sie im Alltagsvokabular allerdings höchstanstößig fänden. So manche emanzipierte Frau ist über eine rauhe Behandlung, die ihr hin und wieder zuteil wird, hellauf beglückt, wenngleich sie ihren Partner gerade wegen seiner Sensibilität und Zuvorkommenheit gewählt hat. Ein Mann, der seine Partnerin entkleidet, sich aber selbst auszieht, könnte entzückt sein, wenn seine Partnerin ihm zur Abwechslung auch einmal die Kleider abstreift.

Was für Frauen gilt, daß sie gelegentlich ein Männermagazin lesen sollten, um im Ansatz zu wissen, womit sich Männerphantasien beschäftigen, gilt ebenso für Männer, die gleichfalls gelegentlich einen Blick in Frauenpublikationen werfen sollten, um eine Vorstellung von der weiblichen Sicht der Sexualität zu gewinnen. Die jeweiligen Artikel und Briefe mögen zwar nicht buchstabengetreu die spezifische Gefühlslage Ihres Partners widerspiegeln, Sie gewinnen auf diese Weise aber einen Eindruck, der Ihnen hilft, sich besser auf die Empfindungen des anderen Geschlechts einstellen zu können.

Jeder warnt vor Kritik, aber niemand erinnert an das Lob. Das Gefühl, etwas gut gemacht zu haben, motiviert, es nochmals zu machen. Wer wollte demgegenüber einen Fehler wiederholen? Und gerade im Hinblick auf die Sexualität wird Erfolg oder Mißerfolg sehr oft über die Befriedigung definiert, die man dem anderen hat angedeihen lassen, nicht die man selbst erhielt.

Machen Sie nicht den Fehler, nach Noten zu fragen. Sagen Sie nie: »Du warst wundervoll! Wie war ich?« Unter diesen Umständen wird selbst ein aufrichtig gemeintes Lob unehrlich klingen, und ein Rückfall in ein »Alles-ist-großartig«-Denken wird zwangsläufig potentielle Verbesserungen verhindern.

Wenn Sie an einem bestimmten Abend *wirklich* keine Lust auf Sexualität haben, seien Sie ehrlich. Täuschen Sie keine Stimmung vor, in der Sie nicht sind. Vorgetäuschte Lust ist für einen Partner ebenso verletzend wie ein vorgetäuschter Orgasmus. Ihre Beziehung sollte so intim sein, daß diese Art von Aufrichtigkeit möglich ist. Es ist okay, Ihrem Partner gefällig zu sein, nachdem Sie ihm Ihr mangelndes Interesse gestanden haben, vermeiden Sie es aber, ihm durch überzogene, Ungeduld und Ungehaltensein offenbarende Verhaltensweisen Schuldgefühle einzujagen. Das nächste Mal wird es Ihr Partner sein, der nicht in der Stimmung ist.

Angesichts der Tatsache, daß ideale Szenarios Vorbereitung und Zeit erfordern, sollten Sie nicht versuchen, aus jeder sexuellen Begegnung eine peinlich genau durchstrukturierte Inszenierung zu machen. Wenn Sie Sex immer einem Zeitpunkt vorbehalten wollen, wo Sie nach bestem Gutdünken eine Stunde oder mehr ungestört sein werden, dann werden Sie nicht oft Sexualität haben. Etwas Sex ist besser als keiner, selbst wenn das gelegentlich den Rückgriff auf eine »schnelle Nummer« bedeutet, um die Spannung unten und die Bewußtheit oben zu halten. Wichtig ist aber, Ihrer Sexualität einen festen Platz in Ihrem Terminkalender einzuräumen und nicht darauf zu spekulieren, sie dann einzuschieben, wenn sich die Gelegenheit ergibt, denn die »Gelegenheit« scheint nie an Schlafzimmertüren anzuklopfen.

Vergleichen Sie Ihren Partner nicht mit anderen, auch dann nicht, wenn Sie ihn aufrichtig für den besten Liebhaber halten, den Sie je hatten. Ihn in den intimsten Augenblicken daran zu erinnern, daß

Sie auch schon mit anderen intim zusammen waren, weckt im allgemeinen Eifersucht und Wut, gefolgt von Schuldgefühlen, aus Scham, daß ebendiese Empfindungen aufflackerten. Und wenn die Frage nach der eigenen Note tabu ist, so sollten Sie Ihren Partner erst recht nicht nach einer Bewertung vorhergehender Liebhaber fragen. Was die sexuelle Liebe angeht, sollten Sie nie vergessen, daß Sie sich auf Ihre autodidaktischen Fähigkeiten verlassen müssen.

Konzentrieren Sie sich nicht zwanghaft auf den Orgasmus Ihrer Partnerin – das gilt auch für die Orgasmen der *Männer*. Der Orgasmus ist ein 3,5 Sekunden dauernder Höhepunkt vieler genußintensiver Minuten. Vorspiel, Erregung, Geschlechtsverkehr und Nachspiel sind höchstlustvolle Aktivitäten und nicht nur Einleitung und Ausklang des Orgasmus. Sagt Ihr Partner, daß er Sex auch ohne Orgasmus genießt, glauben Sie ihm! Die modernen Männer haben es gelernt, den Orgasmus hinauszuschieben, und dabei kann es gelegentlich zu Kurzschlüssen innerhalb des sexuellen Reaktionszyklus kommen, mit dem Ergebnis, daß hin und wieder der Orgasmus ausbleibt. Der ausgebliebene Orgasmusgenuß dürfte aber allemal durch den so erzielten verlängerten Genuß der Erektion und des Geschlechtsverkehrs, im Tausch weniger Sekunden gegen viele Minuten, aufgewogen werden.

Den kognitiven Ansatz zusammenfassend, ist wichtig festzuhalten, daß Lustprobleme bei Personen, die in guten partnerschaftlichen Beziehungen leben und frei von gravierenden psychischen Belastungen sind, oftmals einfach das Ergebnis falscher Vorstellungen und Erwartungen sind. Der in diesem Zusammenhang am weitesten verbreitete und verhängnisvollste Trugschluß ist die Annahme, daß sexuelles Verlangen stets und mühelos und ungemindert vorhanden ist. Nicht wenige fallen dieser irrigen Vorstellung zum Opfer, weil unsere Gesellschaft uns mit den Bildern von Personen bombardiert, die von Sexualität und einer stets befriedigten Sexualität besessen sind, so daß Menschen, die auch andere Dinge im Kopf haben, leicht dazu verleitet werden, sich als abnormal zu betrachten. Zudem neigen Selbsthilfeexperten zu der Auffassung, daß in einer guten Beziehung der Sex automatisch gut und die Lust intensiv sein werden, wohingegen ein Paar, das sich durch liebevollen Umgang und Harmonie auszeichnet, sich für Sex vielleicht nicht mehr als für ein gemeinsames Tennisspiel begeistern kann.

Jeder weiß, daß es zahllose Definitionen der Liebe gibt, aber nur wenige räumen ein, daß dem Sex von Person zu Person verschieden, individuell unterschiedliche Bedeutungen beigemessen werden. Denken Sie darüber nach, was guter Sex für sie bedeutet, und finden Sie heraus, was Sie an dem Sex, den Sie gegenwärtig haben, nicht mögen; anschließend nehmen Sie sich die Zeit, sich detailliert ein realistisches Szenario auszumalen, das Ihren Vorstellungen von einer guten sexuellen Erfahrung entspräche. Verschlimmern Sie das Problem *nicht*, indem Sie annehmen, Ihre Beziehung sei aufgrund geminderten Verlangens schlecht, indem Sie erwarten, daß das Verlangen sich selbst hilft und sich von selbst wieder reguliert, oder indem Sie mangelnde spontane Erregung mit mangelnder Lust oder, schlimmer noch, mit mangelnder Liebe verwechseln.

Die Lust ist mental. Sie erfordert mentale Anstrengungen – das heißt Gedanken.

Denken Sie darüber nach.

13. Ein anderer Fokus

Der Ansatz des Fokussierens

Können Sie sich einen Tennisunterricht vorstellen, in dem Sie angewiesen werden, keinen Schläger in die Hand zu nehmen, oder einen Golf-Profi, der Ihnen rät, ohne Ball zu spielen? So mag es manchen Klienten auch befremdlich erscheinen, wenn Sexualtherapeuten sie zu dem Verzicht auf Geschlechtsverkehr anhalten.

Dieses Verbot ist natürlich nur temporärer Natur und kaum als revolutionär zu bezeichnen. Dr. John Hunter, der renommierte Chirurg des 18. Jahrhunderts, empfahl einem impotenten Patienten, sechs Nächte lang auf Geschlechtsverkehr mit seiner Partnerin zu verzichten, »die ihm innewohnenden Neigungen und Kräfte sich selbst zu überlassen«. Die Versagerängste des Mannes wurden schon bald von der Vorstellung und der Angst verdrängt, ein allzustarkes Verlangen werde allzusehr von ihm Besitz ergreifen, so daß schließlich, wie von selbst, »der Verstand und die ihm innewohnenden Kräfte zusammengeführt wurden«.

Fokussieren, ein auf Körperempfindungen gerichteter Ansatz, spielt in der heutigen Sexualtherapie eine Schlüsselrolle und wird vor allem bei der Behandlung von Erregungsproblemen mit großem Erfolg eingesetzt. Das Kernelement der Übungen besteht darin, daß ein Partner den Körper des anderen berührt und massiert, wobei anfänglich die Genitalbereiche und Brüste ausgelassen werden. Der die Stimulation empfangende Partner konzentriert sich ausschließlich auf seine Körperempfindungen und läßt seinen Partner wissen, was guttut und wie er den Genuß durch die Berührung optimieren kann. Der auf die Rolle des Empfangenden beschränkte Partner ist auf diese Weise von jeglichem Leistungsdruck befreit, und das Geschlechtsverkehrsverbot ist ein Garant, der verhindert, daß Versagerängste entstehen können. Ziel des Fokussierens ist die Förderung einer neuen Bewußtheit des eigenen Körpers, denn sowohl Männer als auch Frauen neigen in ihren sexuellen Beziehungen dazu, der Reaktion des Partners in einem Maße Beachtung zu schenken, daß sie den Kontakt zu ihren eigenen Empfindungen verlieren. Berührungen der erogenen Zonen werden peu à peu, langsam auf einen streßfreien

Geschlechtsverkehr hinarbeitend, in die Aufgabenstellungen einbezogen.

Angesichts der Tatsache, daß die von sexuellen Luststörungen Betroffenen mehrheitlich keine physiologischen Probleme haben, wenn es denn zu sexuellen Aktivitäten gekommen ist, hat da der Ansatz des Fokussierens irgendeinen Wert? Normalerweise ja, wenngleich hierbei statt der Körperempfindungen mehr das in den Vordergrund gestellt wird, was während der Übungen im Kopf des Betreffenden vor sich geht.

Dr. Friedman von Stony Brook weiß aus Erfahrung, daß Klienten mit sexuellen Luststörungen in sexuellen Situationen, die frei von Leistungsansprüchen sind, ängstlicher und nervöser als diejenigen reagieren, die unter Funktionsstörungen leiden. In solchen Fällen, erklärt er, verwende er »die Masters und Johnson-Fokustechnik nicht nur, um die mit sexuellen Aktivitäten verbundenen neurotischen Spannungen abzubauen, sondern auch, um ihnen ihre Gefühle bewußt zu machen. Das heißt, ich weiß, daß sie ängstlich und nervös reagieren werden, und ich möchte, daß sie sich dieser Ängste bewußt werden, denn erst dann können sie beginnen, sich damit auseinanderzusetzen und umzugehen. Ich verwende die Fokustechnik also in etwas abgewandelter Form – um sie in sexuelle Situationen zu bringen, die ihnen etwaige negative oder angstauslösende Gefühle in Verbindung mit Sexualität bewußt machen.«

Dr. Sheila Jackman greift oft bei der Therapie mangelnden sexuellen Verlangens auf den Ansatz des Fokussierens zurück. »Das Ziel ist«, erklärt sie, »sie von den Köpfen wegzubringen, ihnen beizubringen, wie sie die in ihren Köpfen ablaufenden Gespräche, die fortwährend für gedankliche Abschweifungen sorgen, stoppen können, um ihnen anschließend beizubringen, wie sie auf ihre Körperempfindungen achten, wie sie sich hinlegen und berühren lassen und wie sie sich hinsetzen und selbst berühren können.«

So verwendet Dr. Jackman die Übungen, um dem Gehirn körperliche Empfindungen wieder bewußt zu machen, weil ihre Klienten, wie sie es nennt, an einer »Becken-Anästhesie« leiden. »Was vom Nacken abwärts geschieht, ist *nichts*; was dominiert, ist der Kopf, der ihnen sagt, ›das ist langweilig. Wozu ist das gut? Ich fühle mich schuldig, wenn ich es nicht mache, aber ich mache es nur aus Pflicht heraus, weil es von mir erwartet wird.‹ Sie *fühlen* also nicht, weil in ihrem Kopf alles auf negativ geschaltet ist. Sie führen ein Gespräch darüber, daß ›ich lieber woanders wäre‹, und so ist, wie ich es oft ausdrücke, ›das Blut in ihrem Kopf und nicht in ihrem Becken, wo es hingehört.‹«

Dr. Jackman beschreibt die Fokusübungen sehr direkt: »Ich weise sie an, wie aus dem Lehrbuch von Masters und Johnson, ›Keine Berührungen der Brust, keine Berührungen der Genitalien.‹ Ein Partner legt sich hin, der andere berührt ihn, und sie nehmen sich wirklich Zeit für alle möglichen Arten der Berührungen; dann werden die Rollen gewechselt.«

Sehr wichtig ist die Kommunikation mit dem Partner. Dr. Jackman befürwortet bei ihren Klienten, daß sie selbsterfundene Code-Worte verwenden, um dem Partner ihre Empfindungen mitzuteilen, Worte, bei denen ausgeschlossen ist, daß ihnen andere Bedeutungen beigemessen werden, so daß Hindernisse und Mißverständnisse in der Kommunikation vermieden werden.

So könnte beispielsweise ein Mann, der während des Fokussierens das Streicheln und die Berührungen durch seine Parnerin genießt, seine Code-Worte aus dem Pilotenvokabular wählen. »Maschine drosseln« könnte heißen: »etwas sanfter berühren«. »Steigen« könnte heißen: »das fühlt sich besser und besser an«. »Ruder rechts« könnte heißen: »etwas mehr rechts massieren«. »Roger« würde bedeuten: »das ist großartig«. »Hochjagen« könnte die Forderung nach einer festeren Berührung sein, und »auf Automatik« würde vermitteln: »ich bin völlig entspannt«.

Warum nicht einfach sagen, »Das fühlt sich gut an, das tut gut« oder »Nicht so fest, Liebling«? Dr. Jackman rät von diesem direkten Ansatz ab, weil derartige Feststellungen möglicherweise in der Vergangenheit bereits Teil der sexuellen Interaktion und somit, was nicht auszuschließen ist, Ursache von lusthemmenden Problemen waren. Ebenso wie das nichtgenitale Vergnügen eine neue Form der physischen Erfahrung ist, so garantieren die neuen Worte ein Vokabular, das frei von einem negativen Beigeschmack aus der Vergangenheit ist.

Diese neue Methode verhindert, daß Paare in alte sexuelle Verhaltensmuster verfallen. Es mag durchaus ein gewisser Lernprozeß erforderlich sein, bis man sich unbeschwert einfach hinlegen und berühren lassen kann. Die gleiche Person, die vordem keinerlei Wert darauf legte, von ihrem Partner berührt zu werden, kann später bereit sein, vierzig Dollar für eine Massage zu bezahlen und jede einzelne Minute davon auskosten; ausschlaggebend ist sicherlich auch, daß in dieser Situation keinerlei Anforderungen an sie gestellt werden. Von Personen, die zusammen mit ihrem Partner kein Vergnügen empfinden können, sagt Dr. Jackman: »Entweder haben sie kein Verlangen, oder dieses Verlangen ist von Leistungsängsten überlagert. So mag das Verlangen da sein, sie sich dessen aber nicht bewußt sein.«

Dr. Evalyn S. Gendel, Direktorin des Human Sexuality Program an der San Francisco School of Medicine, University of California, arbeitet in der Paartherapie mit spezifischen Aufgabenstellungen, die sowohl physische als auch mentale Ansätze beinhalten. »Die normale Aufgabenstellung ist, in nichtgenitalen Bereichen Vergnügen empfinden zu lernen«, erklärt sie. »Dabei muß es sich zunächst nicht um den ganzen Körper, sondern für den Anfang nur um das Gesicht und die Schultern handeln. Die spezifische Aufgabe hängt von dem jeweiligen Paar und davon ab, wo sie stehen. Man muß sich dabei normalerweise am Barometer des jeweiligen Feedbacks orientieren. Wurde auf diese Weise irgendwie erreicht, daß ein positiveres Ambiente geschaffen wurde und daß die beiden miteinander sprechen, ist es kaum noch notwendig, meinerseits Vorschläge zur weiteren Vorgehensweise zu machen. Das Unbehagen schwindet, sie fühlen sich wohler und bringen sich nun selbst auf Touren. Sie finden ihren *eigenen* Weg – was ich ihnen von Anfang an sage.«

Jemandem Fokussieren zu verordnen, der offensichtlich kein Problem mit der Erregung, dem Geschlechtsverkehr oder dem Erlangen des Orgasmus hat, könnte den Anschein erwecken, als wollte man jemandem Hilfsräder an ein Fahrrad montieren, der problemlos radfahren kann, dem es aber an Lust und Motivation fehlt, aufzusteigen. Verdeutlicht sei jedoch, daß diese Art der Übungen bewirken, daß das Paar »in Kontakt« miteinander kommt, sowohl im wahrsten Sinne des Wortes als auch auf der mentalen Ebene, und das mag genau das sein, was das Paar benötigt.

Das Fokussieren ist ein treffendes Beispiel *verhaltens*-therapeutischer Ansätze: mittels spezifischer Aufgabenstellungen auf eine Förderung der Entspannung, als Antithese zur Angst, hinarbeiten. Bei der Therapie von sexuellen Luststörungen wird in der Regel zusätzlich eine kognitive Komponente einbezogen: sofern während der Erfahrung störende Gedanken auftreten (z. B. »Das ist Zeitverschwendung« oder »Ich glaube, daß ich mehr tun sollte«), wird der Klient aufgefordert, diese zu analysieren und zu korrigieren, statt sie einfach zu vertreiben. Bei lustgestörten Klienten ist normalerweise ein weitaus größeres mentales Unbehagen bei sexuellen Betätigungen mit im Spiel, als sie sich selbst eingestehen wollen. Der Klient, der sich dem Wunsch des Partners nach Geschlechtsverkehr fügt, mag zwar seinen Partner glücklich machen, er tut aber wenig für seine eigene Befriedigung. Eine an mangelndem sexuellen Verlangen leidende Person kann sich, wenn sie in der Lage ist, die Rolle desjenigen zu akzeptieren, der die physische Stimulation empfängt, auf ihre eigenen sexuellen Wünsche konzentrieren – und das ist schließlich der Schlüssel des sexuellen Verlangens.

In Selbsthilfe

Wenn Sie Übungen hassen, dann sind die Übungen des Fokussierens genau das Richtige für Sie – die Hälfte der Zeit tun Sie absolut nichts!

Worum es geht, ist, daß Sie und Ihr Partner jeweils den Körper des anderen berühren, streicheln und reiben und dabei erogene Zonen bewußt meiden. Wo berühren Sie, wie fest, wie lange und mit welchen Bewegungen? Die Anleitungen geben Sie sich gegenseitig selbst, indem Sie erklären, was am wohltuendsten ist und was Sie lieber mögen – wenn Sie der Empfangende sind, liegen Votum und Veto bei Ihnen. Wenn Sie mögen, können Sie Lotionen oder Öle verwenden. Legen Sie einen zeitlichen Rahmen fest, an den Sie sich halten – seien es zwanzig oder dreißig Minuten oder eine Stunde –, ehe Sie die Rollen tauschen. Wenn Sie der Empfangende sind, konzentrieren Sie sich voll und ganz auf Ihren eigenen Genuß, und zögern Sie nicht, Ihrem Partner anzuzeigen, was Sie als positiv und was als negativ empfinden.

Lassen Sie sich nicht irritieren, wenn Sie dieser Beschäftigung irgendwie nichts abgewinnen können. Fühlen Sie sich durch das passive Verhalten kindisch, hilflos, unzulänglich? Empfinden Sie jene Stimulation ohne sexuelle Freisetzung als fruchtlos und frustrierend? Erscheint Ihr Partner unfähig, Ihre Instruktionen zu befolgen? Weckt der Umstand, daß Sie soviel Zeit mit einer unproduktiven Beschäftigung verbringen, in Ihnen Schuldgefühle?

Wenn negative Gedanken in das eindringen, was eine positive Erfahrung sein sollte, dann fassen und untersuchen Sie diese kognitiven Gespenster, um zu ergründen, was sie dort, wo sie nicht hingehören, zu suchen haben. Ist es Ihr Partner, der den Kontakt zu Ihnen verloren hat? Verhindert irgend etwas an Ihrer Verfassung, daß Sie sich entspannen können? Ist an der Situation etwas, daß Ihren Überzeugungen, wie Dinge sein *sollten*, widerstrebt? Da Fokussieren und diese Art der Übungen nicht sexueller Natur sind, aber nichtsdestoweniger Unbehagen bei Ihnen hervorgerufen haben, hat Ihr Lustproblem vielleicht einen anderen als einen sexuellen Nährboden.

Der Sieg ist Ihnen in jedem Fall gewiß, ob Sie ihn nun über den Weg einer schnellen Verbesserung des Verlangens oder des Verstehens, was ihn behindert, erringen.

In der richtigen Stimmung
Die Verwechslung von Stimmung und Lust

Ein weiterer Vorteil des Fokussierens besteht darin, daß mit diesen Übungen ein Paar, vielleicht sogar erstmalig in seiner Beziehung, physische Intimität, jenseits des Koitus, erfahren kann. Viele Menschen verwechseln »in der Stimmung für Sex sein« mit sexuellem Verlangen.

Dr. Constance Avery-Clark behandelt häufig Karrierefrauen, bei denen sich sexuelle Luststörungen entwickelten. Sie beschreibt, wie ihre erschöpften Klientinnen in die Falle falscher Denkmuster geraten: »So denkt die Frau etwa, ›Ich bin zu müde, ich hatte einen wirklich anstrengenden Tag. Wenn ich ihn berühre oder auf die Berührung meines Partners reagiere, dann muß ich auch bereit sein, darüber hinauszugehen und Geschlechtsverkehr zu haben, wozu ich aber nicht bereit bin, weil ich zu müde bin. Ich kann nicht einfach nur zum Berühren oder Schmusen und Streicheln ja sagen, weil er dann eben mehr will. Also sage ich zu *überhaupt nichts* ja. Ich stoppe die Dinge bereits im Vorfeld, indem ich jedwedes Interesse meinerseits, zu dem ich unter anderen Umständen möglicherweise imstande wäre, von vornherein dämpfe.«

Viele Personen, die über Lustlosigkeit klagen, verwechseln in Wirklichkeit Verlangen mit Erregung. Die sexuelle Reaktion ist ein von der Absicht bis zum Orgasmus sich fortschreitend beschleunigender Prozeß. Bei einigen Personen, vor allem jungen Männern, ist der Übergang von einem ersten Anflug der Lust zum Einsetzen der Erregungsphase so fließend, daß beide Reaktionsphasen fast zeitgleich erscheinen; bei anderen vollzieht sich dieser Prozeß demgegenüber allmählicher. Wenn jemand behauptet, »in der Stimmung« für Sex zu sein, so ist die Frühphase der Erregung vielleicht schon erreicht, das Nervensystem hat bereits mit der Steigerung der

Blutzufuhr zum Becken begonnen, um die Genitalien in Aktionsbereitschaft zu setzen. Frauen sind sich dieser Vorgänge, wie bereits aufgezeigt, nicht in jedem Fall bewußt; sie sprechen vorzugsweise gegebenenfalls von einem bestimmten erotischen »Gefühl«, das über sie kommt. Wenn das der Fall ist, gut, für das eigentliche Verlangen als einen im Kern *mentalen* Prozeß ist es aber nicht wichtig.

Ebenso wie eine Erektion, die den Erwartungen oder Anforderungen nicht standhält, oder ein ausbleibender Orgasmus die physiologischen Elemente des Geschlechtsaktes ruinieren können, so kann ein fehlerhafter mentaler Prozeß die sexuelle Lust und alle sich normalerweise daraus ergebenden körperlichen Funktionen blockieren. Zu den schlimmsten kognitiven Fehlern gehört die Vorstellung, sexuelles Verlangen bedinge nicht nur einen bewußten Wunsch, sondern eine bestimmte Stimmung oder ein bestimmtes Gefühl, Empfindungen, ohne die es sinnlos sei, weiterzumachen.

> *Die sexuelle Lust ist ein mentaler Prozeß und weder eine Stimmung noch ein Zustand der Erregung. Lust, die ohne starke »Gefühle« auftritt, hat ebenso ihre Gültigkeit wie die mit größerer Leidenschaft verbundene Variante.*

Ziel der kognitiven Therapie bei diesem Problem ist es vorrangig, der Klientin ihre Denkstrukturen bewußt zu machen, nämlich, daß sie glaubt, innerhalb einer begrenzten Zeit etwas bewerkstelligen zu müssen (z. B. erregt zu werden), und daß sie das Gefühl hat, später nicht mehr nein sagen zu können. Ihr auf die Zukunft gerichtetes Denken behindert ihr Wahrnehmungsvermögen in der Gegenwart. Während sie für Schmusen und nichtsexuelle Betätigungen durchaus zugänglich wäre, die am Ende ihr sexuelles Interesse beleben könnten, stoppt sie im Vorfeld selbst diese begrenzte Interaktion aus der Überzeugung heraus, sich später dem Geschehen, wenn sie es denn wünscht, nicht mehr entziehen zu können.

In diesem Zusammenhang spielt die Beziehung zum Partner eine wichtige Rolle. Wenn jeder Körperkontakt oder Liebesbeweis bisher stets im Geschlechtsakt mündete, so könnte der Ehemann in der Tat eine Fortsetzung dieses Verhaltensmusters erwarten und jeden Versuch, vor dem Geschlechtsakt zu bremsen, als Zurückweisung werten. Teilte sie ihm ihre Gefühle mit, so könnte sie vielleicht erfahren, daß ihr Mann die körperliche Nähe (selbst wenn sie nicht zu Sex führt) der völligen Abkehr allemal vorzieht. Etwas ist fast immer besser als nichts.

Der Duft der Rosen
Schärfung der Sinneswahrnehmungen

Fokussieren hat das Ziel, die Bewußtheit der Sinneswahrnehmungen in Situationen zu steigern, die, wenn auch nicht unbedingt sexuell, so doch auf einen Partner und bestimmte taktile Stimulationen ausgerichtet sind. Manchmal sind bewußte Anstrengungen der Wiederbewußtmachung unserer Sinne erforderlich, damit wir die elementarsten Reize, was wir im Alltag sehen, hören und riechen, wiederentdecken und schätzen lernen.

Um sich gutfühlen zu können, müssen Sie fühlen können.

Ein Großteil unserer Zeit verbringen wir damit, zu denken, und kaum irgendwelche Zeit damit, zu fühlen, nicht einmal inmitten sexueller Aktivitäten. So erzählt ein Mann, der seine letzte sexuelle Begegnung als »gut« bezeichnet, Ihnen vielleicht, wieviele Minuten das Vorspiel dauerte, wieviele Minuten der Geschlechtsakt von dem Moment der Penetration bis zum Orgasmus in Anspruch nahm und wie intensiv der Orgasmus seiner Partnerin war. Seine mentalen Notizen sind so vollständig, daß Sie sich nur fragen können, wie er seine intellektuellen Verhaftungen lange genug ausschalten konnte, um selbst noch zu etwas wie einem Genuß zu kommen. Genuß oder Vergnügen bedeutet für diesen Personentypus, auf eine gut gemachte Sache zu Recht stolz sein zu können.

Personen, die Ereignisse mit dem Verstand und nicht mit den Sinnen erfahren, geht es wie dem Mann, der ein Konzert eines der weltweit größten Violinisten besuchte und anschließend erzählte, er habe zwei Stunden lang einem Mann zugeschaut, der eine Pferdehaarsträhne über vier Saiten aus Tierdärmen hin- und herschob. Eine treffende Beschreibung aus der Sicht des objektiven Beobachters, aber sehr mangelhaft, was die Vermittlung von Sinneseindrücken anbelangt.

Dr. Gendel, Leiterin des Human Sexuality Program an der San Francisco School of Medicine, zufolge, ist fast jede Form der Steigerung der sinnlichen Wahrnehmungsfähigkeit bei Personen hilfreich, »die mit ihrem Sexualleben an einem Nullpunkt angelangt sind«, und sei es, daß man ihnen wiederum bewußt mache, wie gut Luft riecht. Genau wie die zuvor beschriebenen Übungen des Fokussierens die mit körperlichen Empfindungen verbundenen Vergnügen, die nicht speziell sexueller Natur sind, bewußtmachen, so kann diese sinnliche Bewußtheit durch die Wertschätzung und das Aufgeschlossensein gegenüber nichtsexuellen ästhetischen Erfahrungen noch um ein weiteres gesteigert werden. Als Beispiel nennt Dr. Gendel, daß »viele Leute ins Wasser gehen und schwimmen, als ob sie sich selbst übertreffen und einen neuen eigenen Rekord aufstellen müßten. Demgegenüber sagen andere, daß das Gefühl des Wassers um ihren Körper einfach herrlich und das Entspannendste von allem sei.« Kein sexuelles, sondern ein sinnliches Vergnügen. Musikhören oder auch Lesen können sinnliche Vorgänge sein, wenn die Betreffenden zulassen, daß sie die Empfindungen *fühlen*.

Aufgrund ihrer Erfahrungen erachtet Dr. Gendel es als hilfreich, wenn die betreffenden Personen es zunächst allein lernen, mit ihren Körperempfindungen in Kontakt zu kommen, ehe ein Partner in eine Situation einbezogen wird, was auch dann gilt, wenn die Übungen mit dem Partner einzig in nichtsexuellen Berührungen bestehen. »Es sind einfache Übungen«, erklärt sie, »so daß sie zunächst ein Gefühl dafür gewinnen, was es heißt, sich auf ein bestimmtes Körperteil zu konzentrieren. Sie werden nun aufgefordert, ihre Gedanken auf alles zu konzentrieren, was sie mit einem bestimmten Körperprozeß in Kontakt bringt. Dabei werden möglichst viele der früheren Erfahrungen einbezogen, um den Klienten die aktuelle Situation möglichst umfassend zu vergegenwärtigen.«

Selbst etwas so Elementares wie Atmen kann als Übung dienen. »Während dieser Atemübungen versuche ich«, sagt Dr. Gendel, »daß sie verstehen lernen, daß der Konzentration ein physiologischer Vorgang zugrunde liegt. Ich wähle das Atmen, weil jeder es beherrscht.« Ihre Klienten werden angehalten, auf ihr Atmen zu horchen, wenn sie langsam ein- und ausatmen. »Ich fordere sie auf, das auch zu Hause zu machen und mir von den Erfahrungen zu erzählen«, erläutert sie. »Das geht nur, wenn man sich voll darauf konzentriert, und nicht, wenn man an tausend andere Dinge denkt.«

Vielen Personen fällt es schwer, sich gleichzeitig zu entspannen und zu konzentrieren. Wenn sie es dann aber gelernt und sich daran gewöhnt haben, auf ihre Atmung oder irgendeine andere Körperempfindung zu achten, können sie diese Technik der ›entspannten Bewußtheit‹ leichter im Rahmen des Fokussierens oder anderer Formen der körperlichen Berührung integrieren.

Es mag befremdlich anmuten, über so automatisch ablaufende Dinge wie das Atmen nachzudenken; aber dieser Automatismus tritt bei vielen Dingen – Vorgängen und Handlungen – ein, sobald wir die Bewußtheit dafür verloren haben, und dazu gehört leider auch die Sexualität. Sobald wir aufhören, uns auf unsere körperlichen Empfindungen zu konzentrieren, strömen alle möglichen Arten unwesentlicher Gedanken ein, um das so entstandene Vakuum zu füllen, Gedanken, die vom Überwachen der Leistung bis hin zu Grübeleien reichen, die mit dem sexuellen Vergnügen absolut nichts zu tun haben.

Sie *können* Sexualität haben, ohne daß Sie sich auf das Geschehen konzentrieren, es wird auf diese Weise aber kaum eine erinnerungswürdige Erfahrung sein.

In Selbsthilfe

Personen, die sich von den mit sexuellen Intimitäten verbundenen angenehmen, Vergnügen bereitenden körperlichen Empfindungen abgekoppelt haben, verlieren die Freude, das Vergnügen daran. Wenn etwas nicht erfreulich ist, verliert man die Lust, es zu wiederholen. So dürfte ein Grund, warum der Wunsch nach Sexualität verlorengeht, offensichtlich sein: Die typische sexuelle Erfahrung ist für die betreffende Person nicht mehr *wünschenswert*.

Wie können Sie Ihre sinnliche Bewußtheit steigern? Konzentrieren Sie sich bewußt auf jeden Ihrer fünf Sinne. Statt Ihr Jackett, das Sie vor Monaten sorgfältig auswählten, einfach überzuziehen, betrachten Sie die Farbe und das Muster, das Ihnen einmal gefiel. Halten Sie inne, und lauschen Sie der Musik, die aus dem Radio in Ihrer Küche dröhnt. Riechen Sie die Morgenluft, wenn Sie das Haus verlassen. Achten Sie beim Essen auf den Geschmack jeder Zutat, die Sie normalerweise unbedacht verschlungen haben. Lassen Sie Ihre Finger über Gegenstände gleiten: die Naht Ihres Handschuhs, die Oberfläche Ihres Schreibtisches, das Blütenblatt einer Blume.

Greifen Sie in Ihre Tasche oder Ihr Portemonnaie, und nehmen Sie einen Pfennig heraus. Welche Dinge flackern jetzt in Ihrer Vorstellung auf? Die Zahl auf der Vorderseite, die Aufschrift, das Eichenblatt auf der Rückseite, die Farbe, der Glanz des Metalls, seine runde Form, sein Geldwert? Es ist kein großes Kunststück, unsere Bewußtheit zu erweitern, es bedarf nur der kurzen Mühe, Dinge, die wir normalerweise übersehen, direkt anzuschauen.

Als weiterer Schritt können Sie versuchen, verschiedene Sinneseindrücke miteinander zu verschmelzen, so daß beim Hören bestimmter Töne Farbempfindungen auftreten oder Düfte Formen annehmen, ein Vorgang, der von den Wissenschaftlern als Synästhesie bezeichnet wird. Nach diesem Prinzip wurden auch in Walt Disneys *Fantasia* bestimmte Bilder mit vertrauter klassischer Musik zusammengebracht. Eine der einfachsten Übungen ist, bei laufender Musik die Augen zu schließen und, inspiriert durch die Musik, Bilder entstehen zu lassen.

Eine etwas größere Herausforderung ist folgende Übung: Denken Sie an Ihre Lieblingsstadt, und fragen Sie sich, welche Farbe sie hat. Bei New Orleans könnte man an die roten Uniformen von Musikkapellen denken, an gekochte Langusten und Hummerdelikatessen oder an das Gold von Jazz-Trompeten und die gleißende Sonne über dem Mississippi. Im Falle von San Francisco könnten Assoziationen an Grün aufkommen aufgrund der Gewässer in den Buchten und der Drachen Chinatowns. Bei New York würde wohl metallic-grau dominieren – in Anlehnung an die Wolkenkratzer. Welche Farbe haben *Sie*?

Wenn Sie Ihre Vorstellung nun dem Sex zuwenden, versuchen Sie, das Bild der äußeren Erscheinung Ihres Partners wiedereinzufangen, den Klang seiner Stimme oder die Musik im Hintergrund, das Gefühl eines Lakens oder weichen Fleisches auf Ihrem Körper, auch wenn Sie diesen Dingen zuvor nicht wirklich Beachtung geschenkt haben. Das nächste Mal werden Sie mehr darauf achten.

14. Tandem-Therapie

Überwinden von Lust-Diskrepanzen

»Wir haben den Feind kennengelernt, wir selbst sind der Feind!« erklärte Walt Kellys »Pogo« vor Jahrzehnten.

So ist auch bei sexuellen Luststörungen oft das Paar der Feind, der Hemmfaktor, der durch eine von eingefahrenen Gewohnheiten geprägte Interaktion zur Spirale eines stetig abnehmenden Verlangens beiträgt – was auch dann zutrifft, wenn das Problem in den falschen Vorstellungen oder Erwartungen oder negativen Verhaftungen nur eines Partners seinen Ursprung nahm.

In einem alten Witz wird ein Alkoholiker als jemand definiert, »der mehr trinkt als ich«. Analog wird mangelndes Verlangen am Maßstab irgendeines höheren Niveaus, für gewöhnlich dem des anderen Partners, gemessen. Nur selten kommt ein Paar in eine Therapie, weil beide kein Verlangen nach Sex empfinden; wesentlich häufiger wird Hilfe gesucht, weil das Verlangen eines Partners erheblich stärker und er somit unbefriedigt ist. In solchen Situationen ist die Therapie nur eines Partners wenig hilfreich. Die Sexualtherapie arbeitet seit jeher auf der Grundlage geteilter Verantwortlichkeiten, selbst dann, wenn das Problem offensichtlich, wie im Falle einer Erektionsschwäche, nur den Mann, oder bei Orgasmusschwäche nur die Frau betrifft.

Falsch wäre es, nur einen Partner für das Problem verantwortlich zu machen, schließlich könnte die lustarme Person nur kurze Zeit später mit jemandem eine Beziehung beginnen, der sogar noch weniger an Sex interessiert ist, so daß sie jetzt der unzufriedene Partner mit einem »hohen Lustniveau« ist.

Ein sexuelles Lustniveau ist nur in Relation zu dem Niveau einer Vergleichsperson hoch oder niedrig.

Mit Ausnahme der höchstseltenen Fälle primärer globaler Luststörungen, in denen das Lustniveau gleich Null und es somit unmöglich ist, jemanden zu finden, der ein relativ noch niedrigeres Niveau hat, schließt die Relativität des Maßstabes es eigentlich aus, jemanden kategorisch als lustarm zu klassifizieren. So gibt es zum Beispiel viele alleinstehende Frauen, die viele Jahre lang weder ein nennenswertes Verlangen nach heterosexueller Befriedigung noch nach Masturbation empfinden, sich aber wiederum schnell, wenn sie einen passenden Partner kennenlernen, auf einem durchschnittlichen oder hohen Lustniveau einpendeln. Luststörungen sind präzise nur in Zusammenhang mit dem jeweiligen Partner bewertbar, was notwendigerweise die Einbeziehung des Partners in die Gleichung bedingt.

Bei jedem Paar besteht eine gewisse Lustdiskrepanz. Selbst wenn man sich im Prinzip über die Häufigkeit der Sexualität einig ist, so können dennoch Uneinigkeiten hinsichtlich der bevorzugten Tage oder Uhrzeiten bestehen. Gibt es auch diesbezüglich keine Meinungsverschiedenheiten, so können Unstimmigkeiten im Hinblick auf die Art der sexuellen Aktivität oder das Ambiente bestehen. Wie lange soll es dauern, wie das Vorspiel beginnen, wie den Liebesakt beenden? Dies alles sind potentielle Dissensquellen – und fast jeder, ob Mann oder Frau, sagt irgendwann: »Heute abend nicht, Liebling.«

Wird die Diskrepanz allerdings zu groß, so sind Schritte erforderlich, um das Ungleichgewicht zu korrigieren. Ziel der therapeutischen Arbeit mit dem Paar ist nicht, diese Kluft gänzlich zu eliminieren, sondern sie möglichst weit zu schließen oder zu überbrücken. Welcher Ansatz im einzelnen auch gewählt wird, der Interaktion liegen zwei Prinzipien zugrunde, die für das Gesamtverständnis wichtig sind. Das erste:

> *Der Partner mit dem geringeren sexuellen Verlangen ist derjenige, der die Häufigkeit der Sexualität kontrolliert.*

Dieses Prinzip wurde an früherer Stelle bereits besprochen; es ist jedoch der Wiederholung wert, weil es zu jenen paradoxen Konzepten gehört, die der allgemeinen Auffassung zuwiderlaufen. So sei nochmals verdeutlicht, daß der lustintensivere Partner für gewöhnlich zwar der Initiator, der lustärmere Partner aber letztlich derjenige ist, der die Situation kontrolliert, weil die Häufigkeit der Sexualität stets von seinen Wünschen und Zugeständnissen abhängt. Selbst in den seltenen Fällen, wo der lustvollere Partner soviel Sex bekommt, wie er haben möchte, ist dies nur der Fall, weil der andere sich fügt und damit einverstanden ist. In den meisten Beziehungen bekommen beide Partner nicht genau das, was sie möchten, weil man sich auf irgendeinen Kompromiß verständigt hat, in jedem Fall ist es aber der lustärmere Partner, der bestimmt, auf welcher Ebene dieser Kompromiß eingegangen wird.

Auch das zweite Prinzip wurde bereits angesprochen, aber es ist es ebenfalls wert, wiederholt zu werden:

> *Der Initiator sexueller Intimitäten befindet sich in einem Zustand stärkerer Erregung als sein Partner, ein Vorsprung, der im allgemeinen während des gesamten Geschlechtsaktes fortbesteht.*

In den meisten Beziehungen übernimmt der Partner mit dem ausgeprägteren sexuellen Verlangen in der Regel die Rolle des Initiators. Durch das natürliche Fortschreiten der sexuellen Reaktion ist der lustärmere Partner somit doppelt benachteiligt: Erstens startet er mit einem minimalen Verlangen/Erregungsniveau, und zweitens wird er, selbst bei gleichem Beschleunigungsquotienten, bis zuletzt, bis zur Plateauphase höchster Erregung, dem Sprungbrett zum Orgasmus, hinterherhinken.

Ein harmonisches Paar können wir uns als ein Team vorstellen, das an einem Strang auf ein Ziel hinzieht. Aber sie ziehen nicht auf gleicher Höhe, Seite an Seite, sondern stets als ›Tandem‹, einer hinter dem anderen. Das Ziel der Therapie bei Luststörungen ist es nicht, das Niveau ihrer Lust absolut parallelzuschalten, sondern den Abstand zwischen ihnen möglichst gering zu halten und dafür zu sorgen, daß sie in die gleiche Richtung ziehen.

Nicht einfach ›nein‹ sagen
Diplomatisches Geschick statt Neinsagen

Keine Beziehung wird in ihren Grundfesten einzig aufgrund mangelnder Häufigkeit der sexuellen Intimitäten erschüttert. Berufliche Verpflichtungen oder Krankheiten machen oft Phasen der Enthaltsamkeit oder Trennung unausweichlich, was die meisten Verbindungen recht gut überstehen. Was jedoch die langsame Zerstörung einer Beziehung infolge von sexuellen Lustkonflikten anbelangt, so spielt das Neinsagen eine gewichtige Rolle; das Nein gegenüber einem Partner bedeutet nicht nur, daß ihm eine genüßliche Erfahrung vorenthalten wird, es schafft auch den Schmerz der Ablehnung.

Während ein Großteil der professionellen Anstrengungen sich mit der Kunst, Sexualität zu haben, beschäftigte und beschäftigt, war bisher kaum etwas über die Kunst, *keine* Sexualität zu haben, vernehmbar. Eine abgeblitzte Initiative ist mitnichten als Null zu betrachten, die quantitativ, im Sinne der Addition in einer guten Beziehung nicht positiv oder überhaupt nicht zu Buche schlägt – sie ist ein negativer Wert, der etwas wegnimmt, die Ausgangsmenge verringert. Mit etwas Einfühlungsvermögen und Geschick jedoch ist es möglich, nein zu sagen und dennoch etwas hinzuzufügen – wenn auch nicht soviel wie ein Ja bewirkt hätte, aber ein kleines Plus ist besser als nichts oder gar ein Minus.

Dr. Peter Kilmann von der University of South Carolina vermittelt seinen Klienten verschiedene Strategien, wie sie Sexualität ablehnen können. Wichtig erscheint ihm, stets einen Grund anzugeben, warum man in einem bestimmten Moment kein Interesse hat und gleichzeitig einen alternativen Zeitpunkt vorzuschlagen oder sich verläßlich in die Verantwortung zu nehmen, das nächste Mal selbst die Initiative zu ergreifen. »Niemand möchte das Gefühl haben, sich ständig gegen potentielle Zurückweisungen wappnen zu müssen«, erklärt er.

In seinem Buch *Principles and Practices of Sex Therapy* beschreibt Dr. Bernie Zilbergeld den Fall eines lustlosen Ehemannes, der denn in der Tat ermutigt wurde, die sexuellen Avancen seiner Frau gelegentlich zu konterkarieren. Das Paar, beide Ende Zwanzig, war in die Therapie gekommen, weil der Mann nach zwei Jahren Ehe kein Interesse mehr an der Fortsetzung sexueller Betätigungen gezeigt hatte. Auf der einen Seite stand die Frau, die einen unvergleichlich stärkeren Sexualtrieb hatte, auf der anderen Seite der Mann, der von seiner Arbeit besessen war und Schuldgefühle wegen der Zeit empfand, die der Sex seinen Projekten wegnahm. Den gleichen leistungsorientierten Perfektionismus brachte er in ihre sexuellen Intimitäten ein, so daß diese ohne ein langes Vorspiel und beiderseitiges Erreichen des Orgasmus undenkbar waren. Mit der Zeit erschien ihm seine Frau als zu fordernd, und er wurde wütend wegen der ihm verlorengegangenen Zeit, so daß er Sex schließlich ganz verweigerte.

Die Frau, eine Krankenschwester, bezog aus ihrem Beruf kaum emotionale Befriedigung, so daß sie für ihr Selbstwertgefühl den Sex brauchte, ein Feld, auf dem sie nach eigener Einschätzung »gut war«. Die Therapeuten verordneten in diesem Fall ein Moratorium, das solange Gültigkeit hatte, bis sich der Ehemann besserfühlte. Den Aktivitäten des Paares – in Form von nichtsexuellen Berührungen, Unterhaltungen oder einfachem Beisammensein – wurde zunächst ein zeitlicher Rahmen von fünfzehn Minuten gesetzt. Das Zeitlimit versicherte dem Mann, daß eheliche Interaktionen nicht unbedingt langwierig und zeitfressend sein mußten. Als die sexuellen Aktivitäten, entgegen dem Rat der Therapeuten, auf Drängen des Mannes wiederaufgenommen wurden, erhielt der Mann die Anweisung, die Avancen seiner Frau gelegentlich abzulehnen, so daß beide auf diese Weise lernen konnten, daß eine Ablehnung nicht gleichbedeutend mit einer Katastrophe war. Wenn er ablehnte, beschäftigte er sich aber jedesmal eine gewisse Zeit mit seiner Frau, unterhielt sich mit ihr oder tauschte Zärtlichkeiten aus, was sie, wie sie selbst überrascht feststellte, fast als gleichermaßen emotional befriedigend empfand.

Sodann wurde das Spektrum seiner sexuellen Ambitionen dadurch erweitert, daß er unterstützt wurde, Gedanken an Berührungen oder das bloße Zusammensein mit seiner Frau als potentiell sexuell zu betrachten. Derartige Phantasien, auch wenn sie nicht konkret erregend waren, halfen ihm, sich im Laufe eines Arbeitstages zu entspannen. Schon bald hatte er den Punkt erreicht, daß, wenn sie zusammen ausgingen, er das Berühren der Oberschenkel oder Pobacken seiner Frau für beide als erregend empfand, was ihm half, sexuelle Ambitionen in Situationen zu erkennen zu geben, in denen ein Geschlechtsakt per se ausgeschlossen war. Schließlich betrachtete er den sexuellen Drang seiner Frau nicht mehr als Bedrohung, sondern als Vorteil. »Sie ist stets bereit«, zitiert Dr. Zilbergeld ihn. »Ich pflegte das als Problem zu sehen, lerne aber jetzt, daß es genau das Gegenteil ist – ein wahrer Schatz.«

Die Ehefrau wurde unterdessen ermutigt, sich beruflich zu verändern und zusätzliche Stunden in ein Forschungsprojekt zu investieren, welches sie interessierte und ihr Selbstwertgefühl hob. Sie lernte, neue Wege des Umgangs mit schlechten Stimmungen zu erforschen, über ihre Gefühle mit ihrem Mann zu sprechen oder ihn zu bitten, sie zu »bemuttern«. Als sie feststellte, daß nichtsexuelle Interaktionen ihren Bedürfnissen oft ebenso gerecht wurden wie Geschlechtsverkehr, wurde sie in der Folge aufgefordert, einmal sorgfältig auf den Unterschied zwischen jenen Ambitionen, Stimmungen und Empfindungen, die auch durch nichtsexuellen Kontakt befriedigt werden konnten, und solchen zu achten, die eher spezifisch sexueller Natur waren.

Die Therapie konnte nach siebzehn Sitzungen innerhalb eines Zeitraumes von zwölf Wochen höchst erfolgreich abgeschlossen werden. Als ausgesprochenen Bonus wertete Dr. Zilbergeld die Stärke und nicht in Frage gestellte Stabilität der ehelichen Beziehung, sie liebten einander und waren, trotz anfänglicher Fruststration, redlich bemüht, sich durch ihre Probleme hindurchzuarbeiten. Die Arbeitsbesessenheit des Mannes stellte die Therapeuten vor ein heikles Problem, das sie schließlich in der Form lösten, daß sie ihn ermutigten, Sex im Sinne einer Hilfestellung für bessere Arbeitsleistungen zu betrachten, statt sein berufliches Engagement anzugreifen, was starke Widerstände hätte hervorrufen können.

Dr. Zilbergelds Fall ist ein exzellentes Beispiel, wie viele Facetten die Therapie sexueller Luststörungen bietet. Die meisten Menschen hätten das Problem wohl ausschließlich beim Ehemann angesiedelt, mit der Konsequenz, daß er alleine in die Therapie einbezogen worden wäre. Statt dessen wählte man die Paartherapie.

So war es einerseits möglich, das sexuelle Interesse auf seiten des Mannes zu steigern, andererseits gelang es den Therapeuten aber auch, die Überbewertung der Sexualität auf seiten der Frau zu identifizieren – mit dem Ergebnis, daß sie lernte, daß ihr Verlangen nicht ausschließlich sexueller Natur war und ihr Drang nach Sexualität abnahm. Das heißt nicht, daß die Therapeuten einen gesunden sexuellen Appetit hemmten, sie brachten ihr vielmehr bei, zwischen wahrem sexuellem Verlangen und anderen Bedürfnissen zu unterscheiden, die stellvertretend und wahrscheinlich unzulänglich durch die Sexualität befriedigt wurden.

Hervorgehoben sei auch nochmals, daß die Therapeuten vorübergehend ein Sexverbot verhängten, um die Tatsache deutlich zu machen, daß sexuelles Verlangen nicht gleich Geschlechtsverkehr bedeuten muß. Über die Erweiterung der sexuellen Signale und Ambitionen auf seiten des Ehemannes konnte überdies die assoziative Verbindung zwischen Lustgefühlen und Leistungsdruck entschärft werden.

Auf seiten beider Partner waren in diesem Fall falsche Kognitionen im Spiel: für die Frau war »Sex einfach unvergleichlich«, und für den Mann kam »die Arbeit stets vor dem Vernügen«. Die Überbewertung und Abhängigkeit von der Sexualität seitens der Ehefrau und das Meiden von Sexualität auf seiten des Ehemannes konnten einfach dadurch überwunden werden, daß die ihren jeweiligen Verhaltensweisen zugrundeliegenden Vorstellungen geändert wurden.

In Selbsthilfe

Wir haben bereits viele Möglichkeiten, wie das individuelle Verlangen gesteigert werden kann, besprochen, die Lücke der Lustdiskrepanz in einer Beziehung läßt sich jedoch von beiden Seiten her verengen. Dem lustbetonten Partner zu helfen, daß seine Abhängigkeit von der Sexualität als einem Allzweck-Befriedigungsmittel abnimmt, kann ebenso wichtig sein, wie das Verlangen auf seiten des lustarmen Partners zu steigern.

Nehmen wir das Beispiel einer Frau, der es nach einer sexuellen Flaute erfolgreich gelang, ihre Lust wiederum zu steigern und sich jetzt auf zweimal Sex in der Woche freut. Ihr Mann hat im Vergleich zu ihr *nach wie vor* ein höheres Lustniveau und möchte fünfmal in der Woche Sexualität haben. Obwohl sie sich auf Sex freut und ihn genießt, möchte sie ihn aber dennoch nicht *so* oft haben.

Der Ehemann wird seine Frau nun möglicherweise unter Druck setzen, etwas mehr an ihrer Motivation zu tun und darauf drängen, häufiger Sexualität zu haben. Ein angemessenerer und wahrscheinlich einfacherer Ansatz für das Paar wäre, zu ergründen, warum er nicht auch mit etwas weniger Sexualität zufrieden sein kann.

Eine Frau, deren Mann häufiger Sex als sie selbst haben möchte, läßt sich gerne zu der Verallgemeinerung verleiten, daß Männer halt häufig Sex wollen, weil sie (a) geil sind und (b) der Druck halt da ist. Und Männer ihrerseits unternehmen kaum Anstrengungen, diesem Mythos des »Allzeit-bereit« zu widersprechen, schließlich gilt ein hohes Maß an sexuellem Verlangen als »männlich«, ein Begriff, dem in unserer Kultur alle möglichen bewundernswerten Züge wie Mut, Stärke, Kraft, Gelassenheit und Sex-Appeal beigemessen werden. Ein ausgeprägtes sexuelles Verlangen ist natürlich keineswegs ein spezifisch männliches Attribut, zumindest scheinen heute ebensoviele Männer wie Frauen an mangelndem Verlangen zu leiden.

Würde die Frau ihren Mann fragen, warum er so oft Sex haben möchte, so wäre seine denkbar plausibelste Antwort möglicherweise die, daß er Sex physiologisch *braucht*. Es braucht wohl nicht eigens betont zu werden, daß die Behauptung, ein Mann brauche vier- oder sechsmal in der Woche Sexualität, ebenso absurd ist wie die Annahme, er bräuchte drei Mahlzeiten am Tag oder jede Nacht acht Stunden Schlaf. Wir alle müssen ein bestimmtes Quantum essen und schlafen, aber nicht unbedingt so viel. Was er möchte, ist ein Punkt, was er braucht, ein völlig anderer.

Wie kann man einen Partner oder eine Partnerin dazu bewegen, daß sie sagen, warum sie häufiger Sex haben möchten? Wie Sie ihn oder sie dazu bewegen, Ihnen etwas zu erklären, von dem er oder sie behauptet, es intellektuell nicht einmal selbst zu verstehen? Vielleicht können Sie Ihren Partner oder Ihre Partnerin bewegen, die Lücke in folgender Aussage zu füllen: »Die einzige Zeit, wo wir (oder ich) .... ist, wenn wir Sexualität haben.«

Es gibt viele Antwortmöglichkeiten: »wirklich allein zusammen sind«, »miteinander sprechen«, »sagen, ›ich liebe dich‹«, »uns in den Arm nehmen«, »mich entspannt fühle«, »fühle, daß ich gebraucht werde« usw. Frauen wird im allgemeinen nachgesagt, daß sie dann Sex haben, wenn sie in Wirklichkeit nach etwas anderem, nach emotionaler Intimität oder körperlicher Nähe und Geborgenheit, verlangen. Männer sind im Grunde nicht sehr viel anders. Dem vorherrschenden Mythos zufolge gibt es für einen Mann nichts Wichtigeres als Sex – eine Vorstellung, die mit Belastungen für die Männer verbunden ist, die sich dieserhalb, aufgrund einer völlig anderen Prioritätensetzung, unzulänglich fühlen. Ernsthaft, wieviele Frauen könnten ihre Männer während einer Fußball- oder Tennismeisterschaftsübertragung im Fernsehen verführen? Oder sie überreden, ihr Golfspiel abzusagen und den Tag mit Sex zu verbringen?

Eine mögliche Erklärung, warum Männer so oft Sex haben möchten, ist vielleicht auch die, daß sie nicht wissen, wie sie um etwas anderes bitten sollen – wie der Immigrant, der zu jeder Mahlzeit Eier und Schinken aß, weil das die einzigen Worte waren, die er in der Fremdsprache beherrschte. Männer sagen nicht allzuoft: »Komm her, und schmuse mit mir« oder »Hallo, ich brauche jemanden, mit dem ich sprechen kann« oder »Liebst du mich?«, weil das ihres Erachtens typisch weibliche Fragen und Verhaltensweisen sind. Also sagen sie: »Was hältst du davon, ins Bett zu gehen, Schatz?« Nach einer gewissen Zeit merkt er dann allerdings, bewußt oder unbewußt, daß das Bett nicht das war, was er wirklich wollte – mit der Konsequenz, daß er aufhört, weiterhin um etwas zu bitten, das häufiger eher unbefriedigend als befriedigend ist, und sein ehemals starkes Verlangen verkehrt sich in eine sexuelle Luststörung.

Frauen mögen sich zwar nicht dem Druck ausgesetzt sehen, durch sexuelle Avancen, die sie machen, ein Image wahren zu müssen, sie finden sich aber vielleicht in der Situation, daß sie, obwohl sie einen nichtsexuellen Kontakt vorziehen würden, um Sexualität aus dem Gefühl heraus bitten, daß das alles ist, was sie bekommen können.

Vielleicht haben sie sogar recht, vielleicht sind sie aber auch einfach einem Verhaltensmuster verfallen, wonach der Ehemann sich verpflichtet fühlt, jede emotionale oder körperliche Nähe im Weitergehen bis hin zum Geschlechtsakt zu »vollenden«.

Es wäre wohl ungeschickt, einem liebestrunkenen Partner zu sagen: »Du möchtest in Wirklichkeit nicht ins Bett, was du möchtest, ist eine nette Unterhaltung.« Statt dessen könnten Sie aber sagen: »Du, mir ist heute abend wirklich nicht danach; aber was hältst du davon, wenn ich eine Pizza in den Ofen schiebe und wir uns zusammen etwas entspannen?« Oder: »Ich bin im Augenblick zu angespannt, aber laß uns etwas Scrabble zusammen spielen, und wenn du mich schlägst, dann hast du einen Wunsch frei.«

Kein Partner wird über ein »Nein danke« erfreut sein. Wichtig aber ist, daß diese Ablehnung nicht durch Beleidigungen zur Verletzung gerät, und sei es durch Andeutungen, aus denen hervorgeht, daß der Fehler bei ihm liegt. Das Angbot eines Ersatzvergnügens oder offenen Wunsches mit Vorbehalt kann hilfreich sein. Viele Paare haben, jenseits vom Sex, buchstäblich keine anderen gemeinsamen Aktivitäten, die sie miteinander teilen. Je mehr Dinge sie miteinander teilen können, angefangen von Tennis bis zur Führung des Haushaltsbudgets, um so weniger sind sie um der bloßen Befriedigung des Zusammenseins willen vom Sex abhängig.

Jenseits der Bitte, den Lückentext zu schließen, kann die Frage, »Sagt wer?«, durchaus hilfreich sein. Diese Worte könnten zwar dem Standardvokabular eines Kneipenstreitgesprächs entnommen sein, sie können aber, was eine Paarbeziehung angeht, klärend wirken.

Viele Männer und Frauen lassen sich von vermeintlich verallgemeinerten Maßstäben treiben, die sie gleich einem Zeitplan verinnerlicht haben. So haben sie beispielsweise das Gefühl, man sollte dreimal oder wenigstens einmal pro Woche oder definitiv mindestens zweimal im Monat Sexualität haben. So mag ein »Nein danke« nach sexuellen Aktivitäten in der vorhergehenden Nacht noch gnädig hingenommen werden, wobei dann aber schon ein Zeitraum von vier sexfreien Tagen an den Rand einer Ehekrise führen kann, mögen die Verhinderungsgründe auch noch so berechtigt gewesen sein. Versuchen Sie herauszufinden, ob es auch bei Ihnen einen solchen Zeitstandard gibt, und wenn ja, fragen Sie, »Sagt wer?« Die meisten Menschen wissen nicht einmal, wie sie zu dieser persönlichen Ansicht gelangten, reagieren aber, als wollte ihnen jemand ihre Libido klauen, wenn sie über jene magische Zeitspanne hinausgingen. Sobald ihnen bewußt gemacht wird, daß sie sich in Wirklichkeit von irgendwelchen unsinnigen und bedeutungslosen Zahlen versklaven lassen, kann der Druck reduziert werden.

Nichts wirkt so erfolgreich wie Kommunikation. Wenn über das Medium Sprache die gemeinsame Zielsetzung verdeutlicht wird, statt einseitig Geheimpläne zur Verbesserung der Situation zu schmieden und den Partner in dem Sinne zu täuschen, daß nicht mit offenen Karten gespielt wird, können die zur Überwindung der Lustdiskrepanz notwendigen Anpassungen und Korrekturen vorgenommen werden. Welcher Mann oder welche Frau wollte nicht guten Sex zweimal in der Woche einem allabendlichen schlechten Sex vorziehen? (Wenn sie natürlich immer nur mit schlechtem Sex vorlieb nehmen müssen, wie sollten sie den Unterschied zu schätzen wissen?)

Die Einschalttaste
Rollentausch und Lustdiskrepanz

Es gibt ein indianisches Sprichwort, das da heißt: »Großer Geist, laß mich über meinen Bruder nicht eher richten, bis ich nicht eine Meile in seinen Mokassins gegangen bin.« Die Rollen lange genug zu tauschen, um eine Situation aus der Sicht des Partners ermessen zu können, kann weitaus effektiver sein als der verbale Austausch von Standpunkten.

Dr. Peter Kilmann nutzt Rollenspiele, um seinen Klienten einen Einblick in die Gefühlslage ihres Partners zu verschaffen. »Um es anhand eines Beispiels zu erklären«, sagt er. »In einem Fall stieß ein Mann seine Partnerin fortwährend ab, weil er, sobald er von der Arbeit nach Hause kam, anfing, an ihr herumzutätscheln und zu grabschen, während sie noch mit anderen Dingen beschäftigt war. Und immer wieder sagte sie: ›Ich habe dazu jetzt wirklich keine Lust‹, aber er machte trotzdem weiter, lachend. Sie gab ihm in gewisser Weise zwei Botschaften, weil sie nicht klipp und klar nein sagte oder ihm erklärte, wie sehr sie das in Wirklichkeit nervte.

»Im Rollenspiel verdeutlichten wir die Situation. Während er mit irgendeiner Arbeit beschäftigt war, am Schreibtisch saß oder irgend etwas zu Hause erledigte und vollends in seine Aufgaben vertieft war, kam sie zu ihm hin und versuchte, ihn zu verführen. Das ist etwa ein Beispiel, wie das Rollenspiel helfen kann, die Dinge einmal von der anderen Seite zu sehen.«

Der dienlichste Rollentausch wäre sicherlich, die Rolle des Initiators an den Partner mit dem geringeren Maß an sexuellem Verlangen zu delegieren. Natürlich ergreifen auch lustärmere Partner gelegentlich die Initiative, in vielen Beziehungen ziehen sie sich aber strikt auf die passive Rolle zurück.

Der Initiator ist nicht unbedingt derjenige, der eine verbale Einladung ausspricht. Mit nonverbalem Verhalten, indem sie bestimmte Kleidungsstücke trägt, ihren Mann inniger als gewöhnlich umarmt oder betont verkündet, daß sie dabei ist, ins Bett zu gehen, kann eine Frau ebensogut verdeutlichen, daß sie in Stimmung für Sex und empfänglich für eine Avance ist und dennoch ihrem Partner den offiziellen Vorschlag überlassen. Ähnlich kann ein Mann indirekt das Spiel eröffnen, indem er etwa seinen gewohnten Platz vor dem Fernseher im Wohnzimmer aufgibt oder seinen Seidenpyjama als Signal vor dem Zubettgehen anzieht. Gleichermaßen indirekt können defensive Manöver sein: noch den Spätfilm einschalten, sich hinter einem Berg von Papieren vergraben oder auf dem Sofa einschlafen.

Würde der lustärmere Partner die Hauptverantwortung für Initiativen ergreifen, so könnte dies möglicherweise ein Maximum an Befriedigung bei jeder sexuellen Begegnung garantieren. Denn durch die aus wahrem Verlangen heraus ergriffene Initiative wäre er innerhalb der Erregungsspirale aufgrund seines Vorsprungs der Bevorteilte, ein Vorsprung allerdings, der für den luststärkeren Partner kein Problem darstellt. Und, da erfreuliche Erfahrungen das Verlangen nach Wiederholung schüren, würde sich gleichzeitig ein zweites Problem lösen. Mit dieser Strategie, dem lustgehemmten Partner die Rolle des Initiators zu übertragen, gelingt es so manchem Therapeuten, das eheliche Sexualleben zu verbessern.

Dadurch, daß es dem lustärmeren Partner überlassen bleibt, die Initiative dann zu ergreifen, wenn er für Sex am empfänglichsten ist, schwindet überdies die Furcht, von dem sexuell begehrenderen Partner unter Druck gesetzt zu werden. Ein weiterer Punkt, der dazu beiträgt, daß die sexuellen Begegnungen für beide Seiten befriedigender sind.

In Selbsthilfe

Sofern in Ihrer Beziehung ein Partner deutlich häufiger Sexualität als der andere haben möchte und diesbezüglich Unzufriedenheiten bestehen, versuchen Sie es mit dem Rollentausch, und kommen Sie überein, dem lustärmeren Partner eine Zeitlang alle Avancen zu überlassen. So wird der lustärmere Partner sich in der Regel weniger gehetzt und entspannter fühlen. Oft reagiert ein Partner einfach aus der Angst heraus distanziert oder gar feindselig, daß jede Form von Wärme automatisch zu einer unwillkommenen sexuellen Avance führt. Die Folge: es treten Spannungen in der Beziehung auf, und eine Atmosphäre latenter Unzufriedenheit beherrscht selbst dann das Schlafzimmer, wenn der lustärmere Partner für Sex zugänglich ist.

Aber angenommen, der Plan funktioniert nicht ganz; derjenige, der versuchen wollte, die für ihn neue Rolle des Initiators zu übernehmen, schafft es irgendwie nie, sich zur Initiative durchzuringen. Verwerfen Sie das Programm dennoch nicht; versuchen Sie statt dessen, das Problem zu analysieren.

Eine Erklärung wäre, daß der lustärmere Parnter unter dem alten System besser davonkam, wo er derjenige war, der verfolgt wurde. Schließlich willigte er nur ein, wenn er ein, wie auch immer, adäquates Maß an Verlangen verspürte. Nunmehr selbst die Initiative ergreifen zu müssen, könnte als Verpflichtung im Hinblick auf häufigerere Sexualität verstanden werden, weil der lustvollere Partner früher oder später, direkt oder indirekt, jenseits aller Absprachen, sein Verlangen bekunden wird.

Des weiteren ist es möglich, daß der Initiator auf einmal für die Qualität und das Maß an Befriedigung beider Partner in der Form, daß »es ja schließlich *deine* Idee war!«, verantwortlich gemacht wird. An die Rolle des Folgens gewöhnt, Sich-fügen im Sinne des geringsten Widerstandes, mögen auf seiten des lustärmeren Partners Unsicherheiten dahingehend bestehen, daß er nicht abzuschätzen weiß, *wieviel* Verlangen einen Fortschritt garantiert. Soll er also die Initiative ergreifen, um in einem angemessenen Maß statistischen Häufigkeiten Rechnung zu tragen, oder wartet er noch eine weitere Nacht in der Hoffnung, dann mehr Lust zu empfinden? Eine weitere Frage ist, hat der Betreffende, ungeachtet, wenn auch sporadischer, anderslautender Bekundungen, in Wirklichkeit sexuelle Aversionen?

Ein weniger offensichtliches Problem ist unter Umständen, daß der Partner mit dem intensiveren sexuellen Verlangen die Rolle des Initiators nicht aufgeben möchte. Es mag zwar nicht angenehm für ihn sein, wenn ein Annäherungsversuch zurückgewiesen wird, aber diese Zurückweisung hat durchaus auch Vorteile. Der Partner, der »nein« sagt, sieht sich jetzt genötigt, dem erfolglosen Initiator als Ausgleich, im Sinne der Wiedergutmachung, ein sexuelles oder nichtsexuelles Angebot zu machen. Für den lustbetonteren Partner kann der so aufrechterhaltene Zustand, in dem sein Gegenüber sich ständig in Schuldgefühlen wähnt, mitunter sogar wertvoller als häufigere sexuelle Beziehungen sein. Verständlich also, daß er ebensowenig wie der lustärmere Partner geneigt ist, die Rollen zu tauschen. Untermauert werden können seine Widerstände überdies durch eine Angst, seine Libido werde nicht ausreichen, um jeden Annäherungsversuch von seiten des lustärmeren Partners akzeptieren zu können, dessen Neigungen jetzt das sexuelle Tempo bestimmen würden.

Wichtig ist, hinderliche kognitive Fehler zu beseitigen. Oft, und das ist das Problem, geht es mehr um die Frage der Macht und Kontrolle als um das sexuelle Vergnügen, welches doch das gemeinsame Ziel sein sollte. Das Ziel ist der Genuß, nicht die absolute Perfektion. Wollten Sie stets erst dann die Initiative ergreifen, wenn von den Umständen und Ihrem Verlangen her alles ideal und perfekt zusammenpaßt, wird es kaum jemals zu dieser Initiative kommen.

Wenn Sie der lustbetonere Partner sind, heißt das nicht, daß Sie mental gesünder, maskuliner oder femininer sind, oder daß Sie mehr Sex-Appeal als eine lustärmere Person haben. Provozieren Sie bei Ihrem Partner keine Minderwertigkeitsgefühle durch eine Imagepflege, die besagt, daß Sie derjenige von Ihnen beiden sind, der sexy ist.

Unterlassen Sie es ebenso, bei Zurückweisungen über Wiedergutmachungen in nichtsexuellen Bereichen zu verhandeln. Wenngleich es in Ordnung ist, einen »offenen Wunsch« hinsichtlich Sexualität in naher Zukunft zu akzeptieren, sollten Sie jedoch nicht darauf spekulieren, als Gegenleistung für eine Ablehnung Geschenke oder Dienstleistungen zu erhalten, von Pflichten befreit zu werden oder Schuldgefühle und Unterwürfigkeit bei Ihrem Partner wecken zu können. Wenn Ihr Mann letzte Nacht nicht in der Stimmung für Sex war, machen Sie nicht den Vorschlag, dafür am nächsten Tag auswärts essen zu gehen. Seine Schuldgefühle mögen bewirken, daß er ja sagt, so daß die Zurückweisung aus Ihrer Sicht nicht uneingeschränkt ein Verlust war, Sie komplizieren jedoch Ihr Liebesleben, wenn Sie es für den Zweck der nichtsexuellen Vorteilsnahme nutzen wollen. Sofern Ihre Frau, »Heute abend nicht, Liebling«, sagte, kündigen Sie nicht Ihre üblichen Beteiligung an den Hausarbeiten auf, indem Sie sich etwa am nächsten Abend weigern, das Geschirr abzuwaschen.

Sie müssen weder schauspielern noch einem Partner die Rolle des sogenannten Initiators zuweisen, wenn Sie mit dem Rollentausch experimentieren möchten. Sie versuchen einfach, wiederkehrende Verhaltensmuster in Ihrer sexuellen Interaktion zu identifizieren und tun, was immer Ihnen beliebt, um sie zu ändern; auf diese Weise werden Sie ein eingefahrenes, nicht sonderlich funktionierendes System durchbrechen, und Sie erhalten darüber hinaus vielleicht eine Vorstellung, wie die Situation aus der Sicht des Partners aussieht.

Gibt es das, Gedankenlesen?
Die Rolle der Kommunikation

Während einer Unterhaltungsshow vor mehreren hundert GIs während des Zweiten Weltkrieges verkündete Marlene Dietrich plötzlich, daß sie Gedanken lesen könne. Vor der Bühne kniend, blickte sie einem jungen verzückten Soldaten vielsagend in die Augen, schüttelte den Kopf und sagte: »Nein, Süßer, denk das nicht; denk an etwas anderes, oder ich kann es nicht laut sagen.«

Wir können natürlich nur dann »Gedanken lesen«, wenn die Reaktion unseres Gegenübers absolut vorhersehbar ist. In den frühen, erregenden Phasen einer Beziehung hat wohl jeder Sex im Kopf, und diese zeitlich begrenzte Erscheinung der Vorhersehbarkeit mag zu der Illusion verleiten, daß, wenn es um Sex geht, die Gedanken ein offenes Buch für jeden sind, der sich wohlig zwischen den Laken räkeln möchte. Im Unterschied zu den Büchern, deren Inhalt unverändert bleibt, ändern sich die Menschen aber sehr wohl im Hinblick auf ihre sexuellen Präferenzen und Wünsche. So muß auch die Kommunikation ein fortlaufender Prozeß und nicht nur ein sporadischer Gedankenaustausch sein.

In einer Quizsendung im Fernsehen, die treffend die Problem veranschaulichte, ermunterte ein Sexualtherapeut ein aar, einen ›Kellnerin-und-Gast‹-Sketch zu spielen. Der Mann hatte Anweisung, sich strikt zu weigern, seiner Frau zu sagen, welches Essen er bestellen wollte, bis sie schließlich vor Ungehaltensein explodierte und schrie, sie könne keine Gedanken lesen. Zu den häufigsten kognitiven Fehlern, die wir mit uns herumtragen, gehört, daß wir sehr oft voraussetzen, andere wüßten, was wir denken.

Dr. Evalyn S. Gendel arbeitet speziell in der Paartherapie darauf hin, daß sich bei den Paaren realistischere Sichtweisen hinsichtlich des »Gedankenlesens« durchsetzen. Sie verdeutlicht ihren Klienten, daß sie sie »nicht Schritt für Schritt zu einem lebendigeren Sexualleben hinführt, sondern daß sehr vieles in dieser Hinsicht aus dem gegenseitigen Verständnis erwachsen muß. Es geht im wesentlichen darum, sich auf die Beziehung selbst zu konzentrieren, sich gegenseitig kennenzulernen. Oft leben Paare lange Zeit zusammen, ohne daß sie wirklich einmal über irgend etwas Persönliches sprechen. Wir konzentrieren uns auf ihre Gefühle und insbesondere darauf, was ich ›Gedankenlesen‹ nenne, daß sie nämlich davon ausgehen, das, was sie denken, sei dem anderen klar.«

Sex gehört seltsamerweise nicht selten zu den Dingen, die man leichter tun als darüber sprechen kann. Die meisten Therapeuten hatten schon einmal mit Klienten zu tun, die scheinbar keine Hemmungen hatten, sich mit buchstäblich Fremden in die verrücktesten sexuellen Abenteuer zu stürzen, aber erröteten und ins Stottern gerieten, wenn sie davon erzählen sollten.

Den meisten Menschen ist ein zweisprachiges sexuelles Vokabular zu eigen. Auf der einen Seite gibt es die obszöne Sprache mit Worten, die sie von Freunden oder als Jugendliche aus Publikationen lernten, die sie hinter verschlossenen Türen lasen, und auf der anderen Seite die medizinische Sprache mit Ausdrücken, die in Lehrbüchern und im Unterricht gebräuchlich sind. (Viele verfügen über ein drittes Vokabular, euphemistische Beschreibungen von Körperteilen und -funktionen, die sie als Kinder lernten, oder eine paarspezifische, private Umgangssprache.) Obszöne Begriffe scheinen die emotionalen Aspekte der Sexualität herabzuwürdigen; klinische Termini berauben sie ihrer Erotik. Das Ergebnis ist, daß man nur selten mit seinem Partner über Sex spricht und sich auf ein Minimum vage formulierter Sätze und Laute während des Geschlechtsaktes selbst verläßt.

Jeder Therapeut begegnet gelegentlich Paaren, die ihre Beziehung als langweilig empfinden und ihr Liebesleben gerne etwas abwechslungsreicher gestalten möchten, jedoch überzeugt sind, der jeweils andere sei zu konservativ und reserviert, um derartigen Vorschlägen gegenüber offen zu sein. Aus der Sorge, als pervers oder verrückt betrachtet und gar abgelehnt zu werden, haben sie Angst, ihre Gedanken zu verbalisieren. Ein großer Vorteil der Arbeit mit einem Therapeuten ist, daß man ihm Dinge anvertraut, die man sich gegenseitig nicht wagen würde zu sagen, und nicht selten kann der Therapeut in seiner Mittlerrolle feststellen, daß die Übereinstimmungen gegenüber den Dissonanzen mit Blick auf die jeweiligen Wünsche überwiegen.

Neben möglichen physischen Aktivitäten wie Fokussieren gibt Dr. Gendel ihren Klienten auch »Hausaufgaben« im Sinne der verbalen Kommunikation auf und fordert sie im besonderen auf, sich glückliche Erinnerungen zu erzählen. »Ich bitte sie, zu Hause wirklich darüber zu sprechen, wenn etwas optimal war, wie es war und unter welchen Umständen«, erklärt sie. Sodann wird das Paar gebeten, Szenarios über die aus ihrer Sicht befriedigendsten sexuellen Erfahrungen zu entwickeln. Das gelingt dann am besten, wenn die beiden auf Vorkommnisse in ihrem eigenen Leben zurückgreifen und anhand dieser Beispiele untersuchen, was im einzelnen ablief, als es um ihr Sexualleben noch besser bestellt war.

Im Brennpunkt der Therapie steht nicht nur die sexuelle Erfahrung. So stellte Dr. Gendel im Rahmen ihrer Arbeit fest, daß Paare auf die Frage, was sie von dem, was sie zusammen tun, *gerne*, im Gegensatz zu Pflichten im Sinne der Aufgabenteilung, tun, oft nicht im Präsens, sondern in der Vergangenheit antworten: »Wir pflegten dieses, und wir pflegten jenes zu tun.« Auf die Folgefrage, warum sie derartige Dinge wie einen Spaziergang oder ein Picknick nicht mehr machen, lautet dann für gewöhnlich die Antwort, sie hätten nicht daran gedacht oder keine Zeit gehabt, oder sie wüßten es einfach nicht.

Selbst Dinge, die jemand alleine um des reinen Vergnügens willen macht, haben Seltenheitswert oder sind nicht existent. Sport, körperliche Bewegung oder die Beteiligung an Projekten sind sämtlich Dinge, die aus dem Gefühl heraus gemacht werden, daß »es gut für mich ist«, nicht weil es mir Spaß macht. Wenn Sie es verlernen, auch alleine an etwas Spaß zu finden, darf es Sie nicht wundern, wenn sich dann auch Probleme, mit dem Partner an etwas Spaß zu finden, ergeben.

In Selbsthilfe

Drei Frauen beklagten sich über ihr miserables Sexualleben, eine die andere in ihrem Leid noch übertreffend. Die erste beschwerte sich, ihr Mann sei »zu 50 Prozent impotent«. Die zweite höhnte bar jeden Mitgefühls, ihr Mann sei »zu 100 Prozent impotent«. Woraufhin die dritte meinte, sie könnten noch dankbar sein, ihr Mann sei nämlich »zu 200 Prozent impotent«. Als die Behauptung angezweifelt wurde, erklärte sie: »Gestern abend hat es diesem Trottel sogar die Sprache verschlagen«.

Selbst in der Tierwelt spielt die ›Sprache‹ im Rahmen der sexuellen Werbung eine nicht unerhebliche Rolle, beim Menschen aber eine unvergleichlich wichtigere, zumal sie zu den wirksamsten Instrumenten zur Verbesserung des sexuellen Verlangens und der sexuellen Befriedigung zählt. Fehlende Kommunikation ist tödlich für sexuelles Verlangen, ebenso tödlich kann aber eine mangelhafte Kommunikation sein. Ständig ins Fettnäpfchen zu treten kann ebensoviele sexuelle Probleme wie eine Herpes genitalis-Erkrankung aufwerfen.

Wenn Sie etwas körperliche Bewegung haben möchten, würden Sie und Mrs. Fonda sich doch auch nicht gleich in ein äußerst anstrengendes, auslaugendes und quälendes 30minütiges Trainingsprogramm stürzen? Nein, zunächst stürzten Sie sich in ein äußerst anstrengendes, auslaugendes und quälendes Aufwärmprogramm von zehn Minuten.

Dieses Aufwärmen spielt in der Kommunikation eine gleichermaßen wichtige Rolle. Der bisweilen vertretenen Auffassung, wonach Kommunikation immer und ausschließlich etwas Positives sei, wäre entgegenzuhalten, daß Kriegserklärungen auch eine Art der Kommunikation sind. Fielen Sie einfach über Ihren Partner her und sagten: »Ich habe überhaupt nichts dabei empfunden, und ich weiß, daß der Sex miserabel war, aber es würde mich stimulieren und mir helfen, wenn du die Dinge, die ich hier auf dieser Liste aufgeschrieben habe, tun könntest«, so würde das Verlangen Ihres Partners noch unter Ihren Lustpegel fallen. Natürlich, wenn man überhaupt nicht über Dinge spricht, wird sich kaum etwas ändern.

Das Eingeständnis, daß es ein Problem gibt, an dem Sie arbeiten möchten, ist uneingeschränkt positiv, vor allem wenn es sich dabei um ein Problem des sexuellen Verlangens handelt. Wichtig ist aber die Form. So ist das Bekenntnis, »ich möchte, daß ich mehr nach dir verlange«, als solches bereits eine Art von Verlangen. Das Verlangen nach Verlangen bedeutet, daß Ihr Partner Ihnen nicht gleichgültig ist. Welcher Mann oder welche Frau wäre wohl beleidigt oder würde sich angegriffen fühlen, wenn der Partner sagte: »Ich möchte gerne unseren Sex besser machen.«

Ehe Sie mit Ihrem Partner über die Dinge sprechen, die Sie ändern möchten, sollten Sie zunächst auf einige der Dinge hinweisen, die Sie an ihm mögen. Da die meisten Menschen »intelligent« genug sind, um auch solche ›psychologischen‹ Schmeicheleien zu durchschauen, ist dies keineswegs ein Versuch, sie hinters Licht zu führen. Spielen Sie mit offenen Karten. Sie kommen eingangs überein, alles einander mitzuteilen, was Sie jeweils am andern *mögen*, selbst wenn es sich dabei um Dinge ohne jeden sexuellen Bezug handelt und sei es sein Geschick im Umgang mit Motoren oder Ihr Pasta primavera-Rezept. *Dann* sprechen Sie darüber, was Sie gerne ändern möchten.

Dabei sind weder Schuldzuweisungen gefragt noch Bemerkungen, die ihn lächerlich machen sollen, wie: »In der Küche bist du großartig, aber was du im Schlafzimmer servierst, da möchte ich mir schon lieber etwas anderes bestellen.« Warum sollten Sie jemanden, dem Sie Ihren Orgasmus anvertrauen wollen, attackieren?

Sie sagen, »Es wäre schön, wenn...«, statt »Du bist zu grob« oder »Du solltest...« Beschuldigungen wecken Dementis sowie Ablehnung, und Befehle wecken Widerstand. Niemand kann Ihnen jedoch Vorhaltungen machen, wenn Sie das sagen, was *Sie* mögen. Ihr Partner mag Ihren Wünschen nicht entsprechen, er kann Ihnen aber unmöglich vorwerfen, daß Sie diese kundtun.

Muß man sich vor jedem Geschlechtsakt verbal aufwärmen? Manchmal sprechen Taten eine deutlichere Sprache als irgendein Wortgeplänkel. Wenn Sie beide bereits heiß sind, brauchen Sie sich natürlich nicht aufzuwärmen, vergessen Sie aber nicht, daß das Aufwärmen dem Sex nicht unmittelbar vorangehen muß. Sie können sich vor dem Essen oder beim Kaffee, Stunden, ehe Sie zu Bett gehen, über Ihre Situation unterhalten. Wir haben zwar über eine sehr spezifische Kommunikation gesprochen, aber auch jenseits davon, den anderen einfach kennen- und schätzen zu lernen, kann eine Menge für das Verlangen tun.

Bett und Langeweile
Die Routine durchbrechen

Haben Sie schon mal von dem Ehemann gehört, der Sex am meisten genoß, wenn er auf der rechten Seite lag? Es war die einzige Position, die es ihm möglich machte, auf den Fernseher zu schauen. Oder von der Yuppie-Frau, die stets die Augen beim Sex geschlossen hielt, so daß sie davon träumen konnte, sie wäre beim Einkaufen?

Warum sind Ehewitze über sexuelle Gleichgültigkeit eigentlich lustig? Weil ein Kern Wahrheit daran ist. Aber das Desinteresse der Betroffenen wird weit übertrieben dargestellt; Ehemänner und Ehefrauen *haben* miteinander Sexualität, und sie *möchten* Sex haben. Würden sie Sex tatsächlich immer meiden, so hätten wir es mit dem Stoff einer Tragödie, nicht Komödie, zu tun. Der Humor liegt in dem widerstrebenden Eingeständnis des Zuhörers, daß verheiratete Paare (ebenso wie unverheiratete, die seit längerer Zeit zusammen sind) sich eines der größten Vergnügen des Lebens durch Langeweile und äußere Ablenkung verdrießen lassen.

Um beim Thema ›Humor‹ zu bleiben, treffend paßt in diesen Zusammenhang eine alte Geschichte:

Da lebte in Frankreich einmal eine Gruppe hart arbeitender Bauern, einfache Männer, die nur für ihre Familien da waren. Als sie die Vierzig überschritten hatten, wurden sie von dem nagenden Gefühl geplagt, niemals jene großartigen sinnlichen Freuden zu genießen, die den vom Schicksal Gesegneteren beschieden waren. Also trafen sie den Entschluß, ihre mageren Ersparnisse zusammenzuwerfen und einen per Losentscheid aus ihrer Gruppe auszuwählen, der nach Paris führe, um eines der berühmten Freudenhäuser zu besuchen. Er würde ihnen allen dann berichten, so daß sie wenigstens aus zweiter Hand von der großen weiten Welt erfahren konnten.

Als der glückliche Gewinner aus Paris zurückkehrte, drängten sie sich begierig um ihn, um seine Erfahrungen zu hören. »Oh, meine Freunde«, sagte er mit verzücktem Gesicht, »ich ging zu der Adresse, die man mir gegeben hatte, und was ich vorfand, war wahrlich ein Palast. Dicke rote Teppiche auf dem Boden, herrliche Gemälde an den Wänden, gewaltige Kronleuchter und eine großartige, geschwungene Treppe aus feinstem Marmor. So etwas gibt es hier bei uns zu Hause einfach nicht! Dann wurde ich, zitternd vor Aufregung und Angst, die Treppe hoch in ein Schlafzimmer geführt. Das Bett war dreimal so groß wie unsere Betten, in Kopfbrett und Pfosten waren

Figuren geschnitzt, seidene Bettücher aus der Farbe von Elfenbein und Kissen so weiß und weich wie große Wolken. Es spielte Musik, als ob ein Orchester genau in dem Zimmer wäre. Mir wurde eisgekühlter Champagner in einem Glas serviert, das funkelte und glitzerte wie ein Diamant. Oh, meine Freunde, so etwas gibt es hier bei uns zu Hause einfach nicht!«

»Die Frau!« drängten sie ihn begierig. »Wie war die Frau?«

Der Bauer seufzte. »Ihr Parfum erfüllte den Raum mit dem Duft eines Rosengartens. Ihr Haar war in Tausenden güldenen Locken zu einem regelrechten Turm hochgesteckt. Ihre Lippen waren roter als die reifsten Tomaten, und ihre Wangen hatten die Farbe von Pfirsichen im Sommer. Sie trug ein Nachthemd aus schwarzer Spitze, das wie durch kleine Fenster den Blick auf ihre weiße Haut freigab. Über diesem Nachthemd trug sie ein Gewand so dünn wie Spinnweben, und ihre Hausschuhe schienen aus reinem Gold zu sein. Oh, meine Freunde, so etwas gibt es hier bei uns einfach nicht!«

»Und dann? Und dann?« bedrängten sie ihn, vor Aufregung nach Luft schnappend.

Der Erzähler zuckte die Schultern. »Oh, ansonsten war einfach alles wie hier bei uns zu Hause.«

Im Französischen gibt es hierfür ein treffendes Wort: *ennui*. Langeweile, eine chronische Langeweile, die durch und durch geht. Man kann Langeweile in der Warteschlange vor einem Bankschalter, in der es nur langsam vorangeht, empfinden; *ennui* aber bezeichnet demgegenüber einen Zustand einer so durchdringenden Langeweile, daß man sich deswegen nicht einmal mehr beklagt, weil man vergessen hat, wie es anders sein könnte. »Apathie« ist da wahrscheinlich schon ein passenderes Synonym, ein Zustand, der einen Grad der Betäubung oder des Abgestumpftseins beschreibt, an dem man sich nicht einmal mehr über Langeweile beklagt.

Der Witz über den französischen Bauern ist auch deswegen besonders lustig, weil der eigentliche Witz auf den Zuhörer abzielt. Just als der Erzähler zum pikantesten Teil gelangt, wo der Zuhörer eine aufregende, unglaubliche Geschichte über irgendeine exotische, vielleicht sogar schockierende sexuelle Eskapade erwartet, bricht er abrupt ab und sagt: »Es gibt nichts, was ihr nicht bereits wißt. Sex ist was er ist, und mehr könnt ihr nicht erwarten.« Die Geschichte hat aber auch einen positiven Aspekt. Der Bauer ist nicht wütend, er fühlt sich nicht betrogen. Er machte die Reise nach Paris nicht nur um einiger weniger Minuten des physischen Kontaktes, sondern um der ganzen sinnlichen Erfahrungen willen, und diesbezüglich war er nicht enttäuscht, es *gab* Dinge, die er zu Hause nicht haben konnte. Und der glücklichste Punkt an der Geschichte ist, daß die schönste körperliche Erfahrung, die man mit Geld kaufen kann, letzten Endes doch nicht anders ist als die, die man zu Hause haben kann, anders sind möglicherweise nur Ambiente und Vorspiel.

Ist die Moral der Geschichte dann die, daß man mit dem, was man hat, zufrieden sein und nicht nach Besserem streben soll? Natürlich nicht! Die Moral ist vielmehr:

> *Vertrautheit ist nicht der Nährboden von Verachtung. Sie ist der Nährboden von Gleichgültigkeit.*

Diese Aussage mag eine Welle von Frustrationen bei denjenigen provozieren, die seit langem in festen Beziehungen leben. Wie könnte man *nicht* mit jemandem vertraut sein, wenn man jahrelang mit ihm zusammenlebte? Paradoxerweise aber ist es so, je länger wie mit jemandem zusammen sind, desto weniger Mühe geben wir uns, mit ihm in Kontakt zu sein. So beginnen außereheliche Affären denn für gewöhnlich auch damit, daß man eine »interessante« Person trifft, sich intim mit ihr unterhält und Vertraulichkeiten austauscht. Nicht lange, und man weiß doppelt soviel über seinen ›Seitensprung‹ wie über die Person, mit der man verheiratet ist. Eine Intimität, die die Affäre um ein übriges rechtfertigt. An der Standardklage, »Meine Frau (oder mein Mann) versteht mich nicht«, ist mehr als ein Funken Wahrheit. Eheleute verstehen einander nicht, weil sie aufhörten, miteinander zu sprechen.

Eine von Shaws Figuren in *Heiraten*, der Bischof, trifft den Kern des Problems: »Ein Mann ist wie ein Plattenspieler mit einem halben Dutzend Schallplatten. Bald sind Sie jeden Mann leid, und trotzdem müssen Sie mit am Tisch sitzen, während er sie jedem neuen Besucher vorspielt.« Eine Analogie, die aber wohl treffender im Jahre 1908 war, denn heute werden ständig neue Platten gekauft. Wir werden älter, unsere Vorstellungen ändern sich, und unsere Ehepartner unterliegen oft dem Trugschluß, sie hätten schon jede Platte unserer Sammlung gehört, selbst wenn das letzte, was sie hörten, noch John Lennon-Aufnahmen waren.

Nun mag die Gegenseite noch einen weiteren Einspruch gegen die vorgenannte These erheben. Nämlich, je besser wir unseren Partner kennenlernen, desto vertrauter werden wir doch mit ihm. Vertrautheit der Nährboden von Gleichgültigkeit? Nicht eher das Gegenteil?

Einspruch abgelehnt! Die Vertrautheit, die das Verlangen tötet, ist die öde Vorhersehbarkeit einer immer gleichbleibenden Routine. Man könnte jeden Abend eine andere, anders geartete Unterhaltung haben, bei der nie auch nur zwei Interaktionen gleich wären, der Klang der Stille ist demgegenüber jedoch monoton und unverändert. Was sich zwischen zwei Menschen übertragen und ereignen kann, geht ins Endlose, Unermeßliche; was sich zwischen zwei Körpern ereignen kann, ist sehr begrenzt.

»Allgemeines Kichern ist die Reaktion, wenn ich frage, ›Was machten Sie normalerweise, als Ihr Sexleben am besten war?‹« gesteht Dr. Gendel. »Sie erzählen, daß sie am Wochenende weggefahren sind, oder sich irgendwo im Haus eingeschlossen und die Kinder weggeschickt haben. Fragt man sie dann, wann sie das das letzte Mal machten, so können sie sich nicht erinnern.«

Bemerkenswert ist, daß die meisten Menschen dazu neigen, ihre besten sexuellen Erfahrungen mit nichtsexuellen Worten – oder besser vor nichtsexuellem Hintergrund zu schildern. Der ausschlaggebende erregende Punkt ist im allgemeinen das Setting, die objektive Umgebung des Ereignisses oder die Konstellation der gegebenen Umstände und nicht so sehr eine besondere sexuelle Technik oder ein irgendwie gearteter Geschlechtsakt. Eine Erektion oder ein Orgasmus, sie sind jedesmal ziemlich gleich; das allüberragende, entscheidende Merkmal, das einen Geschlechtsakt von anderen unterscheidet hinsichtlich des Ausmaßes an Befriedigung, ist die mentale Komponente. Das sexuelle Verlangen ist jene Phase der sexuellen Reaktion, die mit ebendieser mentalen Komponente zusammenhängt, und da das Verlangen, als Ausgangspunkt des Geschlechtsaktes, von der Kommandozentrale des Kopfes ausgeht, überrascht es nicht, daß so viel von dem Umfeld und der Gesamtkonstellation der Begegnung abhängt.

Dr. Emily Hoon, Psychologin in Florida, führte eine Reihe von Untersuchungen durch, um den Effekt von Angst auf die sexuelle Erregung bei Frauen zu messen. Als objektiver Maßstab für die Feststellung des Grades an Erregung wurde der vaginale Blutstau angenommen, der mit einer in die Vagina eingeführten Sonde gemessen wurde. Den weiblichen Versuchspersonen wurden drei verschiedene kurze Videofilme in jeweils unterschiedlicher Reihenfolge gezeigt: ein angstauslösender Film über tragische Autounfälle, ein neutraler

Reisebericht sowie ein erotischer Film, der ein nacktes Paar beim »Vorspiel« zeigte. Die Ergebnisse bestätigten sich wie erwartet: bei den Frauen, die infolge des erotischen Films erregt waren und denen anschließend der angstauslösende Film gezeigt wurde, erlosch die Erregung wesentlich schneller als bei denjenigen, denen zunächst der Reisebericht gezeigt wurde.

Nicht erwartet war jedoch die Erkenntnis, daß, wenn den Frauen der erotische Film *nach* dem angstauslösenden Film gezeigt wurde, ein *höheres* Niveau der Erregung feststellbar war. Dem steht die These klassischer Verhaltenstherapeuten entgegen, wonach Angst und erotische Erregung, ungeachtet der Reihenfolge, in der sie auftreten, zwei sich gegenseitig hemmende Zustände sind. Die Hoon-Studie läßt demgegenüber den Schluß zu, daß der *Kontext*, in dem die Subjekte die Reize wahrnehmen, die entscheidende Determinante ist, wie diese beiden Erregungszustände interagieren.

Sowohl die Angst als auch sexuelles Verlangen bewirken einen Zustand der *Erregung* – mit erhöhter Puls- und Atemfrequenz und einer gesteigerten mentalen Bewußtheit. Da Dr. Hoons Versuchspersonen sich jedoch nicht in einer realen Gefahr befanden, sind ihre Reaktionen nicht mit denen in einer sexuellen Situation vergleichbar, in der eine reale Bedrohung, beispielsweise beim ›Seitensprung‹ in der ehelichen Wohnung, besteht. Gleichwohl ist erwiesen, daß reale Gefahr zwar die Erregungsfähigkeit hemmen, mit einem gewissen Nervenkitzel verbundene Situationen demgegenüber aber, wie das Risiko entdeckt zu werden, etwa beim Sex auf dem Rücksitz eines geparkten Autos, auf manche Personen stimulierend wirkt. Der *Kontext*, in dem die jeweiligen Gegebenheiten wahrgenommen werden, ist wichtiger als die Präsenz eines angstauslösenden Reizes.

Wenn nun in einer nichtsexuellen Situation unser Puls umständehalber anfängt zu rasen und unser Blut in Wallung gerät und die Situation sich plötzlich zu einer erotischen verändert (wie dies bei James Bond stets der Fall war), so hat der Körper im Hinblick auf den Erregungsprozeß einen Vorsprung. Und obwohl das Verlangen an erster Stelle kommen sollte, so kann in diesem Falle das ausgesprochen positive Feedback des Körpers den ersten Funken von Verlangen zu einer lichterloh brennenden Flamme entfachen. Wenn also Erregung, ungeachtet ihrer Quelle, dem sexuellen Verlangen förderlich sein kann, welche Konsequenz können wir dann von der Langeweile, dem Gegenteil von Erregung, erwarten?

Das dürfte eigentlich klar sein, oder?

Überrascht war Dr. Hoon festzustellen, daß Männer, je mehr sexuelle Erfahrungen sie hatten, sich um so weniger von spezifischen Phantasien erregen ließen. Bei Frauen nahm demgegenüber die Erregung aufgrund von Phantasien mit zunehmenden Erfahrungen zu. Ein Unterschied, der sich möglicherweise mit der unmittelbaren Wahrnehmbarkeit der physischen Erregung bei den Männern erklären läßt, denn nicht zuletzt war ihnen in ihrer Jugend, als Phantasien noch die Hauptkomponente ihres Sexuallebens waren, ihre Erregung spontan durch ihre Erektionen bewußt. Frauen sind sich ihrer körperlichen Erregung demgegenüber oft erst, wenn sie älter werden und konkrete sexuelle Erfahrungen hatten, bewußt, so daß sie sich in der Folge verstärkter als in ihrer Jugend Phantasien hingeben.

Nach alldem hat es den Anschein, daß Männer dann am leichtesten erregt werden, wenn alles neu und Phantasien am vielversprechendsten sind. Ist es also möglich, daß Erfahrung eher ein Minus als ein Plus ist, eine Vorstellung, die doch allen von uns hochgehaltenen Überzeugungen zuwiderlaufen würde, wonach die Erfahrung der beste Lehrmeister und Voraussetzung für jeden verantwortlichen Job ist? Erfahrung ist dann am positivsten, wenn sie ein weites Spektrum von Abenteuern miteinschließt, und am negativsten, wenn sie nichts weiter als die Wiederholung einer gleichbleibenden Routine bedeutet. Es gibt keinen qualitativen Unterschied zwischen sexuellen Erfahrungen und beruflichen Erfahrungen. Auch im Berufsleben möchte man die gleiche Tätigkeit nicht ständig gleichförmig wiederholen, so effizient sie in der Abwicklung auch gewesen sein mag. Nach einer gewissen Zeit würde man sich andere Ziele setzen oder das Arbeitsfeld neugestalten, um auf diese Weise der Stagnation und Monotonie zu entfliehen.

Um den Schrecknissen der Langeweile zu entkommen, wären Sie wahrscheinlich sogar bereit, einen Teil der Effizienz zu opfern, wie der Arbeiter, der von seinem Chef angerempelt wurde, als er eine Schubkarre hinter sich herzog. »Ich dachte, Sie hätten mir erzählt, Sie hätten dreißig Jahre Erfahrung!« fauchte der Chef. »Und Sie wissen nicht einmal, daß man eine Schubkarre schiebt, nicht hinter sich herzieht!«

»Sicher weiß ich das!« entgegnete der Arbeiter. »Es ist nur, nachdem ich sie dreißig Jahre vor mir hergeschoben habe, ertrage ich den Anblick dieses verdammten Dings nicht mehr!«

In Selbsthilfe

Wenn in Zusammenhang mit Sexualität von Neuem und Innovationen die Rede ist, kommen im allgemeinen Assoziationen hinsichtlich unkonventioneller sexueller Praktiken auf, ›verrückte‹ oder perverse Techniken (wobei ›verrückt‹ der Rückgriff auf eine Feder, pervers aber auf das ganze Huhn ist). Im Vergleich zu dieser herkömmlichen Meinung haben die Innovationen, die von den meisten Therapeuten bei der Behandlung von sexuellen Luststörungen empfohlen werden, jedoch wenig mit dem physischen Geschlechtsakt zu tun. Der Intimität am förderlichsten ist es, mehr Zeit im Rahmen nichtsexueller Aktivitäten mit dem Partner zu verbringen, sich gegenseitig kennen- und lieben zu lernen.

Abgesehen von jenen seltenen Fällen primärer Luststörungen, wo der Betreffende noch *nie* irgendwelches Interesse an Sexualität hatte, können sich die meisten Menschen an Zeiten erinnern, in denen sie ein adäquates Maß an sexuellem Verlangen *hatten*. Wenn Sie an jene Zeiten in Ihrer eigenen Beziehung zurückdenken und sie mit der Gegenwart vergleichen, werden Sie aller Wahrscheinlichkeit nach feststellen, daß der Unterschied nicht im Geschlechtsakt selbst, in der körperlichen Begegnung, sondern in den Dingen liegt, die dem Sex vorhergingen, Gespräche, Spaziergänge, ruhige gemeinsame Abendessen. Vielleicht versuchen Sie sogar, in Ihrem überfüllten Terminkalender Sex mit einzuplanen, aber, mit einem *Minimum* an Zeitaufwand, so daß weitere Vorkehrungen im Umfeld wegfallen und es gleich zur Sache geht. Die Lust sollte eigentlich der Erregung vorangehen. Indem Sie nun aber mitten in den sexuellen Reaktionszyklus, gleich in die zweite Phase hineinspringen, ist fast schon absehbar, was am Ende steht: Erregung und vielleicht noch ein Orgasmus, allerdings ohne Lust – exakt das also, was man unter einer *sexuellen Luststörung* versteht.

Interessant ist, daß mindestens zwei der modernen Autoren die Hölle nicht als einen Ort des Schmerzes, sondern der Langeweile beschrieben haben. So sind in Sartres *Die Eingeschlossenen* drei Personen in einem bequem eingerichteten Wohnzimmer bis in die Ewigkeit gefangen, und Shaws Don Juan sagt dem Teufel: »Aber ich möchte lieber durch alle Kreise des dummen italienischen Infernos geschleift werden, als durch die Vergnügungen Europas. Das ist es, was diesen Ort des ewigen Vergnügens für mich so tödlich macht... Ihre Freunde sind die langweiligsten Hunde, die ich kenne.«

Wenn Sie und Ihr Partner etwas Neues zur Wiederbelebung Ihrer Lust benötigen sollten, denken Sie an die Zeiten zurück, als alles noch gut war. Gut möglich, daß das Neue, das Sie brauchen, etwas Altes ist.

Die Frage des Bonus
Krisenmanagement im Schlafzimmer

»Krisenmanagement« ist kein Begriff, der etwas mit der schlechten Gewinnlage Ihres Betriebes in der letzten Saison zu tun hat. Es ist vielmehr einer der wichtigsten Aspekte, die Dr. Thomas Stewart, Professor der Psychiatrie und Lehrbeauftragter an der Harvard Medical School, bei der Beurteilung seiner Klienten miteinbezieht. Der Begriff erfaßt das, was ein Klient im Falle von »Fehlfunktionen« in einer konkreten sexuellen Begegnung tut. »Mangels eines treffenderen Begriffs« wählte Dr. Stewart die Bezeichnung »Krisenmanagement oder Schadenskontrolle«.

»Ich höre solche Geschichten wie«, erzählt er, »›Sie steigt aus dem Bett und verkriecht sich weinend im Badezimmer. Ich laufe die Treppe runter und schnappe mir eine Dose Bier.‹« Und viele seiner Klienten zeigen sich erstaunt, wenn er ihnen sagt, sofern sie mit einer Frau im Bett sind und ihre Erektion verlieren, sie trotzdem ihr weiterhin ihre Liebe zeigen und auch ohne Erektion Spaß haben können.

Dr. Stewart therapiert auf diese Weise in erster Linie Männer mit Erektionsschwäche. Ein impotenter Mann behauptet in der Regel, er habe Sex *gewollt*, sonst wäre er ja wohl kaum im Schlafzimmer gewesen. Vorausgesetzt, die Erektionsschwäche ist nicht physiologisch bedingt, konnte man als erstes stets einmal fragen, ob der Mann wirklich Sexualität haben wollte, oder ob es lediglich der Versuch war, sich seine Virilität zu bestätigen oder aber seine Partnerin zu befriedigen.

Dr. Stewart empfiehlt den Männern in diesem Fall, »nicht abzuspringen«, sondern ihre Liebe und Zuneigung weiter zum Ausdruck zu bringen und selbst ohne Geschlechtsakt den Körperkontakt mit der Partnerin aufrechtzuerhalten. Ein Rat, der auch bei sexuellen Luststörungen empfehlenswert ist. Krisenmanagement – was im Falle körperlicher Fehlfunktionen zu tun ist – ist ein Punkt, der allzugerne übersehen wird, und das obwohl die Angst zu versagen zur Intensivierung jener Distanzierungsmanöver beiträgt, wie sie Personen mit mangelndem Verlangen zu eigen sind. Auf die Feststellung, »Mir ist zwar nicht danach, aber wenn wir erst einmal begonnen haben, dann könnte ich vielleicht in Gang kommen«, folgt dann unmittelbar der Rückzieher in Form der an sich selbst gerichteten Frage, »Aber wenn dem *nicht* so ist?« Manche machen an diesem Punkt einen Rückzieher, weil sie glauben, mit einem »Versagen« nicht fertig werden zu können; andere erkennen demgegenüber, daß es mitnichten Garantien dafür gibt, daß immer alles glattläuft, auch beim Sex nicht, man mit Komplikationen aber, wenn sie denn auftreten, sehr wohl fertig werden *kann*.

In Selbsthilfe

Selbst wenn die physiologischen Abläufe im allgemeinen befriedigend sind, taucht gelegentlich das Problem auf: »Wenn mein Partner merkt, daß ich in Wirklichkeit immer noch keinen Sex möchte, obwohl ich mich bemüht habe, entsprechende Gefühle zu mobilisieren, ist das nicht sogar noch schlimmer, als gleich von Anfang zu sagen, ›Ich bin nicht in der Stimmung. Laß es uns auf bessere Zeiten verschieben‹?«

Wenn das auch Ihre Logik ist, dann machen auch Sie den Fehler, Sex als eine Frage des ›Alles-oder-nichts‹ zu betrachten; entweder läuft alles großartig vom Verlangen bis zum Nachspiel, oder alles war ein einziger Reinfall. Sofern Sex für Sie jedesmal so etwas wie ein *Test* ist, halten Sie sich vor Augen:

> *Sex ist keine Frage des Richtig- oder Falsch-Machens.*
> *Sie können daraus immer einen gewissen Bonus ableiten.*

Erinnern Sie sich zurück, wenn Sie mit dem Gefühl in eine Prüfung gingen, relativ gut vorbereitet zu sein, dann aber konfrontiert wurden mit etwas wie: Besprechen Sie die Einflüsse und/oder Effekte der Industriellen Revolution, des Boxeraufstandes und des Gadsden-Handels auf das Smoot-Hawley-Gesetz. Vergleiche, Gegenüberstellungen, Erörterungen, Ausführungen, Schlußfolgerungen. Was taten Sie, nachdem Sie geweint hatten? Gaben Sie ein leeres Blatt Papier ab? Nein, Sie setzen auf einen gewissen *Bonus*! Sie füllten seitenweise Papier mit Ausführungen, die Ihres Erachtens auch nur annähernd die Frage tangieren konnten. Vielleicht würden Sie ja einen Sonderpunkt für Sauberkeit bekommen oder dafür, daß Sie das heutige Datum wußten oder Ihren Namen richtig schreiben konnten. Vielleicht würde der Lehrer ja nicht einmal erwarten, daß Sie hier brillieren, so daß *alles*, was Sie schreiben, eine angenehme Überraschung wäre.

Fühlten Sie sich als Heuchler oder Schwindler? Nicht wirklich, weil Sie mit dem, was Sie machten, im Prinzip sagten: »Hör mal, Lehrer, es tut mir leid, daß ich mit dem, was Sie hier möchten, nicht aufwarten kann. Aber ich bin nicht völlig schwachsinnig, und ich habe versucht, mich vorzubereiten (wenn auch offensichtlich nicht mit den richtigen Dingen). So will ich mich denn bemühen, mein Bestes zu geben, auch wenn es nicht exakt das ist, worum Sie gebeten haben. Vielleicht werden Ihre Erwartungen und meine Beiträge und Leistungen das nächste Mal ja besser zusammenpassen.« Normalerweise wird der Lehrer (wie die meisten von ihnen) human reagieren und Ihnen hierfür einen größeren Bonus, als Sie erwarteten, gewähren, definitiv größer als der des Kindes, das ein leeres Blatt abgab.

Das Verlangen, mit jemandem zusammen zu sein, ihm nahe zu sein, ihn zu berühren und ihn zu lieben, mag nicht dasselbe wie das Verlangen nach Sexualität mit ihm sein, es wird aber für gewöhnlich nichtsdestoweniger vom Partner begrüßt und körperlichen Distanzierungen oder einem Kommunikationsstopp vorgezogen. Selbst wenn Ihr Partner sagt, »Ich möchte dich gerne lieben heute abend«, muß das nicht heißen, »Ich erwarte, daß ich über Geschlechtsverkehr mit dir zum Orgasmus komme.« Zu einem Orgasmus kann man schließlich relativ leicht kommen, er liegt buchstäblich in den eigenen Händen. Verlangen ist auf eine Person, nicht auf eine Aktivität oder Empfindung gerichtet. Der aufrichtige Wunsch, dem Partner ohne Koitus nahe zu sein, kann dem sexuellen Verlangen im Sinne der Befriedigung gerechter werden, als wenn man sich einfach einem Geschlechtsakt fügt, bei dem man aber unbeteiligt bleibt.

Der Bonus, den Sie verbuchen, bleibt auf Ihrem Konto. Und Sie werden immer wieder überrascht sein, wie bereitwillig Partner, ähnlich wie Lehrer, Ihnen für gewöhnlich einen Bonus gewähren. Partner (die meisten von ihnen) lassen halt, genau wie Lehrer, im allgemeinen Menschlichkeit walten.

15. Nervenaufreibende Hindernisse

Techniken des fairen Streites

> *»Bin ich sehr blaß?«* sagte Zwiddeldum, *der nun*
> *hereinkam, um sich seinen Helm aufsetzen zu lassen.*
> *(Wenigstens* **nannte** *er es einen Helm, obwohl es ei-*
> *gentlich mehr wie ein Suppentopf aussah.)* »Nun ja –
> gewiß – ein **wenig**«, sagte Alice sanft. »Ich bin in der
> Regel sehr tapfer«, fuhr er mit leiser Stimme fort;
> »nur habe ich heute zufällig Kopfweh.«
>
> LEWIS CARROLL
> *Alice hinter den Spiegeln*

Manche Menschen reagieren aggressiv, wenn sie wütend sind, und
fangen einen Streit an. Andere bekommen Kopfschmerzen, wenn sie
wütend sind, und reagieren darüber hinaus überhaupt nicht.

Mangelndes sexuelles Verlangen kann auch dann in einer Paarbeziehung selbst wurzeln, wenn Konflikte nicht nur nicht offensichtlich, sondern kaum wahrnehmbar sind. So schwindet das Begehren
oft, weil mangelnde Kommunikation eine Überbrückung der Lustdiskrepanzen zwischen den Partnern verhindert; das Paar hat zwar
keinen Streit, kann aber einfach nicht zusammenkommen.

Demgegenüber gibt es Fälle, wo Konflikte so offensichtlich und
gravierend sind, daß der Therapeut sich nur wundern kann, daß, ganz
zu schweigen von einem geminderten Verlangen, überhaupt noch
irgendwelche sexuellen Beziehungen aufrechterhalten werden. Oft
aber wird die für den Außenstehenden so klar erkennbare Wut seitens der Partner unterdrückt oder geleugnet, so daß sie nur den Verlust der Lust wahrnehmen.

Eines Abends begegnete ein Mann einem Betrunkenen, der gewis-
senhaft einen Abschnitt des Bürgersteigs immer wieder und wieder
absuchte. Verdrossen erklärte der Betrunkene, er habe seine Brieftasche verloren, und der Samariter, von Mitgefühl bewegt, half ihm bei
der Suche. Nach vielen Minuten mühsamen, peinlich genauen Su-
chens fragte der Mann den Betrunkenen, ob er denn sicher sei, seine
Brieftasche in dieser Straße verloren zu haben. Nein, antwortete der

Betrunkene, er habe sie in Wirklichkeit sechs Häuserblocks entfernt auf der Straße verloren. »Aber warum um alles in der Welt«, explodierte der Mann, »suchen Sie denn hier danach?«

»Weil das Licht hier besser ist«, erwiderte der Betrunkene.

So suchen auch viele Paare an den falschen Stellen nach Lösungen, ihre Differenzen als Probleme sexueller Unstimmigkeiten fehlinterpretierend, wenn sie in Wirklichkeit in Zusammenhang mit nichtsexuellen Fragen wütend aufeinander sind.

Ebenso gibt es die entgegengesetzte Situation, daß nämlich ein Partner oder beide eine sexuelle Luststörung entwickeln, das Paar sich aber schon bald in Auseinandersetzungen über völlig zusammenhanglose Themen findet. Der häufigste Aufhänger ist für gewöhnlich, »Du liebst mich nicht mehr.« Ist dieser gewaltige Schritt in die falsche Richtung erst einmal getan, ist es nur noch ein kleiner Sprung bis zu der Frage, *warum* man nicht mehr geliebt wird – sie denkt, ich sei ein schlechter Ernährer der Familie; er sieht mich als Konkurrenz und ist eifersüchtig auf meinen Beruf; sie haßt meine Mutter; er denkt, ich sei zu alt. Manchmal ist es halt leichter, alte Kämpfe auf vertrautem Terrain wiederaufleben zu lassen und nochmals auszutragen, statt sich dem ominösen und beunruhigenden Problem der Lustlosigkeit zuzuwenden.

Sie kämen nie auf die Idee, Tischtennis auf einem Billardtisch oder Schach auf einem Backgammonbrett zu spielen, wohl aber könnten Sie bei näherer Betrachtung feststellen, daß Sie einen Schlagabtausch mit Ihrem Partner auf einer unangemessenen Unterlage austragen. Etwas, das leicht passiert, weil es schwierig ist, sich über ein Thema wie Sex zu streiten. Was wollten Sie jemandem entgegenhalten, der sagt: »Mir ist einfach nicht danach?« Sie können weder sagen, »Dir ist nie danach« – Ihr Partner, so steht zu befürchten, könnte nur nicken, – noch »Dir ist, du mußt es nur fühlen« – Ihr Partner würde das wahrscheinlich anders sehen.

Also sagen Sie beispielsweise: »Würdest du nicht so viel Zeit vor dem Fernseher hängen und dir irgendwelche Blödheiten ansehen, dann könntest du dich vielleicht auch für etwas Vernünftiges, was Erwachsene gemeinhin tun, erwärmen«, womit Sie dann einen tollen Streit, das eigentliche Thema aber aus den Augen verloren haben.

Andererseits kann man natürlich ebenso hitzige Schattenkämpfe über die sexuelle Lust austragen, wenn man der Auseinandersetzung mit dem Konflikt, der das sexuelle Meiden verursachte, aus dem Weg gehen möchte. Nehmen wir beispielsweise einen Mann, der mit einer übertrieben von ihrer Mutter abhängigen Frau verheiratet ist. Sie spricht jeden Tag mindestens eine Stunde am Telefon mit ihrer Mutter, konsultiert sie wegen jeder Entscheidung, befolgt ihre Ratschläge und verbringt ihre Freizeit, indem sie Besorgungen mit ihrer Mutter macht. Der Mann hat entweder erfolglos versucht, hier zu intervenieren, oder er weiß instinktiv, daß es unmöglich sein dürfte, sich zwischen seine Frau und seine Schwiegermutter zu stellen. So wird er wütender und wütender, bis er den Geschlechtsverkehr mit seiner Frau schließlich ganz einstellt. Schließlich wird das Verlangen stärker als die Wut, und er versucht, sexuell eine Initiative zu ergreifen, jetzt aber weist die Frau ihn als Revanche für seine Ablehnung zurück.

Damit ist die Plattform für wachsende und stetig heftiger werdende Auseinandersetzungen geschaffen, ohne daß das eigentliche, vermeintlich nicht lösbare Schwiegermutterproblem überhaupt zur Sprache kommt. Vielleicht ringen sie sich zu irgendeinem Kompromiß hinsichtlich ihrer Sexualität durch, sich vorgaukelnd, eine Lösung gefunden zu haben. Vielleicht nutzt die Frau den Streit als Vorwand, sogar noch mehr Zeit mit ihrer Mutter zu verbringen, und der Mann hätte die Entschuldigung, zukünftig beide Frauen zu meiden. Wie immer das Ergebnis sein mag, weitere Schwierigkeiten sind vorprogrammiert, weil das Hauptproblem ausgespart wurde:

> *Viele Auseinandersetzungen über Sex haben in Wirklichkeit mit Sex nichts zu tun. Und viele Auseinandersetzungen über nichtsexuelle Themen sind im Kern sexuelle Streitigkeiten.*

Eine Tatsache, die sich leicht dadurch erklärt, daß niemand sich auf Auseinandersetzungen einlassen möchte, von denen er glaubt, daß er sie nicht gewinnen kann. Warum Auseinandersetzungen aussichtslos erscheinen, kann mehrere Gründe haben. Zum einen kann die Überzeugung ausschlaggebend sein, daß ein Partner sein Verhalten, selbst wenn er es ernsthaft versucht, nicht ändern kann (z. B. Alkoholiker oder Schürzenjäger). Zum anderen kann es die Angst vor der Reaktion des Partners (Gewalt oder Verlassenwerden) oder die Angst vor der eigenen Wut sein (Über Sex kann ich streiten, ohne die Kontrolle zu verlieren, wenn ich aber von Gelddingen anfange, dann vergesse ich mich). Des weiteren können Schuldgefühle eine Rolle spielen (Wie kann ich wütend darüber sein, daß sie soviel Zeit mit den

Kindern verbringt und mich vernachlässigt, wenn die Kinder sie doch brauchen?).

Warum streitet man überhaupt, wenn man nicht über das streitet, um das es geht? Auf diese Weise werden Wut und Feindseligkeit zum Ausdruck gebracht, was Spannungen – wenn auch nur vorübergehend – abbaut. Vielleicht erkennt das Paar die Streitursache oder gesteht sie sich sogar ein und unternimmt von sich aus Schritte, den Konflikt zu lösen. Oder, wenn die Problemursache weitestgehend bei einem liegt, kann der Partner in die Defensive gedrängt und so die Diskussion insgesamt etwas entschärft werden.

Der Sexualtherapeut wird zwangsläufig nur insoweit intervenieren, als er, auf der Suche nach Konfliktherden, eben auf solche stößt, die in seinen Zuständigkeitsbereich bei der Behandlung von mangelndem sexuellen Verlangen fallen. Sofern Wut identifiziert wird, gibt er dem Paar entsprechende Anweisungen, konstruktiv, analog den Techniken des fairen Streits, miteinander zu streiten. Er hilft ihnen, das sexuelle Terrain zu verlassen und sich auf angemesseneren Boden zu begeben, auf dem der Streit zeitlich und inhaltlich gemäß jenen Regeln ausgetragen wird, die Ausmaß und Schaden auf ein Minimum begrenzen:

1. Das Streitgespräch wird für einen Zeitpunkt anberaumt, wenn beide Partner voll konzentriert und ungestört sein werden, und ein angemessener zeitlicher Rahmen wird festgelegt.

2. Die Diskussion bleibt einzig und allein auf das Thema begrenzt, das Ursache für die Anberaumung des Gespräches war.

3. Derjenige, der eine Klage vorzubringen hat, muß diese aus der Sicht der 1. Person Singular (»ich glaube«) und nicht in Form von Schuldzuweisungen an die Adresse der 2. Person Singular (»*du* machst das«) formulieren. Zielscheibe des fairen Streites ist ausschließlich der Diskussionsgegenstand, nicht eine Person; Schimpfworte oder Beschimpfen des Partners ist verboten.

4. Derjenige, der sich über etwas beklagt, ist aufgefordert, konstruktive Vorschläge zu machen, was der Partner zur Verbesserung der Situation tun kann.

Ebenso wie Boxer nur Fausthiebe austeilen, nicht aber zusätzlich mit Fußtritten, Stühlen oder Wasserkübeln arbeiten dürfen, so untersagen die Regeln des fairen Streites auch, daß man sich gegenseitig alles an den Kopf werfen darf, was einem im Laufe der Diskussion in den Sinn kommt. Derart klare Schranken und Verbote sind deshalb so wichtig, weil Sex gerade auch im Rahmen nichtsexueller Auseinandersetzungen allzuoft als Waffe benutzt wird, und Schläge, die unter die Gürtellinie gehen, können schwerwiegende Verletzungen nach sich ziehen. Sexuelle Kritik weckt bei dem so Angegriffenen Gefühle der Unzulänglichkeit und tötet jedes Verlangen, das Risiko weitergehender Kritik einzugehen; gleichzeitig wird einer Feinseligkeit Vorschub geleistet, die den Kritiker als Sexualpartner noch weniger begehrenswert erscheinen läßt. Ein zweischneidiges Schwert also im wahrsten Sinne des Wortes.

Machtgleichgewicht
Sexuelle Verweigerung als Instrument des Kontrollstrebens

Lust*verlust* und Macht*gewinn* gehen oft Hand in Hand, ob das mangelnde Interesse am Partner nun echt oder vorgetäuscht ist. Lysistrates taktisches Manöver veranschaulicht treffend das Prinzip: die Griechinnen waren *nur dann* bereit, sich ihren Männern hinzugeben, wenn diese kapitulierten und sich ohne Abstriche ihrem Pakt fügten. Null Verlangen bedeutete grenzenlose Macht.

Wenn ein Paar, zum Beispiel, einen Riesenkrach hatte, mag am gleichen Abend niemand von den beiden in Stimmung für Sex sein. Am nächsten Abend empfindet der Ehemann ein gewisses Verlangen, die Frau bleibt aber völlig ungerührt. Einen Abend später steigt das Verlangen des Mannes noch mehr, und allmählich setzt sich bei ihm der Gedanke durch, daß ihre Meinungsverschiedenheit letzten Endes doch nicht so schwerwiegend war. Geht die Frau auf sein Lächeln und seine Annäherungsversuche ein, so wird die gemeinsame Versöhnung mit Sex gefeiert. Hält die Frau demgegenüber ein wenig länger durch, kann sie darüber hinaus eine Entschuldigung und ein Schuldbekenntnis erhalten. Gelingt es ihr also, ihr Verlangen im Zaum zu halten, so kann sie einen Zuwachs an Macht verbuchen.

Derartige taktischen Manöver sind nach den Regeln des fairen Streites verboten. Der Streit muß unabhängig von jedweder sexuellen Interaktion beigelegt werden. Sollte es nicht möglich sein, ein Streitgespräch unmittelbar anzuberaumen, obläßt das Wissen, daß es in naher Zukunft einen fairen Streit geben wird, die Möglichkeit, wie gewohnt an dem bisherigen Liebesleben festzuhalten.

Oft sind Minderungen des sexuellen Verlangens, die nach der Eheschließung auftreten, auf neue Prioritätensetzungen des Paares zurückzuführen. In der Zeit des gegenseitigen Werbens sind beide Partner äußerst vorsichtig im Umgang mit jedem auf seiten des anderen erkennbar werdenden sexuellen Interesse, um die Beziehung in keinem Fall zu gefährden. Sobald dann die Beziehung durch die Eheschließung gefestigt wurde, wird anderen, praktischeren Dingen – Beruf, Geld, Haushalt – mehr Beachtung geschenkt. Diejenigen, die mit Sex anderweitige Motive verbinden, haben für gewöhnlich ein geringeres Verlangen und mehr Kontrolle als solche Personen, die sich am Maßstab ihrer jeweiligen Libido sexuell fügen oder die Initiative ergreifen.

Empfängnisrituale geraten nicht selten zu Befruchtungskämpfen, weil die Entscheidung, ein Kind haben zu wollen, oft zu abrupten Verschiebungen des bis dahin gewahrten Gleichgewichtes hinsichtlich der Kontrolle führt. Wo der Mann bisher stets der Initiator war, kann nun der Eifer der Frau, schwanger zu werden, dem Geschlechtsverkehr eine neue Dringlichkeitsstufe geben. Die Frau ist bemüht, den sexuellen Verkehr mit ihrem Eisprung in Einklang zu bringen oder möglichst häufig Verkehr zu haben. Diese Art des sexuellen Strebens kann dem Mann wie eine ›Leistungsserie‹ auf Befehl anmuten, die ihm losgelöst von seinen eigenen Neigungen abverlangt wird. Ein unter diesen Umständen auftretender Verlust des sexuellen Verlangens ist aber keineswegs unbedingt gleichbedeutend damit, daß er die Verantwortlichkeiten einer Vaterschaft ablehnt. Allein der Kontrollverlust und die Leistungsanforderungen würden diesen Lustverlust allemal erklären.

Wenn aber demgegenüber die einzige Veränderung in der üblichen Routine der Verzicht auf Empfängnisverhütung ist, und trotz Kinderwunsch einer der Partner oder beide immer wieder Vorwände finden, sich sexuell zu entziehen, so können auch sekundäre Überlegungen in Zusammenhang mit einer Schwangerschaft die Ursache sexueller Luststörungen sein.

In Harnisch
Wenn Streiten die Lust steigert

Das Beste am Ehekrach ist die anschließende Versöhnung.

Normalerweise. Ebenso wie ein Ballspiel erst dann zu Ende ist, wenn es abgepfiffen ist, ist ein Streit zwischen Partnern erst dann wirklich zu Ende, wenn sie ihre sexuelle Beziehung wiederaufnehmen. Manchmal kann dieser letzte Schritt problematischer sein als der gesamte Vorfall selbst.

Bei vielen Paaren tötet Streit die Lust (kein Wunder). Bei vielen Paaren steigert Streit die Lust (wie das?!). Und bei Paaren, wo bei einem die Lust steigt, bei dem anderen aber fällt, sind ähnlich stürmische Ergebnisse zu erwarten, wie wenn eine Hochdruck-Wetterfront mit einer Tiefdruckfront zusammenprallt.

Wie erklärt es sich, daß Streiten bei manchen eine Steigerung des sexuellen Verlangens bewirkt? Es gibt bisweilen Sadisten oder Masochisten, die über eigene Qualen oder die Qualen eines Partners sexuell stimuliert werden, diese Fälle sind jedoch selten und wie bei allen Perversionen *hängt* ihre sexuelle Befriedigung und Lust von dem Zufügen und/oder Erleiden von Qualen *ab*. Mit anderen Worten, ohne Schmerzen hat die Lust keine Chance.

Ein gesteigertes Verlangen kann aber auch jenseits jedweder sadistischer Verhaftungen auftreten. Wie oft haben Sie schon in einem Film oder einem Theaterstück gesehen, daß ein Mann zu einer Frau sagte: »Du bist so schön, wenn du wütend bist!«

Ebenso wie ein angemessenes Maß an Angst und Nervosität das sexuelle Verlangen eher fördert als hemmt, weil die gleichen körperlichen Reaktionen, Steigerung der Herz- und Atemfrequenz, auch die sexuelle Erregung beschleunigen, so vermag auch Wut den Körper in einen allgemeinen Zustand der Erregung zu versetzen und ihn aus seinem Schlummer zu wecken. So wird Sex nach einem Streit oft als erregender und interessanter empfunden, als wenn er in der üblichen ruhigen und freundlichen Atmosphäre stattfindet.

Nochmals sei betont, daß das sexuelle Verlangen und die Erregung unterschiedliche Phasen der sexuellen Reaktion sind und die Phase der Erregung im allgemeinen auf die Lust folgt und von ihr abhängig ist. Nicht übersehen werden darf jedoch, daß zwischen beiden Phasen ein Feedback-Prozeß stattfindet, so daß die Reaktion nicht einzig und geradlinig in eine Richtung zielt. Stellen Sie sich beispielsweise eine Situation vor, in der Sie hungrig sind (d. h., Sie verlangen nach Essen). Sie gehen in das nächste Schnellimbiß-Restaurant und, wenn das, was Sie sehen und riechen, Ihnen gefällt, steigert Ihr Magen die Ausschüttung von Verdauungssäften (physische Erregung), und Ihr Appetit wächst ins Unermeßliche. Wenn Sie aber von widerlichen Gerüchen und dem Anblick unappetitlicher verkohlter Pasteten empfangen werden, die in irgendeiner undefinierbaren Mehlpampe schwimmen, wird der körperliche Erregungsprozeß auf der Stelle ins

Gegenteil verkehrt. Ihr Magen stoppt seine Produktion von Verdauungssäften und vollzieht eine Kehrtwende von 180 Grad. Ähnlich wird sich Ihr Verlangen mit der Entscheidung, daß Sie doch nicht so hungrig sind, wie Sie dachten, ins Gegenteil verkehren.

Die Rückkoppelung zum Gehirn ist bei fast allen körperlichen Prozessen die Regel. Ähnlich wie wir alle Maschinen mit Zählern, Meßgeräten und Schaltern ausstatten, so daß wir ihre Funktionsweise überwachen können, so folgt auch das menschliche Gehirn diesem Prinzip – und nimmt es keineswegs als garantiert, daß seine Anweisungen von allen übrigen Körperteilen in jedem Fall fehlerfrei und ordnungsgemäß ausgeführt werden. Auch mit geschlossenen Augen wissen Sie, wo Ihre Hände und Ihre Füße sind; Ihnen ist vielleicht nicht bewußt, was Ihre Nebennieren oder Schilddrüsen gerade tun, wohl aber Ihrem Gehirn, und entsprechend der Rückkoppelung, die es erhält, wird die Hormonausschüttung angepaßt. Analog überwacht das Gehirn die sexuelle Erregung, so daß es sagen kann: »Ja, das tut gut, ich möchte mehr davon«, oder »Nein, das erregt mich nicht, ich habe keine Lust weiterzumachen.«

Während der von Feindseligkeiten geprägten Phasen eines Streits können sexuelles Verlangen wie auch sexuelle Erregung, meßbar an den körperlichen Veränderungen im Genitalbereich, gleich null sein. Unbeschadet davon sind allerdings die außerhalb des Genitalbereiches liegenden Komponenten der Erregung – Rötung der Haut, beschleunigter Puls und Adrenalinausschüttungen – in Gang gesetzt. Wenn sich die Stürme nun legen und freundlichere Gefühle durchsetzen, wird der erste Anflug eines sexuellen Verlangens durch die noch vorhandene körperliche Erregung verstärkt, eine Triebkraft, die in friedlicheren Zeiten am Ausgangspunkt nicht gegeben ist. Dies signalisiert dem Gehirn, daß der Körper offensichtlich, sogar noch effizienter als üblich, auf dem Weg zur sexuellen Befriedigung vorankommt.

Insbesondere bei Männern können Verlangen und Wut parallel auftreten. Testosteron fördert nicht nur die sexuelle Lust, sondern auch aggressives Verhalten. Obgleich eine ruhige, rationale Auseinandersetzung die beste Lösung im Kampf zwischen den Geschlechtern wäre, antwortet der Körper auf feindselige Gefühle in der Regel mit der primitiven Reaktion, daß er Testosteron in den Blutkreislauf ausschüttet, so daß der Mann ebensogut seine Muskeln zur Unterwerfung des Widersachers benutzen kann. Inwieweit sich dieser Vorgang auf Frauen übertragen läßt, ist noch nicht abschließend gekärt; sicher ist, daß die weiblichen Nebennieren Androgene produzieren, von denen möglicherweise bestimmte Mengen – aber erheblich weniger als bei Männern – in Streitsituationen produziert werden. Nach dem Streit kann dann das Testosteron uneingeschränkt im Bereich der Libido wirksam werden.

Diese Verbindung zwischen männlicher Aggression und sexuellem Verlangen ist bei bestimmten Spezies eine höchst praktische Einrichtung der Natur, dann nämlich, wenn das Männchen um ein Weibchen oder eine Herde Weibchen kämpfen muß. Ist der Rivale besiegt, gönnt sich das Männchen keineswegs die wohlverdiente Ruhe, sondern geht unmittelbar zur Sexualität, der Paarung über, die der Beweggrund des Kampfes war.

Ebendieser in der Testosteron-Produktion begründete Unterschied zwischen Männern und Frauen kann nach dem ersten Gefecht zu gravierenden Feindseligkeiten beitragen. Der Mann verlangt in höchstem Maße nach Sexualität, und die Frau, die nach wie vor dabei ist, sich von dem Konflikt zu erholen, ist im Hinblick auf ihre sexuelle Lust absolut auf Null geschaltet. Aus ihrer Sicht ist sein intensives Verlangen der Situation völlig unangemessen – und unnatürlich. Bleibt, daß er entweder sadistisch ist und es genießt, sie leiden zu sehen, oder er möchte nur seine Macht ausspielen und behaupten, indem er sie dazu bringt, klein beizugeben, obwohl sie so offensichtlich abgestoßen ist, oder aber er war während des Streites in Wirklichkeit nicht so aufgebracht wie er vorgab. So erhält sie neue Munition: sie beschuldigt ihn, falsch, krank, sadistisch und ausbeuterisch zu sein, was in der Folge die Grundlage für einen noch schlimmeren Kampf als den ersten schafft. Versteht sie demgegenüber sein starkes Verlangen, auch wenn es ihren eigenen augenblicklichen Ambitionen nicht entspricht, als einen höchst natürlichen Vorgang, so würde sie sich beruhigt statt feindselig gestimmt fühlen, und ihr eigenes sexuelles Verlangen könnte sich ungehemmt frei entfalten.

Routinemäßige Kabbeleien verursachen bei den meisten Paaren für gewöhnlich keine länger anhaltende Unterdrückung des sexuellen Verlangens. Der Wunsch, wiederum eine fürsorgliche und liebevolle Atmosphäre zu schaffen, motiviert denn in der Regel beide gleichermaßen, die sexuelle Liebe baldmöglichst zum Zeichen der Versöhnung wiederaufleben zu lassen. Manche Frauen wissen derartige aggressive Offenbarungen seitens ihrer Partner durchaus zu schätzen, selbst wenn diese Aggression sich in sexuelle Aktivitäten überträgt, dann nämlich, wenn ihre Männer im allgemeinen passiv sind und nur selten Emotionen erkennbar werden lassen.

Dr. George R. Bach, der die Techniken des fairen Streites für Intim- und Ehepartner entwickelte und ausarbeitete, sagt in seinem Buch *Streiten verbindet*, daß es Paaren schwerfällt, das im Sinne einer optimalen Befriedigung vom jeweils anderen Partner bevorzugte aggressive Verhalten abschätzen zu können. Dr. Bach verwendet zu diesem Zweck eine sieben Punkte umfassende Selbsteinschätzungsskala, die von »IMMER SANFT: Ich schätze es nie, aggressiv behandelt zu werden« bis hin zu »GEWALTSAM AGGRESSIV: Ich habe es gern, beim Sex physisch verletzt, gebissen und gekniffen, niedergedrückt oder schmerzhaft geschlagen, gequetscht zu werden usw. Das turnt mich an und macht mich leidenschaftlicher« reicht. Er fordert die Partner auf, nicht nur die eigenen Präferenzen, sondern auch die jeweils beim anderen vermuteten anzugeben. Frauen glauben, Bachs Beobachtungen zufolge, ihr Partner bevorzuge in der Liebe eine höhere Aggressionsstufe, der Partner selbst schätzt sich geringer ein. »Frauen passen sich, besonders während der Ungewißheit der Verführung und der frühen Werbungszeit, der ihnen vom Mann zugeschriebenen Aggressionsstufe an. Gewöhnlich halten sie ihren eigenen Wunsch nach mehr oder weniger Zärtlichkeit geheim«, führt Dr. Bach weiter aus. Er prägte den Begriff »Sexattakken«, um die aggressive Komponente, die jeder sexuellen Begegnung, auch auf der ersten Stufe, die *keinerlei* aggressives Verhalten beinhaltet, zu eigen ist.

In seinem Buch *Spiele der Erwachsenen* beschrieb Eric Berne vor rund zwanzig Jahren jene Tarnrituale, derer sich Paare bedienen, indem sie etwa Streitigkeiten provozieren, nur um später den Geschlechtsverkehr meiden zu können. Wenn beispielsweise ein Kinobesuch von beiden als sexuelles Stimulans betrachtet wird, so daß die Heimkehr aus dem Kino automatisch mit intimen Beziehungen verknüpft ist, initiiert der lustlose Partner einen Streit darüber, welchen Film man sich anschauen soll oder über die finanzielle Lage, so daß der Kinobesuch von vornherein ausgeschlossen wird. Der Partner hat nichts gegen einen Kinobesuch, nur etwas gegen Sex an jenem Abend. Ebenso wie Streitigkeiten zur Vermeidung von Sexualität initiiert werden (oft unbewußt ob der wahren Beweggründe), werden auch Auseinandersetzungen zur Steigerung des Verlangens provoziert. Sofern sich eine Frau beim Sex ein aggressiveres und leidenschaftlicheres Verhalten wünscht und merkt, daß er sich so nur nach einem Streit verhält, ist absehbar, daß sie strategisch-taktisch für vermehrte eheliche Reibereien sorgen wird.

Schlafzimmerkissenschlachten und -ringkämpfe können, um der Feedback-Mechanismen der körperlichen Erregung willen, zwecks Förderung der Lust vom Zaum gebrochen werden. So gab eine Sexualtherapeutin einem Paar im Rahmen der Therapie zwei Eimer mit Tischtennisbällen und die Anweisung, damit, nackt, einen Kampf anzufangen. (Schläger wurden *nicht* mitgeliefert.) Wie abzusehen, endete der Kampf mit sexuellen Intimitäten.

Paare sollten in der Lage sein, eben jene mögliche Verbindung zwischen Aggression und Libido sowie das Potential, destruktive Energie zur sexuellen Belebung nutzbar machen zu können, erkennen können. Ebenso bewußt sollten sie sich allerdings des Umstandes sein, daß es gefährlich ist, sich als Haupterregungslieferant innerhalb einer ansonsten öden Beziehung auf das Mittel des Streites stützen zu wollen.

Chaucers Frau von Bath gesteht: »Ich stehe ganz unter dem Einfluß von Venus in meinen Gefühlen, und mein Herz ist von Mars beeinflußt ... und Mars gab mir Angriffslust und Kühnheit.« Die Liebesgöttin, die eine leidenschaftliche Affäre mit dem Kriegsgott hatte, ist nicht so gütig und liebenswürdig wie ihr sanfter, normalerweise nackter Körper glauben machen will. In ihr wohnt genauso viel Aggression wie in ihren Schwestern des Olymps, bei denen diese offensichtlicher dargestellt ist. Minerva hat ihren Speer, Diana trägt ihren Pfeil und Bogen, Venus aber schlägt immer unterhalb der Gürtellinie zu.

In Selbsthilfe

Guter Sex erfordert Kommunikation, einige Paare kommunizieren aber leider nur miteinander, wenn sie streiten. Dinge, die über Belanglosigkeiten hinausgehen, werden nur im Rahmen von Gemeinheiten und spitzen Bemerkungen ausgetauscht. Aber selbst wenn das, was sie sagen, grausam oder tadelnd ist, so wird dem Partner doch wenigstens Beachtung geschenkt. Nicht wenige werden in Familien groß, in denen die Eltern sich zanken und anschreien und dann abschließend feststellen: »Ich tue das in deinem Interesse, weil ich dich liebe.« Da dies die einzigen Situationen sind, in denen die Eltern sagen, »Ich liebe dich«, wird Wut in perverser Weise mit liebevoller Fürsorge gleichgesetzt.

Unschwer nachvollziehbar, wie sich aus einer vor diesem Hintergrund abgeleiteten unterschiedlichen Interpretation der Wut Schlafzimmerkonflikte entwickeln können. Derjenige, der unterbewußt Wut mit liebevoller Fürsorge assoziiert, wird sagen: »Gut, wir haben uns die Meinung gesagt, wir lieben uns, also komm, laß uns miteinander schlafen.« Der andere aber sagt: »Bist du verrückt? Du erwartest doch wohl nicht, daß ich all die entsetzlichen Dinge vergesse, die du mir vor einer Minute an den Kopf geworfen hat? Sex kannst du dir aus dem Kopf schlagen!«

Abgesehen von den selten vorkommenden Fällen von Sadismus, wo sexuelle Lustgefühle von den Schmerzen und Qualen, die dem Partner zugefügt werden, abhängen, kann eine gewisse, gemäßigte Aggression zwischen Paaren das sexuelle Verlangen erhöhen und ebenso zur Lösung von Konflikten führen, die angegangen werden sollten. Statt sich gegenseitig Grobheiten an den Kopf zu werfen, können Sie körperlich ausgetragene Scheinkämpfe (vorzugshalber unbekleidet) veranstalten und Kissen (die ja zur Standardausrüstung jedes Schlafzimmers gehören) oder Wasserpistolen aus dem Kinderzimmer verwenden, Schaumgummibälle, Stoffpuppen oder andere ungefährliche Gegenstände, wie Kinder sie zur Freisetzung *ihrer* Aggression verwenden. Davon ausgehend kann der Kampf zu ›Handgreiflichkeiten‹ eskalieren, die der Libido keineswegs abträglich sind.

Sex, nicht einmal guter Sex, kann alles lösen. Er ist keine Lösung für die einem möglichen Konflikt zugrundeliegende Wut, die sie gegenseitig empfinden. Das Problem kann außerhalb von sexuellen Fragen liegen – so nutzt er vielleicht Geld als Waffe, oder er hat das Gefühl, sie behindere seine Karriere, weil sie von ihm verlangt, daß er pünktlich um 17 Uhr aus dem Büro nach Hause kommt. Zwistigkeiten mit Sex zu »besiegeln«, ist keineswegs ein zuverlässiges Zeichen, daß nunmehr alles gelöst ist, weil ein Partner sich vielleicht nur gefügt hat, aus Angst vor dem Verlassenwerden, nicht aus dem Wunsch nach Versöhnung.

Bleibt das eigentliche Problem bei einem Streit unerkannt, konzentrieren sich die Attacken allzuleicht auf das Ego des jeweils anderen: »Du bist ein egoistischer Trottel«, oder »Du bist eine neurotische Schlampe«, wodurch das Selbstwertgefühl des Partners untergraben und die Lust im Keim erstickt wird.

Denken Sie daran, daß im Rahmen der Techniken des fairen Streites ein Streit in einer ruhigen, nicht erhitzten Atmosphäre ausgetragen wird, die Auseinandersetzung pro Gespräch auf einen Punkt begrenzt bleibt und unspezifische ›Mordanschläge‹ verboten sind.

Zwar sind ›hitzigere‹ Gefechte auf einer anderen Ebene eher dazu angetan, das sexuelle Verlangen zu steigern, Streiten ist aber mitnichten der beste Weg, Verlangen zu entflammen, so daß in jedem Fall nach alternativen Zündmethoden Ausschau gehalten werden sollte.

Wenn negative Gefühle einerseits die Lust töten, warum ist Streiten dann andererseits für manche Personen ein Aphrodisiakum? Das Ergebnis hängt sowohl von der Art des Kampfes als auch von den paarspezifischen Charakteristika in »Friedenszeiten« ab. Der Partner, der schmollt oder eingeschnappt ist, schreit oder weint und sich zurückzieht, wird sich weder sexy fühlen noch als begehrenswert empfunden werden. Wenn sich jemand jedoch mit funkelnden Augen, angespannten Muskeln und Feuer spuckend verteidigt, kann dies von beiden als erregend empfunden werden, dann vor allem, wenn der Betreffende ansonsten eher Lust- und Teilnahmslosigkeit offenbart.

Im Rahmen eines fairen Streites können Probleme auf einfühlsame, unemotionale Weise gelöst werden, und die so schwindende Feindseligkeit zwischen den Partnern hat einen positiven Effekt auf das sexuelle Verlangen. Wenn ein Paar sich an die Strategie des fairen Streites halten will, heißt das nicht, daß es sich die Stimulation eines gelegentlichen körperlichen Pseudo-Gerangels vorenthalten muß. Ebenso wie sexuelle Intimitäten mal ruhig und einfühlsam und ein andermal lüstern und obszön sein können, so kann auch eine nachmittägliche rationale Aussprache zur Abwechslung mit einem spielerischen Ringkampf zur Freisetzung von zurückliegendem Ärger und Verdruß abgeschlossen werden. Die Einhaltung der Regeln des fairen Streites geben dem Paar jedoch die notwendige Sicherheit, daß ihre ansonsten eher emotionalen und physisch hitzigen Begegnungen kontrolliert – und erregend – verlaufen.

Ob Sie nun aus Wut erregt sind, oder weil Sie etwas tun, das Sie genießen, in beiden Fällen könnten Sie die so vorhandene Erregung mit Sexualität verbinden, selbst wenn sie ursprünglich mit Sexualität überhaupt nichts zu tun hatte. Ebenso wie man bei einer Stereoanlage nicht jeweils einen separaten Anschluß für den Plattenspieler, das Radio und das Tonband braucht, sondern die Wahl zwischen den Geräten, bei eingeschalteter Anlage, über einen einzigen Schalter erfolgt, so sind auch verschiedene Varianten des sexuellen Verlangens aneinander gekoppelt, die nicht automatisch ›eingespielt‹ werden, sondern ebenso, entsprechend der jeweiligen Gemütslage, sanft, stürmisch oder leidenschaftlich, gewählt werden müssen.

Tennis zahlt sich aus
Die Konversion nichtsexueller Begeisterung in sexuelles Verlangen

Man könnte meinen, für einen Tennisspieler heißt Liebe nichts, weil der Begriff »Love« für *null* Punkte verwendet wird. Dr. Bernie Zilbergeld therapierte eine Frau, die sich leidenschaftlich für Tennis und sonst kaum etwas begeistern konnte, mit einem einzigartigen und höchst erfolgreichen Ansatz.

Betty war Ende Dreißig und seit vierzehn Jahren mit einem etwa gleichaltrigen Mann verheiratet. Seit Monaten abnehmende sexuelle Intimitäten einerseits und entsprechend zunehmende Streitigkeiten über sexuelle und nichtsexuelle Fragen andererseits waren das Hauptproblem des Paares.

Betty hatte nie einen Orgasmus erfahren, als dann aber eine Freundin in der Sexualtherapie derart begeistert von ihrem ersten Orgasmus erzählte, stand für Betty fest, daß sie das auch gerne erleben wollte. Sie gelangte mittels Masturbation zu ihrem ersten Orgasmus und wollte nun ähnliche Befriedigung über ihre eheliche Beziehung finden. Das Problem war, daß es ein langer und mühevoller Prozeß von fünfundzwanzig bis fünfzig Minuten sorgfältiger Manipulation war, der keinesfalls durch irgendwelche Ablenkungen gestört werden durfte. Für ihren Mann, Tom, war es verständlicherweise frustrierend, sie so lange manuell stimulieren zu müssen, ohne dabei sprechen, die Position verändern oder ausruhen zu können, um nicht Gefahr zu laufen, sie »abzulenken«.

Sex wurde zur Aufgabe, von der sich beide zusehends weiter und schließlich bis zu dem Punkt zurückzogen, an dem sie aufhörten, sich zu berühren, aus Angst, die Berührung könnte zu Sexualität führen. Dr. Zilbergeld betrachtete Bettys geringes Erregungspotential, das für ihre komplexen Bedürfnisse verantwortlich war, als das Hauptproblem. Auf die Frage, welche Dinge sie erregten, meinte sie, über den Orgasmus erhalte sie »einen Wärme- und Entspannungsschub«. Das einzige, das sie erregte, war Tennis, ein gutes Spiel war für sie das »denkbar Tollste«.

Dr. Zilbergeld forderte Betty auf, Vergleiche zwischen ihren Bewegungen und Gefühlen auf dem Tennisplatz einerseits und im Schlafzimmer andererseits anzustellen. Sie wurde angewiesen, sich zu Hause genauso wie auf dem Tennisplatz zu bewegen und abwechselnd bestimmte Muskeln anzuspannen und zu entspannen. Während sie sich so bewegte, sollte sie sich einen besonders starken Orgasmus, den sie über ihren Mann erreicht hatte, in die Erinnerung zurückrufen. Diesen sollte sie dann, zusammen mit sexuellen Gedanken, von denen sie wünschte, ihr Mann würde sie für sie verwirklichen, in ihre Phantasie integrieren.

In der Annahme, daß Tennis sie in bezug auf die Erregung schon »halbwegs dorthin« gebracht hatte, gab Dr. Zilbergeld ihr den Rat, sich unmittelbar nach einem Spiel wann immer möglich, ohne vorheriges Duschen und Abkühlen, sinnlichen Aktivitäten zusammen mit ihrem Mann hinzugeben. Und wenn sie kein Tennis gespielt hatte, sollte sie einige Minuten lang im Schlafzimmer ihren Tennisschläger schwingen, derweil ihr Mann ihr zuschaute und von der »Seitenlinie« aus kommentierte.

So wurden »aufreizende« und anforderungsfreie vergnügliche Übungen in ihr Liebesspiel integriert, ohne daß dabei irgendein Wert auf das Erreichen des Orgasmus gelegt wurde, der zuvor wahrlich zu einer schwierigen und unangenehmen Aufgabe geworden war. Für Betty war die klitorale Stimulation schon fast zur Phobie geworden, und anders als in den meisten vergleichbaren Fällen gelangte sie zunächst durch vaginale Penetration zum Orgasmus und später erst ebenfalls über die manuelle Stimulation der Klitoris. Nach der zehnten Therapiesitzung brauchte sie ihren Tennisschläger nicht mehr im Schlafzimmer zu schwingen, hängte ihn aber sicherheitshalber zur Erinnerung an die Wand.

Angesichts dieser faszinierenden Erfolgsmeldung sollte man glauben, Dr. Zilbergeld untersuchte nunmehr die Vertriebsmöglichkeiten von Tennisschlägern in Sexshops, doch seine diesbezügliche Begeisterung hält sich allerdings in Grenzen. Das Problem der »Tennisdame« war seines Erachtens in erster Linie ein Problem der Erregung, wenngleich zweifelsfrei auch Lustlosigkeit eine Rolle spielte. Dennoch ist er nicht abgeneigt, diesen Ansatz, wenn er vielversprechend erscheint, auch in Fällen mangelnden Verlangens auszuprobieren. Jedenfalls zog er es mit Blick auf den Ehemann einer Klientin in Erwägung, die über mangelnde Leidenschaft auf seiten ihres Mannes klagte. Als sie sagte, er sei in Wirklichkeit kein Liebhaber, »darauf stehe« er nicht, fragte Dr. Zilbergeld, *worauf* er denn »stehe«. »Wenn er Ski fährt oder Racket spielt, wirkt er ganz verklärt, als ob er in Trance sei«, antwortete die Frau.

Fast jeder kann sich für *irgend etwas* begeistern und erregen. Viele empfinden in Zusammenhang mit Sex nie irgendeine reale emotionale Erregung, für sie ist Sex eine Pflicht oder etwas, das sie tun müssen, um zum Orgasmus zu kommen. Sie genießen Orgasmen, erfahren aber nicht das mentale Verlangen, das zur Erregung führt, die sie dann in der Folge zum Punkt der Erfüllung katapultiert. Was der Therapeut versucht, ist, die in einem Lebensbereich auftretenden Gefühle der Erregung mit ihren sexuellen Aktivitäten zu verbinden. Obwohl diese Technik auf die Prinzipien der Verhaltensmodifikation mittels Konditionierung, Übertragung einer durch einen bestimmten Reiz hervorgerufenen emotionalen Antwort auf einen anderen Reiz (z. B. vom Sport auf eine sexuelle Situation), zurückgreift, ist die Therapie hauptsächlich erfahrungsorientiert, da sie von den individuell höchst verschiedenen mentalen Faszinationen abhängt.

In Selbsthilfe

Es ist schwierig genug, das Verlangen bei jemandem zu reaktivieren, der einmal ein adäquates Maß an Verlangen hatte und es dann verlor, aber was können Sie tun, wenn Sie oder Ihr Partner nie sehr viel Interesse an Sexualität hatten?

Eine Möglichkeit ist, sich zunächst einmal zu fragen: »Was regt mich an?« – nicht unbedingt in einem sexuellen Sinne, einfach alles, was Sie wirklich interessieren und erregen kann. Eine Sportart oder ein Hobby oder sogar etwas, das mit Ihrer Arbeit zusammenhängt. Nehmen wir als Beispiel eine Frau, die über Lustlosigkeit klagt (obwohl sie ihren Mann liebt), auf Laufen steht und es aufrichtig genießt. Sie läuft nicht nur, um ihr Gewicht untenzuhalten, oder weil sie glaubt, es sei gesund, es vermittelt ihr ein Hochgefühl, wenn Herz- und Atemfrequenz sich beschleunigen. Diese Frau sollte versuchen, zu Hause ins Schlafzimmer statt unter die Dusche zu laufen.

Obwohl es einen Film mit dem Titel *Some Came, Running* gibt, könnte man einwenden, daß es sich bei einem »Läufer-Hoch« keineswegs um einen Zustand *sexueller* Erregung handelt. Dieser Einwand ist insofern berechtigt, als daß dabei keine sexuellen Gedanken im Spiel sind. Aber, schneller Herzschlag, beschleunigte Atmung, erhöhter Blutdruck und Anspannung der Muskeln werden sämtlich mit der körperlichen Erregung beim Sex assoziiert. Der Körper der Läuferin hat gegenüber Kopf und Genitalien einen Vorsprung, gelingt es aber, diese Komponenten einzubeziehen, wird ein erster Anflug von sexuellem Verlangen keine kühle Abfuhr erhalten.

Ein weiterer Faktor ist, daß, wenn Sie aus irgendeinem Grund physisch »oben«, aufgeweckt sind, und das Adrenalin fließt, Ihr ganzer Körper munterer und aufgeweckter ist. Jenes Adrenalin, das Ihre Sinne schärft, um Sie vor Gefahren zu warnen, kann Ihren Körper auch empfänglicher für freudige, angenehme Empfindungen – Berühren, Sehen, Hören, Riechen – machen.

Da wir gerade vom Geruchssinn sprechen, der Partner der Läuferin mag von einem Boudoir, das nach Umkleidekabine riecht, nicht unbedingt angetan sein. Natürlich kann sie sich etwas erfrischen, solange sie dabei nicht abkühlt. Sie könnte Ihren Partner einladen, auch wenn er nicht mit ihr gelaufen ist, mit ihr zusammen unter die Dusche zu gehen. Worauf sie jedoch verzichten sollte, ist die typische Routine, sich ganz zu entspannen und zu erholen, so daß sie physiologisch wieder auf dem Nullpunkt anfangen müßte.

Was ist mit den Stubenhockern, den Nichtsportlern? Gibt es auch in ihrem Fall Hoffnung?

Natürlich. Nehmen wir an, der Heimcomputer fasziniert Ihren Mann stundenlang. Er schaltet den Bildschirm ein, und in der Folge wird *er* eingeschaltet. Adrenalin ist Adrenalin, ob es aufgrund einer physischen oder mentalen Stimulation freigesetzt wird. Statt nun zu sagen: »Ich muß das noch auf die Magnetdiskette bringen und mich dann fürs Bett fertigmachen«, sollte er, ohne sich im Badezimmer oder vor den Spätnachrichten zu entspannen, direkt von seinem Terminal ins Schlafzimmer gehen. An bestimmter Stelle ist zu lesen, daß selbst ein ›Apfel‹ zu allen möglichen Versuchungen führen kann.

Oder nehmen wir eine Frau, die, nachdem sie sich *Dallas* angeschaut hat, in Träumen schwelgt. Nie verpaßt sie es, sich all jene reichen, mächtigen, sexy Frauen mit ihren gutaussehenden, dynamischen Liebhabern anzuschauen. Ein Fernseher im Schlafzimmer ist normalerweise nicht sinnvoller, als Graf Dracula als MTA für eine Blutbank zu engagieren, aber in diesem Fall könnte der Fernseher das ideale Vorspiel für das 10-Uhr-Stelldichein am Freitag abend liefern. Und an den anderen Abenden haben wir ja Gott sei Dank die auf anderen Kanälen laufenden Wiederholungen oder unsere eigenen Videoaufzeichnungen.

16. Im Rahmen Ihres eigenen Systems

Systemtherapie als Form der Familientherapie

»Ich erlebte einen Fall, wo ein Paar seit langer Zeit keine Sexualität gehabt hatte«, erzählt Dr. Jerry Friedman. »Sie war bereit, sich von ihm scheiden zu lassen, was er aber nicht wollte. Sie war eine kleine, sehr dunkle und sehr, sehr dicke Frau. Zu den Dingen, die ich im Rahmen der Therapie herausfinden wollte, gehörte, ob er sie unattraktiv fand. War es das Gewicht? Er sagte: ›Nein, nein, es ist nicht das Gewicht.‹ Sex berührte ihn einfach nie, er kam ihm nie in den Sinn. Im Laufe der Behandlung stellte sich heraus, daß sie sich bemühte, hübscher auszusehen und Diät hielt. Aber jedesmal, wenn sie ein wenig Gewicht verloren hatte, versuchte er, alles zu sabotieren, indem er Eissplittertorte mit nach Hause brachte, die sie liebte. Aufgrund seiner Geschichte kristallisierte sich heraus, daß er zu seiner Mutter eine sehr enge Beziehung gehabt hatte. Als jüngstes von acht Kindern lagen zwischen ihm und dem Nächstälteren zwölf Jahre Altersunterschied, so daß er ähnlich wie ein einziges Kind aufwuchs. Seine Mutter, überfürsorglich und beschützerisch, wollte nicht, daß er mit Mädchen ausging, und hockte am Fenster, bis er von einem Rendezvous nach Hause kam. Er empfand eine Menge Wut und Ablehnung gegenüber seiner Mutter. Und seine Mutter war eine sehr kleine, sehr dunkle, sehr fettleibige Frau. Es war mehr als klar, was da ablief.«

Klar war auch, daß Dr. Friedman es nicht nur mit zwei Personen, sondern mit dreien zu tun hatte. Selbst wenn die Mutter tot gewesen wäre, wäre sie nichtsdestoweniger ein wichtiger Fall des *Systems* gewesen, in dem sich das Paar bewegte. Hätte der Therapeut die Lösung des Lustproblems bei konventionellen Methoden der Sexualtherapie gesucht, etwa daß der Mann sich mit Hilfe nichtsexueller Vergnügungstechniken entspannen sollte, so wäre er zwangsläufig gescheitert, da der Ehemann solange keine Lust auf Lust haben konnte, wie die pathologische Identifikation zwischen seiner Frau und seiner Mutter nicht gelöst war.

Der Therapeut hatte ursprünglich angenommen, daß die Fettleibigkeit der Frau zum Problem beitrage, und er war durchaus skeptisch, als der Klient verneinte, daß das Gewicht ein abstoßendes Moment sei. Perplex war er aber erst recht, als offensichtlich wurde, daß der Ehemann die Bemühungen seiner Frau, Gewicht abzunehmen, konterkarierte. Es machte keinen Sinn, und wann immer Dinge keinen Sinn machen, können Sie sich an folgende Grundregel halten:

> *Wenn Dinge einfach nicht zusammenpassen, dann haben Sie möglicherweise eine oder auch mehrere Informationslücken.*

Mit den Informationen über die Mutter des Mannes und seine Kindheit macht das System wesentlich mehr Sinn. Er wählte eine Frau, die ihn an seine Mutter erinnerte, und sie sollte ihm in Wirklichkeit mehr eine Mutter als eine Frau sein. Die ›Mutter‹ war sexuell per se tabu, so daß der normale Hang, sexuelle Gefühle gegenüber einer Mutterfigur zu unterdrücken, zwangsläufig noch um ein weiteres intensiviert wurde.

Wann immer also die Frau einen Versuch unternahm, ihr Äußeres zu verändern, sabotierte der Mann ihre Anstrengungen, indem er ihr kalorienreiche Leckereien mitbrachte. Obwohl das System für beide belastend und quälend war, war er bemüht, es zu erhalten und vor Veränderungen zu bewahren. Ein Verhaltensmuster, das die Regel, nicht die Ausnahme ist:

> *In jedem System konzentrieren die Beteiligten ihre Energien darauf, dieses System zu erhalten und Veränderungen abzuwenden.*

Sie haben sicherlich schon den Ausdruck gehört: »Gegen das System kommt man nicht an!« Was heißt das genau, und was ist ein System? Ein System ist ein Aggregat all jener Komponenten, welche die Handlungen und Verhaltensweisen in ihrer Gesamtheit beeinflussen – Personen, Institutionen, Ereignisse. Ein relativ neuer Ansatz im Rahmen der Familien- und Paartherapie ist die Systemtherapie, die, statt sich auf das Individuum zu konzentrieren, bei dem »das Problem« identifiziert wurde, angesichts der Tatsache, daß eine Komponente nicht ohne Veränderung des gesamten Systems modifizierbar ist, die Interaktionen aller Parteien einbezieht.

Zum Beispiel: Ein Therapeut wird in seiner Praxis mit einem verhaltensgestörten Teenager konfrontiert. Isoliert mit dem Jugendlichen zu arbeiten, könnte sinnlos sein, weil die Stabilität der Gesamtfamilie von ebenjenen Verhaltensstörungen abhängt. Möglicherweise haben Vater und Mutter eine Trennung erwogen, sind jedoch zu dem Schluß gekommen, daß sie um des verhaltensgestörten Kindes willen zusammenbleiben müssen. Darüber hinaus kann eine Schwester, der es an Selbstsicherheit mangelt, etwas für ihr Selbstwertgefühl tun, indem sie, dem Bruder überlegen, die Rolle des »guten Kindes« übernimmt. Ein anderes Kind mag sein eigenes aggressives Verhalten mit den Provokationen des »verhaltensgestörten« Bruders entschuldigen. Und schließlich kann die Familie so einen Vorwand haben, sich gesellschaftlichen Verpflichtungen zu entziehen, weil man den »Kranken« ja schließlich nicht alleinlassen kann.

In einem Fall wie diesem kann das Verhalten des Jugendlichen nicht, ohne daß auch die ganze Familie ›auf den Kopf gestellt wird‹, geändert werden. Der Systemtherapeut kann die emotionalen Verstrickungen der Familie und deren Bemühungen, den Status quo zu erhalten, durchschauen und deren Beiträge zu dem, was als das Problem des Kindes erscheint, analysieren.

Bis zu einem Grad können wir es nicht vermeiden, Teil eines Systems zu sein. Wir sind geprägt von einem starken Bedürfnis nach Nähe und dem Wunsch nach Liebe, Teilhabe und Bestätigung. Auf der anderen Seite haben wir auch das menschliche Bedürfnis, frei von emotionalen Banden und Anforderungen, uns eine gewisse Unabhängigkeit und Autonomie zu sichern. Dieses Streben nach persönlicher Unabhängigkeit wird wach, sobald wir alt genug sind, von unserer Mutter wegzukrabbeln, es verstärkt sich rapide in der Jugend und bleibt während unseres ganzen Lebens aktiv bestehen. Unabhängigkeit ist die Antithese von Nähe, und wir haben ein Bedürfnis nach beidem.

In jedem System (auch kinderlose Ehepaare etablieren ihr System) trifft jeder Versuch einer Partei, sich eine gewisse Unabhängigkeit zu sichern, auf Widerstand bei den anderen, die Wert darauf legen, den Zustand der Abhängigkeit zu bewahren. So muß derjenige, der sich dem System etwas entziehen will, sich vielleicht Vorhaltungen über mangelnde Fürsorge und Liebe gegenüber dem Partner oder anderen Familienmitgliedern anhören. Sexuelles Verlangen wird durch den Wunsch nach emotionaler Nähe verstärkt und durch eine von Feindseligkeit geprägte Atmosphäre gehemmt.

Die Systemtherapie konzentriert sich nicht nur auf Paare, sondern auf Dreieckskonstellationen. Ein Dreieck ist eine Dreierbeziehung (wie zum Beispiel Eltern und ein Kind), in der typischerweise jederzeit zwei der Parteien sich enger zusammenschließen, während die dritte abrückt. In dem Zuge, wie sich das Bedürfnis nach Nähe verstärkt und nachläßt, verlagert sich das Gleichgewicht. In einer vierköpfigen Familie sind vier Dreieckskonstellationen denkbar: Eltern und ein Kind, Eltern und das andere Kind, Kinder und Vater, Kinder und Mutter. Eine fünfköpfige Familie verfügt über zehn mögliche Dreieckskonstellationen.

In ruhigen, friedlichen Situationen wird im allgemeinen die Nähe bevorzugt, wohingegen Angstzustände eher ein Abrücken voneinander bewirken. Die Therapie richtet sich in erster Linie auf das wichtigste Dreieck innerhalb des Familiensystems – normalerweise das der Eltern und desjenigen Kindes, welches einen Konflikt aufwirft. Die so ausgelösten Bewegungen, die automatisch das Gleichgewicht tangieren, sind den Betroffenen nicht bewußt. Ziel der Therapie ist, der betreffenden Person zu helfen, eine bewußte Kontrolle über ebendiese Bewegungen zu gewinnen und trotz der angestrebten neuen Unabhängigkeit die emotionale Nähe zu den anderen bewahren zu können.

Eine Familie liefert das denkbar beste Anschauungsmaterial, wie ein System funktioniert. Jedes Mitglied hat die ihm zugewiesene Rolle und weiß, welchen Part es in seiner Beziehung zu den anderen zu spielen hat. Seit Jahr und Tag funktioniert es auf dieser Basis, so daß die innersystemischen Bewegungen sich automatisch vollziehen. Wenn eine Person in der Lage ist, seine Rolle mit Bewußtheit zu modifizieren, kann er die entsprechend bei den anderen Mitgliedern in Gang gesetzten Veränderungen beobachten. Im Laufe der Zeit werden andere Mitglieder des Systems sich ihrerseits bewegen, sei es, um die Interaktion zu ihren Gunsten zu verändern oder um den Zeiger der Uhr zu den ursprünglich vorherrschenden Systemstrukturen zurückzudrehen. Ohne bewußte Anstrengungen und Durchhaltevermögen wird das System dazu neigen, wieder in den ursprünglichen Zustand zurückzudriften.

Ein Paar genügt für die Bildung eines Systems; kommt zusätzlich ein Therapeut hinzu, entsteht ein Dreieck, welches die Verschiebungen der Nähe/Autonomie-Bewegungen ermöglicht. In der klassischen Ehetherapie wurde das Paar vom Therapeuten ermutigt, sich in seiner Gegenwart miteinander zu unterhalten, so daß er sie beobachten und ihre emotionale Interaktion interpretieren konnte. Systemtherapeuten wählen im allgemeinen einen anderen Ansatz: sie fordern jeden Partner einzeln auf, ihnen in Gegenwart des anderen seine Meinungen und Gefühle darzulegen. Sofern der Partner von sich aus nicht sehr gesprächig ist, hilft der Therapeut ihm durch Fragestellungen, aus sich heraus zu gehen. In der Folge wird dann der zuhörende Partner gebeten, dem Therapeuten seine Reaktionen zu schildern, die er während des Zuhörens erfuhr.

Dieser innovative Ansatz, der eine ungehindertere und intellektuellere Schilderung der mentalen Wahrnehmungen ermöglicht, löst das emotional belastende und belastete Partnergespräch ab. So stellen Paare fest, daß sie erstmalig wirklich verstehen, wie ein Partner denkt, weil sie einander in einer Weise zuhören, wie es ihnen nie gelingt, wenn sie miteinander sprechen. Dieses bessere Verständnis des Partners läßt zu Hause, wo die Motive und Reaktionen des Partners jetzt weniger mysteriös geworden sind, Intimität entstehen.

Die Systemtherapie berücksichtigt darüber hinaus Prinzipien der kognitiven Therapie; mit Ratio und Besonnenheit werden die Bewegungsverschiebungen innerhalb eines Systems gesteuert, eine Haltung, welche die bisher unbewußt ausgelösten Automatismen ersetzt, die tendentiös eher auf eine Erhaltung des Systems hinwirkten. Jeder Bruch innerhalb des Systems erhöht die Spannung, und Spannung intensiviert gewöhnlich das Bedürfnis nach emotionaler Nähe. Wann immer jemand das System in Richtung persönlicher Autonomie verändert, kann sich der Partner bedroht und veranlaßt fühlen, mit allen möglichen Mitteln derartige Veränderungen zu durchkreuzen. So kann er sich an ihn klammern oder mit verführerischen Mitteln versuchen, den anderen in die alte Beziehung zurückzulocken. Oder er reagiert mit Feindseligkeit, Kampf, Streit, tyrannischen Anforderungen oder Ablenkung. Möglich auch, daß die Kinder in die Auseinandersetzung miteinbezogen werden oder der unglückliche Partner sich dem Alkohol, Drogen oder außerehelichen Sexualpartnern zuwendet. In der Therapie kann sichergestellt werden, daß beide Partner in alle Veränderungen einbezogen sind und in konstruktiver Weise mit Widerständen umgehen.

Im Zusammenhang mit Lustproblemen ist möglicherweise nur das Paar und nicht die ganze Familie in das System einbezogen, wenngleich auch dritte (und vierte und fünfte) Parteien Einfluß auf die Beziehung haben können oder von ihr beeinflußt werden. Nehmen wir, zum Beispiel, einen Mann, der sich in seiner Arbeit vergräbt und seiner Frau kaum sexuelles Verlangen und Zuwendung entgegenbringt. Trost suchend wendet sie sich ihrer Mutter zu, was zu einer Verbesserung ihrer Mutter-Tochter-Bindung führt. Der Mann konnte sich derweil über Überstunden auf Sonderleistungen in die Gunst seines Chefs einschmeicheln und hat Aussicht auf eine Beförderung. Während einer Auseinandersetzung über Geldfragen ändert die Frau, die in der Defensive ist, plötzlich die Richtung des Disputs und wirft dem Mann sein sexuelles Desinteresse vor. Diese der Wahrheit entsprechenden Beschuldigungen, so irrelevant sie in jenem Moment auch gewesen sein mögen, trafen ihn ins Mark, so daß er sich vornahm, zukünftig mehr Zeit für sexuelle Initiativen und Aktivitäten zu erübrigen.

Die Frau ist ausgesprochen dankbar für seinen Sinnes- und Herzenswandel, eine allerdings kurzlebige Dankbarkeit, denn zwischenzeitlich hatten sich beide mit ihrem System recht gut arrangiert. Die Mutter geht mehr auf Distanz, da ihre Tochter sich nun nicht mehr so eifrig in Kritik über ihren Ehemann und Männer im allgemeinen ergeht. Der Ehemann fürchtet, von seinem engsten beruflichen Rivalen nunmehr beim Erklimmen der nächsten Stufe auf der Karriereleiter überholt zu werden. Ohne zu wissen warum, beginnt das Paar, sein neugewonnenes sexuelles Interesse zu verlieren und sich zunehmend zu streiten. Gegen das System kommt man nicht an – es sei denn, man ändert es. In diesem Fall müssen Karriereziele und schwiegermütterliche Konflikte berücksichtigt, überdacht und neubewertet werden. Die Änderung einer Einstellung kann genügen, ein ganzes System zu verändern.

Dr. David M. Schnarch, Direktor der Sex and Marital Health Clinic der Louisiana State University in New Orleans, arbeitet bei einer Reihe von Paarproblemen, einschließlich sexueller Luststörungen, mit dem Ansatz der Systemtherapie. »Wenn ein Klient in die Therapie kommt, muß man alles berücksichtigen«, sagt er, »auch das System, in das sie eingebunden sind. Das System, ob sie sich dessen bewußt sind oder nicht, muß geändert werden, eine Änderung, die sehr behutsam vorgenommen werden muß, weil es beziehungsspezifische Regeln gibt, inwieweit Veränderungen möglich oder nicht möglich sind, Regeln, die in jeder Beziehung anders sind. Die Betroffenen sind sich nicht einmal in jedem Fall bewußt, daß sie in ein System eingebunden sind. Auf der Grundlage der bei ihnen erkennbar werdenden Kognitionen und Verhaltensweisen versuchen wir, ein neues System im zwischenmenschlichen Umgang zu konzipieren. Jede Beziehung ist anders, aber letztlich sind die Personen doch nicht so sehr anders; je mehr Paare man kennenlernt, um so deutlicher kristallisieren sich repetitive Systemtypen heraus.«

Anhand eines Fallbeispiels veranschaulicht Dr. Schnarch die Interventionsweise eines Therapeuten. Bei einem Paar ereignete sich folgendes: Die Frau hatte ihren Mann gebeten, während sie ein längeres Geschäftstelefonat von zu Hause abzuwickeln hatte, auf ihre achtjährige Tochter aufzupassen. Er vertiefte sich schließlich jedoch selbst in irgendeine Beschäftigung im Haus, derweil seine Tochter weiterhin draußen spielte, vom Rad fiel und schreiend ins Haus gelaufen kam, woraufhin die Frau spontan ihr Telefongespräch unterbrach. Dr. Schnarch fährt fort: »Die Frau dachte, ›Dieser Scheißkerl, er glaubt, daß meine Arbeit nicht so wichtig ist wie seine. Er sagte, er würde auf sie aufpassen, und jetzt bringt er mich in Verlegenheit. Was soll ich denn mit dem Typen am anderen Ende der Leitung machen, wenn das Kind so schreit?‹ Vor fünf Jahren hätte sie vielleicht noch gesagt, ›Verdammt noch mal!‹, obwohl das Verhalten und die Provokation der Situation gleich gewesen wären.« Was die Frau in Reaktion auf das Verhalten ihres Mannes dachte, war wichtiger als das Verhalten; vor fünf Jahren wäre sein Verhalten das gleiche, ihre Reaktion aber eine andere gewesen. Als das Kind älter wurde, gewann der Beruf der Frau an Gewicht, und sie erwartete von ihrem Mann, daß er sich aktiver an der Kindererziehung beteiligte.

Dr. Schnarch weist ausdrücklich darauf hin, daß die Kommunikation in diesem Fall nicht das Problem war, die beiden *hatten* darüber gesprochen, wer was zu machen hatte, während sie telefonierte. Entsprechend ihrem Interaktionsmuster war klar, daß die Frau ihm Vorhaltungen wegen seines Versagens machen und er ihr mit einer passiven Haltung zuhören würde, um dann, diese Zurechtweisung hinnehmend, einfach wieder in seine Gleichgültigkeit zu verfallen, währenddessen seine Frau innerlich kochte.

Dr. Schnarch schlug der Frau vor, das nächste Mal, in einer ähnlichen Situation, statt über ihren Mann zu schimpfen, in seiner Gegenwart den Hörer abzuheben und so zu tun, als ob sie mit jemandem spreche. Dabei solle sie irgendwelche lobenden Bemerkungen über ihren Mann, wie nett und rücksichtsvoll er sei, fallenlassen. Diese völlig untypische Reaktion der Frau würde den Ehemann seinerseits zu irgendwelchen neuen Antworten zwingen. Er würde zunächst wahrscheinlich versuchen, sie wieder in ihre alten Verhaltensmuster zurückzudrängen, weil er das, was da vor sich geht, nicht versteht und es ihm Unbehagen bereitet. Das alte System ist ihm vertraut, und er weiß, wie er sich zu verhalten hat. Weigert die Frau sich jedoch, wieder zu den alten Mustern zurückzukehren, dann passen und funktionieren seine gewohnheitsmäßigen Antworten nicht mehr.

»Ein Teil des Problems ist sehr oft«, sagt Dr. Schnarch, »daß man in einer Art und Weise reagiert, wie man es eigentlich nicht möchte, Reaktionen, die man später bereut und von denen man das Gefühl hat, daß sie einem abgenötigt werden. Es ist ja nicht nur so, daß diese Systeme im zwischenmenschlichen Bereich gebaut werden, sondern daß, sobald ein System in Gang gesetzt ist, es sich verselbständigt, so daß es für die Beteiligten sehr schwierig wird auszubrechen.« Jemand, dem das System, in dem er sich befindet, nicht bewußt ist, macht einfach immer das, was er immer gemacht hat, es ist sicher, und er weiß, was am Ende steht, noch ehe er den Raum überhaupt betreten hat. Wenn sich jedoch eine Person verändert, muß sich mit ihr das ganze System verändern.

Manchmal sehen Personen das System nicht, in dem sie sich befinden, genau wie Sie ohne einen Spiegel nicht wirklich sehen können, wie Sie aussehen, weil Sie in Ihrem Körper stecken. Der Therapeut ist wie ein Spiegel, er reflektiert, was der Klient zum Ausdruck bringt. Daß der Klient das System durchschaut, ist keineswegs unbedingt erforderlich. Im Gegenteil, bewußt wahrgenommene Manipulationen an dem von ihnen errichteten System könnten bewirken, daß sie in die Defensive gehen, so daß Veränderungen, deren Anbahnung unerkannt bleibt, möglicherweise auf weniger Widerstände stoßen. Oft sind es plötzliche Ereignisse, die das System zum Besseren oder Schlechteren verändern, ein Todesfall in der Familie, eine ernste Krankheit oder sonstige umwälzende Begebenheiten. Eine Veränderung, geplant oder sich zufällig ergebend, hat, wenn sie tiefgreifend genug ist, weitreichenden Einfluß auf das ganze System, gesicherter ist aber in jedem Fall ein positives Ergebnis, wenn Änderungen unter fachkundiger Anleitung herbeigeführt wurden.

Zu Beginn einer Therapie versuchen Paare oft, einen bestimmten Aspekt ihrer Beziehung in den Brennpunkt zu stellen, in der Annahme, hierdurch werde die therapeutische Aufgabe leichter. Ein Einzelaspekt kann aber natürlich nie geändert werden, ohne daß dabei gleichzeitig Veränderungen bei vielen anderen ausgelöst werden. Ein Umstand, der jedoch eher ein Vorteil als ein Nachteil ist, weil es sich hierdurch erübrigt, daß ein ganzes System in voller Länge und Breite attackiert werden muß. Ein effektiver Anstoß wird eine ganze

Serie neuer Reaktionen auslösen. So kann das Durchbrechen lusthemmender Muster von Feindseligkeiten, selbst dann eine Wiederbelebung der sexuellen Lust bewirken, wenn das Paar nicht spezifisch an diesem Problem gearbeitet hat.

In Selbsthilfe

Sich das System, in dem man sich befindet, bewußt zu machen, ist dann besonders hilfreich, wenn Sie unter einer bestimmten Situation leiden, Ihr Partner aber nicht zu irgendwelchen Veränderungen zu motivieren ist. Demzufolge sagt der lustlose Partner naturgemäß: »Es ist doch alles in Ordnung.« Er weigert sich, in Therapie zu gehen oder auch nur irgendwelche Anstrengungen hinsichtlich einer Veränderung zu unternehmen. Ihr Partner möchte, daß die Dinge genauso bleiben wie sie sind, nicht, weil er mit dem Arrangement überschwenglich glücklich ist, sondern weil das System kalkulierbar und vorhersehbar und damit bequem ist.

Sie möchten jetzt vielleicht sagen: »Wozu soll das dann gut sein? Mein Partner wird sich nie ändern.« Damit akzeptieren Sie, wenn auch widerstrebend, die Prämisse, daß sich die Situation nie ändern wird und verstärken sie darüber hinaus, indem Sie Ihr Verhalten nicht um ein Jota verändern. Sie können die Funktionsweise des Systems aber einfach damit durchbrechen, daß Sie sich weigern, das Spiel weiterhin nach den von Ihrem Partner vorgegebenen Regeln zu spielen. Damit ist das Problem als solches noch nicht gelöst. Die Umstände werden nicht unmittelbar glücklicher, im Gegenteil, wahrscheinlich sogar eine Zeitlang steiniger, aber auch nicht weiterhin so sein wie bisher, womit das wichtige erste Ziel erreicht wäre.

Wenn der luststärkere Partner sagt: »Wir hatten jeden Samstag abend Sex, und seit zwei Jahren *nur* an jedem Samstag abend, und ich weigere mich, am heutigen Samstag abend Sex zu haben«, könnte der andere erwidern: »Nun, dann werden wir die ganze Woche keinen Sex haben. Ist das nicht schlimm?« Woraufhin der ›Ausbrecher‹ antworten kann: »Vielleicht, aber es ist zumindest nicht immer das gleiche.«

Genau wie man innerhalb eines komplizierten Maschinensystems nicht beliebig an einem Punkt den Druck erhöhen, an einem anderen ein Ventil öffnen, den Apparat an einem Ende aufheizen und einen Teil des Getriebes verlangsamen kann, ohne daß Veränderungen in der Gesamtheit der ineinandergreifenden Abläufe ausgelöst werden, so löst auch eine kleine Veränderung der gewohnten paarspezifischen Interaktion eine Veränderung der gesamten Beziehung aus, vorausgesetzt, sie fallen nicht der fast automatisch auftretenden Versuchung zum Opfer, daß ein Partner oder beide in der Form auf die Veränderung reagieren, daß sie wieder in die altbekannten Aktions- und Reaktionsmuster zurückfallen.

Einige Fallbeispiele mögen verdeutlichen, wie Paare, die über mangelndes sexuelles Verlangen klagen, wirklich zu Opfern komplizierter etablierter Systeme werden, in denen sie gefangen sind, und wie sie aus diesen Systemen ausbrechen können.

Fall 1: Christine und Matt sind Mitte Dreißig, seit zwei Jahren verheiratet und lebten ein Jahr lang, ehe sie heirateten, zusammen. Christine wollte unbedingt ein Baby haben, ehe allzuviele Jahre verstrichen sein würden. Seit einiger Zeit ist sie aber völlig verunsichert durch Matts »gewalttätiges« Verhalten ihr gegenüber, das nicht nur ihr sexuelles Verlangen dämpft, sondern auch Zweifel nährt, ob es richtig sei, ein Kind in eine solche Atmosphäre hineinzugebären. Christine wuchs in einer Großfamilie auf, in der ihr hartarbeitender Vater selten zu Hause war und nie sehr viel sagte. Vor dem Hintergrund dieser Erfahrung hatte sie sich einen unterstützenden und kommunikativen Ehemann gewünscht. Matt hatte einen dominierenden Vater, der gelegentlich gewalttätig wurde und immer autoritär war. Matt neigt dazu, seine Gedanken für sich zu behalten, obgleich sein Temperament im Umgang mit seinen Untergebenen im Büro oft aufflackert. Sein Vater lebt zwar weit weg in einem anderen Bundesstaat, aber durch eine Reihe geschäftlicher Verbindungen sind sie Geschäftspartner geworden, so daß Matt oft zu Besprechungen zu seinem Vater verreisen muß. Zudem telefoniert er oft mit ihm, nicht nur vom Büro, auch von zu Hause aus.

Wenn Matt zu Hause ist, versucht Christine, ihn in intime Gespräche zu verwickeln. Er zieht sich jedesmal hinter ein Buch oder eine Zeitschrift zurück. Sodann bringt Christine ein brenzliges Thema zur Sprache, etwa ihr klägliches Sexualleben. Matt sagt, er sei nicht in der Stimmung, gerade jetzt darüber zu sprechen. Christine beharrt darauf, die Dinge jetzt zu diskutieren. Er rückt weg. Sie folgt ihm, bis sie schließlich Kinn an Kinn (»in meinem Gesicht«, sagt Matt) stehen. Der Punkt, an dem Matt »gewalttätig« wird; er wirft ein Kissen, bringt einen gedeckten Kaffeetisch in Unordnung oder schleudert einen Stapel Bücher auf den Boden. Entsetzt zieht sich Christine zurück. Am nächsten Tag beschimpft sie Matt, der seine Reue zum Ausdruck bringt und wieder in seine alten schweigsamen Muster verfällt.

In diesem Fall ist nicht nur das Paar, sondern auch Matts Vater in das System einbezogen. Christine wäre toleranter gegenüber Matts Schweigen, würde er nicht, um Vertraulichkeiten mit ihm zu besprechen, soviel Zeit mit seinem Vater verbringen. Matt meidet Christine, aus Angst, sie könne den Anspruch erheben, daß er diese Abhängigkeit von seinem Vater aufgebe – wozu er psychologisch noch nicht bereit ist. Matts »Gewalt«-Ausbrüche sind in Wirklichkeit sorgfältig kontrollierte Situationen, in denen er eine Aggression ›zur Schau stellt‹, die gerade stark genug ist, um Christine zurückweichen zu lassen. Sie kann das System ändern, indem sie nicht darauf beharrt, daß sie »kommunizieren«, wenn Matt sich am bedrohtesten fühlt, und es ihm überläßt, einen Zeitpunkt für eine ruhige Diskussion zu bestimmen. Ihr beharrliches Nachsetzen blockiert zwar vorübergehend seinen Rückzug, führt aber nur zu dem Ergebnis, daß er sie mit Getöse und Wut vertreibt. Nur indem sie es Matt ermöglicht, sich den Problemen dann zu stellen, wenn er das Gefühl hat, am wenigsten verwundbar zu sein und über ein Optimum an Kontrolle zu verfügen, wird Christine eine echte Kommunikation und ein harmonisches Miteinander erreichen können.

Fall 2: Jack, achtundvierzig Jahre alt, ist Physiotherapeut, und Rhoda, seine Frau, ist sechsundvierzig und geht einer Teilzeitbeschäftigung als Bibliothekarin nach. Es ist für beide die zweite Ehe, ihre Kinder sind erwachsen und haben ihre eigene Wohnung. Sie leben in einem kleinen, vollgestopften Apartment und haben, sich die hohen Decken zu Nutze machend, in Teilbereichen eine Art Zwischendecke eingezogen, so daß sie so etwas wie eine zweite Etage erhielten, wo sie auch schlafen. In der Zeit, in der sie nicht arbeitet, hat Rhoda verschiedene College-Kurse belegt. Sie kocht selten, so daß sie praktisch jeden Abend auswärts essen, normalerweise im Leprechauns Lair, einem örtlichen Restaurant, das allerdings eher für seine umfangreiche Getränkekarte als für seine Küche bekannt ist. Während sie auf das Essen warten, bestellt Jack mindestens zwei Cocktails, spült sein Essen mit einigen weiteren hinunter, um anschließend mit den Runden seiner ›Nachtisch‹-Drinks zu beginnen. Früher hielt Rhoda mit ihm mit, bis sich bei ihr ein Magengeschwür entwickelte, so daß sie ihren Flüssigkeitskonsum seither auf Selterswasser beschränkt. Das Lokal wird weitestgehend von Stammgästen wie Jack und Rhoda, besucht, so daß andere Gäste immer mal wieder an ihrem Tisch stehenbleiben, um ein paar Worte zu wechseln oder sich gelegentlich auch einen Stuhl heranziehen, um sich zu ihnen zu setzen. Nach dem Essen wird es Rhoda langweilig, und sie entschuldigt sich, daß sie nach Hause gehen und noch lernen oder sich entspannen möchte, Jack hingegen bleibt hängen, um sich noch mit alten Freunden zu unterhalten und zu trinken. Bis Jack sich schwankend auf den Nachhauseweg macht, hat Rhoda sich schon in ihre Schlafstatt zurückgezogen, liest noch, sieht fern oder schläft auch bereits. Jack gießt sich sodann einen harten Schlaftrunk ein, stellt das zweite Fernsehgerät an und schläft normalerweise in seinem Sessel ein. Rhoda sagt, daß Jack entweder kein Interesse an Sex hat oder aber, bis es theoretisch dazu kommen könnte, so betrunken ist, daß er sie zurückweist. Das fortgeschrittene Alter und der Alkoholmißbrauch haben ihn ihres Erachtens als Liebhaber erledigt.

Auch hier wiederum geht das System über die reine Paarbeziehung und das kleine Apartment hinaus. Einbezogen sind ebenfalls die Stammgäste des Leprechauns Lair, die Jack ein wenig die Intimität geben, die Rhoda ihm vorenthält. Rhoda könnte das System, auch ohne daß sie selbst kochen möchte, durchbrechen, indem sie Essen bestellt, das nach Hause geliefert wird oder Restaurants vorschlägt, bei denen das Essen statt der Getränke im Vordergrund steht. Rhoda nutzte selbst in der Vergangenheit den Alkohol als Abwehrmechanismus gegen Intimitäten; als ihre Gesundheit ihr diesen Weg dann versperrte, sorgte sie dafür, daß Jack dieses Abwehrinstrument weiterhin nutzte. Eine nüchterne Analyse der Situation könnte der Grundstein für einen konstruktiven Umbau sowohl der sexuellen als auch ehelichen Interaktion des Paares sein.

Fall 3: Andre, achtundzwanzig Jahre alt, Zahnarzt von Beruf, ist wütend auf seine fünfundzwanzigjährige Frau, Gloria. »Sie setzt ständig ihren Willen durch«, faucht er. Das Seltsame ist, daß Gloria *keineswegs* eine dominierende Frau ist. Sie ist passiv, sanft, bescheiden und unterwürfig. Nie streitet sie oder beharrt auf irgend etwas, und doch merkt Andre, der sich für einen energischen Menschen hält, immer wieder, daß er ständig exakt das tut, was sie gerne möchte. So enden sie zum Beispiel immer wieder da, daß sie *jeden* Urlaub bei ihren Eltern zu Hause verbringen, obwohl diese weit von ihnen entfernt wohnen und Andre weite Fahrten, besonders in den Ferien, haßt. Da Gloria so passiv ist, haben sie nur Sexualität, wenn Andre es möchte, und je wütender er wird, desto weniger häufig möchte er Sexualität haben. Sie haben nie sehr häufig miteinander geschlafen, weil Andre seit jeher Skrupel hatte, Glorias unterwürfige Natur möglicherweise auszunutzen. Auf die Frage, warum er nie das tut, was er gerne möchte, erklärt er, daß er es haßt, Menschen zu verletzen. Er weiß, was Gloria möchte, und der Umstand, daß sie stets ohne ein Wort der Klage seine Wünsche akzeptiert, flößt ihm solche Schuldgefühle ein, daß er am Ende diktiert, daß sie das tun, was *sie* will.

Andre wurde von einer Mutter erzogen, die nie glücklich war. Ständig beklagte sie sich bitter über die Bürden und Lasten, die ihr aufgeladen waren und wie ungerecht das Leben ihr gegenüber sei. Da seine Mutter nie glücklich gemacht werden konnte, erkannte Andre schließlich, daß diese Sicht seiner Mutter, sich als selbstaufopfernd, mißbraucht und vom Leben betrogen zu betrachten, ihr eben das Selbstwertgefühl vermittelte, das sie nie erfahren hätte, wenn sie einfach das bekommen hätte, was sie wollte. Die ihr nahestehenden Personen, gingen ihr sogar oft aus dem Weg in dem Bemühen, ihr damit einen Gefallen zu tun und damit sie das machen konnte, was sie gerne wollte, aber dennoch fand sie stets irgend etwas, über das sie klagen konnte. Indem sie ihren Urlaub bei Glorias Eltern statt bei seinen verbrachten, machte Andre seiner Mutter eine Ungerechtigkeit zum Geschenk, wo sie dann allen berechtigten Grund hatte, zu leiden und sich zu beklagen. Gloria beschwerte sich nie, so daß unerträgliche Schuldgefühle ihn befielen, als er sich ihren Wünschen widersetzte.

Andres System umschließt seine Mutter und die Lektionen, die sie ihm erteilt hat. Um auszubrechen, muß er seine Sicht seiner Frau ändern. Wenn er weiß, daß er und Gloria unterschiedliche Wünsche zu einer bestimmten Frage haben, sollte er sie mit diesem Problem konfrontieren und ihr entsprechende Verhandlungen anbieten. Ist ihre Antwort, »Was immer du möchtest, Schatz«, so sollte er sie beim Wort und das Gesagte für bare Münze nehmen. Gloria lernte, daß alles, was sie tun muß, um ihren Willen durchzusetzen, ist, eben nichts zu tun. Würde sie versuchen, sich mehr zu behaupten, könnte sie paradoxerweise im Endergebnis weniger bekommen; sobald Andre jedoch die Regeln ändert, wird sie nicht umhinkommen, ihr Schweigen zu brechen. Andres Schuldgefühle verbieten ihm, ein Diktator zu sein, aber seine Wut macht ihm die Rolle des Ewig-Versöhnlichen zunehmend schwerer. Nur mittels Durchsetzung eines Diskussions- und Kompromißsystems wird dieses Paar irgendeine Form der Intimität erreichen und innerhalb seiner Ehe ein sexuelles Verlangen wiederherstellen können.

Wie funktioniert Ihr System? Wieviele Personen können es in einem positiven oder negativen Sinne beeinflussen? Versuchen Sie es zu ergründen, indem Sie sich fragen: »Was würde geschehen, wenn ich es so statt wie normalerweise machte? Was würde sich ändern, wenn ich mich so oder so verhielte? Wie würde mein Partner reagieren, wenn ich dies täte?«

Überdenken Sie einige alltägliche Vorgänge in Ihrem Leben – Planung eines Wochenendes, Planung der Haushaltsfinanzen oder sexuelle Intimitäten. Malen Sie sich das üblicherweise ablaufende Szenario aus. Dann ändern Sie das Skript in irgendeiner Form, und prüfen Sie, welche anderweitigen Veränderungen Sie noch vornehmen müßten, um ein im Ablauf logisches Skript zu erhalten. So werden Systemveränderungen bewirkt: mit einer Änderung wird eine Kettenreaktion in Gang gesetzt.

Sie *können* auch im Rahmen des Systems arbeiten und sich dessen neue Eigendynamik zunutze machen. Als Anschauungsmaterial mag Ihnen Jack Nicholsons klassisches und denkwürdiges Manöver in *Five Easy Pieces* dienen, als er einen einfachen Toast bestellen wollte und die Kellnerin ihm rundweg sagte, das Restaurant serviere keinen einfachen Toast. Er hätte es darauf anlegen können, daß sie das System verletzte und ihm den Toast brachte. Statt dessen »machte er es ihr leicht«, indem er den Rahmen des Systems nicht sprengte, sondern systemkonform Toast mit Geflügelsalat bestellte – »aber behalten Sie die Mayonnaise, den grünen Salat und den Geflügelsalat«.

Um eine Veränderung zu bewirken, bedarf es nicht unbedingt einer Revolution. Eine kleine Korrektur genügt, um eine *wie auch immer geartete* Veränderung herbeizuführen; und sollte sich das Ergebnis als nicht zufriedenstellend erweisen, so sind weitere Anpassungsschritte angezeigt – wichtig ist nur, daß Sie nicht in die traditionellen, enttäuschenden Interaktionsmuster der Vergangenheit zurückfallen. Soll ein geändertes System reibungs- und problemlos funktionieren, kann hierfür die volle Kooperation und Unterstützung des Partners erforderlich sein, aber die Initiative einer Person reicht, um ein schlechtfunktionierendes, leidvolles System in neue Bahnen zu lenken.

Sofern Sie und Ihr Partner im Hinblick auf Verlangen und Reaktionen einem Muster verfallen sind, welches einen oder beide von Ihnen unglücklich macht – dann beseitigen Sie dieses Muster aus Ihrem System!

17. Das Paradox der Lust

Summa summarum

Sexuelles Verlangen ist etwas Natürliches, es kann aber auch mit vielen Problemen verbunden sein. Es läßt uns mit die schönsten und erregendsten Momente unseres Lebens erfahren, kann aber ebenso unsere Konzentrationsfähigkeit bei wichtigen Fragen zunichte machen oder uns wider besseres Wissen zu irrationalen Handlungen verleiten. Empfinden wir Verlangen nach unserem Partner, so kann es unsere Liebe verstärken; empfinden wir jedoch Verlangen nach jemand anderem, so kann es ebendiese Liebe gefährden oder gar zerstören. Sexuelles Verlangen kann bewirken, daß wir uns schuldig, schmutzig, hilflos oder außer Kontrolle fühlen.

Dieser durch die Lust erzeugte psychologische Effekt ist nichts Neues. Plato zufolge läßt die Lust uns in animalische Denk- und Handlungsstrukturen verfallen, während die Liebe uns zu Wesen der Vernunft erhebe. Deshalb, so argumentierte Plato, müsse der Mensch jede Anstrengung unternehmen, das Element der Begierde absterben zu lassen, welches der menschlichen Vernunft so sehr zuwider sei, daß ein friedliches Nebeneinander von Lust und reiner Liebe absolut undenkbar seien. Bis auf den heutigen Tag ist der Begriff der ›platonischen Liebe‹ selbst denjenigen geläufig, die Plato nie gelesen haben, gemeint ist eine Liebe frei von sexuellem Verlangen, die dem alten Philosophen zufolge das anzustrebende Ideal sei.

Das sexuelle Verlangen, wie Menschen es erfahren, ist *nicht* animalisch. Es ist auf einen anderen Menschen gerichtet und ist Ausdruck des Wunsches nach Vereinigung mit diesem Menschen. Ob man nun an die vom Körper unabhängige Existenz der Seele glaubt oder nicht, fest steht, daß, solange wir auf Erden sind, unser Körper untrennbar von »uns« ist. Kennen und besitzen können wir uns gegenseitig nur über unseren Körper, und unser Wunsch, uns mit jemandem zu verbinden und zu vereinigen, läßt sich nur mit Hilfe unserer Körperteile erfüllen, ob dieser Kontakt nun mit den Augen, dem Mund oder den Genitalien hergestellt wird. Ähnlich Goldfischen, die in zwei nebeneinander stehenden Becken schwimmen, so können auch wir uns nie näher kommen, als es die körperlichen Barrieren erlauben – sie gewähren uns einen flüchtigen Einblick in den anderen, aber darüber hinaus sind wir, jeder für sich, in ihnen eingeschlossen.

Das sexuelle Verlangen beinhaltet den Wunsch, den anderen zu besitzen. Wir möchten, daß der andere sich uns vollständig ausliefert, seinen eigenen freien Willen aufgibt. Ein Paradoxon, weil die Preisgabe der eigenen Individualität, um voll und ganz jemand anderem zu gehören, letztlich einer Überantwortung der Freiheit gleichkommt. Die aus ebendiesem Wunsch abgeleiteten exklusiven Besitzansprüche machen die Eifersucht zu einer so komplizierten Komponente der Lust und der Liebe. So erklärte Shaws Cleopatra Pothinus, sie sei sicher, daß Cäsar sie nicht liebe, weil es ihr, obwohl sie es versucht habe, nicht gelinge, ihn eifersüchtig zu machen. Wo Liebe im Spiel ist, sind drohende Eifersucht und Schmerzen der Preis, und da sexuelle Tabus und Monogamie seit Jahren abnehmen, nimmt es nicht wunder, daß die Zahl derer stetig zunimmt, die Liebe meiden und eine Angst vor Bindung und Intimität entwickeln.

Kann sexuelles Verlangen nicht als ein unpersönlicher Hunger auf einen anderen Körper existieren, ohne das ein weitergehendes Interesse an dem jeweiligen Individuum im Spiel ist? Das Problem ist, daß Sie jemandem nicht körperlich nahe kommen können, ohne diesen Menschen als Individuum wahrzunehmen. Selbst die meisten Freier möchten sich in der Illusion einer persönlichen Intimität mit einer Prostituierten wiegen. Und was die Frau verkauft, ist nicht Anonymität, erst recht nicht, wenn sie einen höheren Preis verlangt, sondern die Illusion, daß sie sich öffnet und ihn wichtig nimmt. Pornographieproduzenten und Sadisten wissen, daß Lust jenseits zwischenmenschlicher Aspekte geweckt werden kann, das aber ist nicht das Wesen, sondern eine Pervertierung der Lust.

Das sexuelle Verlangen ist zu keinem Zeitpunkt stärker als in jenen ersten Augenblicken, wenn ein Paar weiß, daß seine Vereinigung unausweichlich, der letzte Schritt aber noch nicht getan ist. Diese Erkenntnis begründete im übrigen den Kult der ritterlichen Liebe, von der der Adel Europas im Mittelalter besessen war: Man war überzeugt, das Wesen der romantischen Liebe liege schlechthin in der Schwierigkeit oder gar Unmöglichkeit, sexuelle Befriedigung zu erhalten, so daß im Umkehrschluß eine romantische Liebe zwischen Ehemann und Ehefrau undenkbar war, da Sexualität in der Ehe nicht nur unausweichlich, sondern Pflicht war.

»Die Energie, die freigesetzt wird, wenn ein Mann und eine Frau sich vereinigen, entspricht proportional der Distanz, die zwischen ihnen liegt, wenn sie getrennt sind«, schreibt der Philosoph Roger Scruton. Daraus folgt, daß diese Spannung bei Partnern, die sich kaum kennen und gleich ins Bett gehen, nicht allzustark sein kann, und daß die Lust schwindet. Daß sich vor dem Hintergrund der *Sexuellen Revolution* in unserer Gesellschaft eher ein Trend zur Lustlosigkeit als zu einem gesteigerten sexuellen Interesse durchsetzte, schien paradox, für Scruton aber durchaus vorhersehbar: »Die jüngsten Entwicklungen eines abnehmenden Schamgefühls und der Freizügigkeit, offen über den Geschlechtsakt sprechen zu können, sind keineswegs mit neuen Höhepunkten sexueller Leidenschaft verbunden, im Gegenteil, ... mit einem ›Rückgang‹ ... sexueller Gefühle.«

Das größte Paradox im Hinblick auf das sexuelle Verlangen hat weitreichende praktische Folgen: Scheinbar mühelos stellt sich das Verlangen ein, wenn wir jemanden neu kennenlernen, und es schwindet in der Intensität, je länger wir mit dieser Person zusammen sind. In den extremsten Fällen schwindet es bis auf ein Minimum oder geht ganz verloren, der Zustand also, den wir als sexuelle Luststörung bezeichnen. Die Experten sagen uns jedoch, daß in dem Zuge, wie die Lust im Laufe der Zeit abnimmt, die Liebe zunimmt. Lust ziehe uns zueinander hin, aber Liebe zementiere die Beziehung und gebe ihr Bestand. Ein schwacher Trost, wenn der Verlust des sexuellen Vergnügens mit in diesem Handel enthalten ist.

Intimität, die totale Vereinigung, Einssein mit dem anderen, ist das ultimativste Ziel des menschlichen Verlangens. Es gibt Personen, die nach langen Jahren immer noch ein ungebrochen starkes sexuelles Verlangen füreinander empfinden, was diese Paare auszeichnet, ist ihre aufrichtige Zuneigung und Verbundenheit. Intimität fördert das Verlangen, was man von Vertrautheit selten sagen kann.

Vertrautheit und Intimität werden oft verwechselt. Der Astronom, der sich in jeder Nacht den Himmel betrachtet, ist mit ihm vertraut, aber nur der Astronaut, der im Weltall treibt, ist mit ihm intim. Wie oft sagen Menschen, daß sie sich langweilen, weil es keine Überraschungen mehr gibt, weil sie über ihren Partner alles wissen, was es zu wissen gibt. Spricht man dann eine Weile mit ihnen, so stellt sich heraus, daß sie seit Jahren keine Gespräche mehr mit ihrem Partner geführt haben, die über Belanglosigkeiten hinausgegangen wären, und das, obwohl sie mit ihm unter dem gleichen Dach leben.

Eine Frau in der Therapie, die seit zehn Jahren verheiratet war, fühlte sich stark zu einem Arbeitskollegen hingezogen. Sie unterlag zwar nicht der Versuchung, eine außereheliche Affäre mit ihm einzugehen, haderte aber, wie sehr viel besser sie emotional mit diesem Mann harmoniere. Sein Lieblingsfilm war sogar ihr Lieblingsfilm. Dann fragte der Therapeut, was denn der Lieblingsfilm ihres Mannes sei. Sie wußte es nicht.

Selbst wenn Sie Ihren Partner gestern sehr genau kannten, Ihr Wissensstand ist heute überholt. Jeder Tag ist mit einer Fülle von Ideen und Erfahrungen verbunden. Diejenigen, die ihre ›Lusttagebücher‹ führen, werden merken, wie reich und vielschichtig diese eine Ecke ihres Lebens im Laufe eines einzigen Tages sein kann.

Lust ist ein mentales Phänomen. Ebenso die Intimität. Sie können Ihren Partner während des Geschlechtsaktes so weit (oder nah) wie nur irgendwie möglich besitzen, die wahre Vereinigung findet jedoch außerhalb des Aktes statt. Die rein physische Nähe reicht hierzu nicht.

Gewöhnlich heißt es, »Ich möchte gerne Sex haben«, nur selten fügt der Betreffende jedoch, und sei es auch nur im Kopf, hinzu, »mit John« oder »mit Mary«. Wir neigen dazu, Lust als etwas zu sehen, das in uns steigt und fällt, und vergessen allzuleicht, daß da eine Person am anderen Ende steht. Ein Footballstürmer kann den besten Wurfarm in der Liga haben, aber er braucht immer jemanden, der den von ihm geworfenen Ball auffängt. Auch eine alleinstehende Person, die Verlangen empfindet, ist auf der Suche nach einer spezifischen Person, die es ›auffängt‹. Der Footballstürmer muß, ehe er den Ball wirft, sehr genau wissen, wo derjenige ist, der ihn auffangen kann, oder er erzielt einen Fehlpaß – kein Tor, ein Schuß ins Leere.

Zu individuellen Geschicklichkeiten muß die Kommunikation hinzukommen, wenn mehr als ein Spieler im Spiel ist. Was für die Footballspieler gilt, die ihre eigene Sprache, ihre Gesten und Signale zur gegenseitigen Verständigung während des Spiels haben, gilt für jeden Teamsport. Gelingt kein Ballwechsel, wird es zweifellos nicht lange dauern, bis einer sagt: »Entschuldige, Partner, ich denke, wir sollten uns nochmals auf unsere Verständigungsgepflogenheiten besinnen, ehe wir alles verlieren.« Zwischen Sex und Teamsport gibt es durchaus Parallelen, aber als ein von Partnern gespieltes Spiel ist es mit keinem anderen vergleichbar. Es gibt keine Gegner, außer Ihnen selbst. Sie können in einem Moment zusammenspielen und im nächsten gegeneinander.

Wir stehen heute am Beginn einer neuen Ära, auf zwei Jahrzehnte zurückblickend, in denen die uneingeschränkte sexuelle Freizügigkeit von Wissenschaftlerseite propagiert wurde, bezogen auf jene Aspekte unserer Sexualität, die quantifizierbar waren (ein Maßstab, der die Lust, sich ihm entziehend, ausschloß), sie ignorierten dabei allerdings alle ihr entgegenwirkenden Kräfte, die aus psychologischen Elementen entstehen und sich ihren Meßinstrumenten entziehen. In dieser neuen Ära der sexuellen Mäßigung und Kontrolle protestieren einerseits viele gegen eine ihres Erachtens unvorstellbare sexuelle Enthaltsamkeit, während andere, entgegen ihrem Wollen und ihren Wünschen, sich mit der Tatsache einer rapide abnehmenden Lust konfrontiert sehen. Der Rückzug von jeglichen sexuellen Intimitäten mag psychologisch ebenso absurd sein, wie die uneingeschränkte sexuelle Freizügigkeit körperlich gefährlich ist. Jedenfalls kann ein Opfer der Lustlosigkeit nicht mehr Hoffnung auf ein spontanes Wiederaufleben der Libido setzen als der ›Lüstling‹, der zügellos seinen sexuellen Trieben frönt, auf eine göttliche Eingabe in Richtung Keuschheit rechnen kann.

Jetzt, da die Propagatoren der Leidenschaft weitestgehend zum Schweigen gebracht wurden, scheinen wir zumindest doch eines gelernt zu haben, nämlich, daß sexuelles Verlangen, anfänglich so freizügig präsent, nur da gewahrt werden kann, wo es Intimität gibt, und Intimität kann sich ja nicht entwickeln, wo Verlangen einfach blindlings verausgabt wird. Sexuelle Luststörungen sind nicht das unausweichliche Erbe dieser neuen Ära. Vielleicht entdecken wir zu guter Letzt, wie wir die Flamme der Lust, trotz des Faktors Zeit, ihres immerwährenden Feindes, am Brennen halten können. Um dieses Geheimnis zu entdecken, müssen wir jedoch *allen* lusthemmenden oder -fördernden Faktoren aufgeschlossen gegenüberstehen: den biologischen, psychologischen und philosophischen.

Liegt es an mir, liegt es an uns, liegt es an ihnen? Sowohl einzeln als auch in der Summe können die persönlichen, zwischenmenschlichen und gesellschaftlichen Faktoren das sexuelle Verlangen beeinflussen. Es ist an uns, festzustellen, welche dieser Faktoren uns beeinflussen und unsere Energie gezielt im Sinne einer Korrektur des Problems einzusetzen. Die Lust sitzt glücklicherweise im Kopf. Ein leidender Magen oder ein leidendes Herz können ihren Zustand nicht selbst analysieren und ihn nur auf bestimmten vorgezeichneten Wegen reparieren, demgegenüber kann der Geist, der ein Problem hat, selbst seinen Lösungsweg finden. Gedanken und Gefühle, Phantasie und Intellekt sind keine Gegensätze, sondern komplementäre Bausätze. Wenn Sie sich die Lösung vor Ihrem geistigen Auge nicht vorstellen können, dürfte es sehr schwierig sein, diese Lösung Realität werden zu lassen.

Auf den vorhergehenden Seiten haben wir jene innovativen Techniken beschrieben, die heute mit großem Erfolg von Sexualtherapeuten zum Wiederbeleben des sexuellen Verlangens verwendet werden. Die Verhaltenstherapie zielt darauf ab, erlernte schlechte Gewohnheiten durch solche zu ersetzen, die unsere Bewußtheit bereichern und uns Befriedigung anstelle von Frustrationen bringen. Im Rahmen kognitiver Therapien werden falsche und entmutigende Vorstellungen gegen gesunde Konzepte mit Blick auf Lust und Sexualität ausgetauscht. Erlebnisorientierte Therapien fördern und stärken die Macht unserer Imagination und helfen uns, unseren ureigensten Typus des Verlangens zu entwickeln, ein Verlangen, das unserer Individualität entspricht und uns zu dem führt, was wir wirklich von unserem Sexualleben haben möchten. Die meisten dieser Therapien sind in Selbsthilfe anwendbar.

Sie haben das Wissen und die Instrumente zur Wiederherstellung der Lust. Darüber hinaus bedarf es nur noch einer gewissen Anstrengung und Motivation. Der erste Schritt zu einem gesteigerten sexuellen Verlangen ist die Lust auf Lust.